A [illegible] [illegible]
com afeto e admiração
Eduardo
Abril 2005

Métodos Quantitativos em Medicina

Eduardo Massad
Renée Xavier de Menezes
Paulo Sérgio Panse Silveira
Neli Regina Siqueira Ortega

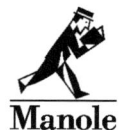
Manole

Copyright © 2004 Editora Manole Ltda., conforme contrato com os autores.

Coordenação e execução da capa
Departamento de Arte da Editora Manole

CIP-BRASIL. CATALOGAÇÃO-NA-FONTE
SINDICATO NACIONAL DOS EDITORES DE LIVROS, RJ.

M552
    Métodos quantitativos em medicina
/ Eduardo Massad... [et al.] – Barueri, SP : Manole, 2004.

    ISBN 85-204-1412-5

    1. Medicina – Métodos estatísticos. 2. Medicina – Modelos matemáticos. 3. Medicina – Processamento eletrônico de dados.
I. Massad, Eduardo.

03-1610.   CDD 610.212.
                              CDU 61:519.22

Todos os direitos reservados. Nenhuma parte deste livro poderá
ser reproduzida, por qualquer processo, sem a permissão expressa dos editores.
É proibida a reprodução por xerox.

1ª edição brasileira – 2004

Direitos adquiridos pela:
Editora Manole Ltda.
Av. Ceci, 672 – Tamboré
06460-120 – Barueri – SP – Brasil
Fone: (0__11) 4196-6000 – Fax: (0__11) 4196-6021
www.manole.com.br
info@manole.com.br

Impresso no Brasil
Printed in Brazil

Prefácio

O último prefácio que tive a honra de escrever foi o do primeiro livro de informática médica do país. Fiz com muita cautela e a primeira frase foi uma advertência aos leitores:

> "Geralmente ninguém lê prefácios; aconselhamos que desta vez faça uma exceção, se possível antes de adquirir esta obra!"

Usei o verbo no plural porque estava falando em nome dos autores e eu era o primeiro signatário. Na realidade, a obra apresentava o primeiro curso de graduação da Disciplina de Informática Médica da FMUSP a um público maior e, além de ter plena consciência de que o livro era para principiantes, sabíamos que sua vida útil era curta, já nascia ultrapassado e velho. A seguir, dei uma idéia do conteúdo, a fim de esclarecer e evitar que os potenciais interessados comprassem gato por lebre. As palavras finais foram as seguintes:

> "Certamente, se quiser, poderá investigar e participar da informática que é indispensável à sua rotina diária. Mais ainda, quem sabe se seu entusiasmo não ficou de tal forma estimulado que você pretende se dedicar à informática aplicada aos fenômenos biomédicos? Isto nos seria extremamente gratificante e estamos totalmente conscientes de que o presente livro não lhe servirá de guia; até poderá ser que em pouco tempo você o achará ridiculamente infantil. Nada nos recompensaria mais."

Isto foi escrito há catorze anos, em 1989.

Catorze anos se passaram e a Disciplina de Informática Médica da FMUSP está editando seu segundo livro mas, agora, em outro nível. Certamente não é uma obra efêmera: veio para servir uma geração. Ao contrário de advertências e reticências, desta vez acho importante dizer porque é que julgo importante adquirir este livro. Não para os interessados em métodos quantitativos e modelos matemáticos, não: estes saberão avaliar a obra bem melhor do que eu e a comprarão de acordo com suas exigências e necessidades. Penso naqueles leitores que não se interessam por fórmulas matemáticas e ferramentas estatísticas mas que labutam nas especialidades biomédicas ou outras da área da saúde. Vejo três atrativos para terem este livro em suas prateleiras:

O primeiro é a Matemática. Desde que a razão aprendeu contar, o Número está educando a humanidade. As civilizações da Suméria e do Egito desenvolveram as técnicas de cálculo para um sem conta de aplicações práticas. O caminho percorrido foi longo, até que no século VI a.c. o sábio grego Pitágoras foi tocado pela impecável lógica dos números e converteu-se em filósofo e apóstolo da Matemática. Em Cróton, na Calábria, fundou uma irmandade que descobria e propunha soluções a teoremas e idolatrava os números. Não é de se estranhar este endeusamento porque os números possuem a essência da lógica, são a lógica em si, e têm estabilidade, ou seja, são independentes de opiniões, conceitos e preconceitos pessoais, são invariáveis mesmo perante consensos coletivos e características culturais, e uma vez reconhecidos reinam absolutos no conhecimento humano. Os números também ofereciam serenidade aos seus adoradores e admiradores, pois não santificavam e nem condenavam e sua liturgia era simples, sem exigências materiais: não requeria glórias e nem réquiens, só pedia concentração e o material indispensável para registros à posteridade. De um lado, os números eram mais transcendentais do que todos os deuses e deusas do Olimpo e, de outro, mais tangíveis do que qualquer deus-conceito-abstrato. Sua eternidade é óbvia: têm existência independente do ser humano que pensa nelas e do mundo perceptível. É nos permitido imaginar outros sistemas planetários com infinitas variações de seres inteligentes mas não um triângulo de ângulo reto que desobedeça a lei cuja descoberta é atribuída a Pitágoras. Os números primos continuarão primos até o fim dos séculos e os números perfeitos permanecerão com sua singularidade além do horizonte de eventos do nosso Universo.

O legado pitagórico é de que a Matemática não difere da Filosofia. Todos que gostam de conhecer, de saber, poderão ser seus amigos. Não se precisa debruçar sobre complexas fórmulas para seguir sua evolução, compreender sua aplicação e sentir sua beleza. Neste livro sobre modelos matemáticos na biomedicina existem muitas páginas que fundamentam as proposições e que antecedem as receitas técnicas e suas demonstrações. Sua leitura permitirá entender a natureza dos problemas biomédicos que se beneficiam da Matemática e, também, compreender os princípios e a lógica da tecnologia numérica utilizada para este fim. Assim, sem dominar o uso dos modelos e sem mesmo ler suas exposições, podemos satisfazer a curiosidade, não, é muito mais que curiosidade, a necessidade de atualizar os nossos conhecimentos sobre o estado atual da arte da integração da Matemática com as Ciências Biomédicas. E isto é muito gratificante.

O segundo é a Quantificação. Quantificar as coisas que nos rodeiam é mais do que uma necessidade: é uma compulsão, como se fosse uma determinação genética. Começamos a contar e medir há milhares de anos, primeiro com os dedos, grãos e pedregulhos, com pés, passos, côvados e palmas e polegadas, depois com registros diversos. Não foi Euclides que inventou a geometria mas, sim, a necessidade de dividir e delimitar terras. A uniformização em sistema decimal, métrico, é coisa de ontem e ainda longe de ser aceita globalmente. Contudo, todos os povos, mesmo os mais primitivos, contam e medem e, quanto mais avançada é uma nação, mais quantificada é.

A quantificação dos fenômenos biomédicos é notoriamente difícil: as variáveis são muitas e nem todas conhecidas. Nas últimas décadas foram desenvolvidos tratamentos estatísticos refinados e outras técnicas de quantificação sofisticadas, que, cada vez mais, são do domínio de especialistas. O divórcio entre estes profissionais e aqueles que precisam de seus serviços, não poucas vezes, ocasiona resultados trágicos. O fosso da ignorância tem que ser superado de algum modo. Como é impossível que os estatísticos e matemáticos conheçam todas as especialidades médicas e biológicas, é importante que estes profissionais tenham um treinamento suficiente para usar adequadamente o arsenal de modelos de tratamento quantitativo que lhes é oferecido por aqueles. Em paralelo à atualidade e profundidade com que aborda as diversas técnicas quantitativas e modelos matemáticos, este livro procura descortinar aos seus visitantes a natureza destes métodos de quantificação de forma clara e objetiva, a fim de que possam participar da correta escolha destas ferramentas.

O último é a Computação. Vivemos numa revolução cultural sem precedente quanto à violência e à velocidade, nada jamais foi tão radical e galopante como está sendo a informatização! É difícil de percebê-la porque estamos vivendo-a dia a dia, porém, certamente se alguém tivesse hibernado durante os últimos quarenta anos, ficaria espantado ao acordar para a nossa realidade. A ciência da computação venceu as distâncias e dentro em breve superará as barreiras lingüísticas. Imensos são os seus benefícios, contudo, paradoxalmente, embora disponha de uma quantidade de informações sem precedentes, é a maior fabricante de caixas pretas do Globo. Por exemplo, quase todos usam a Internet sem ter a menor idéia daquilo que acontece quando, após uma consulta, em cinco segundos apresenta 942.056 tópicos sobre o tema escolhido. Será que um esclarecimento, nem que seja eletrônico, que explicasse este mistério não seria confortante? A verdade é que os sistemas inteligentes estão se infiltrando nas cidades, nos lares e no cotidiano, oferecendo facilidades a toque de um botão. Até parece mágica, porém como toda magia a engrenagem dos eventos é escamoteada.

Com a colaboração dos autores ou sem, tudo que este livro propõe para aprender e fazer, ou seja, todas as técnicas quantitativas aplicáveis na área da saúde serão oferecidas por computadores capazes até de escolher a melhor metodologia para qualquer problema proposto. Quando? Em poucos anos, menos de uma década. Os resultados serão exatos, entretanto poderão aborrecer o usuário como qualquer caixa preta. Se ele tiver curiosidade de saber porque é que uma determinada técnica numérica foi usada e não outra, poderá perguntar ao computador que recitará educadamente, com a sua voz metálica a bibliografia pertinente. Com toda certeza, constará na lista de referências Métodos Quantitativos em Medicina da Disciplina de Informática Médica da USP.

Prof. Dr. György Miklós Böhm
Professor Titular da FMUSP, no Departamento de Patologia, criador e primeiro responsável pela Disciplina de Informática Médica na FMUSP.

Os autores

Prof. Dr. Eduardo Massad
edmassad@usp.br

Editor-chefe deste livro, é médico e físico, formado pela Faculdade de Medicina (FMUSP)[1] e pela Física da USP. Professor titular e chefe da Informática Médica do Departamento de Patologia da Faculdade de Medicina da USP, ministra a Disciplina de Métodos Quantitativos em Medicina (http://www.usp.br/fm/dim), de cujo trabalho nasceu o presente volume. Desenvolve linhas de pesquisa fundamentalmente relacionadas com epidemiologia matemática, utilizando-se de técnicas variadas, incluindo solução ou simulações numéricas de equações integrais e lógica *fuzzy*; e coordena as linhas de pesquisa de vários autores deste livro. Autor do capítulo introdutório desta obra e dos capítulos sobre "Matemática das Populações", "Teoria Bayesiana no Diagnóstico Médico" e "Metanálise".

Dra. Renée Xavier de Menezes
r.x.menezes@lumc.nl

Editora deste livro, é estatística formada pela ENCE/IBGE[2], com mestrado no Instituto de Matemática e Estatística da USP, e doutorado em estatística na Universidade de Oxford. Atualmente trabalha no Departamento de Estatística Médica do Centro Médico da Universidade de Leiden, Holanda, na área de *microarray*. Além desta área, seus principais interesses em estatística médica são modelos para propagação de doenças infecciosas. Autora dos capítulos relacionados com estatística neste livro, incluindo "Probabilidades", "Testes para Médias", "Análise de Variância", "Bioestatística Não-paramétrica", "Métodos para Contagens" e co-autora em "Correlação e Regressão".

Prof. Dr. Paulo Sérgio Panse Silveira
silveira@usp.br

Editor deste livro, é médico formado pela FMUSP, anátomo-patologista com doutoramento em Patologia/Informática Médica. Atualmente é docente das Disciplinas de Informática Médica, Métodos Quantitativos em Medicina e de Telemedicina da FMUSP. Desenvolve linhas de pesquisa sobre vida artificial, com interesse em aspectos evolutivos e dinâmica de doenças infecciosas em populações humanas e em telemedicina, com ênfase em teleducação. É o coordenador do site da FMUSP, http://www.usp.br/fm. Autor dos capítulos sobre "Genética Quantitativa" e "Evolução Darwinia-

---

[1] FMUSP: Faculdade de Medicina da USP (Universidade de São Paulo, http://www.usp.br/fm)

[2] ENCE - Escola Nacional de Ciências Estatísticas, é uma das superintendências do IBGE (Instituto Brasileiro de Geografia e Estatística).

na", além de ter desenvolvido o CD-ROM complementar, que acompanha esta obra.

Profa. Dra. Neli Regina Siqueira Ortega
neli@dim.fm.usp.br

Editora deste livro, é física formada pela USP, mestre e doutora em Ciências pelo Instituto de Física da USP. Atualmente é professora colaboradora da Disciplina de Métodos Quantitativos em Medicina. Desenvolve pesquisas sobre aplicações da teoria de conjuntos *fuzzy* e inteligência artificial em biomedicina. Autora do capítulo sobre "Lógica Fuzzy".

Prof. Dr. Cláudio José Struchiner
stru@procc.fiocruz.br

Pesquisador Titular da FIOCRUZ[3] e ScD pela *Harvard University*, é atualmente pesquisador titular da Escola Nacional de Saude Pública da FIOCRUZ e professor adjunto do Instituto de Medicina Social da UERJ[4]. Suas linhas de pesquisa relacionam-se ao desenvolvimento de métodos epidemiológicos para o estudo das doenças infecciosas. Autor dos capítulos sobre "Inferência Bayesiana", "Simulação Estocástica via Cadeias de Markov" e "Reamostragem".

Daniel Yasumasa Takahashi
takahashiyd@mail.com

Aluno dos cursos da FMUSP e da Física da USP. Atualmente aluno de Iniciação Científica na FMUSP, desenvolve linha de pesquisa em modelagem matemática em neurociências sob orientação do Prof. Koichi Sameshima. Co-autor do capítulo sobre "Redes Neurais Artificiais".

Profa. Dra. Dirce Maria Trevisan Zanetta
dzanetta@famerp.br

Médica formada pela Faculdade de Medicina da USP, com doutoramento pela FMUSP. Atualmente é professora adjunta da Faculdade de Medicina de São José do Rio Preto. Desenvolve linhas de pesquisa sobre metodologia em epidemiologia, epidemiologia de doenças infecciosas, vacinas e mortalidade. Autora dos capítulos sobre "Análise Exploratória" e "Delineamento de Estudos em Medicina".

Prof. Dr. Fernando Ferreira
fferreir@usp.br

Médico veterinário formado pela Faculdade de Medicina Veterinária e Zootecnia da USP, com doutoramento pela faculdade de Saúde Pública da

---

[3] FIOCRUZ: Fundação Oswaldo Cruz, vinculada ao Ministério da Saúde do Brasil.
[4] UERJ: Universidade do Estado do Rio de Janeiro.

USP. Atualmente é professor do Departamento de Medicina Veterinária Preventiva e Saúde Animal da FMVZ/USP, docente nas disciplinas Métodos Quantitativos em Saúde Animal, Epidemiologia Veterinária, Sensoreamento Remoto em Saúde Animal e Sistemas de Informação Geográfica em Saúde Animal. Suas principais linhas de pesquisa relacionam-se com dinâmica populacional de doenças infecciosas em animais e utilização de sistemas de informação geográfica e sensoreamento remoto em saúde animal. Autor do capítulo sobre "Dinâmica Espacial de Doenças Infecciosas".

Prof. Dr. Francisco Antônio Bezerra Coutinho
coutinho@dim.fm.usp.br

Engenheiro formado pela UFPe[5], mestre em Física pela USP, Ph.D. pela *Sussex University*. Livre-docente, atualmente é professor associado na Informática Médica da FMUSP. Suas linhas de pesquisa estão relacionadas com epidemiologia e física matemática. Autor do capítulo sobre "Matemática das Epidemias".

Prof. Dr. Koichi Sameshima
ksameshi@usp.br

Formado em Engenharia Elétrica e Medicina pela USP. Doutor em Ciências (Fisiologia Humana) pelo Instituto de Ciências Biomédicas da USP. Realizou estágio de pós-doutoramento na Universidade da Califórnia, em São Francisco (EUA) na área de neurofisiologia. É atualmente professor associado da Disciplina de Informática Médica do Departamento de Patologia da FMUSP e coordenador do Núcleo de Neurociências e Comportamento da USP. Realiza pesquisas sobre temas relacionados a processamento de informação neural, plasticidade neural e aprendizado em mamíferos, por meio de técnicas de treinamento comportamental, registros eletrofisiológicos, testes psicofísicos e neuropsicofísicos, análise de séries temporais multivariadas, e modelagens matemática e computacional. Autor dos capítulos sobre "Séries Temporais em Biomedicina" e "Redes Neurais Artificiais"

Prof. Dr. Luiz Antonio Baccalá
baccala@lcs.poli.usp.br

Engenheiro e mestre em engenharia pela POLI/USP[6], bacharel em física pelo Instituto de Física da USP. Ph.D. pela Universidade da Pennsylvania. Professor assistente do Departamento de Engenharia de Telecomunicações e Controle da POLI/USP, atualmente pesquisando a extração sistemática de informação a partir de séries temporais multivariadas com a finalidade de melhoria no modelamento de problemas práticos em Engenharia e em

---

[5] UFPe: Universidade Federal de Pernambuco.
[6] POLI/USP: Escola Politécnica da USP.

Biomedicina. Co-autor do capítulo sobre "Séries Temporais em Biomedicina".

Profa. Dra. Maria do Rosário Dias de Oliveira Latorre
mdrddola@usp.br

Bacharel em estatística pelo Instituto de Matemática e Estatística da USP, fez o mestrado e o doutorado na área de epidemiologia da Faculdade de Saúde Pública da USP. Atualmente é professora associada do referido departamento e epidemiologista na área do câncer. Desenvolve linhas de pesquisa com métodos estatísticos aplicados a epidemiologia, com ênfase na modelagem estatística. Autora dos capítulos sobre "Medidas de Risco e Regressão Logística" e "Análise de Sobrevivência".

Prof. Dr. Marcelo Nascimento Burattini
mnburatt@usp.br

Médico formado pela UNIFESP/EPM[7], livre-docente em infectologia. Atualmente é professor associado de Informática Médica da FMUSP e professor adjunto de Doenças Infecciosas e Parasitárias da Universidade Federal de São Paulo - UNIFESP/EPM. Participa da disciplina de Métodos Quantitativos em Medicina e desenvolve linhas de pesquisa sobre dinâmica de transmissão e planejamento de estratégias de controle em doenças infecciosas e parasitárias, e desenvolvimento de técnicas de gestão em saúde. Autor dos capítulos sobre "Raciocínio Médico e Inferência" e co-autor de "Testes de Hipótese e Intervalo de Confiança".

Prof. Dr. Raymundo Soares de Azevedo Neto
razevedo@usp.br

Médico formado pela FMUSP, livre-docente em Patologia. Atualmente é professor associado do Departamento de Patologia da FMUSP, docente das disciplinas de Patologia Clínica, Métodos Quantitativos em Medicina, Telemedicina, Informática Médica e Vacinologia. Suas principais linhas de pesquisa relacionam-se com dinâmica populacional de doenças infecciosas, soroepidemiologia, estratégias de controle de doenças por vacinação, modelos matemáticos em patologia, telemedicina, educação médica e desenvolvimento de métodos para detecção de anticorpos específicos em saliva. Autor do capítulo sobre "Correlação e Regressão" e co-autor em "Bioestatística Não-paramétrica".

---

[7]UNIFESP/EPM: Universidade Federal de São Paulo, Escola Paulista de Medicina.

Apresentação

Em 1986 a Congregação da Faculdade de Medicina da Universidade de São Paulo aprovou a criação da Disciplina de Informática Médica, oferecida pela primeira vez, em caráter obrigatório no País, em 1987. Vivia o Brasil, na época, sob a sombra da "reserva de mercado" para equipamentos de informática, que representou um atraso de pelo menos dez anos nas ciências e na tecnologia da informação.

Neste contexto, o curso de Informática Médica consistia em uma introdução ao uso dos então chamados "microcomputadores", máquinas caríssimas na época e para as quais nossos alunos tinham pouco acesso. Com a popularização do acesso e uso das máquinas produzidas no país, o curso de informática médica precisou de várias readequações até que, em 1991, foi introduzido o módulo de Biometria, o qual viria a ser a semente do material exposto na presente obra. Ministrado até então pelo Instituto de Matemática, Estatística e Ciências da Computação da USP e, sendo parte do currículo mínimo do Ministério da Educação, o curso de Biometria ou Bioestatística foi incorporado pela Disciplina de Informática Médica naquele ano. Paralelamente, nosso grupo foi pouco a pouco se diversificando, com a incorporação de matemáticos, físicos, estatísticos, lógicos e engenheiros. Atualmente, a Disciplina de Informática Médica é sem dúvida a mais interdisciplinar da Faculdade de Medicina.

Em 1996 foi criado o Currículo Nuclear na Faculdade de Medicina e todas as disciplinas obrigatórias tiveram que ser reformuladas, de modo que 30% da carga horária tivesse natureza eletiva. A Disciplina de Informática Médica se dividiu então em duas: a disciplina de Métodos Quantitativos em Medicina, de natureza obrigatória, e a disciplina de Informática Médica, de natureza eletiva.

A presente obra é formada por três partes distintas. A primeira aborda conceitos de modelagem matemática aplicada à medicina, com capítulos versando sobre variabilidade humana e a evolução do raciocínio biológico a partir de meados do século XIX (Capítulo 1); noções sobre demografia e ecologia teórica (Capítulo 2); condições para ocorrência e persistência de epidemias (Capítulo 3); e, por fim, temas complexos como genética e aspectos médicos da teoria darwiniana da evolução (Capítulos 4 e 5).

A segunda parte consiste no cerne do livro, sendo portanto a mais extensa. Aborda uma ampla gama de tópicos ligados à estatística e probabilidades. Inicia-se discutindo procedimentos básicos para análise de um conjunto de dados (Capítulo 6); segue com discussão sobre teoria das probabilidades e definição/classificação de variáveis e estimadores de parâmetros populacionais (Capítulo 7); discute o Teorema de Bayes e sua aplicação na medicina (Capítulo 8), as bases conceituais do raciocínio médico e os princípios da inferência (Capítulo 9) e demonstra o procedimento de se testar hipóteses (Capítulo 10). Finalmente, entra na discussão das técnicas estatísticas para comparação de médias (Capítulo 11); para análises de correlação e regressão (Capítulo 12) e análise de variância (Capítulo 13); discute também métodos não-paramétricos (Capítulo 14) e para contagens (Capítulo 15); segue com discussão sobre medidas de risco e regressão logística (Capítulo 16); e finaliza discutindo técnicas de análise de sobrevivência (Capítulo 17), série temporais (Capítulo 18) e técnicas de amostragem e delineamento de estudos clínicos (Capítulo 19).

Finalmente, na terceira parte discutimos alguns tópicos mais complexos que denominamos conjuntamente como "Métodos Avançados". Iniciamos explorando uma alternativa à formatação clássica do procedimento de se testar hipóteses, que é a inferência Bayesiana (Capítulo 20); passamos à discussão sobre metanálise (Capítulo 21), aos processos de simulação envolvendo cadeias de Markov (Capítulo 22) e técnicas de reamostragem (Capítulo 23). Voltamos então ao estudo das epidemias, abordando agora aspectos relacionados à propagação de eventos epidêmicos no espaço geográfico (Capítulo 24); abordamos conceitos de lógica *fuzzy* (nebulosa, difusa) e sua aplicação em biomedicina (Capítulo 25). Por fim, discutimos a concepção de redes neurais e suas eventuais aplicações a problemas médicos (Capítulo 26).

Desta forma, este livro tem dupla pretensão: 1) ser um texto para cursos de graduação em bioestatística; 2) ser um texto de apoio para outros níveis de ensino ou pesquisa em técnicas quantitativas aplicadas à medicina.

Estamos conscientes de que não conseguiríamos produzir uma obra na fronteira do conhecimento que fosse definitiva. Esperamos, entretanto, que o conteúdo desta, que entendemos ser apenas a primeira edição, seja de alguma utilidade tanto para alunos de graduação em medicina e em biociências em geral, quanto para alunos de pós-graduação ou mesmo para pesquisadores profissionais da área biomédica, como texto introdutório às técnicas quantitativas.

Os Editores

Sumário

I	**Modelos matemáticos em biomedicina**	**1**
1	**Introdução**	**3**
	1.1 A variabilidade humana	3
	1.2 A pergunta fundamental da medicina	5
	1.3 O raciocínio *tipológico* versus o raciocínio *populacional*	6
	1.4 Introdução geral à teoria de modelos em biologia	7
	1.4.1 Definição de modelos	8
	1.4.2 Propósitos da modelagem	9
	1.4.3 Realismo biológico *versus* tratabilidade matemática	10
	1.4.4 Classificação dos modelos	11
	1.5 Referências bibliográficas	23
2	**A matemática das populações**	**25**
	2.1 Ecologia teórica	25
	2.1.1 O crescimento exponencial.	26
	2.1.2 Densidade-dependência e o modelo logístico	28
	2.1.3 Modelos de competição	29
	2.2 Demografia	35
	2.2.1 Fundamentação matemática da demografia	35
	2.2.2 Quantas pessoas cabem na Terra?	39
	2.2.3 O impacto das doenças no tamanho e estrutura da população humana	41
	2.3 Referências bibliográficas	52
3	**A matemática das epidemias**	**55**
	3.1 Introdução	55
	3.2 Modelos de compartimentos	57
	3.2.1 O modelo trivial com equações de diferença	57
	3.2.2 O modelo trivial com equações diferenciais	61
	3.2.3 O modelo de Kermack e McKendrick	64
	3.3 Modelos estruturados	67
	3.4 A reprodutibilidade de uma infecção	69
	3.5 Referências bibliográficas	74
4	**Genética quantitativa: regras simples, complexidade e a variabilidade humana**	**75**

4.1	A resistência ao uso de modelos matemáticos e computacionais	75
4.2	Modelos em toda parte	76
4.3	Autômatos celulares, regras simples e efeitos complexos	77
4.4	O genótipo é discreto, mas o fenótipo é contínuo	82
4.5	Diversidade humana	86
4.6	Herdabilidade	88
4.7	Leitura recomendada	92
4.8	Referências bibliográficas	92

5 Evolução darwiniana: aspectos médicos — 93

5.1	*Lamarckismo* e *darwinismo*	93
5.2	Fenótipo, seleção natural, genótipo e mutações	95
5.3	Causas da evolução	102
5.4	Evolução por mutações	103
5.5	A seleção natural é rápida?	105
5.6	Valor seletivo (*fitness*, valor adaptativo)	108
5.7	O modelo genético mais simples	109
	5.7.1 Caso 1: A e B, codominantes, seleção contra B	113
	5.7.2 Caso 2: A e b, A dominante, seleção contra b	114
	5.7.3 Caso 3: a e B, a recessivo, seleção contra B	115
5.8	O que são as doenças?	118
5.9	Um exemplo de doença infecciosa	119
5.10	Leitura recomendada	123
5.11	Referências bibliográficas	123

II Probabilidade e estatística — 125

6 Análise exploratória: procedimentos básicos para análise de conjuntos de dados — 127

6.1	Introdução	127
6.2	Tipos de variáveis	127
6.3	Estatística descritiva tabular e gráfica	129
	6.3.1 Tabelas	129
	6.3.2 Gráficos	130
	6.3.3 Simetria	136
6.4	Estatística descritiva de cálculos (utilizada para dados quantitativos)	138
	6.4.1 Medidas de tendência central	138
	6.4.2 Medidas de dispersão	140
	6.4.3 Gráfico-caixa ou diagrama esquemático (*box-plot*)	142
6.5	Explorando associação entre duas variáveis	144
	6.5.1 Tabulação cruzada	144
	6.5.2 Diagramas de dispersão e medidas de correlação	145

6.6	Uso de variáveis recodificadas: vantagens e desvantagens...	146
6.7	Selecionando a estatística descritiva mais apropriada	148
6.8	Referências bibliográficas	149

7 Introdução à probabilidade   151

7.1	Motivação	151
7.2	Conceitos básicos	152
	7.2.1 Introdução	152
	7.2.2 Eventos	152
	7.2.3 Eventos e conjuntos	153
7.3	Probabilidade	155
	7.3.1 Definição freqüentista de probabilidade	155
	7.3.2 Propriedades	156
	7.3.3 Probabilidade condicional e independência	158
7.4	Variável aleatória	160
	7.4.1 Definição	160
	7.4.2 Tipos de variáveis aleatórias	160
7.5	Distribuição de probabilidade	161
	7.5.1 Motivação	161
	7.5.2 Diferença entre distribuições discretas e contínuas .	162
	7.5.3 Propriedades	166
7.6	Valor esperado	168
	7.6.1 Motivação	168
	7.6.2 Definição informal de valor esperado	168
	7.6.3 Variáveis aleatórias discretas	169
	7.6.4 Variáveis aleatórias contínuas	169
	7.6.5 Propriedades	170
	7.6.6 Valor esperado de uma função de X	171
7.7	Outras medidas de valor central	172
	7.7.1 Mediana	172
	7.7.2 Moda	172
7.8	Variância, desvio-padrão, covariância e correlação	172
	7.8.1 Motivação	172
	7.8.2 Definições e comentários	173
	7.8.3 Propriedades	174
	7.8.4 Covariância	175
	7.8.5 Correlação	176
7.9	Padronização de variáveis	176
7.10	Exemplos de distribuições de probabilidade	177
	7.10.1 Distribuição binomial	177
	7.10.2 Distribuição Poisson	178
	7.10.3 Distribuição normal	179
	7.10.4 Relação entre as distribuições binomial e Poisson ..	182
7.11	Parâmetro, estimador e estimativa	184
	7.11.1 Definições	184

		7.11.2 Notação	185
		7.11.3 Exemplos	186
	7.12	Leitura recomendada	187
	7.13	Referências bibliográficas	187

8 A teoria bayesiana no diagnóstico médico — 189
    8.1 Introdução 189
    8.2 Diagnóstico 189
    8.3 Prevalência 191
    8.4 Evidências 191
    8.5 O diagnóstico bayesiano 193
    8.6 O conceito de "normalidade" em medicina 195
    8.7 Sensibilidade 197
    8.8 Especificidade 197
    8.9 Valor preditivo positivo (VPP) 198
    8.10 Valor preditivo negativo (VPN) 200
    8.11 Qualidade do teste diagnóstico 201
        8.11.1 A razão de verossimilhança - RV 201
        8.11.2 A curva ROC 202
    8.12 Generalização da equação de Bayes 204
    8.13 Referências bibliográficas 205

9 Raciocínio médico e inferência — 207
    9.1 Introdução 207
    9.2 Raciocínio médico 208
        9.2.1 Evolução histórica 208
        9.2.2 Indução e dedução 209
        9.2.3 Estruturação do conhecimento: considerando variabilidade 210
    9.3 Inferência estatística 210
        9.3.1 Definição 210
        9.3.2 Precisão e exatidão de estimadores 211
        9.3.3 Erros sistemáticos e aleatórios 213
        9.3.4 Erros amostrais e não-amostrais 213
        9.3.5 Médias amostrais e média populacional 214
        9.3.6 Teorema Central do Limite 215
        9.3.7 Consistência e eficiência 216
    9.4 Comentários finais 216
        9.4.1 Associação *versus* causalidade 217
        9.4.2 Significância estatística *versus* significância biológica 220
    9.5 Referências bibliográficas 222

10 Testes de hipótese e intervalos de confiança — 225
    10.1 Introdução 225
    10.2 Exemplo 226

        10.2.1 Introdução 226
        10.2.2 Comparando médias amostral e populacional 226
   10.3 Idéia intuitiva do teste de hipóteses 227
        10.3.1 Construção do teste 227
        10.3.2 Cálculo da probabilidade 228
        10.3.3 Definição de probabilidade "baixa" 228
   10.4 Testes de hipótese 229
        10.4.1 Formulação de hipóteses nula e alternativa 229
        10.4.2 Nível de significância 229
        10.4.3 Nível descritivo ou valor p 230
        10.4.4 Conclusão do teste 230
        10.4.5 Tipos de hipótese alternativa 230
        10.4.6 Exemplo (continuação) 231
        10.4.7 Testes monocaudal e bicaudal 232
        10.4.8 Escolha da hipótese alternativa 234
        10.4.9 Resumo 235
   10.5 Erros e poder 236
        10.5.1 Erros envolvidos em testes de hipótese 236
        10.5.2 Poder do teste 238
        10.5.3 Testes vistos neste livro 239
   10.6 Intervalos de confiança 239
        10.6.1 Exemplo (continuação) 239
        10.6.2 Construção intuitiva do intervalo de confiança 240
        10.6.3 Estimador pontual e por intervalo 240
   10.7 Leitura recomendada 241
   10.8 Referências bibliográficas 241

11 Testes para médias   **243**
   11.1 Introdução 243
   11.2 Verificando se os dados têm distribuição normal 244
        11.2.1 Padrões em dados com distribuição normal 244
        11.2.2 Exemplos de variáveis com distribuição aproximadamente normal 245
        11.2.3 Exemplos de variáveis com distribuição diferente da normal 245
        11.2.4 Análise gráfica da distribuição dos dados 246
        11.2.5 Média amostral tem distribuição aproximadamente normal 247
        11.2.6 Testando se os dados têm distribuição normal 247
   11.3 Teste com variância populacional conhecida 247
        11.3.1 Exemplo 247
        11.3.2 Definição das hipóteses 248
        11.3.3 Padronizando a média da amostra 248
        11.3.4 Erro padrão da média (EPM) 249
        11.3.5 Estatística de teste 251

		11.3.6	Exemplo (continuação)	251
		11.3.7	Exemplo: nova droga para hipertensão	253
		11.3.8	Continuação do exemplo: efeito do tamanho da amostra	255
	11.4	Teste com variância populacional desconhecida		257
		11.4.1	Motivação	257
		11.4.2	Distribuição t-Student	257
		11.4.3	Exemplo	258
		11.4.4	Continuação do exemplo - teste monocaudal	260
		11.4.5	Nota: valor de μ sob a hipótese nula	261
		11.4.6	Teste monocaudal versus teste bicaudal	261
	11.5	Teste para comparar grupos independentes		262
		11.5.1	Motivação	262
		11.5.2	Definição das hipóteses de interesse	262
		11.5.3	Construção da estatística de teste	263
		11.5.4	Erro padrão da diferença das médias	263
		11.5.5	Cálculo do nível descritivo - valor p	264
		11.5.6	Exemplo	264
		11.5.7	Observações	266
	11.6	Teste para dados pareados		267
		11.6.1	Introdução	267
		11.6.2	Construção da estatística de teste	268
		11.6.3	Definição das hipóteses	268
		11.6.4	Estatística de teste	269
		11.6.5	Cálculo do nível descritivo - valor p	269
		11.6.6	Exemplo	269
		11.6.7	Vantagem do teste pareado	270
	11.7	Testes de hipótese para proporções		271
		11.7.1	Motivação	271
		11.7.2	Exemplo - número de casos pequeno	271
		11.7.3	Exemplo - número de casos grande	272
		11.7.4	Aproximando pela distribuição normal	272
	11.8	Intervalos de confiança para a média		273
		11.8.1	Motivação	273
		11.8.2	Variância conhecida	274
		11.8.3	Variância desconhecida	274
	11.9	Leitura recomendada		275
	11.10	Referências bibliográficas		275

12 Correlação e regressão   277

	12.1	Introdução		277
		12.1.1	Motivação	277
		12.1.2	Exemplo	278
	12.2	Regressão linear		280
		12.2.1	Introdução	280
		12.2.2	Exemplo (continuação)	281

	12.2.3 Estimativas e resíduos	283
	12.2.4 Apresentação dos resultados do ajuste	284
	12.2.5 Condições para uso de regressão linear	285
	12.2.6 Observações discrepantes ou extremas	287
	12.2.7 Análise dos dados e dos resíduos	289
	12.2.8 Extensões	290
12.3	Coeficiente de correlação	291
	12.3.1 Introdução	291
	12.3.2 Coeficiente de correlação de Pearson	291
	12.3.3 Exemplo (continuação)	292
	12.3.4 Teste de significância de r_p	292
	12.3.5 Exemplo (continuação)	292
12.4	Leitura recomendada	293
12.5	Referências bibliográficas	293

13 Análise de variância   295

13.1	Motivação	295
13.2	Exemplo	296
13.3	Metodologia de análise de variância	297
	13.3.1 Noção intuitiva sobre o método	297
	13.3.2 Estimativas das variâncias	298
	13.3.3 Comparando variâncias: teste F	299
	13.3.4 Exemplo (continuação)	300
13.4	ANOVA em modelos de regressão	301
	13.4.1 Introdução	301
	13.4.2 Decomposição da soma de quadrados totais	301
	13.4.3 Teste F	302
	13.4.4 Tabela de ANOVA	303
	13.4.5 Medida de qualidade do ajuste: R^2	303
	13.4.6 Equivalência do teste t e teste F no modelo com apenas uma variável	303
	13.4.7 Extensão para modelos de regressão linear múltipla	303
13.5	Leitura recomendada	304
13.6	Referências bibliográficas	305

14 Bioestatística não-paramétrica   307

14.1	Motivação	307
14.2	Postos	307
14.3	Teste de Mann-Whitney	308
	14.3.1 Introdução	308
	14.3.2 Noção intuitiva sobre o teste	309
	14.3.3 Cálculo da estatística de teste	309
	14.3.4 Teste para amostras pequenas	309
	14.3.5 Forma assintótica do teste	310
	14.3.6 Exemplo	310

14.4 Teste de Wilcoxon 312
    14.4.1 Introdução 312
    14.4.2 Noção intuitiva sobre o teste 312
    14.4.3 Cálculo da estatística de teste 313
    14.4.4 Teste para amostras pequenas 313
    14.4.5 Forma assintótica do teste 313
    14.4.6 Exemplo 314
    14.4.7 Quando a discriminação é baixa 315
14.5 Coeficiente de correlação de Spearman 315
    14.5.1 Introdução 315
    14.5.2 Apresentação intuitiva do coeficiente 315
    14.5.3 Exemplo 316
    14.5.4 Teste de significância de r_s 317
    14.5.5 Exemplo (continuação) 317
14.6 Comentários 317
    14.6.1 Poder dos testes 317
    14.6.2 Observações 318
14.7 Leitura recomendada 318
14.8 Referências bibliográficas 318

15 Métodos para contagens   319
15.1 Introdução 319
    15.1.1 Motivação 319
    15.1.2 Exemplos 320
    15.1.3 Visão geral dos métodos para analisar contagens . . 321
15.2 Teste qui-quadrado 321
    15.2.1 Exemplo 1 (continuação) 322
    15.2.2 Definição formal do teste para tabelas $2 \times k$ 323
    15.2.3 Exemplo 2 (continuação) 325
    15.2.4 Extensão para tabelas $m \times k$ 327
    15.2.5 Distribuição da estatística χ^2 327
    15.2.6 Exemplo 3 (continuação) 328
    15.2.7 Observações sobre análises de tabelas 2×2 329
    15.2.8 Observações sobre análises de tabelas $m \times k$, $k > 2$. 330
    15.2.9 Correção de Yates para a estatística χ^2 331
    15.2.10 Resumo 331
15.3 Teste exato de Fisher 332
    15.3.1 Exemplo 4 (continuação) 332
    15.3.2 Definição formal 333
15.4 Modelos de regressão para contagens 334
15.5 Referências bibliográficas 335

16 Medidas de risco e regressão logística   337
16.1 Medidas de risco 337
    16.1.1 Introdução 337

 16.2 Regressão logística 341
   16.2.1 Introdução 341
   16.2.2 Estimação dos parâmetros 342
   16.2.3 Testes de hipóteses 344
   16.2.4 Etapas para se fazer modelagem em regressão logística 349
 16.3 Referências bibliográficas 349

17 Análise de sobrevivência   351
 17.1 Introdução. 351
 17.2 Funções que definem o tempo de sobrevivência 353
 17.3 Alguns estimadores das funções de sobrevivência 354
 17.4 Tábua de vida atuarial (dados completos) 355
 17.5 Tábua de vida atuarial (dados incompletos) 356
 17.6 Método de Kaplan-Meier 358
 17.7 Modelo de riscos proporcionais de Cox 361
   17.7.1 Introdução 361
   17.7.2 Variável dependente do tempo 364
 17.8 Referências bibliográficas 364

18 Séries temporais em biomedicina   365
 18.1 Introdução. 365
 18.2 Conceitos fundamentais 367
   18.2.1 Decomposição espectral 369
   18.2.2 Filtragem 370
 18.3 Casos de análise de séries temporais 373
   18.3.1 Caso 1: Determinando freqüência característica de um sinal 373
   18.3.2 Caso 2: Para realizar análise de Fourier é necessário destendenciar os dados 375
   18.3.3 Caso 3: Comparação entre séries de incidência de melanoma e de número de manchas solares 377
   18.3.4 Caso 4: Função de autocorrelação, comparando um sinal consigo mesmo 381
   18.3.5 Modelos e predição de séries temporais 383
 18.4 Considerações finais 387
 18.5 Referências bibliográficas 387

19 Delineamento de estudos em medicina   389
 19.1 Introdução. 389
 19.2 Aspectos importantes para o delineamento de estudos . . . 390
   19.2.1 Fator de confusão e viés 391
   19.2.2 Validade interna e externa de um estudo 394
 19.3 Classificação dos tipos de estudos 395
   19.3.1 Estudos prospectivos e retrospectivos 395
   19.3.2 Estudos descritivos e analíticos 397

19.3.3 Estudos experimentais e observacionais 397
19.4 Tipos de delineamento de estudos 398
    19.4.1 Relato de um caso ou de série de casos 398
    19.4.2 Estudo transversal ou de prevalência 398
    19.4.3 Estudo de caso-controle 399
    19.4.4 Estudo de coorte prospectivo 402
    19.4.5 Estudo de coorte retrospectivo 404
    19.4.6 Estudo de caso-controle aninhado 405
    19.4.7 Estudos experimentais 406
    19.4.8 Estudo experimental cruzado (*cross-over*) 410
    19.4.9 Resumo dos delineamentos de estudos 411
19.5 Tamanho amostral 411
19.6 Elaboração de um questionário 417
19.7 Estudo piloto 419
19.8 Referências bibliográficas 420

III Métodos avançados 423

20 Inferência bayesiana 425
20.1 Motivação 425
20.2 Implicações da abordagem bayesiana 427
    20.2.1 Subjetividade 427
    20.2.2 Probabilidade subjetiva como uma medida de incerteza 429
    20.2.3 Proposição de distribuições *a priori* 430
    20.2.4 Teste de hipótese 431
    20.2.5 Abordagens alternativas ou complementares 432
    20.2.6 Formulação de modelos complexos 433
20.3 Exemplos 435
20.4 Referências bibliográficas 438

21 Metanálise 441
21.1 Introdução 441
21.2 Métodos estatísticos em metanálise 442
    21.2.1 O método de Mantel-Haenszel 444
21.3 Referências bibliográficas 447

22 Simulação estocástica via cadeias de Markov 449
22.1 Introdução 449
22.2 Motivação 451
22.3 Outros usos e limitações 452
22.4 Referências bibliográficas 454

23 Reamostragem 455
23.1 Introdução 455

23.2 Motivação 455
23.3 Outros usos e limitações 459
23.4 Referências bibliográficas 460

24 Dinâmica espacial de doenças infecciosas — 461
24.1 Introdução 461
24.2 Modelo de epidemia com difusão 462
24.3 Validação do modelo de epidemia com difusão 463
24.4 Determinação da velocidade mínima de propagação da epidemia 465
24.5 Referências bibliográficas 467

25 Lógica fuzzy — 469
25.1 Introdução 469
25.2 Lógica *fuzzy*: suas idéias e seu percurso 470
    25.2.1 Um breve histórico 471
25.3 Por que aplicar a teoria de conjuntos *fuzzy* em biomedicina? 473
25.4 Alguns conceitos básicos da Teoria de Conjuntos *Fuzzy* . . . 474
    25.4.1 Conjuntos *fuzzy* 474
    25.4.2 Variáveis lingüísticas *fuzzy* 477
    25.4.3 Distribuição de possibilidades 478
    25.4.4 Regras *fuzzy* 479
25.5 Relações *fuzzy* 480
    25.5.1 Composição de relações *fuzzy* 481
25.6 Processos de decisão *fuzzy* 482
25.7 Modelos lingüísticos *fuzzy* 484
    25.7.1 Modelos *fuzzy* tipo Mamdani 487
    25.7.2 Modelos *fuzzy* tipo Takagi-Sugeno-Kang (TSK) . . . 489
25.8 Modelos híbridos 491
25.9 Leitura recomendada 491
25.10 Referências bibliográficas 492

26 Redes neurais artificiais — 493
26.1 Introdução 493
26.2 Conceitos básicos 495
26.3 Percéptrons de camada única 498
    26.3.1 Algoritmo de treinamento do percéptron . . . 500
    26.3.2 Algoritmo dos mínimos quadrados 504
26.4 Percéptrons de múltiplas camadas 507
    26.4.1 Algoritmo retropropagação 509
26.5 Diagnóstico da doença de Alzheimer: um exemplo completo 513
    26.5.1 Contexto 513
    26.5.2 Dados 514
    26.5.3 Análise 514
26.6 Mapas auto-organizativos 520

      26.6.1 Mapa de Kohonen 520
      26.6.2 Algoritmo de treinamento do mapa de Kohonen . . 522
      26.6.3 Algumas características da rede de Kohonen treinada 522
26.7 Considerações finais 525
26.8 Referências bibliográficas 525

IV   Apêndices e Índice   527

I Tabelas estatísticas   529
  I.1 Distribuição normal padrão (tabela Z) 529
      I.1.1 Probabilidades da cauda superior 529
      I.1.2 Probabilidades do centro 532
  I.2 Distribuição t-Student 535
  I.3 Distribuição Qui-quadrado 537
  I.4 Distribuição F 540
  I.5 Teste de Mann-Whitney 543
  I.6 Teste de Wilcoxon 549

Índice   **550**

Parte I

Modelos matemáticos em biomedicina

1
Introdução

Eduardo Massad

1.1 A variabilidade humana

Este é um livro sobre a variabilidade humana. Menos sobre seus determinantes e mais sobre as técnicas quantitativas para lidar com ela.

Nosso ponto de partida para todo o desenvolvimento conceitual deste livro pode ser sintetizado por duas frases:

1. os organismos (incluindo os seres humanos) **variam** em relação às suas características biológicas na *saúde* e na *doença*;

2. a variabilidade biológica (e humana) obedece à bem conhecida equação

$$Fenótipo = Genótipo + Ambiente.$$

De modo geral, a variabilidade humana e suas repercussões sobre a prática médica tem sido relevada a segundo plano pela grande maioria dos pensadores médicos. Exceção honrosa é a de Sir Willian Osler, que em 1892 externou sua preocupação – *"If it were not for the great variability among individuals, medicine might as well be a science and not an art"*. Nesta frase histórica, Osler cristalizou o aforisma ainda citado nos textos médicos de que a medicina é parte ciência e parte arte.

Se considerarmos, entretanto, as três revoluções conceituais/tecnológicas que caracterizam a medicina do século XXI, e para a qual poucos pensadores estão atentos, a saber, a medicina baseada em evidências, a medicina pós-genômica e a medicina darwinista, chega-se facilmente à conclusão de que o que Osler queria dizer é que a parte "artística" da medicina (conhecida pelo eufesmismo de *ars curandi*) baseia-se na nossa ignorância em lidarmos com a enorme diversidade humana.

A medicina baseada em evidências fundamenta-se na tentativa de contornarmos nossa ignorância por uma síntese de evidências apresentadas na literatura internacional (a grande base de dados universal do conhecimento médico, disponibilizada pela Internet). Considera a experiência clínica individual e o peso da autoridade como secundários em relação à enorme massa de informações sobre determinado assunto, chegando ao limite de considerar as evidências estatísticas sobre certas conclusões de ensaios clínicos mais importantes que a análise fisiopatológica dos casos em questão, mesmo quando os resultados de ambas as análises são contraditórios ou incompatíveis.

A medicina pós-genômica engatinha para um futuro de enormes perspectivas e promete, de fato, revolucionar o pensamento médico do século que se descortina a nossa frente. A pletora de informações sobre a composição gênica da espécie humana já está trazendo novas formas de compreensão sobre certas doenças e novas formas terapêuticas, individualizadas para cada paciente. A prevenção de grande parte de entidades nosológicas, de causa infecciosa ou não, já deixa de ser promessa para se tornar, gradativamente, realidade da prática médica.

A medicina darwinista baseia-se na compreensão de que a espécie humana, como todas as outras espécies da biosfera, evoluiu por um processo de seleção natural. Nossos organismos, entretanto, tem composição gênica que os adaptou para um meio ambiente que não existe mais. O processo macroevolutivo de especiação dos humanos ocorreu entre 100.000 e 40.000 anos atrás. Desde então, apenas certas flutuações na freqüência de certos genes tem sido observadas (processo denominado de microevolutivo) e novos hábitos de vida, de alimentação e novos ambientes, por vezes (quase sempre) incompatíveis com nossa composição gênica, são, sob a perspectiva darwinista, a causa da esmagadora maioria das doenças. Além disso, os organismos humanos são entidades biológicas e, como tal, obedecem a certas leis gerais. De certo modo, alguns pensadores modernos começam a fazer coro com Theodosius Dobzhansky, que em 1973 já dizia *"nothing in biology makes sense except in the light of evolution"*. De certo modo, Randolph Ness e George Willians têm razão quando dizem *"nothing in medicine makes sense except in the light of evolution"*.

À medida que estas três revoluções conceituais são incorporadas à prática clínica, fica claro que a variabilidade humana, quando bem compreendida, torna a medicina cada vez mais ciência e menos arte. É preciso que fique claro que o conceito de arte médica é aqui compreendido como a aplicação dos processos cognitivos de natureza heurística, necessários para contornarmos nossa ignorância acerca de certas situações clínicas, quase sempre devido à diversidade humana (a variabilidade gera incertezas). Se os seres humanos fossem todos iguais entre si, a prática médica seria trivial! A realidade, entretanto, é muito diferente. Um mesmo *estímulo externo* (**ambiente**) causa *respostas diferentes* (**alterações fenotípicas**) em diferentes *constituições individuais* (**genótipos**). Da mesma forma, uma mesma doença pode manifestar-se de diversas maneiras em diferentes pacientes e em diferentes estágios da doença!

Todas estas novas formas de pensamento médico, entretanto, serão inócuas, ou na melhor das hipóteses, muito deficientes, se não forem desenvolvidos instrumentos quantitativos indispensáveis para o desenvolvimento das novas abordagens cognitivas resultantes das perspectivas geradas pelas três revoluções acima citadas, além da necessidade teórica da geração e teste das novas hipóteses sobre a história natural da patologia humana.

Considerando-se o panorama acima descrito, das novas formas de pensamento médico que se descortinam à nossa frente, a proposta desta obra consiste em instrumentar o médico (ou o aluno de medicina), para responder ao que denominamos **a pergunta fundamental da medicina**, descrita a seguir.

1.2 A pergunta fundamental da medicina

A prática médica consiste em contínuo processo de tomada de decisões. Decisões acerca de um diagnóstico, prognóstico, proposta terapêutica ou mesmo intervenção em nível populacional. Todas estas tomadas de decisão consistem, inicialmente, em responder à pergunta que consideramos fundamental da prática médica - *Este(s) procedimento(s) funciona(m)* **de fato** *ou os resultados observados são mera obra do* **acaso***?* (por procedimento entenda-se qualquer etapa do processo de tomada de decisão, seja acerca de um diagnóstico, prognóstico, proposta terapêutica ou intervenção populacional).

O processo de tomada de decisão na prática médica deve, obviamente, basear-se no conhecimento médico, adquirido de forma cumulativa ao longo do processo de formação do médico, de sua experiência clínica e, mais recentemente, a partir das evidências geradas por grande número de estudos clínicos e fisiopatológicos, disponibilizadas pela tecnologia da informação e comunicação.

O conhecimento médico, por sua vez, é conseqüência da síntese de informações, quase sempre devida a um número relativamente pequeno de indivíduos "iluminados", com sabedoria suficiente para extrair conhecimento a partir das informações disponíveis.

As informações médicas, cuja síntese, portanto, permite a geração do conhecimento médico, decorrem da organização, por parte de um número maior de profissionais, dos dados gerados a partir de experimentos de natureza laboratorial, observacional ou populacional, dados estes gerados por um grande número de profissionais.

Assim, de forma esquemática, temos:

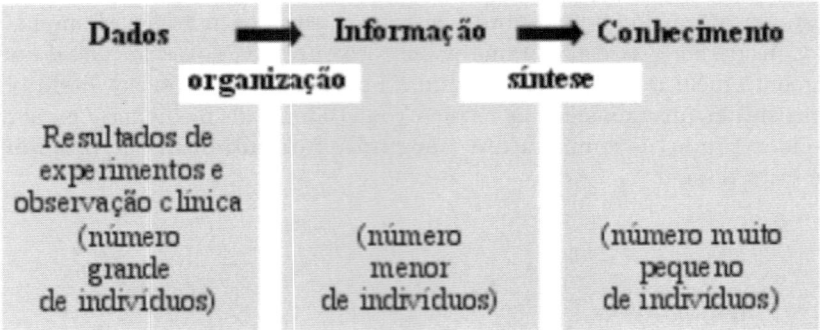

1.3 O raciocínio *tipológico versus* o raciocínio *populacional*

Desde as *essências* de Platão até a taxonomia de Linneus, o raciocínio *tipológico* dominou o pensamento biológico até o início do século XIX. De acordo com esta escola de pensamento, o **tipo** (ou *essência*) era a verdade, e toda variabilidade deveria ser abstraída e desconsiderada. Esta forma de raciocínio permeou outras áreas do conhecimento humano além da biologia, e um exemplo que persiste até os nossos dias é a astrologia. Esta pseudo-ciência ocupou o tempo de vários pensadores tais como Galileu, Kepler e Newton, só para citar alguns. De acordo com o raciocínio caracteristicamente tipológico da astrologia, os sêres humanos dividem-se em 12 classes, ou tipos, de acordo com o signo do zodíaco a que pertencem. Toda a vida de uma pessoa, portanto, está determinada pela data de seu nascimento e pelo movimento de alguns (poucos) corpos celestes. Uma pessoa do signo de Libra tem certas características e *espera-se* que ela se comporte de acordo com o predito pelo seu signo. Qualquer variação em torno do tipo esperado é abstraída como irrelevante.

Outro exemplo muito característico de raciocínio tipológico e que ainda persiste até hoje é o da homeopatia. De acordo com esta escola de pensamento, as pessoas dividem-se em classes ou tipos e todas as suas doenças são causadas por certos *"desequilíbrios energéticos"*, cuja restauração é feita por doses quasi-atômicas dos elementos que caracterizam seu tipo. Assim, por exemplo, uma pessoa do tipo *Natrium muriaticum* deve ser tratada, qualquer que seja a sua doença (como orientação geral) com sal de cozinha em diluições nanoscópicas.

Com a percepção de que a natureza é fartamente heterogênea e que nossa possibilidade de controlar certos fenômenos naturais depende de nossa capacidade de lidarmos com a variabilidade, nasceu, em algum momento do século XIX, a escola de pensamento populacional. Certamente os biólogos vitorianos tiveram papel decisivo nesta revolução conceitual. De acordo com o raciocínio populacional, o **tipo** passa a ser uma abstração da realidade, enquanto a **variabilidade** passa a ser a própria expressão da realidade. Assim, por exemplo, em linguagem atual, quando dizemos que o número **médio** de pacientes com cardiopatia que são atendidos por dia em certo serviço de pronto atendimento, é de 37,5 indivíduos, o meio indivíduo é obviamente uma abstração. Da mesma forma, quando dizemos que a média da pressão arterial sistólica de certo grupo de paciente é de 125 mmHg, pode acontecer de nenhum indivíduo desta mostra ter exatamente 125 mmHg. A média é, portanto, uma abstração da realidade, devendo ser encarada como um representante daquela população. A variabilidade, expressa em linguagem atual como a **variância,** é a realidade.

Segundo Ernst Mayr, um dos maiores biólogos ainda vivos, a substituição do raciocínio tipológico pelo populacional representa a maior revolução conceitual de toda a biologia. Sem ela, não poderíamos lidar com a variabilidade, nem tampouco raciocinarmos em termos de evidências, genômica e muito menos em medicina evolutiva.

1.4 Introdução geral à teoria de modelos em biologia

Em uma série de trabalhos publicados no período de 1637 a 1649, Descartes introduziu o conceito de *reducionismo*, entendido como o estudo da natureza como composição de seus componentes físicos, os quais podem ser analisados separadamente. O reducionismo e os modelos matemáticos analíticos seriam, desde então, destinados a se tornar o mais poderoso instrumento intelectual da ciência moderna.

O desenho de modelos matemáticos de sistemas reais complexos (e freqüentemente não-lineares) é, portanto, essencial em vários ramos das ciências. Os modelos propostos e desenvolvidos podem ser usados, por exemplo, para explicar o comportamento subjacente de sistemas reais, além de servir como instrumentos de predição e controle.

Uma abordagem comum na construção de modelos matemáticos é a chamada *modelagem caixa-preta*, em contraposição à modelagem mais estruturada, baseada nos chamados *first principles* dos físicos, também conhecida como *caixa-branca*, em que tudo no sistema é considerado conhecido *a priori* a partir da 'física' (também conhecida em biologia como história natural) do sistema real. Um modelo caixa-preta é arquitetado inteiramente a partir de dados, sem considerar nenhuma física do sistema. A estrutura do modelo (não do sistema) é escolhida a partir de famílias de modelos conhecidos, com flexibilidade e aplicações anteriores bem sucedidas. Isto implica que os parâmetros do modelo (vide mais abaixo) também carecem de significado físico ou mesmo verbal; estes são escolhidos apenas para ajustar os dados observados da melhor forma possível. Esta classe de modelos também é chamada de modelos *a posteriori*, significando que o modelo é construído depois que os dados são colhidos. Exemplos desta classe de modelos são os ajustes de dados através de técnicas estatísticas de regressão.

Contrastando com os modelos caixa-preta, os modelos caixa-branca pretendem imitar o comportamento dos sistemas reais. Assim, a história natural do fenômeno que se quer estudar é incorporada ao modelo e, por isso, estes modelos são conhecidos como modelos estruturados; ou seja, a estrutura do sistema é levada em conta. Do ponto de vista matemático, isto se traduz na forma de sistemas de equações diferenciais (ou de diferença), com o objetivo de reproduzir-se, da melhor maneira possível, a dinâmica do sistema. Também conhecidos como modelos *a priori* podem ter considerável capacidade preditiva e utilidade de controle.

Para construir-se um modelo matemático, várias decisões são necessárias, tanto explícitas quanto (mais freqüentemente) implícitas, algumas das quais representadas na tabela 1.1:

Tabela 1.1. Alguns níveis de descrição para a construção de modelos matemáticos

específicos	← — — — — — — — — →	gerais
estimação	← — — — — — — — — →	*first principles*
numéricos	← — — — — — — — — →	analíticos
estocásticos	← — — — — — — — — →	determinísticos
microscópicos	← — — — — — — — — →	macroscópicos
discretos	← — — — — — — — — →	contínuos
qualitativos	← — — — — — — — — →	quantitativos

Não existe nenhum mecanismo formal para orientar a escolha nem mesmo uma definição aceitável sobre qual o *melhor* modelo. Uma boa tentativa foi a proposta de Rissanem do princípio chamado de *Descrição Mínima*, essencialmente uma versão da 'Navalha de Occam': o melhor modelo é aquele que tem o menor tamanho, incluindo-se as informações que especificam tanto a forma do modelo quanto o valor dos parâmetros e a forma de comunicar-se os resultados. De modo geral, entretanto, o melhor modelo, no dizer de Gershenfeld *é aquele que funciona melhor para você*.

1.4.1 Definição de modelos

Definição 1.1. Um **modelo** pode ser definido como *"uma representação conveniente de alguma coisa importante"*. Esta é uma definição operacional e quando a representação consiste de componentes quantitativos, este modelo é chamado de *modelo matemático*.

Definição 1.2. O processo de **modelagem** consiste em *"uma série de atividades complexas associadas ao desenho de modelos representando o mundo real e sua solução"*. Como veremos mais tarde, a solução de um modelo matemático pode ser analítica ou numérica.

Um modelo é composto dos seguintes ítens:

1. **Variáveis**: as quantidades de interesse que variam com o tempo ou com a idade, tais como o número (proporção) de suscetíveis a uma dada infecção;

2. **Parâmetros**: quantidades que definem o comportamento dinâmico do sistema, tais como as taxas de incidência de uma doença;

3. **Condições iniciais e de contorno**: valores iniciais das variáveis com o tempo ($t = 0$, condições iniciais) ou com a idade ($a = 0$, condições de contorno).

1.4.2 Propósitos da modelagem

Antes de especificarmos os objetivos da modelagem em ciências, gostaríamos de citar as quatro qualidades fundamentais da teoria em geral e dos modelos matemáticos em particular, devido a Wilson, traduzidos abaixo em *verbatin*:

"A primeira qualidade fundamental de um modelo é a **parcimônia**: *quanto menor o número de unidades e processos que dêem conta do fenômeno, melhor o modelo. Devido ao grande sucesso do princípio da parcimônia nas ciências exatas, não necessitamos hoje em dia da substância imaginária chamada flogisto para explicar a combustão da madeira, ou do éter inexistente para preencher o vazio do espaço extra-terrestre. A segunda qualidade fundamental dos modelos é a* **generalidade**: *quanto maior o espectro de abrangência do fenômeno coberto pelo modelo, maior a probabilidade de ele ser verdadeiro. Um exemplo de teoria abrangente é a tabela periódica, uma teoria única para todos os elementos.*

Em seguida vem a **consiliência**. *As unidades e processos de uma disciplina que estejam de acordo com o conhecimento solidificado de outras disciplinas têm-se provado na prática consistentemente superiores às unidades e processos que não estejam em conformidade com as teorias importadas de outras áreas. Isto explica o porquê, em todos os casos e níveis da biologia, da química do DNA à datação de fósseis, a evolução orgânica por seleção natural sempre bate o Criacionismo. Deus pode existir, Ele pode estar muito satisfeito com o que temos feito neste planetinha, mas Sua mão poderosa não é mais necessária para explicar a biosfera. Finalmente, baseada nas qualidades acima descritas, a qualidade definitiva de qualquer teoria está a* **capacidade preditiva**. *Aquelas teorias duradouras são as que têm qualidades preditivas precisas em ampla gama de fenômenos, e cujas predições são facilmente testadas por observação e experimentos."*

10   Métodos Quantitativos em Medicina

Retornando ao objetivo desta seção, podemos definir como propósitos da modelagem em biologia, de acordo com a proposta de Anderson:

1. auxiliar a compreensão do evento e a sua expressão em termos científicos;

2. identificar os parâmetros que regem o comportamento do sistema e quais destes são passíveis de estimação; e

3. estabelecer instrumentos com capacidade preditiva.

Como se observa, mais uma vez a capacidade preditiva aparece como objetivo central. Nos dizeres de Wilson *"não há nada em ciência mais provocativo que predições claramente definidas e surpreendentes, e nada mais valorizado que as mesmas predições quando confirmadas pela prática e observação"*.

1.4.3 Realismo biológico versus tratabilidade matemática

Um dos primeiros problemas com que se defronta ao propor um modelo matemático em biociências é a quantidade de "realismo" biológico incorporado ao modelo. A quantidade de detalhes incluídos no modelo está normalmente associada à complexidade matemática do modelo. Assim, quanto mais detalhes biológicos são considerados na estruturação do modelo, mais complexo este se torna do ponto de vista matemático e, portanto, mais difícil é sua solução. Já um modelo simples demais pode ser de pouca utilidade, às vezes uma caricatura grosseira de pouca serventia aos propósitos acima descritos. Por outro lado, por vezes uma pequena quantidade de detalhes biológicos pode ser suficiente para uma primeira aproximação sobre o comportamento do sistema, e o excesso de detalhes pode comprometer a solução do modelo. Um exemplo interessante deste dilema foi apresentado por May. Em um artigo em homenagem a John Maynard Smith, May atenta para um fato curioso. A capa do livro de Maynard Smith, *Mathematical Models in Biology* (figura 1.1), mostra um modelo conhecido como a Lei de Borelli, em referência a seu descobridor em 1680. De acordo com esta lei, como primeira aproximação, todos os animais - de pulgas a cangurus - são capazes de pular a aproximadamente a mesma altura.

A capa do livro ilustra a lei de Borelli com um rato esquemático (corpo cúbico, pernas traseiras em forma de mola etc), cujo salto tem altura estimada por regras mecânicas elementares. A capa da tradução russa deste livro foi, entretanto, redesenhada para mostrar um rato "socialista realista", completo com pelos, patas e bigodes (figura 1.2).

Notem que esta reedição de caráter doutrinário desvia a atenção do ponto principal do exemplo do rato canguru de uma forma importante; o ponto essencial de que os pelos do rato, os bigodes e outros detalhes morfológicos

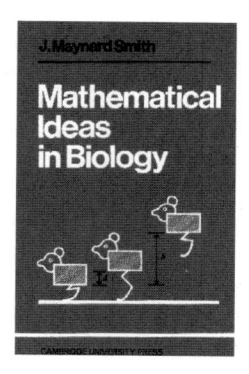

FIGURA 1.1. Capa do livro de Maynard Smith, *Mathematical Ideas in Biology*, mostrando o modelo da Lei de Borelli. Cambridge University Press.

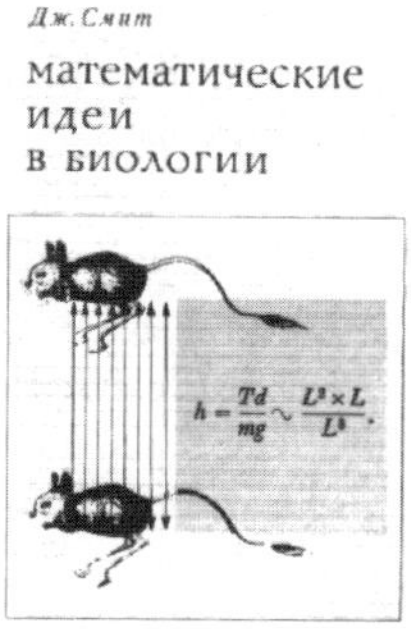

FIGURA 1.2. Capa da tradução russa de *Mathematical Ideas in Biology*. Cambridge University Press.

irrelevantes (e que tem custos monetários e de solução matemática elevados!) para uma primeira aproximação do quanto o rato pode pular. Infelizmente, este tipo de erro é muito comum, e algumas pessoas tem dificuldade em aceitar que o sacrifício de alguns detalhes pode ser o pré-requisito para a análise matemática de alguma utilidade.

Em resumo, como mencionou Levin, *"a arte de modelagem consiste em saber o quanto de detalhes biológicos devemos incluir no modelo"*.

1.4.4 Classificação dos modelos

Várias têm sido as propostas de classificação de modelos quantitativos em biologia. Entre estas, podemos destacar a classificação de modelos entre *estatísticos* e *matemáticos*. Esta divisão é tênue do ponto de vista conceitual, mas robusta do ponto de vista instrumental. Os modelos estatísticos em medicina têm como proposta a *análise de risco*, cujo principal objetivo é a estimativa das *causas* dos agravos, sendo, portanto, denominados de *modelos causais*. Já os modelos matemáticos em medicina têm como preocupação central as *estratégias de controle*, tendo, portanto, maior necessidade de instrumentos preditivos. Os modelos estatísticos são de natureza não-estruturada, isto é, por não terem como prioridade a reprodução dos mecanismos biomédicos envolvidos nos agravos à saúde, não levam em consideração a fisiopatologia do processo modelado. Por outro lado, os modelos matemáticos em medicina, por tentarem reproduzir os processos patológicos por meio de equações matemáticas, têm que considerar a história natural da doença a ser modelada. Além disso, os modelos estatísticos têm como fundamentação epistêmica o *raciocínio indutivo*, o que constrasta com o *raciocínio dedutivo* envolvido na modelagem matemática. Na verdade, esta classificação tem mais interesse didático que qualquer outro.

Considerando que grande parte deste livro é dedicado ao instrumental estatístico, vamos nos concentrar nesta seção nas classificações dos modelos matemáticos.

Alguns autores classificam os modelos matemáticos em medicina como *modelos estocásticos* ou *modelos determinísticos*. Esta diferenciação também é tênue do ponto de vista conceitual, mas também robusta do ponto de vista instrumental. Faz mais sentido em biologia populacional aplicada à medicina do que nas aplicações de natureza fisiológica. Os modelos estocásticos, por incorporarem elementos probabilísticos, são particularmente adequados para lidar com populações pequenas em que o elemento *chance* pode influenciar os resultados. Modelos epidêmicos de transmissão de doenças intra-familiares ou modelos de genética de populações com número de indivíduos muito baixo são exemplos de aplicações dos modelos estocásticos. Nesta classe de modelos, dados os valores das condições iniciais, podemos calcular a probabilidade da evolução dos valores das variáveis. Já os modelos determinísticos são adequados às situações em que conhecemos o processo a ser modelado com grande acurácia, ou àquelas em que estamos lidando com populações suficientemente grandes. Nestes casos, dadas as condições iniciais e os valores dos parâmetros, toda a evolução das variáveis é determinada pela estrutura do modelo. Um caso particular de modelos determinísticos em que esta regra é violada são os modelos que apresentam dinâmica caótica em que o curso da evolução do sistema é extremamente sensível às condições iniciais.

Se, por outro lado, considerarmos a definição 1.2 acima, acerca do processo de modelagem consistindo em uma série de atividades complexas associadas ao desenho de modelos representando o mundo real e sua *solução*, podemos analisar a classificação dos modelos com base na sua solução. Classificamos, assim, os modelos entre *analíticos* e *computacionais*.

Os modelos analíticos tendem a ser relativamente simples, quando comparados aos modelos computacionais, usualmente compostos de conjuntos de equações diferenciais que descrevem a evolução de algumas poucas variáveis. Os modelos computacionais, por outro lado, tendem a incorporar um número maior de variáveis explicativas da dinâmica do sistema. Vejamos com algum detalhe as características destas duas classes de modelos.

Modelos analíticos

Modelos analíticos são aqueles que associam um conjunto de equações diferenciais a cada etapa do processo biológico cuja história natural pretende-se modelar. Também chamados de *modelos dinâmicos*, tentam incorporar a estrutura do fenômeno biológico de interesse, bem como a dinâmica da evolução do mesmo. Podem ser de natureza determinística ou estocástica. Os modelos determinísticos são aqueles que usam equações de diferença (em tempo discreto), diferenciais (tempo contínuo), integrais ou funcionais para descrever as alterações temporais de cada variável da história natural do fenômeno biológico de interesse. Os modelos mais simples são de fácil solução analítica, isto é, a integração das equações diferenciais, por exemplo, pode ser feita sem a necessidade de computação numérica. Entretanto, os modelos mais realistas, por incorporarem um número de variáveis relativamente grande, são, na maioria das vezes, de solução analítica impossível, sendo necessário, quase sempre, o uso de soluções numéricas. No diagrama de blocos da figura 1.3, temos um algoritmo para a solução de sistemas dinâmicos em biologia.

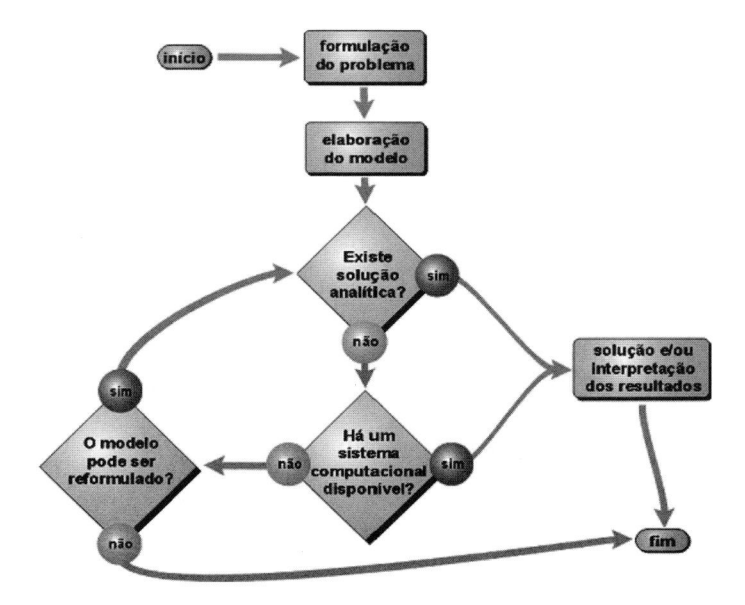

FIGURA 1.3. Esquema para a solução de sistemas dinâmicos em biologia.

Como se nota na figura, tudo se inicia, como em qualquer abordagem científica, pela formulação do problema. A etapa seguinte é o desenho do modelo, por exemplo pela construção do conjunto de equações diferenciais associado à dinâmica do problema biológico em questão. Se o sistema for suficientemente simples do ponto de vista matemático, então é possível encontrarmos sua solução apenas com lápis e papel. Neste caso basta interpretarmos os resultados e o problema está terminado. Se, por outro lado, o sistema for demasiadamente complexo do ponto de vista matemático, haverá a necessidade de lançarmos mão de sistemas computacionais para a solução numérica. Caso o sistema computacional para a solução numérica esteja disponível, basta resolver o sistema e interpretar os resultados. Caso contrário, o modelo deve ser reformulado, desde que possível, e o problema inicia-se outra vez. Caso o modelo não possa ser reformulado, não é possível resolver o problema proposto e o sistema pára. Vejamos alguns exemplos.

Na figura 1.4 é ilustrado o modelo mais simples de doenças, envolvendo apenas duas categorias, ou seja, os indivíduos suscetíveis às doenças, denotados de X, e os indivíduos já doentes, denotados Y.

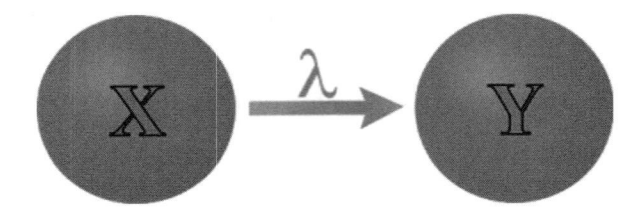

FIGURA 1.4. Modelo simples de doenças, envolvendo apenas duas categorias: indivíduos suscetíveis (X) e doentes (Y).

Os indivíduos suscetíveis *adquirem* a doença a uma taxa per capita de λ indivíduos por unidade de tempo, denominada de *densidade de incidência* da doença. Este último parâmetro relaciona-se à taxa de incidência, $t.i.$, pela equação

$$t.i. = \lambda X \qquad (1.1)$$

A este modelo simples, mas irrealista, associamos o seguinte sistema de equações diferenciais ordinárias:

$$\begin{aligned} \frac{dX(t)}{dt} &= -\lambda X(t) \\ \frac{dY(t)}{dt} &= \lambda X(t) \end{aligned} \qquad (1.2)$$

Se pudermos considerar a população total como constante, podemos trabalhar com proporções de indivíduos, no sentido de que $X(t) + Y(t) = 1$. A chamada solução analítica do sistema é então:

$$\begin{aligned} X(t) &= X(0)\exp[-\lambda t] \\ &\text{e} \\ Y(t) &= 1 - \{X(0)\exp[-\lambda t]\} \end{aligned} \quad (1.3)$$

No outro extremo do espectro, podemos ter modelos de extrema complexidade, que incorporam um enorme número de realidades biológicas, cuja solução analítica é impossível. Por exemplo, temos modelos sobre a interação entre duas infecções (HIV e tuberculose, figura 1.5) e um modelo que tenta descrever a dinâmica da interação entre o HIV e o uso de drogas ilícitas na mesma população (figura 1.6).

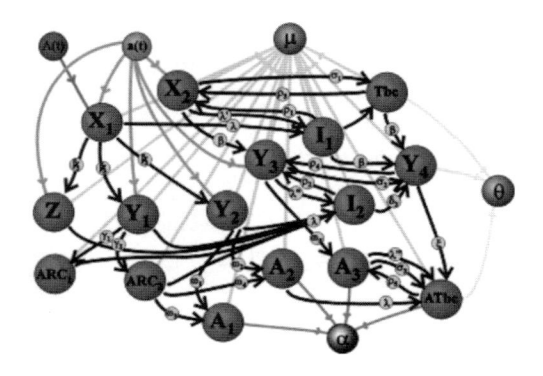

FIGURA 1.5. Exemplo de modelo complexo: interação entre a infecção pelo HIV e tuberculose.

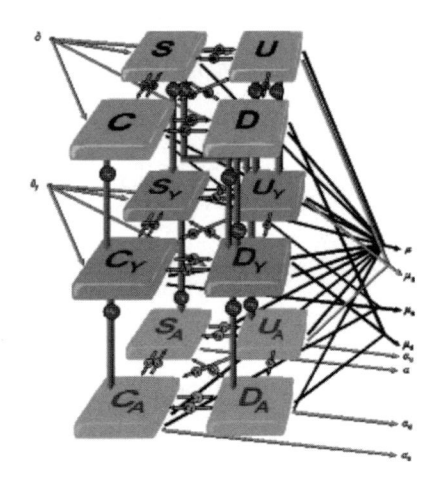

FIGURA 1.6. Exemplo de modelo complexo: dinâmica da interação entre a infecção pelo HIV e o uso de drogas ilícitas.

O sistema de equações associado ao modelo apresentado na figura 1.6 tem a forma apresentada na equação 1.4.

$$\frac{dS(t)}{dt} = \delta S_0 - \lambda_{S_1} S(t)\,(*) - \lambda_{S_2} S(t)\,(**) + a_5 C(t) + a_6 D(t) + a_9 U(t)$$
$$- (a_1 + a_2 + \mu) S(t)$$

$$\frac{dU(t)}{dt} = \delta U_0 - \lambda_{U_1} U(t)\,(*) - \lambda_{U_2} U(t)\,(**) + b_2 S_Y(t)$$
$$- (b_3 + b_8 + b_9 + \mu + \mu_U + \omega_U) C_Y(t)$$

$$\frac{dC(t)}{dt} = \delta C_0 + \lambda_{C_1} C(t)\,(*) + b_1 S_Y(t) + b_4 D_Y(t) - (b_5 + b_7 + \mu + \mu_c + \omega_c) C_Y(t)$$

$$\frac{dD(t)}{dt} = \delta D_0 + \lambda_{D_1} D(t)\,(*) + \lambda_{D_2} D(t)\,(**) + b_3 U_Y(t) + b_7 C_Y(t)$$
$$- (b_4 + b_6 + \mu + \mu_D + \omega_D) D_Y(t)$$

$$\frac{dS_Y(t)}{dt} = \delta S_{Y_0} + \lambda_{S_1} S(t)\,(*) + b_5 C_Y(t) + b_6 D_Y(t) + b_9 U_Y(t) - (b_1 + b_2 + \mu + \omega_S) S_Y(t)$$

$$\frac{dU_Y(t)}{dt} = \delta_Y U_Y + \lambda_{S_2} S(t)\,(**) + \lambda_{U_1} U(t)\,(*) + \lambda_{U_2} U(t)\,(**) + b_2 S_Y(t)$$
$$- (b_3 + b_8 + b_9 + \mu + \mu_U + \omega_U) C_Y(t)$$

$$\frac{dC_Y(t)}{dt} = \delta_Y C_Y + \lambda_{C_1} C(t)\,(*) + b_1 S_Y(t) + b_4 D_Y(t) - (b_5 + b_7 + \mu + \mu_c + \omega_c) C_Y(t)$$

$$\frac{dD_Y(t)}{dt} = \delta_Y D_Y + \lambda_{D_1} D(t)\,(*) + \lambda_{D_2} D(t)\,(**) + b_3 U_Y(t) + b_7 C_Y(t)$$
$$- (b_4 + b_6 + \mu + \mu_D + \omega_D) D_Y(t)$$

$$\frac{dS_A(t)}{dt} = c_9 U_A(t) + c_6 D_A(t) + c_5 C_A(t) - (c_1 + c_2 + \mu + \alpha) S_A(t)$$

$$\frac{dU_A(t)}{dt} = \omega_U U_Y(t) + c_2 S_A(t) - (c_3 + c_8 + c_9 + \mu + \mu_U + \alpha_U) U_A(t)$$

$$\frac{dC_A(t)}{dt} = c_1 S_A(t) + c_8 U_A(t) + c_4 D_A(t) + \omega_C C_Y(t) - (c_5 + c_7 + \mu + \mu_C + \alpha_C) C_A(t)$$

$$\frac{dD_A(t)}{dt} = c_3 U_A(t) + c_7 C_A(t) + \omega_D D_Y(t) - (c_4 + c_6 + \mu + \mu_D + \alpha_D) D_A(t)$$

$$(*) = S_Y(t) + U_Y(t) + C_Y(t) + D_Y(t) + S_A(t) + U_A(t) + C_A(t) + D_A(t)$$

$$(**) = U_Y(t) + D_Y(t) + U_A(t) + D_A(t)$$

$$\delta = \mu S + \mu_U U + \mu_C C + \mu_D D + \mu S_Y + \mu_U U_Y + \mu_C C_Y + \mu_D D_Y + (\mu + \alpha) S_A$$
$$+ (\mu_U + \alpha_U) U_A + (\mu_C + \alpha_C) C_A + (\mu_D + \alpha_D) D_A$$
$$(1.4)$$

Este sistema não tem solução analítica possível. Os dois exemplos ilustram o dilema acima descrito do realismo biológico *versus* o tratamento matemático.

Os modelos estocásticos têm a grande vantagem de incorporarem o elemento chance, mas geralmente é difícil obter-se soluções analíticas para eles.

No modelo estocástico mais simples de se conceber, examinamos, por exemplo, a chance de um indivíduo suscetível a uma certa infecção ser infectado. O elemento probabilístico é essencial nos casos em que a população é muito pequena e as chances dos eventos ocorrerem são variáveis que dependem do tamanho da população envolvida.

A forma "matemática" de incorporar o elemento chance determinando se um indivíduo se infecta ou não, no exemplo mais simples, é sortearmos um número aleatório e especificarmos um certo intervalo numérico. Se o número sorteado cair fora do intervalo, então o indivíduo permanece suscetível, caso contrário, ele se infecta. O tamanho do intervalo é baseado na probabilidade de infecção em dado momento.

Por exemplo, suponha que o risco de se infectar é de 15% em cada contato. Neste caso, o modelo que simula a dinâmica da infecção na população deve sortear o número aleatório entre 0 e 1. Se este número estiver no intervalo entre 0 e 0,15 o indivíduo para aquele sorteio se infecta. Se o número sorteado for maior que 0,15, então o indivíduo permanece suscetível. Para cada intervalo de tempo subseqüente, novo sorteio é realizado e os estados dos indivíduos atualizados, até que o processo termine, quando não ocorrerem novas infecções. O risco de infecção que determina a probabilidade de nova infecção em cada instante de tempo pode ser calculado, por exemplo, pela equação de Reed-Frost

$$r_t = 1 - (1-p)^{n_t} \tag{1.5}$$

onde p é a probabilidade de dois indivíduos terem um contato potencialmente infectante e n_t é o número de indivíduos infectados no instante t.

Assim, os passos do algoritmo para a simulação deste modelo são:

1. sorteie um número aleatório entre 0 e 1 para cada indivíduo suscetível da amostra;

2. se o número sorteado for menor que r_t, então aquele indivíduo se tornará infectado no tempo $t+1$. Caso contrário, aquele indivíduo permanece suscetível;

3. conte o número de casos no instante $t+1$ (n_{t+1}), considerando todos os casos do intante t agora como recuperados (ou imunes);

4. se $n_{t+1} = 0$, a transmissão se interrompe e o tamanho do surto é a soma dos casos em todos os instantes de tempo. Caso contrário, retorne para o passo 1.

18   Métodos Quantitativos em Medicina

Por exemplo, suponhamos que p seja igual a 10% ($p = 0,1$), e que, portanto, o risco de que um suscetível se infecte no intervalo entre $t = 0$ e $t = 1$, seja $r_1 = 1 - (1 - 0,1)^1 = 0,1$. Na tabela abaixo temos o primeiro passo de um surto epidêmico em uma população de 10 indivíduos:

	Indivíduo	Número aleatório	Estado
	1	0,42742	suscetível
	2	0,32111	suscetível
	3	0,34363	suscetível
$t = 1$	4	0,47426	suscetível
	5	0,55846	suscetível
	6	0,74675	suscetível
	7	$3,2062 \times 10^{-2}$	infectado
	8	0,72297	suscetível
	9	0,60431	suscetível
	10	0,74558	suscetível

No passo seguinte $r_2 = 1 - (1 - 0,1)^1 = 0,1$, obtemos a seguinte tabela:

	Indivíduo	Número aleatório	Estado
	1	0,25981	suscetível
	2	0,31008	suscetível
	3	0,79718	suscetível
$t = 2$	4	0,03917	infectado
	5	$8,8431 \times 10^{-2}$	infectado
	6	0,9605	suscetível
	7	–	imune
	8	0,81292	suscetível
	9	0,45375	suscetível
	10	0,64403	suscetível

Neste passo, o número de infectados aumentou para dois e, portanto, para o passo seguinte $r_3 = 1 - (1 - 0,1)^2 = 0,19$. A tabela para este passo fica então:

	Indivíduo	Número aleatório	Estado
	1	0,92062	suscetível
	2	0,95105	suscetível
	3	0,14649	infectado
$t = 3$	4	–	imune
	5	–	imune
	6	0,9605	suscetível
	7	–	imune
	8	0,15559	infectado
	9	0,42939	suscetível
	10	0,52543	suscetível

Agora o número de infectados continuou em dois e, portanto, para o passo seguinte $r_4 = 1 - (1 - 0,1)^2 = 0,19$. A tabela para este passo fica então:

	Indivíduo	Número aleatório	Estado
	1	0,2726	suscetível
	2	0,21976	suscetível
	3	–	imune
$t = 3$	4	–	imune
	5	–	imune
	6	0,9605	suscetível
	7	–	imune
	8	–	imune
	9	0,67598	suscetível
	10	0,84547	suscetível

Note que, nesta etapa, nenhum número sorteado resultou maior que o risco de 19% e, portanto, a cadeia de transmissão se interrompe, por fatores puramente casuais. O tamanho deste surto então foi de 5 casos (taxa de ataque desta epidemia de 5/10 = 50%). Se o número de indivíduos desta população aumentar, então a tendência seria de todos os indivíduos se infectarem, se o tempo for suficientemente longo.

Como os números sorteados variam de forma aleatória, se repetirmos a simulação acima teremos, com grande probabilidade, soluções completamente diferentes desta. Esta é a característica principal dos modelos estocásticos: para uma dada situação inicial temos várias soluções possíveis, onde o elemento chance têm grande participação na solução final do problema.

Os modelos estocásticos, portanto, têm a grande vantagem de incorporar o elemento chance, mas têm solução analítica muito difícil. Além disso, os tratamentos computacionais são trabalhosos, uma vez que a chamada técnica de Monte Carlo (o nome está relacionado aos cassinos de Principado de Mônaco), a mais utilizada para a solução desta classe de modelos, requer muitas rodadas computacionais (por vezes alguns milhares) para detectarmos padrões e resultados qualitativos. Por outro lado, a crescente capacidade computacional dos sistemas atuais têm tornado a abordagem estocástica cada vez mais prevalente em problemas biológicos.

Modelos computacionais

Os chamados modelos computacionais consistem da simulação, em ambiente computacional, do comportamento dos indivíduos de certa população. Se dados indivíduos têm certas características que os classificam em dado estado, a transição para o estado seguinte obedece a certas regras probabilísticas, e a dinâmica do sistema é simulada no ambiente computacional que reproduz o que se espera ocorrer nos sistemas reais.

Desta forma, os modelos computacionais são na verdade sistemas de "vida artificial" que tentam reproduzir a dinâmica dos sistemas reais, representando a assim chamada simulação *in silico*. Como incorporam elementos probabilísticos são, na verdade, sistemas de simulação de modelos estocásticos.

A abordagem por simulação computacional pode ser vista como uma alternativa aos sistemas analíticos, na qual é criado um ambiente na tela do computador, em que organismos artificiais "vivem" e podem reproduzir situações biológicas conhecidas com variados graus de incerteza. A interação dos indivíduos entre si e com o ambiente pode então ser analisada, e previsões podem ser feitas com variado grau de confiabilidade. Além disso, a dinâmica da população pode ser tratada em nível individual neste tipo de abordagem, o que pode ser de grande valia no caso de populações pequenas. A técnica computacional que aplica modelos de interação individual em ambiente computacional é conhecida como *Autômato Celular* (AC).

Desde a criação do *Game of Life* por Conway em 1970, provavelmente o primeiro modelo computacional a empregar o princípio de AC, este tem sido aplicado a uma ampla gama de situações biológicas, desde biologia evolutiva, interações predador-presa, epidemias, entre outras.

Outra vantagem dos modelos computacionais é que eles permitem observar fenômenos em escala de tempo muito reduzida, principalmente fenômenos naturais de observação impossível, como no caso da evolução de certas espécies. Além disso, hipóteses podem ser criadas e testadas neste tipo de ambiente, pela recriação da realidade através de regras simples. Neste contexto, os modelos computacionais são poderosas ferramentas de teste de hipóteses, podendo tornar-se, quando bem programados, verdadeiros laboratórios virtuais, em que experimentos em situações ideais podem ser realizados e suas conseqüências biológicas analisadas.

Vejamos um exemplo de modelo computacional aplicado à área de epidemiologia. Neste modelo, consideramos heterogeneidades nas taxas de contato entre suscetíveis e infectados, um dos problemas centrais da epidemiologia matemática, levando em consideração a dependência etária na força de infecção.

Estas heterogeneidades são importantes em uma série de casos, tais como a distribuição de suscetibilidades, heterogeneidade na infecciosidade, no comportamento da população, ou simplesmente na distribuição etária dos contatos. Assim, a taxa de contatos potencialmente infectantes $\beta(a,a')$ descreve tais contatos entre indivíduos suscetíveis de idade a e indivíduos infectados de idade a'. Estas taxas podem ser consideradas, do ponto de vista matemático, como obedecendo à seguinte equação:

$$\beta(a,a') = \frac{\kappa_1}{\kappa_2}\frac{1}{\Gamma(\kappa_1+1)}\frac{\left(\frac{a}{\kappa_2}\right)^{\kappa_1}\exp\left(-\frac{a}{\kappa_2}\right)}{[2-\exp(-\kappa_3 a)]}\exp(-\kappa_3|a'-a|) \qquad (1.6)$$

onde Γ é a função Gama e $\kappa_i (i=1,2,3)$ são parâmetros ajustados para situações epidêmicas reais. Esta equação foi aplicada à situação da rubéola no Estado de São Paulo com os valores da função $\beta(a,a')$ resultando na figura 1.7.

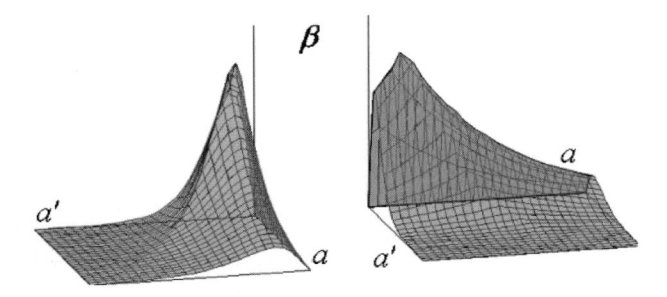

FIGURA 1.7. Representação gráfica da função $\beta(a,a')$, que expressa a taxa de contatos potencialmente infectantes entre indivíduos suscetíveis de idade a e indivíduos infectados de idade a'.

A alternativa computacional para esta função pode ser obtida com as técnicas de simulação, aplicando-se os princípios de *algoritmos genéticos* e *automatas celulares*. Assim, simulamos a dinâmica da infecção em ambiente computacional que reproduz a interação dos indivíduos no meio artificial, representados por *pixels* (unidade computacional dos pontos da tela) que contabiliza os contatos entre suscetíveis e infectados, determinados pela composição "genética" (dentro do programa do computador) e pela distância e movimentação entre os mesmos.

Após o sistema entrar em equilíbrio, isto é, quando o sistema entra em regime estacionário, podemos colocar em um gráfico a taxa de contato com dependência etária em função das idades a e a'. Os resultados podem ser vistos na figura 1.8.

Pode-se notar a similaridade marcante entre os resultados do modelo analítico (figura 1.7) e do modelo de simulação computacional (figura 1.8).

22   Métodos Quantitativos em Medicina

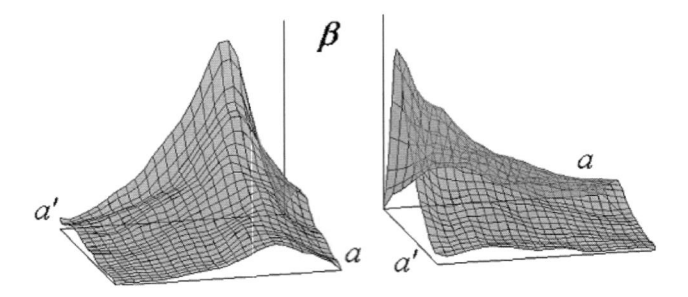

FIGURA 1.8. Gráfico que expressa a taxa de contato com dependência etária em função das idades a e a' obtido através da simulação da infecção em um sistema computacional.

Outro parâmetro relacionado à transmissão de infecções, definido no capítulo 3, página 62, é a chamada *força da infecção*, ou seja, a densidade de incidência ou taxa per capita com a qual os suscetíveis adquirem a infecção, com a forma:

$$\lambda(a) = \int_0^\infty \beta(a,a')y(a')da' \qquad (1.7)$$

onde $y(a')$ é a proporção de indivíduos infectados. A equação 1.7 pode ser resolvida tanto analiticamente quando pelo modelo computacional acima. A figura 1.9 mostra o resultado de ambas as abordagens de solução.

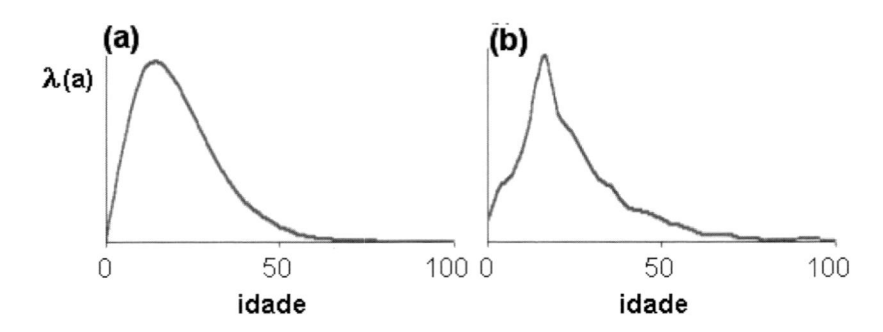

FIGURA 1.9. Força da infecção calculada (a) a partir do modelo analítico e (b) medida em uma simulação computacional.

Aqui também é notável a similaridade entre ambas as abordagens de solução.

Este modelo ilustra o método de simulação computacional e demonstra a comparabilidade deste com o método analítico.

1.5 Referências bibliográficas

[1] Anderson, RM. *Population Dynamics of Infectious Diseases*. London: Chapman and Hall (1982).

[2] Anderson, R.M. *Epidemiological Models and Predictions*. Tropical and geographical Medicine 40 (3) 1988, p. S30.

[3] Anderson, R.M. & May, R.M.. *Infectious Diseases of Humans*. Oxford Science Publications, Oxford (1991).

[4] Bailey, N.T.J.. *The mathematical theory of infectious diseases*. London: Charles Griffin & Company ltd (1975).

[5] Ewald, P.W.. *Evolution of Infectious Diseases*. Oxford: Oxford University Press (1994).

[6] Gershenfeld, N.A.. *The Nature of Mathematical Modeling*. Cambridge University Press (1999).

[7] Greenwood P.J., Harvey P.H. e Slatkin M.. *Evolution: Essays in honour of John Maynard Smith*. Cambridge University Press (1985).

[8] Levin S.A.. *Some approaches to the modelling of coevolutionary interactions*. em: Coevolution, ed. Nitecki, M.H., Chicago University Press, EUA (1983).

[9] Murray, J.D.. *Mathematical Biology* (2nd ed.). Springer Verlag, Berlin (1993).

[10] Murray, C.J.L. and Lopez, A.D.. *Global Health Statistics*. The Global Burden of Disease and Injury Series, volume II. USA: Harvard University Press (1996).

[11] Sackett, D.L., Richardson, W.S., Rosenberg, W., Haynes, R.B.. *Evidence-based medicine. How to practice and teach EBM*. New York: Churchill Livingstone (1997).

[12] Shafer, G.. *A Mathematical Theory of Evidence*. Princeton University Press, Princeton (1976).

[13] Wilson, E.O.. *Concilience, The unity of knowledge*. Knopf, Nova Iork, EUA (1998).

2
A matemática das populações

Eduardo Massad

2.1 Ecologia teórica

Grande parte da formulação teórica dos modelos dinâmicos em biomedicina iniciou-se pela ecologia teórica. O estudo da dinâmica das populações e suas interações é aceito hoje em dia como a pedra fundamental da biomatemática. Assim sendo, parece-nos pertinente apresentarmos as principais formulações teóricas da ecologia, à guisa de exemplo e de fundamentação para os assuntos subseqüentes.

É impossível iniciarmos o tópico sobre populações sem mencionar a obra magnífica de Thomas Robert Malthus (1766-1834), *An Essay on the Principle of Population*, cuja primeira edição data de 1798. Além de seu inestimável papel, juntamente com a obra de Sir Charles Lyell (1797-1875), *Principles of Geology*, influenciando de maneira inequívoca o mais influente pensador do século XIX, Charles Darwin, o livro de Malthus lançou, de fato, o problema da superpopulação humana e suas inevitáveis conseqüências.

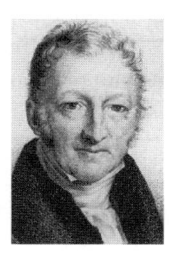

FIGURA 2.1. Thomas Robert Malthus (1766-1834).

Além disso, outro aspecto interessante da obra de Malthus é sua veia humanística, expressa claramente no subtítulo do livro: *or a View of its Past and Present Effects on Human Happiness*.

Logo no primeiro capítulo, na página 2, Malthus expressa seu propósito: *"the cause to which I alude, is the constant tendency in all animated life to increase beyond"*. Mas é um pouco mais adiante que Malthus apresenta as frases que o imortalizou: na página 4, ainda na introdução, ele escreve - "*It may safely be pronounced, therefore, that population, when unchecked, goes on doubling itself every twenty-five years, or increases in a **geometrical ratio***" (grifo nosso). Na página 6 temos a segunda frase mais famosa - "*... the means of subsistence, under circumstances the most favourable to human industry, could not possibly be made to increase faster than in an **arithmetical ratio***" (grifo nosso).

Em linguagem mais atual, o que Malthus quis dizer em seu livro é que a população humana cresce de modo **exponencial**, enquanto o alimento disponível cresce de modo **linear**, e que, portanto, em algum momento da história, o crescimento da população humana passaria a depender fundamentalmente da disponibilidade de alimentos. Mais abaixo, ainda neste capítulo, analisaremos estes aspectos demográficos com mais detalhes.

Mas a proposta de Malthus nos leva ao primeiro exemplo de modelo biomatemático, o mais simples de todos, a saber, o modelo de crescimento exponencial de uma dada população.

2.1.1 O crescimento exponencial.

Suponha que uma determinada população, de tamanho N, tenha certas taxas (lembre-se que *taxa* é sempre a *variação de alguma coisa em relação a outra*) de nascimento a e de mortalidade b. A diferença $a - b$ pode ser expressa como uma taxa líquida de crescimento, denotada na maioria dos textos pela letra r. O parâmetro r, conhecido de maneira muito apropriada de parâmetro malthusiano, têm valores positivos, isto é, $r > 0$, quando a taxa de nascimento for maior que a taxa de mortalidade, e vice-versa.

Na ausência de limitações, a população crescerá indefinidamente com taxa r, de modo que a cada instante de tempo $t + 1$ (tempo discreto), a população terá um tamanho N_{t+1} igual ao que tinha no instante imediatamente anterior, t, vezes a taxa r:

$$N_{t+1} = rN_t. \tag{2.1}$$

Este exemplo representa uma espécie com reprodução por gerações discretas, ou seja, a população se reproduz apenas em certas épocas do ano, e nenhum indivíduo se reproduz nos intervalos (daí o tempo discreto com saltos constantes). No caso em que r permaneça constante ao longo das gerações, após τ gerações a população será $r^\tau N$, o que para $r > 1$ significa um crescimento explosivo para o infinito. É claro que nenhuma espécie cresce até o infinito, mas antes de lidarmos com os limitantes do crescimento populacional, vamos analisar a situação de uma espécie cujas gerações se sobrepõem, reproduzindo-se o ano inteiro, ou seja, em tempo contínuo.

2. A matemática das populações

Seja $N(t)$ o tamanho da população no instante t. Então

$$\frac{N(t+\Delta t) - N(t)}{\Delta t} \qquad (2.2)$$

é o crescimento médio no intervalo de tempo entre t e $t+\Delta t$. Se a população for suficientemente grande, então as pequenas flutuações causadas pelo nascimento ou morte de alguns indivíduos podem ser desprezadas. Podemos, então, postular a existência da derivada em relação ao tempo

$$\frac{dN(t)}{dt} = \lim_{\Delta t \to 0} \frac{N(t+\Delta t) - N(t)}{\Delta t} \qquad (2.3)$$

A quantidade $\frac{dN(t)}{dt}\frac{1}{N(t)}$ é a taxa per capita de crescimento da população. Se esta taxa for constante, a equação 2.3 tem a forma

$$\frac{dN(t)}{dt} = rN(t). \qquad (2.4)$$

A equação 2.4 é uma equação diferencial e representa a forma típica de um modelo dinâmico. Sua "solução" consiste em encontrar uma função que expresse a variação de N com o tempo, isto é

$$N = f(t). \qquad (2.5)$$

Para tanto, basta integrarmos a equação 2.4 entre os intervalos de interesse, por exemplo entre os instantes $t = 0$ e t. Antes, porém, é conveniente rearranjarmos a equação 2.4 da seguinte maneira

$$\frac{dN(t)}{N(t)} = rdt. \qquad (2.6)$$

A equação 2.6 é de fácil integração porque sua forma é bem conhecida e já está tabelada em vários livros textos. O truque de rearranjarmos a equação 2.4 para a forma da equação 2.6 é muito conveniente e bastante utilizado em biomatemática.

Podemos agora integrar ambos os lados da equação 2.6 para encontrar a "solução" de nosso modelo de crescimento populacional

$$\int_{N(0)}^{N(t)} \frac{dN(t)}{N(t)} = r \int_0^t dt'. \qquad (2.7)$$

O lado esquerdo da equação 2.7 tem solução conhecida e o lado direito tem solução trivial. Assim

$$\ln[N(t)] - \ln[N(0)] = r(t - 0). \qquad (2.8)$$

Tomando-se a exponencial dos dois lados da equação 2.8 obtemos

$$N(t) = N(0)\exp(rt) \qquad (2.9)$$

onde $exp(rt)$ representa a função exponencial dada por e^{rt}, sendo e o número neperiano ($\approx 2,718...$).

A representação gráfica da equação 2.9 tem a forma expressa na figura 2.2.

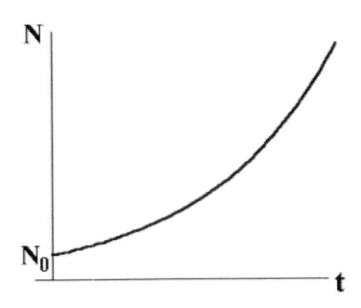

FIGURA 2.2. Crescimento exponencial.

2.1.2 Densidade-dependência e o modelo logístico

Desde pelo menos 1798 sabemos que uma população tem seu crescimento limitado, dentre outros fatores, pela disponilidade de alimentos (no caso da população humana estudado por Malthus). De fato, o meio ambiente, com recursos limitados, impõe um numero máximo de indivíduos capazes de se manter viáveis neste ambiente. Assim, a taxa per capita de crescimento de qualquer população real acaba dependendo do número de indivíduos presentes em cada instante de tempo. A este fenômeno chamamos de *densidade-dependência*, e sua forma geral é dada pela figura 2.3.

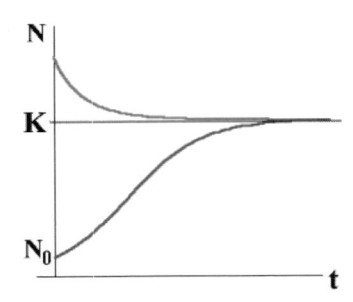

FIGURA 2.3. Densidade-dependência.

$$\frac{dN(t)}{dt}\frac{1}{N(t)} = f\left[N(t)\right]. \qquad (2.10)$$

A função de densidade dependência da equação 2.10 tem a propriedade de ser muito pequena (tende a zero) quando N é muito grande, e tende a uma constante, por exemplo r, quando N é muito pequeno:

$$f\left[N(t)\right] = \begin{cases} 0 \text{ se } N \to \infty \\ r \text{ se } N \to 0. \end{cases} \tag{2.11}$$

Se imaginarmos um parâmetro que congregue todos os limitantes ambientais, um "freio" populacional, g, poderíamos expressar a densidade-dependência da seguinte maneira

$$\frac{dN(t)}{dt} = rN(t) - g(N(t))^2. \tag{2.12}$$

Note que, quando N é muito pequeno, o segundo termo da equação 2.12 pode ser desprezado, e a população cresce exponencialmente com r. À medida que N cresce, entretanto, o termo quadrático tende a dominar e a taxa per capita diminui de modo a atingir um certo limite. Neste instante, a equação 2.12 assume valor zero e assim obtemos

$$N_{\max} = \frac{r}{g} = K. \tag{2.13}$$

O parâmetro K é chamado de *capacidade de suporte do meio* (*carrying capacity* na literatura internacional) e corresponde ao número máximo de indivíduos que este ambiente é capaz de suportar, conforme observado na equação 2.13. Podemos então reescrever a equação 2.13 em termos de K

$$\frac{dN(t)}{dt} = rN(t)\left(1 - \frac{N(t)}{K}\right) \tag{2.14}$$

cuja solução é

$$N(t) = \frac{KN(0)\exp(rt)}{K + N(0)\left[\exp(rt) - 1\right]}. \tag{2.15}$$

A equação 2.15 expressa a variação do tamanho da população com o tempo e dela pode-se depreender que, se $0 < N(0) < K$, N cresce com t, e se $N(0) > K$, N decresce com t, conforme observado na figura 2.3.

2.1.3 Modelos de competição

Suponha agora que duas espécies, N_1 e N_2, estejam competindo pelo mesmo ambiente, situação característica do processo de evolução por seleção natural. Neste caso, o crescimento de uma delas influencia de maneira negativa o crescimento da outra, seguindo a equação geral

$$\begin{aligned} \frac{1}{N_1}\frac{dN_1}{dt} &= f_1(N_1, N_2) \\ \frac{1}{N_2}\frac{dN_2}{dt} &= f_2(N_2, N_1). \end{aligned} \tag{2.16}$$

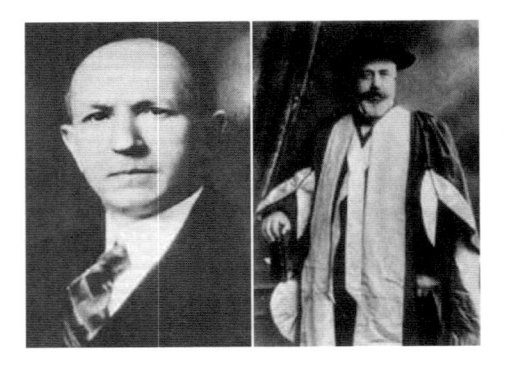

FIGURA 2.4. Alfred Lotka (1880-1949) e Vito Volterra (1860-1940).

A forma clássica das equações 2.16 deve-se a dois dos "pais" da ecologia teórica, Alfred Lotka e Vito Volterra (figura 2.4).

As equações de Lotka-Volterra descrevem o crescimento de duas espécies competindo pelo mesmo ambiente e têm a forma

$$\frac{1}{N_1}\frac{dN_1}{dt} = \frac{r_1(K_1-N_1-\alpha_{12}N_2)}{K_1}$$
$$\frac{1}{N_2}\frac{dN_2}{dt} = \frac{r_2(K_2-N_2-\alpha_{21}N_1)}{K_2}$$
(2.17)

onde os parâmetros α_{ij} são chamados de "coeficientes de competição", indicando a redução na taxa per capita da espécie i por ação da espécie j.

De modo mais geral, as equações 2.17 descrevem qualquer outro tipo de interação entre duas espécies num mesmo ambiente. Assim, por exemplo, quando ambos os coeficientes α_{ij} forem iguais a zero, a interação é nula, isto é, a presença de uma espécie é indiferente para a outra. Quando os coeficientes α_{ij} são ambos positivos, a presença de uma espécie facilita o crescimento da outra e vice-versa, caracterizando uma relação de simbiose. Quando um dos coeficientes α_{ij} for igual a zero e o outro positivo, caracteriza-se uma relação comensal entre as espécies. Finalmente, quando um dos coeficientes α_{ij} é positivo e o outro negativo, a presença de uma espécie favorece o crescimento da outra, que decresce na presença da primeira, caracterizando uma relação de parisitismo ou de predador-presa.

Análise do equilíbrio das equações de Lotka-Volterra

A análise do equilíbrio de sistemas dinâmicos permite a dedução de várias conclusões a respeito do comportamento do sistema. Representa, em grande número de situações, a única análise possível no caso de sistemas muito complexos, como na maioria dos sistemas econométricos ou epidêmicos.

Dizemos que um sistema dinâmico está em equilíbrio quando suas equações dinâmicas são iguais a zero, isto é, quando nenhuma de suas variáveis está crescendo ou diminuindo de tamanho. Do ponto de vista de modelos populacionais, isto quer dizer que as taxas de crescimento per capita são iguais a zero. Do ponto de vista matemático, isto significa que as equações diferenciais que descrevem a dinâmica do sistema são iguais a zero, isto é

$$\frac{dN_i}{dt} = 0. \tag{2.18}$$

No caso das equações de Lotka-Volterra, a garantia de que o sistema esteja em equilíbrio é dada, de modo suficiente, pelo termo entre parênteses do lado direito das equações igual a zero, ou seja

$$K_i - N_i - \alpha_{ij} N_j = 0. \tag{2.19}$$

Nesta situação, podemos escrever os dois termos das equações de Lotka-Volterra em equilíbrio na forma

$$\begin{aligned} N_1 &= K_1 - \alpha_{12} N_2 \\ N_2 &= K_2 - \alpha_{21} N_1 \end{aligned} \tag{2.20}$$

que têm a forma de duas equações de retas. Estas retas, quando colocadas em um gráfico que relaciona uma espécie com a outra, chamado *diagrama de fase*, são denominadas *isóclinas*.

No modelo de Lotka-Volterra, o diagrama de fase e suas isóclinas permitem a análise do resultado da competição, quando o equilíbrio é alcançado. Este resultado depende da relação dos parâmetros K_i e α_{ij}. Assim, no primeiro caso que analisaremos, observamos que se

$$\begin{aligned} K_1 &> \tfrac{K_2}{\alpha_{21}} \\ &\text{e} \\ K_1 &> K_2 \alpha_{12} \end{aligned} \tag{2.21}$$

então a espécie N_1 vence a competição. A figura 2.5 ilustra esta situação.

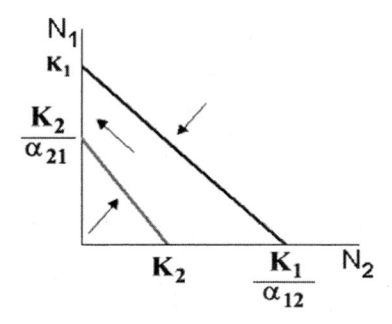

FIGURA 2.5. Isóclinas de um diagrama de fases onde $K_1 > \frac{K_2}{\alpha_{21}}$ e $K_1 > K_2 \alpha_{12}$.

No segundo caso possível, observamos que se

$$\begin{aligned} K_1 &< \tfrac{K_2}{\alpha_{21}} \\ \text{e} & \\ K_1 &> K_2 \alpha_{12} \end{aligned} \qquad (2.22)$$

as duas espécies coexistem estavelmente. Esta situação está ilustrada na figura 2.6.

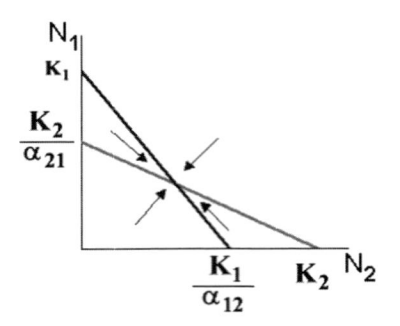

FIGURA 2.6. Isóclinas de um diagrama de fases onde $K_1 < \tfrac{K_2}{\alpha_{21}}$ e $K_1 > K_2 \alpha_{12}$.

No terceiro caso possível, observamos que se

$$\begin{aligned} K_1 &< \tfrac{K_2}{\alpha_{21}} \\ \text{e} & \\ K_1 &< K_2 \alpha_{12} \end{aligned} \qquad (2.23)$$

a espécie 2 vence a competição. Esta situação está ilustrada na figura 2.7.

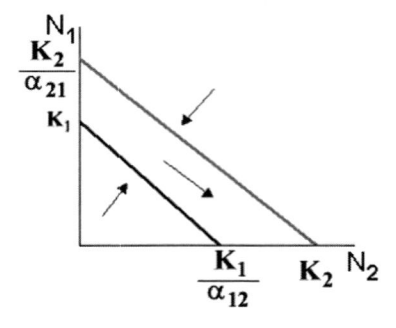

FIGURA 2.7. Isóclinas de um diagrama de fases onde $K_1 > \tfrac{K_2}{\alpha_{21}}$ e $K_1 < K_2 \alpha_{12}$.

Finalmente, no quarto e último caso possível, observamos que se

$$\begin{aligned} K_1 &> \tfrac{K_2}{\alpha_{21}} \\ \text{e} & \\ K_1 &< K_2 \alpha_{12} \end{aligned} \qquad (2.24)$$

as duas espécies coexistem instavelmente. Esta situação está ilustrada na figura 2.8.

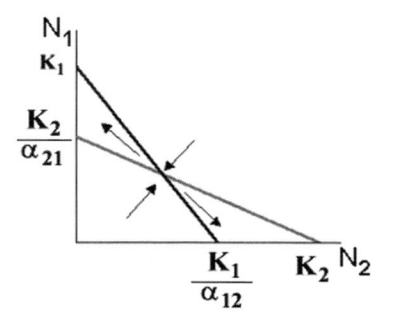

FIGURA 2.8. Isóclinas de um diagrama de fases onde $K_1 < \frac{K_2}{\alpha_{21}}$ e $K_1 < K_2\alpha_{12}$.

Análise do equilíbrio do modelo geral

A análise do equilíbrio de situações mais gerais do modelo de Lotka-Volterra pode ser feita da seguinte maneira: em primeiro lugar, vamos escrever um modelo geral de dimensão 2 como

$$\begin{aligned} \frac{dx_1}{dt} &= f_1(x_1, x_2) \\ \frac{dx_2}{dt} &= f_2(x_1, x_2). \end{aligned} \quad (2.25)$$

A este sistema dinâmico está associada uma matriz especial, chamada de matriz *Jacobiana*, J, cuja forma é

$$J = \begin{pmatrix} \left(\frac{\partial f_1}{\partial x_1}\right)_0 & \left(\frac{\partial f_1}{\partial x_2}\right)_0 \\ \left(\frac{\partial f_2}{\partial x_1}\right)_0 & \left(\frac{\partial f_2}{\partial x_2}\right)_0 \end{pmatrix}. \quad (2.26)$$

Os termos $\left(\frac{\partial f_i}{\partial x_j}\right)_0$ representam a derivada parcial das funções f_i de cada lado direito das equações 2.25 em relação a cada variável x_j, calculadas em relação ao ponto de equilíbrio.

À matriz Jacobiana de dimensão 2 estão associados 2 autovalores, λ_j, que são números complexos de forma geral

$$\lambda_j = a_j + b_j i \quad (2.27)$$

onde i é a raiz imaginária

$$i = \sqrt{-1}. \quad (2.28)$$

Os autovalores λ_j são calculados fazendo-se o determinante da matriz 2.26 igual a zero, ou seja

$$Det\,(J - I\lambda_j) = 0. \tag{2.29}$$

A estabilidade do ponto de equilíbrio dependerá do sinal das partes reais dos autovalores e das partes imaginárias serem iguais a zero ou diferentes de zero. Assim, seis situações são possíveis em um sistema de dimensão 2.

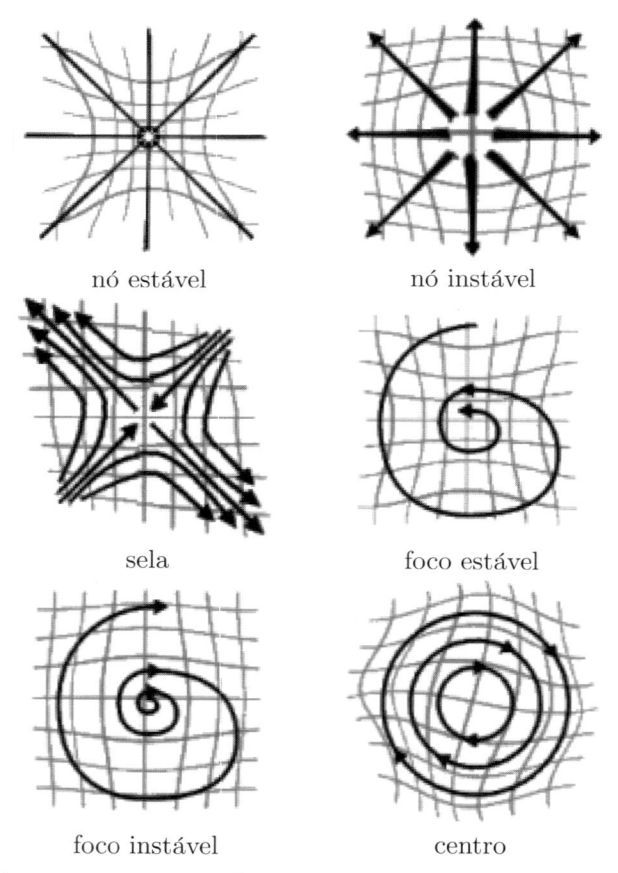

nó estável   nó instável

sela   foco estável

foco instável   centro

No primeiro caso, se a_1 e a_2 (partes reais dos autovalores) < 0 e b_1 e b_2 (partes imaginárias dos autovalores) $= 0$, então o ponto de equilíbrio é um *nó estável*.

No segundo caso, se a_1 e $a_2 > 0$ e b_1 e $b_2 = 0$, então o ponto de equilíbrio é um *nó instável*.

No terceiro caso, se $a_1 > 0$ e $a_2 < 0$ ou $a_1 < 0$ e $a_2 > 0$ e b_1 e $b_2 = 0$, então o ponto de equilíbrio é uma *sela*.

No quarto caso, se a_1 e $a_2 < 0$ e b_1 e $b_2 \neq 0$, então o ponto de equilíbrio é um *foco estável*.

No quinto caso, se a_1 e $a_2 > 0$ e b_1 e $b_2 \neq 0$, então o ponto de equilíbrio é um *foco instável*.

Finalmente, no sexto e último caso, se a_1 e $a_2 = 0$ e b_1 e $b_2 \neq 0$, então o ponto de equilíbrio é um *centro*.

2.2 Demografia

Já vimos anteriormente que desde a hipótese de Malthus é aceito o papel da restrição de nutrientes como limitante do crescimento da população humana. A restrição alimentar, entretanto, não é o único limitante deste crescimento. Disponibilidade de água potável e fonte de energia (combustível) são outros dois limitantes ambientais que impõem um tamanho máximo às populações humanas. A estimativa de uma capacidade de suporte do planeta Terra para a humanidade é ainda tema controverso. Alguns valores propostos, bem como sua fundamentação, são discutidos mais adiante.

2.2.1 Fundamentação matemática da demografia

Esta seção não pretende, obviamente, apresentar toda a teoria matemática da demografia, mas apenas introduzir alguns conceitos fundamentais, indispensáveis para a compreensão das seções subseqüentes.

Iniciamos pelo conceito de *curva de sobrevida*, um diagrama que relaciona a proporção de indivíduos vivos, $l(a)$, com a idade a, de acordo com

$$l(a) = \frac{N(a)}{N} = l(0)\exp(-\mu a) \tag{2.30}$$

onde $l(0)$ é a proporção de nascidos vivos e μ uma taxa constante de mortalidade. Note que a equação 2.30 representa uma população com taxa de mortalidade que não depende da idade dos indivíduos. Esta situação é típica de populações *naturais*, isto é, desprotegidas das causas externas de mortalidade.

Nas populações naturais, é raro encontrarmos indivíduos com idade muito avançada, e o período pós-reprodutivo é praticamente inexistente. Isto se deve ao fato destas populações estarem sujeitas à ação ambiental, e de que a taxa de mortalidade por causas externas ser muito grande e praticamente igual para todas as idades. Se definirmos a taxa de fertilidade como $m(a)$, isto significa que, uma vez iniciado o período reprodutivo, esta taxa fica praticamente constante até o fim da vida destes indivíduos. A figura 2.9 mostra, de forma gráfica, as curvas de $m(a)$, $\mu(a)$, e $l(a)$, em relação à idade.

Note que, conforme mencionado acima, $m(a)$ cresce até um valor máximo logo após o início da vida reprodutiva e permanece constante para idades

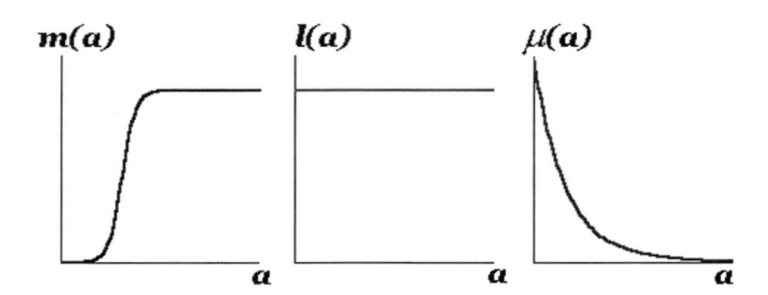

FIGURA 2.9. Curvas hipotéticas de $m(a)$, $\mu(a)$, e $l(a)$, em relação à idade para uma população natural.

superiores; $\mu(a)$ nestas populações naturais é constante e igual para todas as idades; e $l(a)$ decai exponencialmente, obedecendo a equação 2.30. Estas três curvas representam bem a população humana até aproximadamente 150 anos atrás. Até esta época, a expectativa de vida ao nascer da espécie humana (e mesmo hoje em dia, das populações indígenas) não passava de 35 a 40 anos.

À medida que protegemos as populações dos efeitos ambientais (fome, predadores, doenças etc.), observamos: i) o aparecimento de um período pós-reprodutivo por vezes extenso; ii) a taxa de mortalidade adquire uma dependência etária, isto é, a probabilidade na idade a de sobreviver até a idade $a+1$ passa a depender da idade do indivíduo; e iii) uma retangularização da curva de sobrevida, o que significa que haverá uma proporção maior de indivíduos com idades mais avançadas. Estes três fenômenos estão ilustrados na figura 2.10 .

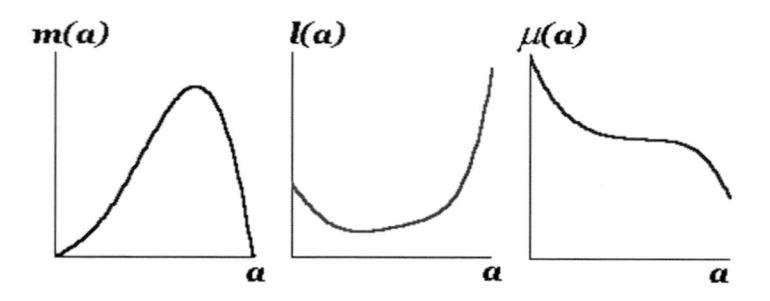

FIGURA 2.10. Curvas hipotéticas de $m(a)$, $\mu(a)$, e $l(a)$, em relação à idade para uma população protegida.

Neste caso, a taxa $\mu(a)$ é uma função etária, tal como a proposta por Gompertz em 1825 para a espécie humana

$$\mu(a) = \alpha \exp(\beta a) \qquad (2.31)$$

onde α e β são parâmetros. A equação 2.30 fica neste caso como

$$l(a) = l(0)\exp\left[-\int_0^a \left\{\alpha\exp(\beta a')\right\} da'\right]. \qquad (2.32)$$

Outro parâmetro importante, acima mencionado, é a expectativa de vida na idade a, e_a, definida em função dos parâmetros relacionados à curva de sobrevida como

$$e_a = \frac{1}{l(a)} \int_0^\infty \int_s^{s+1} l(n) dn ds \qquad (2.33)$$

onde n e s são variáveis de integração. A equação 2.33 nos diz quantos anos um indivíduo de idade a terá de vida, em média. Quando tomamos $a = 0$, podemos calcular a expectativa de vida ao nascer.

Ainda derivada dos parâmetros demográficos relacionados à fertilidade, à mortalidade e à conseqüente função de sobrevida, é a *equação característica de Lotka*, definida como

$$1 = \int_0^\infty l(a)m(a)\exp(-ra)\,da \qquad (2.34)$$

onde r é o já familiar parâmetro maltusiano. A equação de Lotka tem sido um poderoso instrumento na estimativa de r em populações reais. Derivada desta, obtemos o *valor reprodutivo de Fisher*, $V(a)$, definido como

$$V(a) = \frac{e^{ra}}{l(a)} \int_0^\infty l(a)m(a)\exp(-ra)\,da \qquad (2.35)$$

e que representa a contribuição dos indivíduos de idade a para a geração subseqüente. O valor reprodutivo para uma população humana está ilustrado na figura 2.11.

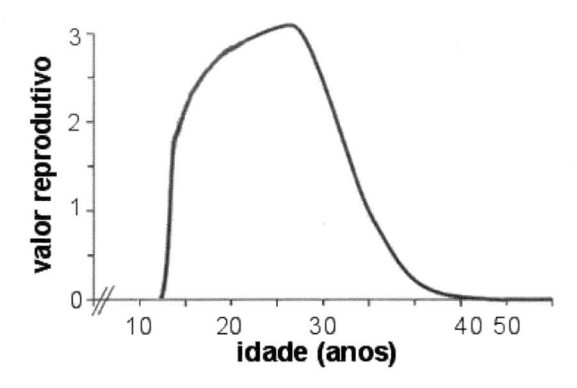

FIGURA 2.11. Representação gráfica aproximada do *valor reprodutivo de Fisher*, $V(a)$, para a espécie humana.

Finalmente, o último conceito de interesse para o escopo deste capítulo é o da *matriz de Leslie*, desenvolvido por Leslie na década de 1940 e proposto formalmente em 1948.

O modelo de Leslie baseia-se no vetor **x(t)** que descreve o estado de uma população (normalmente o número de indivíduos do sexo feminino) no instante de tempo t. O vetor tem N elementos que correspondem às idades, e tem a forma

$$\mathbf{x}(t) = \begin{bmatrix} x_1(t) \\ x_2(t) \\ \vdots \\ x_N(t) \end{bmatrix} \tag{2.36}$$

onde $x_1(t)$ é o número de pessoas com idade no intervalo $(0-1)$ no instante t.

A variação no tamanho da população no intervalo de tempo entre t e $t+1$ depende das funções de fertilidade e de mortalidade, e esta transição tem a forma geral

$$\mathbf{x}(t+1) = A\mathbf{x}(t) \tag{2.37}$$

onde A é a matriz que compreende as funções de fertilidade e de sobrevivência da população, conhecida como matriz de Leslie. A função de sobrevida define a proporção p_i em cada estrato etário no instante t que sobrevive até o próximo estrato etário no instante $t+1$. A função de fertilidade, f_i é a probabilidade de uma mulher (no caso da espécie humana) dar à luz uma criança em cada ano de sua vida. O vetor de estado no instante $t+1$, $x(t+1)$ pode ser então calculado a partir do produto de duas matrizes,

$$\begin{bmatrix} x_1(t+1) \\ x_2(t+1) \\ x_3(t+1) \\ \vdots \\ x_N(t+1) \end{bmatrix} = \begin{bmatrix} f_1 & f_2 & f_3 & \cdots & f_N \\ p_1 & 0 & 0 & \cdots & 0 \\ 0 & p_2 & 0 & \cdots & 0 \\ \vdots & \vdots & \vdots & \cdots & \vdots \\ 0 & 0 & \cdots & p_{N-1} & 0 \end{bmatrix} \begin{bmatrix} x_1(t) \\ x_2(t) \\ x_3(t) \\ \vdots \\ x_N(t) \end{bmatrix} \tag{2.38}$$

e assim sucessivamente para todos os intervalos subseqüentes. Desta forma, a matriz de Leslie permite a estimativa da dinâmica populacional, ou seja, do crescimento de uma população etariamente estratificada, em intervalos de tempo discretos. Seu equivalente para tempos contínuos é dado pela equação que descreve o tamanho da população na idade a e no instante t, $N(a,t)$:

$$d(N(a,t)) = \frac{\partial N}{\partial a} da + \frac{\partial N}{\partial t} dt = -\mu(a) N(a,t) dt. \tag{2.39}$$

Como $\frac{da}{dt} = 1$

$$\frac{\partial N}{\partial a} + \frac{\partial N}{\partial t} = -\mu(a) N(a,t). \tag{2.40}$$

A equação 2.40 é chamada de *equação de Von Foester* e tem condição inicial

$$N(a,o) = l(a) \quad \text{(distribuição etária)} \quad (2.41)$$

e condição de contorno

$$N(0,t) = \int_0^\infty m(a)N(t,a)da \quad \text{(função de fertilidade)}. \quad (2.42)$$

2.2.2 Quantas pessoas cabem na Terra?

A resposta a esta pergunta corresponde ao cálculo, ou estimativa, da capacidade de suporte do planeta Terra em relação à população humana.

Várias têm sido as tentativas de projeção do número máximo de pessoas que nosso ecossistema pode suportar. Desde a preocupação inicial de Malthus, o papel das fontes de nutrientes e a nossa capacidade de produzi-los têm sido apontados como os principais limitantes ao tamanho máximo da população mundial.

Sejam quais forem os determinantes da população humana, o fato é que o número atual de pessoas na Terra (pouco de mais de 6 bilhões no ano 2000) já entrou na zona de projeção.

No início do século XIX, a população humana era de aproximadamente 1 bilhão de pessoas. Um século depois, o número de pessoas oscilava em torno de 1,8 bilhões. Nesta época, o crescimento populacional passou por um "gargalo" na produção de alimentos, mais acentuado na Ásia, continente de reconhecido ímpeto populacional. Um fato relevante, apontado por alguns como o maior "detonador" da chamada "explosão populacional", foi a síntese da amônia por Haber e Bosh no início do século XX. Este processo, considerado por alguns autores como o desenvolvimento tecnológico de maior impacto na sobrevivência da nossa espécie, permitiu a industrialização da uréia e sua posterior utilização como fertilizante. Certamente, a explosão populacional observada na Ásia nos últimos cem anos deve-se, quase que exclusivamente, a este processo.

As tentativas de estimação da capacidade de suporte da Terra têm resultado em enorme variabilidade de valores. Os números máximos oscilam de um mínimo pouco acima dos 7 bilhões ao máximo de 44 bilhões de pessoas.

Uma das primeiras tentativas de quantificar o número máximo de indivíduos da espécie humana, N, suportável por um determinado meio ambiente, deve-se a Penck. Este autor estimou o potencial populacional para várias zonas climáticas em 1925.

Em relação à limitação imposta por fatores nutricionais, Penck propôs a seguinte equação:

$$N = \frac{\text{área produtiva} \times \text{produção por unidade de área}}{\text{necessidades nutricionais médias de um indivíduo}}. \quad (2.43)$$

Assim, se considerarmos toda a área arável da Terra, a produtividade maximizada ao limite teórico e o consumo médio de um cidadão norte-americano (2,6 Kcal/dia), obtemos o número máximo de habitantes da Terra em torno de 1,2 bilhões de habitantes.

Se considerarmos a limitação imposta pela insuficiência de recursos hídricos, a equação 2.43 fica:

$$N = p_1 \left(\frac{\text{área produtiva} \times \text{produção por unidade de área}}{\text{necessidades nutricionais médias de um indivíduo}} \right) + p_2 \left(\frac{\text{disponibilidade de recursos hídricos}}{\text{necessidades hídricas médias de um indivíduo}} \right) \quad (2.44)$$

onde p_1 e p_2 são pesos atribuidos à importância relativa de cada fator.

O tamanho máximo da população humana que cabe na Terra, quando consideramos as necessidades nutricionais e hídricas, está ilustrado na figura 2.12, que mostra o tamanho da população como função da disponibilidade nutricional (expressa em Kcal/dia/pessoa) e do suprimento hídrico.

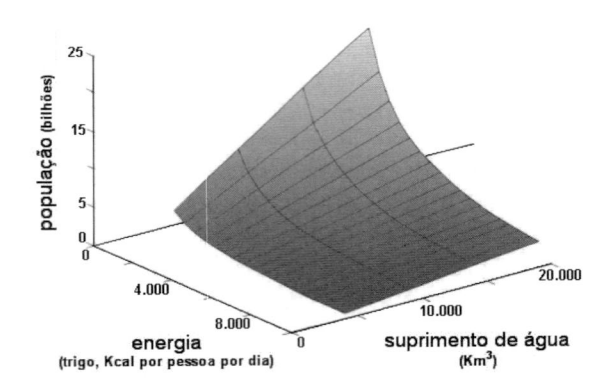

FIGURA 2.12. Cálculo do tamanho máximo da população humana que cabe na Terra, considerando as necessidades nutricionais (representada pela quantidade de energia vinda da agricultura irrigada) e reservas hídricas (modificado de Cohen J.E. *How Many People can the Earth Support?* W.W.Norton & Cia., 1995).

Nota-se nesta figura que se o consumo calórico diário médio da população humana for, por exemplo, menor que 2.000 kcal e se a disponibilidade hídrica for muito alta (acima de 2.000 km^3), então o limite populacional pode ser da ordem de 20 bilhões de pessoas.

Se quisermos generalizar a equação de Penck de modo a considerarmos todos os limitantes do tamanho da população humana, obtemos a seguinte expressão

$$N = \sum_i p_i \frac{C_i}{N_i} \quad (2.45)$$

onde C_i é a capacidade de produção do elemento i, e N_i é a necessidade per capita diária média do elemento i.

De maneira geral, o valor exato do número de pessoas que cabem na Terra é ainda desconhecido e não há consenso sobre qualquer estimativa. Entretanto, um valor relativamente aceito é de algo em torno de 10 bilhões de pessoas, o qual seria atingido no ano 2050. Embora este seja um número muito alto, é possível que nossa capacidade de produção seja capaz de alimentar e prover energia para toda esta gente. Os pensadores mais otimistas lembram que os dados da *Food and Agriculture Organization* das Nações Unidas estimam que o número de pessoas com desnutrição crônica nos países em desenvolvimento caiu de 900 milhões em 1969-1971 para 800 milhões em 1988-1990. As últimas estimativas apontam para algo em torno de 790 milhões atualmente. Por outro lado, os mais pessimistas, como Paul Erlich, da Universidade de Stanford, e que sacudiu a conciência pública reabrindo o debate malthusiano com seu livro *The Population Bomb* em 1968, lembra que, se a população atingir a cifra de 10 bilhões em 2050, então terão nascidos mais pessoas entre agora e 2050 que o que já existia quando seu livro foi escrito, pessoas estas com demandas nutricionais e energéticas provalvelmente muito maiores do que as que habitam nosso planeta nos dias de hoje. Só o tempo dirá quem tem razão.

2.2.3 O impacto das doenças no tamanho e estrutura da população humana

Outro fator limitante do crescimento da população humana são as doenças. Por impor altas taxas de mortalidade, algumas doenças, em particular as de natureza transmissível, podem representar papel primordial na limitação do tamanho de certas comunidades.

Sempre que se fala em doenças infecciosas com impacto populacional, vêm à mente as grandes epidemias, de abrangência mundial (também chamadas de pandemias) tais como a peste negra do século XIV (figura 2.13) ou a gripe espanhola de 1918. Estas pandemias, recordistas no número de mortos, varreram entre 25% e 50% da população da Europa. Registros históricos permitem comparar o impacto populacional das epidemias em relação ao causado pelas guerras (figura 2.14).

Na grande pandemia de peste, alguns pequenos vilarejos perderam quase toda sua população, e algumas aldeias simplesmente deixaram de existir (figura 2.15).

Na pandemia de influenza de 1918, 40 milhões de pessoas morreram no curto espaço de alguns meses, e a mortalidade total foi equivalente à causada por 4 anos de guerra. Aliás, durante a I Guerra Mundial, o tifo endêmico, doença infecciosa transmitida por artrópodos, causou mais baixas nas trincheiras européias que as balas inimigas. O mesmo fenômeno foi notado durante a II Guerra Mundial, na qual as infecções (e nos países

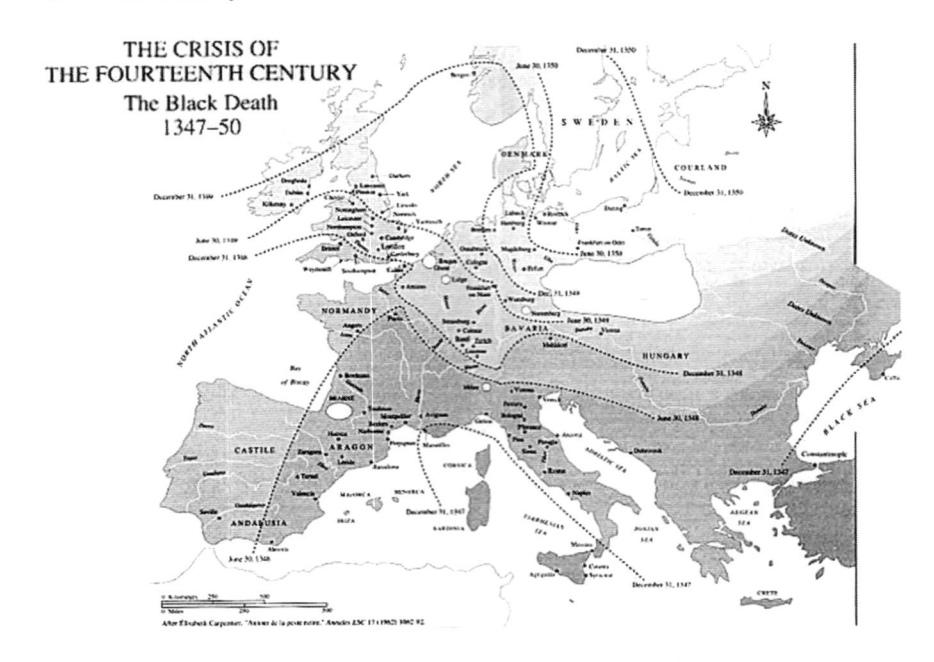

THE CRISIS OF
THE FOURTEENTH CENTURY
The Black Death
1347-50

FIGURA 2.13. Mapa ilustrativo da progressão da peste negra na Europa no século XIV (reproduzido de Fischer D.H. *The Great Wave: price revolutions and the rhythm of history*. Oxford University Press, 1996).

derrotados a tuberculose no pós-guerra) fizeram tantas vítimas quanto a máquina de guerra propriamente dita.

Desta forma, as doenças infecciosas são fatores ambientais, tal como a limitação de nutrientes, água e combustível, que têm papel extremante importante na determinação das taxas de crescimento e na estrutura etária das comunidades humanas.

A conjugação dos fatores ambientais que limitaram o crescimento das populações humanas até 100-150 anos atrás impuseram uma estrutura etária que era caracterizada por altas taxas de mortalidade infantil e expectativa de vida ao nascer que não ultrapassava os 35 a 40 anos de idade (provavelmente a expectativa de vida "natural" da espécie humana). Assim, estas populações se caracterizavam por idade média jovem e estrutura etária em forma de pirâmide de base larga (muitos indivíduos jovens) e ápice estreito (poucos velhos). Esta estrutura é característica de populações "naturais", ou seja, desprotegidas da ação ambiental e ainda encontrada em grande número de países em desenvolvimento.

Com a evolução, nos últimos 150 anos, de técnicas preventivas de higiene e saúde pública, aliados ao desenvolvimento e aplicação de vacinas e, mais tarde, o advento da antibioticoterapia, houve uma reversão do quadro vigente no tocante ao papel das infecções e seu controle sobre o crescimento

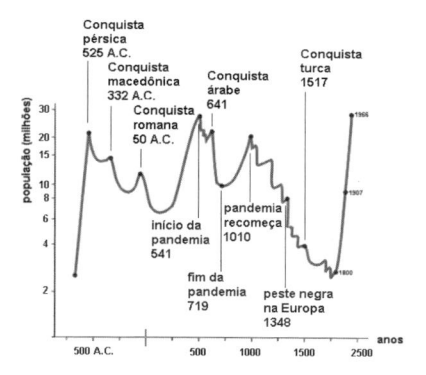

FIGURA 2.14. Impacto de epidemias e guerras sobre a população do Egito ao longo dos séculos (modificado de Fischer D.H. *The Great Wave: price revolutions and the rhythm of history.* Oxford University Press, 1996).

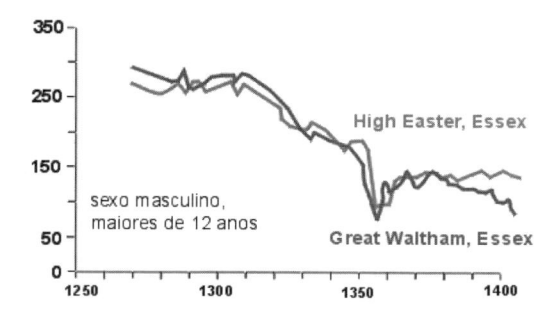

FIGURA 2.15. Exemplo de declínio populacional na localidade de Essex durante a pandemia de Peste Negra no século XIV (modificado de Fischer D.H. *The Great Wave: price revolutions and the rhythm of history.* Oxford University Press, 1996).

de uma população.

Desta forma, o declínio da mortalidade por infecções, em particular da mortalidade infantil, resultante da complexa rede de interação de diversos fatores, os quais, além dos avanços advindos da tecnologia médica e de saúde pública, incluem educação, urbanização, industrialização, melhoria da renda e das condições de vida, tiveram (e têm tido) enorme impacto na estrutura demográfica da população humana. Assim, o declínio observado ao longo do último século e meio da mortalidade infantil por causas infecciosas levou a substancial redução da fertilidade. Nos países desenvolvidos, com a queda do número médio de filhos e aumento da expectativa de vida média, é natural que a pirâmide etária sofra um processo de paralelepipedização, ou seja, a retangularização da curva de sobrevida acima descrita, que demonstra um aumento da proporção de indivíduos mais velhos. Este processo de envelhecimento da população, conhecido pelo nome de *transição demográfica*, tem importantes repercussões no perfil de morbidade das populações. Doenças antes desconhecidas, e que hoje são caracterizadas como doenças da meia idade e da velhice, predominam em países que já sofreram o processo da transição demográfica. Este grupo de doenças, também chamadas de doenças crônico-degenerativas, inclui as doenças cardiovasculares, neoplasias, degenerações ósteo-esqueléticas e do sistema nervoso central. A esta mudança do perfil de morbidade de uma população, resultante do processo de transição demográfica, denominamos *transição epidemiológica*. A figura 2.16 e a tabela 2.1 ilustram este processo.

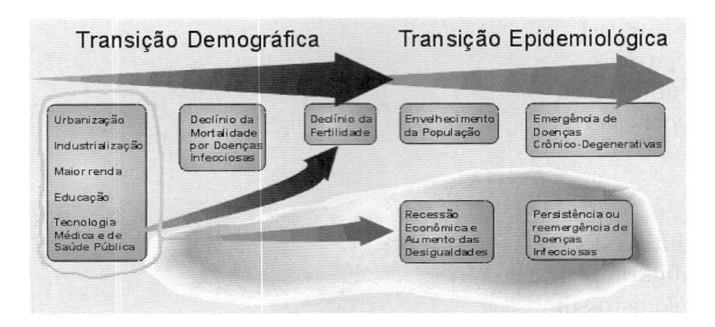

FIGURA 2.16. Transições demográfica e epidemiológica e seus comemorativos.

Tabela 2.1. Maiores causas de morte em países industrializados e em desenvolvimento em 1985 e previsão para 2015

	Industrializados		Em desenvolvimento	
Causa da morte	1985	2015	1985	2015
infecções	9%	7%	36%	19%
neoplasias	18%	18%	7%	14%
problemas circulatórios	51%	53%	19%	35%
relacionadas com gravidez	-	-	1%	1%
problemas perinatais	1%	1%	8%	5%
injúrias	6%	5%	8%	7%
outras	15%	16%	21%	19%
Total (milhões)	12,0	14,5	37,9	47,8

A partir dos dados da tabela 2.1, nota-se que, além da predominância em termos absolutos do total de mortes ocorrerem em países em desenvolvimento, as infecções como causa de morte nestes países ainda são preponderantes. A tabela 2.2 discrimina com maior detalhe as principais causas de morte em 1985, de acordo com a classificação de países industrializados e em desenvolvimento. Observa-se que, já há 15 anos atrás, 45% das mortes ocorridas nos países mais pobres são devidas a infecções. Destas, destaca-se a tuberculose, responsável por quase 8% de todas as mortes ocorridas naqueles países e 6% de todas as mortes ocorridas no mundo. Não é à toa que a chamada *peste branca* é considerada a praga do século XX e que já contaminou o século XXI, uma vez que ela continua sendo a infecção que mais mata no mundo todo.

Tabela 2.2. Mortes classificadas segundo a causa em países industrializados e em desenvolvimento

	Industrializados		Em desenvolvimento	
Causa da morte	Número	%	Número	%
Doenças infecciosas e parasitárias	506	4,6	17.000	45
Diarréias	-	-	5.000	13
Tuberculose	40	0,4	3.000	7,9
Doenças respiratórias agudas	368	3,3	6.300	16,6
Sarampo, pertusis e difteria	-	-	1.500	4
Outras doenças virais	-	-	700	1,8
Malária	-	-	1.000	2,6
Esquistossomose	-	-	200	0,5
Outras	-	-	5.600	14,8
Causas maternas	5	0,05	500	1,3
Causas perinatais	100	0,9	3.200	8,4
Cânceres	2.293	20,8	2.500	6,6
Doença pulm. obstrutiva crônica (DPOC)	385	3,5	2.300	6,1
Doenças circulatórias	5.930	53,7	6.500	17,1
Doenças isquêmicas do miocárdio	2.392	21,7	-	-
Doença cérebro-vascular	1.504	13,6	-	-
Diabetes	153	1,4	-	-
Causas externas (injúrias)	772	7	2.400	6,3
Outras e desconhecidas	1.054	9,5	3.500	9,2
Total	11.045		37.900	

Este último fato nos leva a considerar que países em que a transição demográfica estava em pleno curso até a década de 1970 sofreram, e vem sofrendo, um grave processo de reversão. A devastação do meio ambiente, a concentração de renda e o aumento das desigualdades, a multiplicação dos conflitos armados pós-Guerra Fria, associados a mudanças importantes de comportamento, têm trazido como conseqüência o agravamento de quadros epidemiológicos já tradicionais nos países em desenvolvimento, como por exemplo a malária no continente africano. Além disso, antigos flagelos, considerados sob razoável controle, recrudesceram com enorme brutalidade, como no caso da tuberculose. Este agravamento das infecções já estabelecidas, associado à re-emergência de antigas doenças, vem a somar-se a uma série de doenças de natureza transmissível, desconhecidas até passado recente - as chamadas *doenças emergentes*. A lista é longa demais para caber no pequeno espaço deste capítulo, mas alguns exemplos ilustram o quadro de gravidade pelo qual a humanidade está passando: a pandemia de HIV/AIDS, doença de Lyme (borreliose), encefalites virais, febres hemorrágicas entre tantas outras. Como doenças novas para a espécie humana, estas infecções têm taxas de letalidade altíssimas e, como conseqüência, enorme impacto demográfico. Vejamos, por exemplo, o impacto de uma única doença emergente, a AIDS, em algumas populações afetadas.

Em 13 países africanos, no pico da epidemia, a redução esperada na expectativa de vida é de 9 a 25 anos, quando comparado ao cenário sem a AIDS. A redução nas taxas anuais de crescimento destes países é calculada em até 2%. Assim, em 2020 a popuação total destes 13 países será reduzida em 100 milhões de habitantes! Esta redução é atribuída à mortalidade direta pela AIDS, pela redução na fertilidade média e pela perda de crescimento futuro esperado.

Nos países mais afetados a mortalidade projetada para os próximos 5 anos será drasticamente afetada pela AIDS. A expectativa de vida em Uganda deverá ser reduzida em 11 anos, com mortalidade total aumentada em 50% somente devido à AIDS. No Zimbábue, provavelmente a pior epidemia do mundo (talvez superada pela África do Sul em breve), o crescimento populacional anual diminuiu de 3% em 1992 para 1,1% em 1998. Em 2010, recém-nascidos no Zimbábue terão esperança de vida de apenas 31 anos! No Quênia, a redução na esperança de vida será de 18 anos, caindo de 66 para apenas 48 anos, e em Botsuana a redução será de 22 anos, ou seja, de 62 para 40 anos.

Entretanto, todo este quadro dramático não se restringe ao terceiro mundo. Entre homossexuais masculinos de países ocidentais, as projeções de expectativa de vida aos 20 anos, considerando-se proporções de 3% a 9% em um centro urbano do Canadá é de 46,3 anos e 34 anos, para os cenários de 3% e 9%, respectivamente. Estes valores são os mesmos para o Canadá como um todo em 1871!

Parece-nos claro, portanto, que o mundo todo assiste a um doloroso processo de reversão epidemiológica com conseqüente reversão demográfica. O papel dos métodos quantitativos, em particular dos modelos matemáticos, nas projeções é de fundamental importância, sem os quais não é possível qualquer previsão e, portanto, planejamento para combater as novas pandemias de doenças emergentes, re-emergentes e recrudescentes.

DALY - um importante quantificador da carga das doenças

No início dos anos 80, pesquisadores da Universidade de Harvard criaram o conceito de *carga de doença* para a estimação do impacto que as diversas entidades nosológicas têm sobre as populações humanas. Daí surgiu o conceito de *DALY* (*Disability-Adjusted Life Years*), um quantificador do impacto de doenças sobre a qualidade de vida e do comprometimento na produção. O DALY é um indicador composto pelas perdas de anos de vida e pelo número de anos que as pessoas sobrevivem com incapacitações devidas às diversas doenças humanas. A expressão geral do DALY tem a forma

$$DALY_i = YLL_i + YLD_i \qquad (2.46)$$

onde YLL_i e YLD_i significam os dois componentes, perda de anos de vida e anos de vida com incapacitação pela doença i, respectivamente. A expressão correspondente de cada componente é

$$YLL_i = \frac{KCe^{r\alpha}}{(r+\beta)^2} \times \qquad (2.47)$$
$$\left\{ e^{-(r+\beta)(L+\alpha)} \left[-(r+\beta)(L+\alpha) - 1 \right] - \right.$$
$$\left. + e^{-(\gamma+\beta)\alpha} \left[-(r+\beta)\alpha - 1 \right] \right\} +$$
$$\frac{1-K}{r} \left(1 - e^{-rL} \right)$$

onde r é uma taxa de desconto, β é o peso que pondera pela idade, C é uma constante, α é a idade da morte, e L é a expectativa de vida; o segundo componente tem a forma

$$YLD_i = D\frac{KCe^{r\alpha}}{(r+\beta)^2} \times \qquad (2.48)$$
$$\left\{ e^{-(r+\beta)(L+\alpha)} \left[-(r+\beta)(L+\alpha) - 1 \right] - \right.$$
$$\left. + e^{-(\gamma+\beta)\alpha} \left[-(r+\beta)\alpha - 1 \right] \right\}$$
$$D\frac{1-K}{r} \left(1 - e^{-rL} \right)$$

onde agora D é o peso atribuido à incapacitância, α é a idade do início da incapacitação e L é a duração da mesma.

Conforme se observa nas equações 2.47 e 2.48, vários dos componentes do DALY são extremamente subjetivos, e a idéia deste indicador não é a de ser um quantificador exato do impacto das doenças, mas sim um valor relativo que possa ser de algum auxílio no planejamento de várias atividades ligadas à área da saúde e de outras áreas correlatas.

A tabela 2.3 ilustra alguns dos valores de DALY para algumas doenças e outras causas.

Tabela 2.3. Alguns valores de DALY
(Disability-Adjusted Life Years)

Posição	Doença ou Injúria	DALY (milhares)	% do total
	Todas as causas	1.379.238	
1	Infecções respiratórias baixas	112.898	8,2
2	Diarréias	99.633	7,2
3	Condições perinatais	99.313	7,2
4	Depressão unipolar	50.810	3,7
5	Isquemia do miocário	46.699	3,4
6	Doença cérebro-vascular	38.523	2,8
7	Tuberculose	38.426	2,8
8	Sarampo	36.520	2,6
9	Acidentes de tráfego	37.317	2,7
10	Anomalias congênitas	32.921	2,4
11	Malária	31.706	2,3
12	DPOC	29.136	2,1
13	Quedas	26.680	1,9
14	Anemia ferropriva	24.413	1,8
15	Desnutrição	20.957	1,5
16	Guerra	20.019	1,5
17	Injúrias auto-inflingidas	18.967	1,4
18	Tétano	17.517	1,3
19	Violência	17.472	1,3
20	Uso de álcool	16.661	1,2
21	Afogamento	15.697	1,1
22	Disordem bipolar	14.257	1,0
23	Pertusis	13.403	1,0
24	Ósteoartrites	13.278	1,0
25	Cirrose hepática	13.182	1,0
26	Esquizofrenia	12.798	0,9
27	Queimaduras	11.875	0,9
28	HIV	11.172	0,8
29	Diabete mélito	11.103	0,8
30	Asma	10.775	0,8
31	Doenças inflamatórias do miocárdio	10.322	0,7
32	Desordem obsessiva-compulsiva	10.213	0,7
33	Cânceres tráqueo-brônquicos e pulmonares	8.871	0,6
34	Nefrite e nefrose	8.607	0,6
...	...	...	...

modificado de: Murray, CJL. *The Global Burden of Disease*. Harvard University Press, 1996.

Exemplo do impacto de doenças - AIDS no Estado de São Paulo

O impacto demográfico das doenças, conforme mencionado na seção relativa à matriz de Leslie, se dá por aumento da mortalidade da população e/ou por comprometimento na fertilidade, seja por ação direta da doença reduzindo a capacidade reprodutiva da população, seja pela ação indireta aumentando a mortalidade das mulheres em idade reprodutiva. Nesta seção, demonstramos, através de um estudo de caso, a aplicação de modelos matemáticos para o cálculo de impacto de uma doença sobre a estrutura etária de uma população. Analisaremos a situação da AIDS no Estado de São Paulo no período de 1985 a 1995.

Seja $y(a)$ a proporção de indivíduos do idades entre a e $a + da$ que já tenham AIDS. Seja $\mu(a)$ a taxa idade-dependente de mortalidade natural da população e $\alpha(a)$ a taxa idade-dependente de mortalidade pela AIDS. A mortalidade em qualquer idade a é então

$$\mu(a) + (\alpha(a) - \mu(a))\, y(a). \tag{2.49}$$

Consideremos o seguinte modelo para a transmissão do HIV/AIDS. A população total, $N(a)$, é dividida em três classes. Os indivíduos suscetíveis são denotados $S(a)$, os indivíduos HIV positivos são denotados por $I(a)$ e os indivíduos com AIDS são denotados por $A(a)$. Consideramos que os indivíduos $S(a)$ e $I(a)$ estejam sujeitos a uma taxa de mortalidade natural $\mu(a)$ e que os indivíduos $Z(a)$ estejam sujeitos a uma taxa de mortalidade $\alpha(a)$. Os indivíduos suscetíveis adquirem a infecção dos indivíduos $I(a)$ com uma força de infecção $\lambda(a)$, e desenvolvem AIDS após um período de incubação $1/\gamma$. A dinâmica deste modelo obedece ao seguinte sistema de equações:

$$\frac{dS(a)}{da} = -\mu(a)S(a) - \lambda(a)S(a) \tag{2.50}$$

$$\frac{dI(a)}{da} = \lambda(a)S(a) - [\mu(a) + \gamma(a)]\, I(a) \tag{2.51}$$

$$\frac{dA(a)}{da} = \gamma(a)I(a) - \alpha(a)A(a). \tag{2.52}$$

Somando as equações 2.50 a 2.52, e rearranjando-as obtemos

$$\frac{dN(a)}{da} = -\left\{\mu(a) + [\alpha(a) - \mu(a)]\, y(a)\right\} N(a) \tag{2.53}$$

onde $y(a) = A(a)/N(a)$ é a prevalência de AIDS nesta população. A equação 2.53 pode ser resolvida, resultando em

$$N(a) = N(0)\exp\left[-\int_0^a \left\{\mu(a^{'}) + \left[\alpha(a^{'}) - \mu(a^{'})\right] y(a^{'})\right\} da^{'}\right]. \tag{2.54}$$

A equação 2.54 pode ser aplicada a situações epidêmicas reais desde que a doença esteja em estado estacionário, isto é, sem variações temporais, quando conhecemos os valores de $\alpha(a)$, $\mu(a)$ e $y(a)$. Entretanto, a situação estacionária no caso da AIDS praticamente não existe. A situação da epidemia ainda é dinâmica e devemos considerar a dependência etária e temporal ao mesmo tempo para todas as variáveis envolvidas. Para tanto, temos que aplicar um modelo mais complexo, descrito a seguir.

Nesta situação, a equação que descreve o tamanho da população total em cada tempo e idade tem a forma

$$\frac{\partial N(t,a)}{\partial t} + \frac{\partial N(t,a)}{\partial a} = -\left\{\mu(t,a) + [\alpha(t,a) - \mu(t,a)]y(t,a)\right\} N(t,a) \tag{2.55}$$

onde $\alpha(t,a)$, $\mu(t,a)$ e $y(t,a)$ representam os mesmos parâmetros e variáveis que anteriormente, agora com dependência etária e temporal explícitas.

A equação 2.55 pode ser resolvida pelo método das características e tem solução:

$$N(t,a) = N(t-a,a) \times \tag{2.56}$$
$$e^{\left[-\int_x^a \{\mu(t-a+x,x) + [\alpha(t-a+x,x)-\mu(t-a+x,x)]y(t-a+x,x)\}dx\right]},$$
$$t > a$$

e

$$N(t,a) = N(0,a-t) \times \tag{2.57}$$
$$e^{\left[-\int_{x=a-t}^a \{\mu(t-a+x,x) + [\alpha(t-a+x,x)-\mu(t-a+x,x)]y(t-a+x,x)\}dx\right]},$$
$$t < a.$$

Vejamos como as equações 2.56 e 2.57 podem ser utilizadas para estimar o impacto da epidemia de AIDS em São Paulo.

Desde que o primeiro caso de AIDS foi diagnosticado no Brasil em 1980, 135.200 casos foram notificados até 1998. Destes, mais de 50% ocorreram no Estado de São Paulo. A razão homem/mulher média neste período foi de 4/1 e, como em outras regiões do mundo, os grupos de risco evoluíram de homossexuais, para usuários de drogas injetáveis, para a transmissão heterossexual. A distribuição do número de casos notificados de AIDS e de mortalidade, para o período de 1980 até 1998, pode ser vista na tabela 2.4.

Tabela 2.4. Distribuição por sexo do número de casos notificados de AIDS e de mortalidade, para o período de 1980 até 1998

	Homens		Mulheres	
ano	casos	mortes	casos	mortes
1980	1	-	-	-
1981	-	1	-	-
1982	8	2	-	-
1983	20	16	2	-
1984	75	50	3	1
1985	312	168	10	4
1986	561	282	26	9
1987	1297	626	155	62
1988	2057	1179	335	169
1989	2821	1848	479	272
1990	4043	2609	733	407
1991	5077	3244	1066	632
1992	6219	3703	1545	780
1993	6425	4290	1823	1021
1994	6559	4710	1946	1205
1995	6906	5569	2333	1752
1996	6245	4489	2392	1538
1997	4864	2478	2057	995
1998*	1229	763	563	289
Total	54719	36027	15468	9136

*Dados disponíveis até 30/09/1998

A prevalência de AIDS por idade, $y(t,a)$, para o mesmo período, está demonstrada na figura 2.17.

Como podemos notar na figura, a grande maioria de casos de AIDS está concentrada no intervalo etário de 15 a 59 anos.

Vamos aplicar as equações 2.55-2.57 para estimar a curva de sobrevida desta população e calcular o impacto da mortalidade pela AIDS na expectativa de vida. Para tanto, vamos nos concentrar no período entre 1985 e 1995, antes portanto da introdução da antiretrovirusterapia.

Como no caso presente o intervalo de tempo será de apenas 10 anos e podemos concentrar nossa atenção para as idades acima de 15 anos, podemos usar a solução 2.57 para a equação 2.55.

Podemos então calcular a expecativa de vida ao nascer, através da equação 2.33 para 1995. Os resultados, comparando-se os cenários projetados com e sem AIDS demonstram que o Estado de São Paulo perderá 3 anos de expectativa de vida, devido apenas à AIDS.

52 Métodos Quantitativos em Medicina

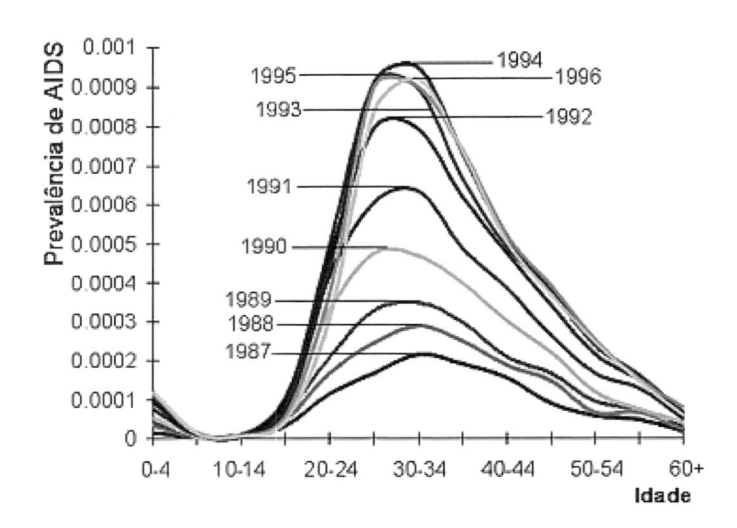

FIGURA 2.17. A prevalência de AIDS por idade, $y(t,a)$, calculada a partir dos casos notificados no Brasil entre 1980 e 1998.

2.3 REFERÊNCIAS BIBLIOGRÁFICAS

[1] Anderson, RM. *Population Dynamics of Infectious Diseases*. London: Chapman and Hall (1982).

[2] Anderson, R.M. & May, R.M.. *Infectious Diseases of Humans*. Oxford Science Publications, Oxford (1991).

[3] Bailey, N.T.J. *The mathematical theory of infectious diseases*. London: Charles Griffin & Company ltd (1975).

[4] Diekmann, O. e Heesterbeek, J.P.. *Mathematical Epidemiology of Infectious Diseases*. John Wiley & Son Ltd. Chichester (2000).

[5] Ewald, P.W.. *Evolution of Infectious Diseases*. Oxford: Oxford University Press (1994).

[6] Gershenfeld, N.A.. *The Nature of Mathematical Modeling*. Cambridge University Press (1999).

[7] Levin S.A.. *Some approaches to the modelling of coevolutionary interactions*. em: Coevolution, ed. Nitecki, M.H., Chicago University Press, EUA (1983).

[8] May, RM.. *Stability and Complexity in Model Ecosystems*. Princeton University Press. New Jersey (1973).

[9] Murray, J.D.. *Mathematical Biology* (2nd ed.). Springer Verlag, Berlin (1993).

[10] Pianka, E.R.. *Evolutionary Ecology*. Third Edition. Harper & Row Publishers. New York (1983).

[11] Roughgarden, J.. *Theory of Population Genetics and Evolutionary Ecology: An Introduction*. MacMillan Pub. Co. New York (1979).

[12] Scott, S. e Duncan, C.J.. *Human Demography and Disease*. Cambridge University Press. Cambridge (1998).

[13] Smith D. e Keyfitz N.. *Mathematical Demography*. Springer-Verlag, Berlim (1977).

3
A matemática das epidemias

Francisco Antonio Bezerra Coutinho

3.1 Introdução

A utilização de modelos matemáticos na medicina e, especialmente, na epidemiologia, é quase tão antiga quanto na física. Embora, já em 1760, Daniel Bernoulli (1700-82) tenha usado um método matemático para avaliar os efeitos da técnica da variolação no controle da epidemia de varíola, o desenvolvimento de modelos matemáticos aplicados a fenômenos epidemiológicos mais amplos ficou limitado pelas restrições intrínsecas à ausência de conhecimento médico sobre os agentes causadores das infecções.

Somente a partir do nascimento da bacteriologia, com Louis Pasteur (1822-95) e Robert Koch (1843-1910), e da descoberta dos vírus neste século, foi possível identificar as causas das doenças infecciosas e, conseqüentemente, aplicar à epidemiologia modelos matemáticos mais gerais e mais próximos da realidade. Em 1906, W. H. Hamer postulou que o desenvolvimento de uma epidemia depende da taxa de contato entre indivíduos *suscetíveis* e *infecciosos*. Este postulado, hoje conhecido como o *princípio de ação das massas*, tornou-se o mais importante conceito da epidemiologia matemática. Este conceito é traduzido pela idéia de que a disseminação da epidemia em uma população é proporcional ao produto da densidade de indivíduos *suscetíveis* pela densidade de indivíduos *infecciosos*.

O princípio de Hamer foi originalmente formulado através de um modelo de tempo discreto, mas, em 1908, Sir Ronald Ross (que descobriu que a malária é transmitida por mosquitos) o generalizou para tempo contínuo, em seus trabalhos sobre a dinâmica da malária.

Em 1927, W. O. Kermack e A. G. McKendrick estenderam a teoria com o *princípio do limiar*, estabelecendo que a introdução de indivíduos *infecciosos* em uma comunidade não pode levar a um surto epidêmico a menos que a densidade de indivíduos *suscetíveis* esteja acima de um certo valor crítico. Este princípio, em conjunto com o *princípio de ação das massas*, constitui a base da epidemiologia matemática moderna.

A partir destes estudos, e com o grande avanço obtido pelo conhecimento biológico durante as décadas subseqüentes, a epidemiologia matemática desenvolveu-se e cresceu rapidamente, generalizando os modelos determinísticos iniciais e propondo novos modelos estocásticos que, com a tecnologia de computação, ganham cada vez mais generalidade e verossimilhança.

Do ponto de vista da pesquisa em física, teórica e aplicada, a epidemiologia matemática constitui um campo adicional da física matemática, em geral, e da termodinâmica e da mecânica estatística, em particular. É um campo ainda completamente aberto à aplicação dos conceitos e métodos já bem estabelecidos na física, assim como à introdução de novas idéias e conceitos termodinâmicos.

Paralelamente à introdução e ao crescimento das aplicações da matemática à epidemiologia, ocorreram outros desenvolvimentos igualmente importantes na matemática, pura e aplicada. Entre eles, está a topologia que, embora sendo inicialmente um campo da matemática pura, mostrou-se ao longo do tempo um poderoso instrumento de análise e compreensão de diversos fenômenos estudados pela matemática aplicada e, em particular, pela física.

Entre as diversas aplicações da topologia, está a análise funcional topológica, desenvolvida por M. A. Krasnosel'skii durante as décadas de 1950 e 1960. Tal método pode ser resumido como o equivalente topológico do cálculo variacional e, embora seja geralmente menos potente que este, tem a vantagem de ser aplicável a qualquer espaço de funções e não apenas àqueles munidos de produto escalar.

Neste sentido, a análise funcional topológica é o instrumento ideal de análise funcional na termodinâmica, campo em que se lida principalmente com funções contínuas, em espaços onde, muitas vezes, não é possível ou interessante definir um produto escalar. Esta metodologia, entretanto, é muito pouco utilizada na termodinâmica e nas demais áreas da física e, com freqüência, é completamente desconhecida.

Neste capítulo, procura-se mostrar como é possível integrar à física matemática estes novos campos de estudo, aplicando os conceitos da análise funcional topológica a um problema ainda não resolvido pela epidemiologia matemática: a demonstração de existência e unicidade das soluções das equações integrais não-lineares que aparecem nos modelos epidemiológicos determinísticos.

Por um lado, a prova de existência e unicidade das soluções de equações integrais não-lineares é um problema de importância fundamental, como enfatizado por C. D. Green:

> *Há três problemas ligados à solução de uma equação de operadores não-lineares (...). Estes são a existência e a unicidade da solução e, então, a determinação de uma solução, se ela existir. Em geral não há métodos "exatos" disponíveis, e algum esquema de aproximação deve ser utilizado. Há, entretanto, uma grande possibilidade de que tal método convirja para um valor que não é uma solução – mais dramaticamente, é claro,*

quando não existem soluções, mas possivelmente também por meio de uma oscilação entre duas soluções genuínas. Deixando de lado os problemas de autovalores, a situação é obviamente mais complicada que no caso linear e, portanto, deve-se tomar mais cuidado com a análise preliminar da solução. (tradução do original)

Por outro, as demonstrações que serão realizadas colocarão em evidência o poder da análise funcional topológica, como mais um instrumento efetivo da física matemática. Adicionalmente, a utilização de um problema da epidemiologia matemática mostrará ao leitor como esta se encaixa com perfeição no escopo da física matemática.

3.2 Modelos de compartimentos

Nesta seção, são apresentados modelos dinâmicos simples de compartimentos. São modelos nos quais uma dada população é subdividida em compartimentos, cada um representando uma categoria de indivíduos envolvidos no processo epidêmico (indivíduos *suscetíveis* à infecção, *infectados*, *infecciosos*, *latentes*, *imunes* etc.). A troca de indivíduos entre os compartimentos é descrita por sistemas de equações de diferença (tempo discreto) ou equações diferenciais (tempo contínuo).

No modelo mais simples, figura 3.1, divide-se a população em dois compartimentos, o dos indivíduos *suscetíveis, X*, e o dos indivíduos *infectados, Y*.

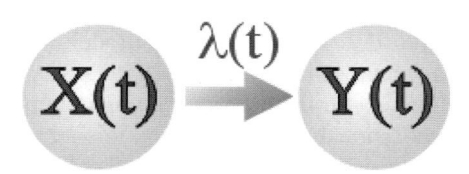

FIGURA 3.1. Diagrama do modelo de compartimentos mais simples, *Suscetíveis-Infectados (SI)*.

3.2.1 O modelo trivial com equações de diferença

No caso em que o tempo varia em intervalos inteiros (discretos), a dinâmica do modelo mais simples pode ser descrita por um *sistema de equações de diferença*.

Uma equação de diferença pode ser descrita como uma regra que expressa cada membro de uma seqüência, de algum ponto em diante, em termos dos elementos prévios da seqüência. Se a regra define o $k - ésimo$ membro da seqüência em termos do $(k-1)-ésimo$ termo (e possivelmente do próprio termo k), esta regra é chamada de *equação de diferença de primeira ordem*. Uma vez que o valor do termo inicial y_1 da seqüência é especificado, a equação de diferença determina todos os termos subseqüentes da seqüência. O valor dado ao termo y_1 é chamado de *condição inicial* e a seqüência obtida é chamada de *solução* da equação de diferença.

Assim, por exemplo, considere a seguinte equação de diferença de primeira ordem

$$y_k = k(y_{k-1})^2 \qquad (k = 2, 3, 4, ...) \qquad (3.1)$$

e a condição inicial $y_1 = 1$. A solução até y_5 é determinada pela iteração da equação de diferença sucessivamente com $k = 2, 3, 4, 5$, de modo a obter-se

$$\begin{aligned} y_2 &= 2y_1^2 = 2 \times 1 = 2 \\ y_3 &= 3y_2^2 = 3 \times 2^2 = 12 \\ y_4 &= 4y_3^2 = 4 \times 12^2 = 576 \\ y_5 &= 5y_4^2 = 5 \times 576^2 = 1658880. \end{aligned}$$

Uma regra que defina o $k-ésimo$ membro da seqüência em termos do $(k-2)-ésimo$ termo (e possivelmente do termo $k-1$), é chamada de *equação de diferença de segunda ordem*, e assim, de modo análogo para as equações de ordem superior.

Vejamos um exemplo de aplicação de um modelo de equações de diferença, proposto para a análise da transmissão do sarampo.

O sarampo é uma doença viral cujo comportamento epidêmico na era pré-vacinal era caracterizado por flutuações a cada dois ou três anos, com maior freqüência nos países em desenvolvimento. Um dos problemas importantes na descrição da recorrência do sarampo em populações não vacinadas é a compreensão dos fatores que determinam a periodicidade e a intensidade dos picos epidêmicos.

Consideramos, por simplicidade, que o período de incubação e o de contagiosidade durem uma semana. Além disso, consideremos que todos os contatos entre suscetíveis e infectados ocorram apenas nos fins de semana, de modo que o número de suscetíveis e de infectados permaneça constante ao longo do resto da semana.

Desta forma, existe um intervalo de uma semana entre o momento em que um suscetível adquire a infecção e se torne infectante, e de uma semana entre o início da infecciosidade e a recuperação da infecção. Estas considerações permitem a modelagem da transmissão do sarampo através de um sistema de equações de diferença, em que o tempo é medido em unidades inteiras de uma semana. Definimos, então:

$$I_k = \left\{ \begin{array}{l} \text{número de contágios} \\ \text{infectantes presentes} \\ \text{na } k - \text{ésima semana} \end{array} \right\}$$

$$S_k = \left\{ \begin{array}{l} \text{número de} \\ \text{suscetíveis presentes} \\ \text{na } k - \text{ésima semana} \end{array} \right\}$$

Suponha, por exemplo, que existam 10 indivíduos infectantes e 1000 suscetíveis na $k - \text{ésima}$ semana. Suponha que cada infectante infecte dois suscetíveis. Quantos infectantes e suscetíveis existirão na $(k+1) - \text{ésima}$ semana, se não considerarmos nascimentos nem mortes? Teremos $S_k = 1000$, $I_k = 10$, e $I_{k+1} = 20$. Assim $S_{k+1} = 1000 - 20 = 980$.

Entretanto, sabe-se que o número de nascimentos é um fator importante na epidemia do sarampo. Se considerarmos o número semanal de nascimentos como sendo uma constante B, e que em uma semana um único infectado infecta uma fração constante f do total de suscetíveis, então podemos escrever

$$\begin{aligned} I_{k+1} &= f S_k I_k \\ S_{k+1} &= S_k - f S_k I_k + B. \end{aligned} \quad (3.2)$$

Em um trabalho de 1982, Anderson e May aplicaram este modelo simples para descrever as epidemias de sarampo em uma cidade típica da Inglaterra, em comparação com uma comunidade teórica da Nigéria, ambas na era pré-vacinal. Os valores iniciais considerados foram $S_0 = 30000$ e $I_0 = 20$, e os parâmetros $f = 0.3 \times 10^{-4} \text{ semanas}^{-1}$. O número de novos nascidos considerado foi de $B = 120/semana$ na Inglaterra e $B = 360/semana$ na Nigéria. As figuras abaixo mostram o resultado da simulação numérica deste modelo para a Inglaterra (figuras 3.2 e 3.3) e Nigéria (figuras 3.4 e 3.5).

60   Métodos Quantitativos em Medicina

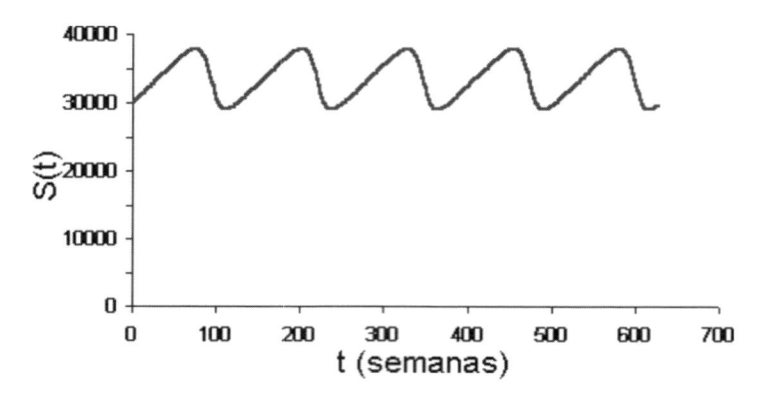

FIGURA 3.2. Número de crianças suscetíveis ao sarampo, ao longo das semanas, em uma cidade típica da Inglaterra.

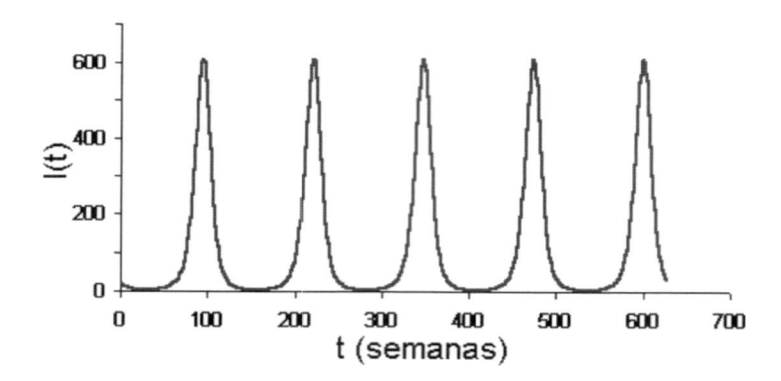

FIGURA 3.3. Número de crianças infectadas por sarampo, ao longo das semanas, em uma cidade típica da Inglaterra.

Note que, na Inglaterra houve um aumento dramático de infectantes a cada 130 semanas (aproximadamente 2-3 anos), o que corresponde aos valores observados da periodicidade dos picos epidêmicos na era pré-vacinal neste país.

Vamos observar o que ocorre quando aumentamos o número de nascimentos para 360, como no caso da simulação do modelo para a população da Nigéria (figuras 3.4 e 3.5):

Neste caso, o modelo prevê picos epidêmicos a cada ano, e a intensidade da epidemia é muito mais severa. Estes resultados são consistentes com a observação dos casos na Nigéria na ausência de vacinação.

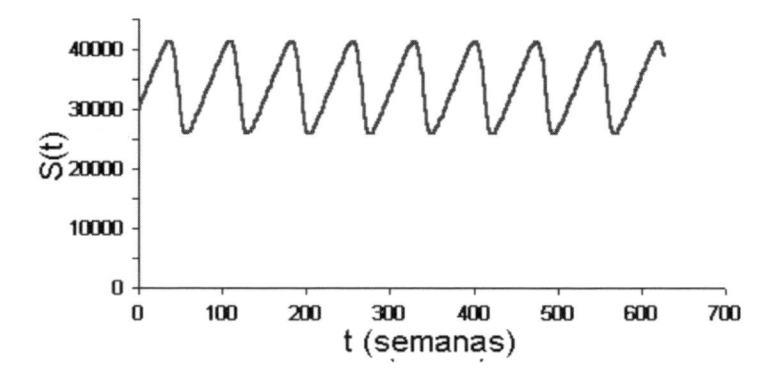

FIGURA 3.4. Número de crianças suscetíveis ao sarampo, ao longo das semanas, na Nigéria.

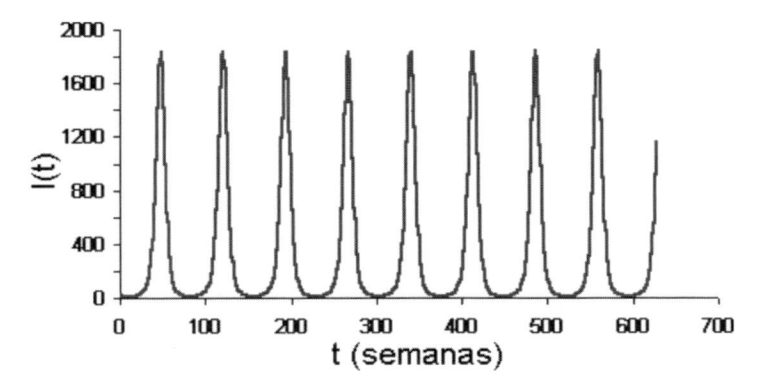

FIGURA 3.5. Número de crianças infectadas por sarampo, ao longo das semanas, em uma cidade típica da Nigéria.

3.2.2 O modelo trivial com equações diferenciais

No caso em que o tempo varia continuamente, o modelo trivial é descrito pelo sistema de equações diferenciais:

$$\begin{aligned} \frac{dx(t)}{dt} &= -\lambda(t)x(t) \\ \frac{dy(t)}{dt} &= \lambda(t)x(t). \end{aligned} \quad (3.3)$$

As variáveis de estado $x(t)$ e $y(t)$ podem expressar os contingentes populacionais de forma absoluta ou relativa. No primeiro caso, é costume representá-las por letras maiúsculas, e $X(t) + Y(t) = N$, onde N representa o número total de indivíduos da população. No segundo caso, elas são representadas por letras minúsculas, $x(t) = X(t)/N$ e $y(t) = Y(t)/N$, de modo que $x(t) + y(t) = 1$. A transição dos indivíduos do compartimento X para o compartimento Y é determinada pela taxa $\lambda(t)$, comumente denominada *força de infecção*.

A solução do sistema (3.3) é imediatamente dada por

$$x(t) = x(0) \exp\left\{-\int_0^t \lambda(t)dt\right\}. \tag{3.4}$$

Na literatura epidemiológica e estatística, $x(t)$ é denominada *função* ou *curva de sobrevivência*.

Um dos principais desafios dos estudos epidemiológicos de campo é tentar reconstruir a função $\lambda(t)$ a partir de $x(t)$ ou de funções de $x(t)$. De posse de $\lambda(t)$, o epidemiologista pode comparar taxas de incidência entre grupos populacionais e estudar a evolução de doenças ou a eficácia de tratamentos.

Outra possibilidade é o estabelecimento de teorias sobre a relação entre $\lambda(t)$ e $x(t)$ ou $y(t)$, que permitam encontrar uma forma fechada para a solução (3.4), para que esta possa ser comparada aos resultados experimentais. Neste campo, a teoria básica é o *princípio de ação das massas* de Hamer, no qual a força de infecção $\lambda(t)$ é dada por

$$\lambda(t) = \beta y(t), \tag{3.5}$$

onde β representa a composição entre uma taxa de contatos entre indivíduos *suscetíveis* e *infecciosos* e a probabilidade de um indivíduo infectar-se ao ter um contato com um indivíduo *infeccioso*. Supondo que todo indivíduo *infectado* é também *infeccioso*, o sistema (3.3) transforma-se em

$$\begin{aligned} \frac{dx(t)}{dt} &= -\beta y(t)x(t) \\ \frac{dy(t)}{dt} &= \beta y(t)x(t), \end{aligned} \tag{3.6}$$

o qual, devido à condição de contorno $x(t) = 1 - y(t)$, pode ser reescrito como:

$$\frac{dy(t)}{dt} = \beta y(t)(1 - y(t)). \tag{3.7}$$

Esta equação admite a solução

$$y(t) = \frac{\exp(\beta t)}{\exp(\beta t) + K} \tag{3.8}$$

onde K é uma constante determinada pelas condições iniciais do problema.

O modelo apresentado acima (figura 3.1), conhecido como *modelo SI* (Suscetível-Infectado), é evidentemente muito simples. No entanto, sua generalização para modelos incluindo mais categorias é imediata, como

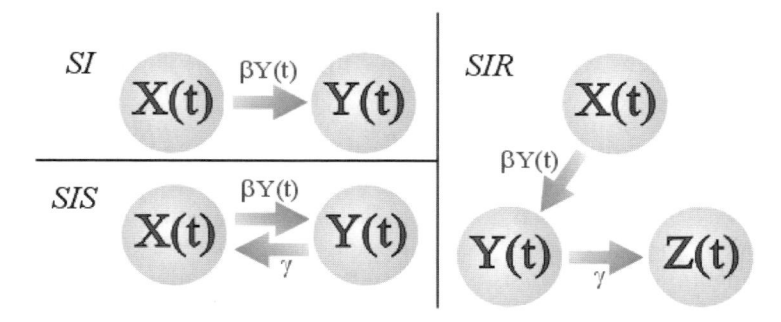

FIGURA 3.6. Diagramas dos modelos de compartimentos mais simples, *SI*, *SIS* e *SIR*, considerando a *lei de ação das massas*.

mostra a figura 3.6. Assim, obtém-se o *modelo SIS* (Suscetível-Infeccioso-Suscetível), utilizado comumente para representar infecções bacterianas, nas quais os indivíduos, após recuperarem-se da infecção, tornam-se novamente suscetíveis. Supondo que os indivíduos infectados tornam-se automaticamente infecciosos, assim permanecendo até sua recuperação, este modelo é descrito pelo sistema de equações:

$$\frac{dx(t)}{dt} = -\beta y(t)x(t) + \gamma y(t)$$
$$\frac{dy(t)}{dt} = \beta y(t)x(t) - \gamma y(t),$$
(3.9)

onde γ é a taxa média de recuperação dos indivíduos *infectados*.

Pode-se também definir imediatamente o chamado *modelo SIR* (Suscetível-Infeccioso-Recuperado) utilizado, em geral, para representar infecções virais nas quais os indivíduos, uma vez recuperados da infecção, tornam-se imunes a ela. Novamente supondo a identificação entre indivíduos *infectados* e *infecciosos*, este modelo é descrito pelo sistema de equações:

$$\frac{dx(t)}{dt} = -\beta y(t)x(t)$$
$$\frac{dy(t)}{dt} = \beta y(t)x(t) - \gamma y(t)$$
$$\frac{dz(t)}{dt} = \gamma y(t),$$
(3.10)

no qual γ é, novamente, a taxa média de recuperação dos indivíduos *infectados* e $z(t)$ representa a proporção de indivíduos no compartimento dos *recuperados* ou *imunes*. Este modelo é chamado de modelo de Kermack e McKendrick, descrito por estes pesquisadores em 1927 e será descrito com mais detalhes mais adiante.

O modelo pode, igualmente, ser estendido para incluir mais categorias (por exemplo, uma categoria de *latentes*, indivíduos que já estão infectados mas ainda não são infecciosos) ou a presença de *vetores* (veículos externos de transmissão da infecção, como o mosquito, na malária e no dengue, ou uma seringa infectada, na AIDS e na infecção hospitalar), ou ainda, a existência de *reservatórios* (como o cachorro, no caso da leishmaniose).

Todos esses modelos são descritos por sistemas de equações diferenciais que podem ser resolvidos de forma fechada, nos casos mais simples, ou numericamente, nos casos mais complexos. Entretanto, todos eles se baseiam na *lei de ação das massas*, que tem um campo restrito de validade.

A *lei de ação das massas* tem sua origem no estudo da cinética química, onde se postula que a taxa de formação de um composto é proporcional às concentrações dos reagentes. Esta suposição justifica-se em níveis de concentração suficientemente baixos, para que cada molécula possa movimentar-se de forma independente das demais. Assim, ao aumentar-se a concentração dos reagentes, aumenta-se proporcionalmente o número de colisões entre as moléculas que levam à formação do composto final.

A transposição deste conceito para a epidemiologia é baseada na suposição de que os indivíduos *infecciosos* misturam-se homogeneamente aos *suscetíveis* em toda a população. No entanto, tal suposição não é, em geral, verdadeira. É um fato bem conhecido da pesquisa epidemiológica que as mais diversas fontes de heterogeneidade intervêm no processo de transmissão das infecções. Sabe-se, por exemplo, que indivíduos de mesma faixa etária, mesma classe social ou mesmos hábitos comportamentais, tendem a manter relações mais freqüentes entre si do que com indivíduos de outros grupos. Adicionalmente, as infecções têm histórias naturais diferentes, que também podem afetar os padrões de transmissão. A *lei de ação das massas* constitui, portanto, apenas uma primeira aproximação.

3.2.3 O modelo de Kermack e McKendrick

Conforme mencionado anteriormente, este modelo, descrito por Kermack e McKendrick em 1927, tornou-se o paradigma da epidemiologia matemática e também é conhecido como modelo do tipo SIR.

Para analisarmos este modelo, vamos modificar um pouco a notação do modelo descrito pelas equações 3.10, de modo a utilizarmos a notação original de Kermack e McKendrick. Assim:

$$\begin{array}{rcl} \frac{dS(t)}{dt} & = & -\beta S(t) I(t) \\ \frac{dI(t)}{dt} & = & \beta S(t) I(t) - \gamma I(t) \\ \frac{dR(t)}{dt} & = & \gamma I(t) \end{array} \quad (3.11)$$

e a população total é considerada como constante, ou seja, $S(t) + I(t) + R(t) = N$.

Vamos considerar que no instante $t = 0$ não haja nenhum indivíduo recuperado da infecção, $R(0) = 0N$, que um número muito pequeno de infectivos esteja presente, $I(0) << N$, e que o restante da população ainda seja suscetível à infecção, $S(0) = N - I(0)$.

Seguindo os passos de Kermack e McKendrick, iniciamos nossa análise rearranjando a equação dos infectantes:

$$\frac{dI(t)}{dt} = \beta\left[S(t) - \rho\right]I(t): \qquad \rho = \frac{\gamma}{\beta}. \qquad (3.12)$$

Para garantir que a infecção prevaleça na população, se espalhe e se estabeleça, é necessário garantir que esta equação seja positiva, ou seja, $\frac{dI(t)}{dt} > 0$. Isto ocorre se, e somente se, o termo entre os colchetes é positivo. Portanto, teremos uma epidemia se, e somente se,

$$\frac{dI(t)}{dt} > 0 \iff S(t) > \rho \qquad (3.13)$$

Este é o resultado mais importante da curta história de epidemiologia matemática e expressa um dos primeiros (senão *o primeiro*) limiar para a existência de epidemias. Tem conseqüências extremamente importantes para todo o desenvolvimento teórico deste campo de investigação. Assim, por exemplo, como $S(t)$ é uma função monotonicamente decrescente com o tempo, a condição inicial para o número de suscetíveis deve ser também $S(0) > \rho$. Isto implica que as doenças transmissíveis só se estabeleçam em populações se a fração de suscetíveis for maior que um certo limiar. Isto explica (pelo menos em parte) o porquê de doenças como o sarampo serem muito mais importantes em centro urbanos do que em áreas rurais (na verdade, espera-se uma taxa de contatos, β, maior em centros urbanos que em áreas rurais).

A partir deste ponto, a análise de Kermack e McKendrick é muito complexa do ponto de vista matemático, e por isso não vamos descrever os passos intermediários, para os quais o leitor interessado pode consultar os livros de Bailey ou Frauenthal. A solução da equação para os removidos é dada por:

$$R(t) = \frac{\rho^2}{S(0)}\left[\frac{\rho}{S(0)} - 1 + \alpha\tanh\left(\frac{\alpha\gamma t}{2} - \phi\right)\right] \qquad (3.14)$$

onde

$$\alpha = \sqrt{\left(\frac{\rho}{S(0)}\right)^2 + \frac{2S(0)I(0)}{\rho^2}}$$

e

$$\phi = \tanh^{-1}\left[\frac{(S(0)/\rho) - 1}{\alpha}\right].$$

Nos casos de epidemias reais, os casos da doença são contados como o número de pacientes que procuram atendimento médico, ou o número notificado às autoridades de saúde pública. Isto normalmente ocorre quando os pacientes já são considerados removidos da condição infectante. Portanto, é conveniente considerarmos o chamado *tamanho da epidemia* (ou *curva epidêmica*), $W(t)$, como igual a

$$W(t) = \frac{dR(t)}{dt} = \frac{\gamma \alpha^2 \rho^2}{2S(0)} \operatorname{sech}^2 \left(\frac{\alpha \gamma t}{2} - \phi \right). \tag{3.15}$$

Esta equação expressa uma função que atinge seu valor máximo com o tempo $t = 2\phi/\alpha\gamma$ e diminui simetricamente.

Vamos agora analisar o chamado *comportamento assintótico* da epidemia quando $t \to \infty$. Neste ponto, a epidemia já terá terminado e os indivíduos da população encontram-se ou no estado de suscetíveis ou removidos. Portanto, estamos interessados no limite

$$\lim_{t \to \infty} R(t) \equiv R(\infty) = \frac{\rho^2}{S(0)} \left[\frac{S(0)}{\rho} - 1 + \alpha \right]. \tag{3.16}$$

Vamos considerar ainda que a epidemia iniciou-se com um número muito pequeno de infectantes, de modo que

$$2S(0)I(0)/\rho^2 << \frac{S(0)}{\rho} - 1 \quad : S(0) > \rho \tag{3.17}$$

e segue-se da definição de α que

$$\alpha \simeq \frac{S(0)}{\rho} - 1 \tag{3.18}$$

e

$$R(\infty) = 2\rho \left[1 - \frac{\rho}{S(0)} \right]. \tag{3.19}$$

Já sabemos que a ocorrência de um surto epidêmco se dá quando $S(0) > \rho$. Consideremos um número muito pequeno de suscetíveis acima do limiar ε, $S(0) = \rho + \varepsilon$, $0 < \varepsilon << \rho$. Substituindo na equação para $R(\infty)$, obtemos

$$R(\infty) \simeq 2\rho \left[\frac{\varepsilon}{\varepsilon + \rho} \right] \simeq 2\varepsilon \tag{3.20}$$

Portanto, se uma população tem inicialmente $S(0) = \rho + \varepsilon$ suscetíveis, após o término da epidemia ela terá $S(\infty) = \rho - \varepsilon$ suscetíveis remanescentes. Em outras palavras, o número final de suscetíveis após a epidemia é tão menor que o limiar epidêmico quanto o era acima deste no inicio do surto. Este é o famoso *Teorema do Limiar de Kermack-McKendrick*

Para obtermos resultados mais próximos da realidade com modelos deterministas como os descritos nesta seção, é necessário que sejam introduzidas variáveis adicionais, representativas, pelo menos, das mais relevantes heterogeneidades da população hospedeira e da história natural da infecção em estudo.

3.3 Modelos estruturados

A adição, aos modelos dinâmicos de compartimentos, de uma estrutura, que represente as heterogeneidades da população hospedeira, não é uma tarefa simples nem imediata. Algumas características estruturais introduzem modificações na taxa de contato β (por exemplo, quando se considera a idade dos indivíduos da população hospedeira, β passa a depender da diferença de idade entre os indivíduos em contato e da idade de cada um deles). Introduzem, também, novos eventos, como a mortalidade natural da população, alterando a dinâmica do sistema de trocas entre compartimentos. Outras características, como sexo ou classe social, podem exigir a inserção de compartimentos adicionais, como compartimentos separados para cada sexo.

A história natural da infecção também modifica a forma da taxa de transmissão β. Ela pode, por exemplo, depender do tempo de infecção, refletindo a variação da infecciosidade durante esse período. Pode acrescentar novos eventos, como uma possível taxa diferencial de mortalidade pela doença, e pode, ainda, exigir a inserção de novos compartimentos, como um compartimento de indivíduos *latentes*.

A taxa de transmissão β pode também ser dependente do tempo (por exemplo, sabemos que certas populações tendem a aglomerar-se mais durante o inverno), mas esta questão não será tratada aqui.

A escolha dos elementos estruturais das populações hospedeira e parasita deve ser criteriosa, a fim de que tais elementos sejam os mais significativos. A modelagem a ser obtida deverá ser a mais próxima da realidade, sem que o sistema se torne complicado a ponto de ser impossível ou inviável a obtenção de uma solução.

Comecemos nossa análise pela *força de infecção* $\lambda(t)$. Ao considerarmos a estrutura das populações hospedeira e parasita, o coeficiente de transmissão da infecção β não é mais uma taxa, mas uma combinação de parâmetros que caracterizam essa estrutura e dela dependem. A equação (3.5) não é mais válida e temos que redefinir o que entendemos por *força de infecção* em populações estruturadas.

Uma solução para este problema é considerar que a estrutura das populações hospedeira e parasita é caracterizada, do ponto de vista prático, por um vetor $\mathbf{s}$. Podemos tomar $\beta = \beta(\mathbf{s}, \mathbf{s}')$ como a composição de uma taxa de contato, entre indivíduos com características entre $\mathbf{s}$ e $\mathbf{s}+d\mathbf{s}$ e indivíduos com características entre $\mathbf{s}'$ e $\mathbf{s}'+d\mathbf{s}'$, e a probabilidade de que esses contatos levem a novas infecções.

Assim, o número de indivíduos com características entre $\mathbf{s}$ e $\mathbf{s}+d\mathbf{s}$ que se infectam devido a um contato com indivíduos *infecciosos*, cujas características estão entre $\mathbf{s}'$ e $\mathbf{s}'+d\mathbf{s}'$, é:

$$\beta(\mathbf{s}, \mathbf{s}') \frac{Y(\mathbf{s}', t)}{N(\mathbf{s}', t)} \frac{N(\mathbf{s}', t)}{N} d\mathbf{s}'. \qquad (3.21)$$

$Y(\mathbf{s}',t)/N(\mathbf{s}',t)$ é a probabilidade de encontrar indivíduos *infecciosos* (Y) com características entre $\mathbf{s}'$ e $\mathbf{s}' + d\mathbf{s}'$ e $N(\mathbf{s}',t)/N$ é a probabilidade de encontrar indivíduos com características entre $\mathbf{s}'$ e $\mathbf{s}' + d\mathbf{s}'$ na população.

A *força de infecção* é dada, então, pela integral de (3.21) sobre todos os valores de todas as variáveis $\mathbf{s}'$, que caracterizam a população infecciosa,

$$\lambda(\mathbf{s},t) = \frac{1}{N} \int_0^\infty d\mathbf{s}' \beta(\mathbf{s},\mathbf{s}') Y(\mathbf{s}',t) \qquad (3.22)$$

que é a generalização da equação (3.5) e se reduz a ela quando β e Y não dependem de $\mathbf{s}$.

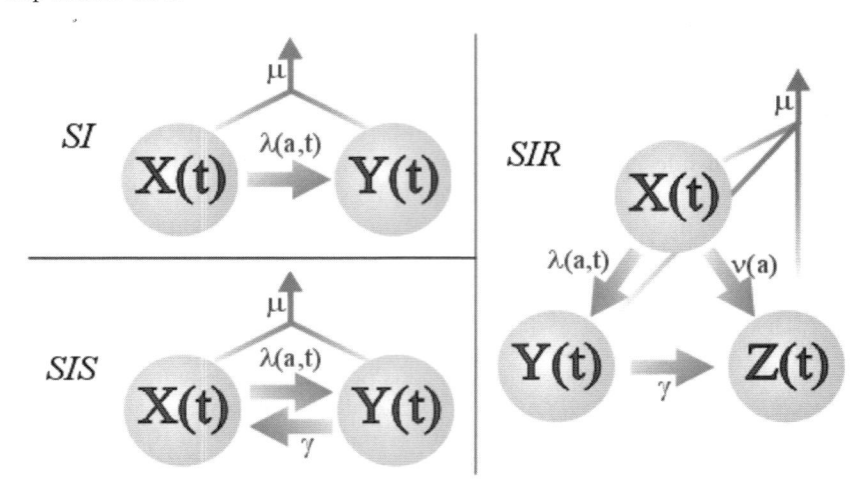

FIGURA 3.7. Diagramas dos modelos de compartimentos estruturados mais simples, *SI*, *SIS* e *SIR*.

Com a extensão do conceito de *força de infecção*, podemos voltar aos modelos de compartimentos. Novamente, como mostra a figura 3.7, o mais simples é o *modelo SI*, acrescido de uma estrutura etária da população hospedeira. Porém, no lugar dos sistemas de equações diferenciais ordinárias (3.3) ou (3.6), a introdução da estrutura etária exige um sistema de equações de derivadas parciais com a presença de, pelo menos, um termo adicional de remoção de indivíduos, definido pela taxa de mortalidade natural da população, μ:

$$\begin{aligned}\frac{\partial X(a,t)}{dt} + \frac{\partial X(a,t)}{da} &= -\lambda(a,t)X(a,t) - \mu X(t) \\ \frac{\partial Y(a,t)}{dt} + \frac{\partial Y(a,t)}{da} &= \lambda(a,t)X(a,t) - \mu Y(t).\end{aligned} \qquad (3.23)$$

Em (3.23), a representa a idade dos indivíduos da população hospedeira.

Como no caso dos modelos não-estruturados, a generalização para sistemas mais complexos é imediata. Assim, pode-se construir um *modelo SIS* com estrutura etária, se ao sistema (3.23) for adicionado um termo γ, que representa a taxa média com que os indivíduos se recuperam da infecção. O modelo será representado pelo sistema de equações:

$$\frac{\partial X(a,t)}{\partial t} + \frac{\partial X(a,t)}{\partial a} = -\lambda(a,t)X(a,t) - \mu X(a,t) + \gamma Y(a,t)$$
$$\frac{\partial Y(a,t)}{\partial t} + \frac{\partial Y(a,t)}{\partial a} = \lambda(a,t)X(a,t) - \mu Y(a,t) - \gamma Y(a,t).$$
(3.24)

Se, além do termo de recuperação, for adicionado um compartimento de *recuperados*, obtém-se um *modelo SIR* com estrutura etária. Adicionalmente, pode-se considerar outros termos, como o de vacinação na equação seguinte, que transfere indivíduos diretamente do compartimento dos *suscetíveis* para o dos *recuperados*:

$$\frac{\partial X(a,t)}{\partial t} + \frac{\partial X(a,t)}{\partial a} = -\lambda(a,t)X(a,t) - \mu X(a,t) - \nu(a)X(a,t)$$

$$\frac{\partial Y(a,t)}{\partial t} + \frac{\partial Y(a,t)}{\partial a} = \lambda(a,t)X(a,t) - \mu Y(a,t) - \gamma Y(a,t)$$

$$\frac{\partial Z(a,t)}{\partial t} + \frac{\partial Z(a,t)}{\partial a} = \gamma Y(a,t) - \mu Z(a,t) + \nu(a)X(a,t)$$
(3.25)

Novamente, como na seção anterior, os modelos estruturados podem ser estendidos para incluir mais categorias ou a presença de vetores e de reservatórios. Todos esses modelos, no entanto, são descritos por sistemas de equações de derivadas parciais do mesmo tipo dos sistemas (3.23) a (3.25). As soluções desses sistemas exigem sempre mais empenho do que as dos sistemas gerados por modelos não estruturados. Na maioria dos casos, os sistemas provenientes de modelos estruturados devem ser resolvidos por métodos numéricos e, até nos sistemas mais simples, muitas vezes é difícil até mesmo provar a existência e a unicidade das soluções.

Geralmente, o método de solução consiste em transformar o sistema de equações de derivadas parciais em uma equação integral e provar a existência de soluções dependentes e independentes do tempo. A seguir, supondo que o sistema esteja no estado estacionário, transforma-se novamente o sistema em uma equação integral e tenta-se demonstrar a unicidade das soluções. Estas são, então, determinadas numericamente.

3.4 A reprodutibilidade de uma infecção

Um dos parâmetros centrais relacionados à transmissão de infecções é a chamada *reprodutibilidade basal* da infecção. Este parâmetro é um dos principais quantificadores da intensidade de transmissão de uma doença e tem suas origens na demografia (vide *valor reprodutivo* de Fisher no capítulo 2, página 37) e na biologia evolutiva. Corresponde à *aptidão darwiniana*, ou seja, da capacidade adaptativa de uma espécie em seu ambiente. Sob este prisma, uma espécie é considerada tão melhor adaptada ao seu meio ambiente quanto maior for o número de descendentes viáveis gerados neste ambiente. Do ponto de vista de uma doença transmissível, podemos considerar que o número de "descendentes" de uma infecção seja o número de infecções secundárias, geradas a partir de um caso índice. Assim, definimos a reprodutibilidade basal de uma infecção como *o número de infecções secundárias causadas em uma população inteiramente suscetível por um caso índice, ao longo de seu período de infecciosidade*, e é denotada por R_0. Note-se que este é um valor virtual e só pode ser estimado indiretamente. Após o início do surto epidêmico, quando a proporção de suscetíveis já não é mais 100%, a reprodutibilidade é denotada apenas por R.

Fica óbvio desta definição que, se o número de casos secundários gerados por um caso índice durante o período de infecciosidade não for, pelo menos, maior que um, a infecção não se "repõe", ou seja, não consegue se estabelecer na população hospedeira. Este limiar é de fundamental importância, implicando que, todas as medidas de controle devam ter como objetivo principal a redução do valor de R_0 abaixo da unidade.

Para patógenos de tamanho microscópico, com taxas de reprodução muito maiores e tempo de geração muito menores que os hospedeiros (denominados na literatura especializada de *microparasitas* - vírus, bactérias, rickétsias e alguns fungos), em uma população hospedeira com padrões de contato homogêneo (todos os indivíduos da população tem mesma probabilidade de contato entre si), a reprodutibilidade da infecção, R, é uma função do produto entre o número de contatos potencialmente infectantes, β, a proporção de hospedeiros suscetíveis, x e o tempo de permanência na condição infectante, T:

$$R(t) = \beta x(t) T. \tag{3.26}$$

No caso de uma infecção nova para o hospedeiro, no instante de tempo $t = 0$, a população inteira é suscetível e, portanto, $x(t) = x(0) = 1$ e $R = R_0 N$. Portanto

$$R(t) = R_0 x(t). \tag{3.27}$$

Como ao longo do desenvolvimento da epidemia a proporção de suscetíveis decai de maneira usualmente exponencial, a reprodutibilidade também decresce de modo exponencial, atingindo um estado de equilíbrio em que cada caso gera um novo caso, isto é, $x(t) = x^*$ (o símbolo $*$ é normalmente utilizado para denotar o equilíbrio) e $R = 1$. Assim

$$R_0 x^* = 1 \tag{3.28}$$

e, portanto, uma vez conhecida a proporção de suscetíveis no estado de equilíbrio, podemos estimar a reprodutibilidade basal da infecção como

$$R_0 = \frac{1}{x^*}. \quad (3.29)$$

A reprodutibilidade de uma infecção foi conceituada pela primeira vez em um contexto epidêmico por MacDonald, em 1952. Nesta época, este importante pesquisador estava interessado no problema da malária e outras infecções transmitidas por vetores. MacDonald definiu R_0 (no trabalho original denotado por z_0) para esta classe de doenças como uma composição entre a densidade da população de vetores em relação à população de hospedeiros, m, à taxa média de picadas diárias que cada vetor dá, a, à suscetibilidade do hospedeiro, b, à taxa de mortalidade do vetor, μ, ao período de incubação extrínseco do parasita (o número de dias que o parasita leva entre a picada em um infectado e a produção de formas infectantes para os futuros hospedeiros), n, e a taxa de recuperação espontânea da parasitemia, r, de acordo como

$$R_0 = \frac{ma^2 b \exp(-\mu n)}{r\mu}. \quad (3.30)$$

Na tabela 3.1 mostramos o valor de R_0 para algumas doenças, populações e períodos distintos, na ausência de intervenção.

Tabela 3.1. Valores de R_0 para algumas doenças na ausência de intervenção

Infecção	População	Período	R_0
Sarampo	Inglaterra	1947-1950	13-14
	EUA	1918-1921	5-6
Coqueluche	Inglaterra	1944-1978	16-18
Varicela	EUA	1912-1921	7-8
Difteria	EUA	1918-1919	4-5
Caxumba	Inglaterra	1960-1980	7-8
Rubéola	Inglaterra	1960-1970	6-7
Poliomielite	EUA	1955	5-6
Malária	Nigéria	1972	80-200
HIV	Inglaterra (homossexuais masc.)	1981-1985	2-5
	Quênia (prostitutas fem.)	1981-1985	11-12
	EUA (homossexuais masc.)	1981-1984	5-6
	Brasil (usuários de drogas)	1991	90

Note que os valores de R_0 variam de doença para doença, de população para população e de período para período. Quanto mais distante da unidade, mais difícil é o controle da infecção (malária, por exemplo).

Um aspecto interessante da formulação original de MacDonald é que ela realizou o sonho de um dos pioneiros investigadores do campo da epidemiologia matemática e da malariologia - Ronald Ross. Descobridor do mosquito como transmissor da malária (pelo que foi agraciado com o segundo prêmio Nobel em medicina da história), Ross foi um dos primeiros pesquisadores a tentar a aplicação de modelos matemáticos para explicar a transmissão de infecções. Logo após sua principal descoberta, Ross formulou alguns modelos, com o objetivo de determinar a densidade mínima de mosquitos em relação aos hospedeiros, abaixo da qual Ross estava convencido de que a malária não se transmitiria. Em outras palavras, Ross achava que não haveria a necessidade de se erradicar 100% da população de mosquitos para a eliminação da malária, mas que haveria um limiar de densidade em relação aos hospedeiros para a manutenção da doença. Chamaremos este limiar de m_{th} (th- de *threshold*).

Pela formulação de MacDonald, sabemos que o limiar de trasmissão é $R_0 > 1$, então

$$\frac{ma^2 b \exp(-\mu n)}{r\mu} > 1 \qquad (3.31)$$

Esta equação pode ser facilmente rearranjada para obtermos m_{th}

$$m_{th} = \frac{r\mu}{a^2 b \exp(-\mu n)} \qquad (3.32)$$

acima do qual a doença se mantém. Este é o sonhado *limiar de transmissão de Ross*.

Vejamos agora uma forma intuitiva de estimar R_0 para um modelo simples como o de Kermack e McKendrick, acrescido da taxa de mortalidade natural da população, μ

$$\begin{aligned} \frac{dS(t)}{dt} &= -\beta S(t)I(t) - \mu S(t) \\ \frac{dI(t)}{dt} &= \beta S(t)I(t) - (\gamma + \mu)I(t) \\ \frac{dR(t)}{dt} &= (\gamma + \mu)I(t). \end{aligned} \qquad (3.33)$$

Para garantirmos a deflagração e manutenção de uma epidemia, é preciso que a equação diferencial relativa aos infectantes seja positiva, ou seja, a função $I(t)$ seja crescente:

$$\frac{dI(t)}{dt} = \beta S(t)I(t) - (\gamma + \mu)I(t) > 0 \;\Rightarrow \text{epidemia}. \qquad (3.34)$$

Rearranjando o lado direito desta equação obtemos

$$[\beta S(t) - (\gamma + \mu)] I(t) > 0. \qquad (3.35)$$

Esta inequação será obedecida se o termo entre colchetes for positivo, uma vez que $I(t)$ é, em princípio, considerado sempre positivo. Lembrando que quanto $t = 0$, $S(0) = 1$, temos que

$$\beta > (\gamma + \mu) \Rightarrow \frac{dI(t)}{dt} > 0 \Rightarrow \text{epidemia} \qquad (3.36)$$

e, portanto, para que uma doença se espalhe na população e se estabeleça basta que

$$\frac{\beta}{\gamma + \mu} > 1 \qquad (3.37)$$

que é exatamente a expressão para R_0 neste tipo de modelo.

Vejamos agora como relacionar R_0 com uma estratégia de controle como vacinação.

Suponha que uma fração p seja vacinada tão logo seja suscetível a uma dada doença. Vacinar a fração p significa retirar uma proporção p da fração de suscetíveis, ou seja, $S(0) = 1 - p$. Substituindo no modelo de Kermack e McKendrick, obtemos para a equação dos infectados

$$\frac{dI(t)}{dt} = \beta(1-p)I(t) - (\gamma + \mu)I(t) \qquad (3.38)$$

a qual pode ser rearranjada como

$$[\beta(1-p) - (\gamma + \mu)] I(t) \qquad (3.39)$$

que pode, como acabamos de demonstrar, ser escrita em termos de R_0

$$\left[\frac{\beta(1-p)}{(\gamma + \mu)} - 1\right] = R_0(1-p) - 1. \qquad (3.40)$$

Assim, se quisermos controlar a doença pela vacinação, temos que garantir que $R_0(1-p) < 1$. Portanto, podemos estimar a proporção mínima, $p_{\min}$ que devemos vacinar para eliminar a doença como

$$p_{\min} = 1 - \frac{1}{R_0}. \qquad (3.41)$$

A relação entre $p_{\min}$ e R_0 pode ser vista na figura 3.8.

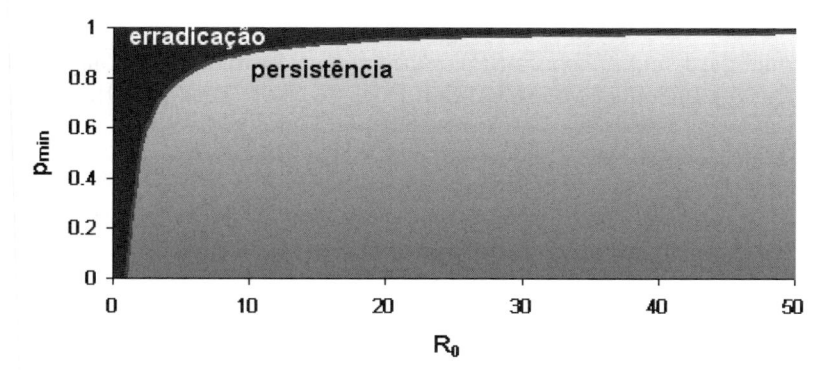

FIGURA 3.8. Proporção mínima da população que deve ser vacinada para que se obtenha controle de uma doença.

Como se observa na figura, a proporção a ser imunizada para a erradicação da doença cresce rapidamente com valores crescentes de R_0.

Um exemplo de aplicação desta teoria é a determinação da cobertura vacinal mínima para erradicação do sarampo. Esta infecção tem valores de R_0, na ausência de vacinação, em torno de 20. Assim, a proporção mínima de suscetíveis que deve receber a vacina será de $1 - 1/20 = 0,95$, ou 95%, valor bastante conhecido da comunidade de saúde pública, mas cujo cálculo é praticamente desconhecido da maioria destes profissionais.

3.5 Referências bibliográficas

[1] Bailey, N.T.J. *The mathematical theory of infectious diseases*. London: Charles Griffin & Company ltd (1975).

[2] Coutinho, F.A.B., Massad, E., Burattinni, M.N., Yang, H.M., Azevedo, R.S.N. *Effects of vaccination programmes on transmission rates of infections and related threshold conditions for control*. IMA Journal of Mathematics Applied in Medicine & Biology 10, 1993, 187-206.

[3] Gershenfeld, N.A. *The Nature of Mathematical Modeling*. Cambridge University Press (1999).

[4] Green, C.D. *Integral Equation Methods*. London, Thomas Nelson and Sons Ltd (1969).

[5] Griffel, D.H. *Applied Functional Analisys*. Chichester, Ellis Horwood (1981).

[6] May, R.M. *Stability and Complexity in Model Ecosystems*. Princeton University Press. New Jersey (1973).

[7] Murray, J.D. *Mathematical Biology* (2nd ed.). Springer Verlag, Berlin (1993).

[8] Roughgarden, J. *Theory of Population Genetics and Evolutionary Ecology: An Introduction*. MacMillan Pub. Co. New York (1979).

4

Genética quantitativa: regras simples, complexidade e a variabilidade humana

Paulo Sérgio Panse Silveira

4.1 A resistência ao uso de modelos matemáticos e computacionais

A complexidade dos fenômenos desafia a capacidade dos profissionais da área e há necessidade do desenvolvimento progressivo de novas técnicas, várias delas apresentadas ao longo deste livro envolvendo a aplicação de descrições matemáticas e desenvolvimento de modelos computacionais que mimetizem acuradamente os sistemas biológicos. No entanto há dificuldades relacionadas à resistência, de natureza não racional, contra a utilização de modelos matemáticos e computacionais para o tratamento de questões biológicas, sobretudo por parte de profissionais da área da saúde [1]. Embora este tipo de postura venha perdendo intensidade, principalmente ao longo da última década, ainda existem focos de resistência a serem debelados.

Em geral a resistência é baseada na premissa de que a vida, um fenômeno complexo e variado, não pode ser reduzida a "meras" equações e algoritmos sem perder sua essência. Embora possa parecer estranho, tendo em vista a grande complexidade biológica, que tendamos a selecionar os modelos mais simples possíveis, é necessário eliminar hipóteses mais simples antes de enunciar as mais complexas. Além disso, um fenômeno simples pode dominar um fenômeno, produzindo boa parte da complexidade observada. Modelos relativamente simplificados, como o do salto do rato canguru apresentado no capítulo 1 deste livro, são os que apresentam melhor relação entre custo e benefício porque modelam apenas as características relevantes para o fenômeno em estudo. As técnicas de validação de um modelo, ao confrontar os resultados obtidos com os esperados pela teoria ou observados empiricamente, permitem que verifiquemos se não deixamos de incorporar algumas destas características relevantes, o que implicaria em redefinir ou melhorar nosso modelo.

Uma das intenções deste livro, e particularmente deste capítulo, é demonstrar que a utilização de métodos quantitativos não só é viável, como também é um poderoso instrumento para auxiliar o raciocínio e a intuição dos pesquisadores.

4.2 Modelos em toda parte

Somos seres equipados com transdutores de luz (os olhos), som (os ouvidos), sabores (olfato e paladar), e para outras percepções coletivamente denominadas de tato, incluindo variação de pressão, calor, frio e posição corporal. Há outras formas de agrupar nossos sentidos, muito mais elaboradas e precisas do que a que apresentei aqui, mas isto é irrelevante para o argumento que pretendo desenvolver, e preferi optar pela maneira tradicional pela qual ensinamos nossas crianças. O ponto que pretendo salientar é que aquilo que denominamos de realidade é, mais precisamente, uma representação construída por um órgão interpretador, o cérebro, dos estímulos advindos de todo este conjunto sensorial. Estamos lidando, portanto, com um modelo, no sentido de que a realidade que percebemos é uma representação aproximada e abstrata de fenômenos físicos que nos cercam. Quando tomamos decisões, igualmente, nossas atitudes seguem modelos de comportamento que permitem que atuemos uns em relação aos outros: seguimos padrões, sinalizações corporais e linguagem, que são formas de representar o pensamento. Podemos perceber que temos modelos para quase tudo.

Em ciência também precisamos lançar mão de representações aproximadas para que possamos alcançar maior entendimento dos fenômenos naturais. Os modelos podem (e devem) ser aproximações porque, sendo a realidade inatingível, basta que tenhamos um sistema suficientemente acurado para interagirmos com um objeto de interesse qualquer (uma situação, um fenômeno físico ou biológico a ser explicado, um diagnóstico, um comportamento populacional de uma doença etc.) para que o mesmo seja útil. Quando nossas expectativas não forem mais atendidas, o modelo será aprimorado ou totalmente substituído por um outro mais abrangente.

O método científico é, neste aspecto, uma espécie de caminho de volta às causas a partir de efeitos observados. Caso aceitemos que a natureza pode ser muito mais simples do que imaginamos, e que está baseada em regras básicas comparativamente elementares, como ilustrarei adiante, entenderemos que não as podemos perceber direta e imediatamente porque a interação entre os diversos elementos de um sistema pode produzir efeitos muito complexos, que dificultam nossa percepção destes mecanismos básicos. Não existe garantia de que, ao elaborarmos tal modelo para estudo, não estejamos produzindo um conjunto de regras desnecessariamente complexo, no entanto este é o único caminho possível.

4. Genética quantitativa: regras simples, complexidade e a variabilidade humana   77

Com o uso rotineiro de computadores nas mais diversas atividades humanas, a possibilidade de entendermos fenômenos complexos a partir de modelos tornou-se muito mais interessante. Podemos desenvolver ferramentas que nos permitam testar hipóteses e observar se, ao colocarmos em ação certos conjuntos de regras elementares, determinados efeitos conhecidos são reproduzidos.

4.3 Autômatos celulares, regras simples e efeitos complexos

Para mostrar como elementos simples podem produzir resultados complexos apresentarei resultados de um pequeno modelo[1] que produzirá alguns padrões bidimensionais. Acredito que será ilustrativo de que o mesmo princípio é válido para situações de concepção muito mais abstrata e de maior complexidade.

Suponha um plano euclidiano infinito, que seja dividido em espaços discretos, como um tabuleiro de batalha naval. Cada quadradinho (casa) pode ser ocupado ou deixado vazio, dependendo de algumas regras (algoritmos) que serão aplicadas repetitivamente ao nosso tabuleiro. O primeiro "jogo" terá apenas uma regra:

> Escolhida uma direção ortogonal qualquer, pedras são colocadas nas casas situadas nas diagonais das casas que já apresentam pedras.

O jogo inicia-se quando uma pedra é depositada em nosso tabuleiro. A aplicação repetida da regra produzirá um padrão como o apresentado na figura 4.1, o que é fácil de ser antecipado.

Modificando ligeiramente a regra, vamos enunciar que:

> Escolhida uma direção ortogonal qualquer, pedras são colocadas nas casas situadas nas diagonais das casas que já apresentam pedras; **caso duas ou mais pedras sejam depositadas na mesma casa, a casa será deixada vazia.**

Deposita-se a primeira pedra para começar o jogo. As primeiras iterações de nosso algoritmo produzem a figura 4.2. A única diferença com a figura 4.1 é a ausência da pedra central na terceira iteração. Tente por algum tempo imaginar a figura que deve resultar das próximas iterações.

A não ser que já conheça exemplos de autômatos celulares famosos (este é um deles), dificilmente esperará o padrão apresentado na figura 4.3.

---

[1] Este modelo pode ser facilmente ensaiado em um microcomputador. A versão para Microsoft Windows, utilizada neste capítulo, está disponível no CD-ROM associado a este livro.

78 Métodos Quantitativos em Medicina

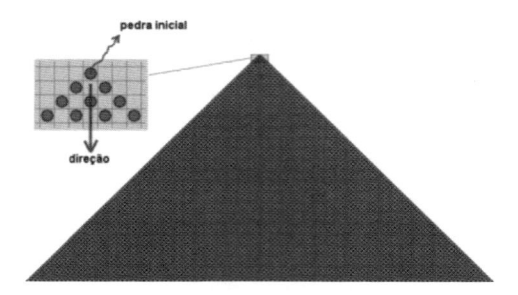

FIGURA 4.1. Padrão produzido pela aplicação repetitiva (iterações) de um algoritmo simples: "escolhida uma direção ortogonal qualquer, pedras são colocadas nas casas situadas nas diagonais das casas que já apresentam pedras".

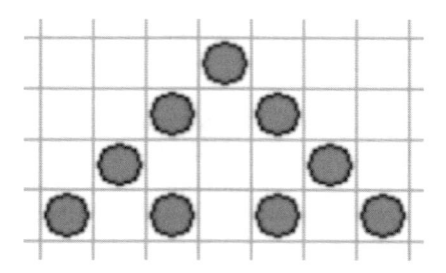

FIGURA 4.2. Padrão produzido por quatro iterações da regra: "escolhida uma direção ortogonal qualquer, pedras são colocadas nas casas situadas nas diagonais das casas que já apresentam pedras; caso duas ou mais pedras sejam depositadas na mesma casa, a casa será deixada vazia".

Estes padrões são determinísticos, mas como estamos interessados em modelos biológicos, devemos incorporar alguma incerteza. Suponha um "jogador" desatento que deixe de colocar 1% das pedras que deveria. Em nosso modelo isto pode ser representado por um gerador de números aleatórios que produza uma distribuição homogênea de valores no intervalo entre zero e um. A cada pedra que deve ser colocada o gerador produz um número que, se for menor do que 0,01 (o que acontece em 1% das vezes), sua colocação é impedida. Intuitivamente esperaremos uma figura muito semelhante à 4.3, sem um ou outro pedaço, talvez faltando 1% de seu padrão ou pouco mais que isto. Podemos antecipar também que o pedaço que falta variará, porque repetições de nosso jogo, agora, não produzirão sempre o mesmo padrão. No entanto, a execução de nosso algoritmo produzirá padrões como os apresentados na figura 4.4a, que, ao contrário de ter trechos faltantes, são surpreendentemente mais densos do que o da figura 4.3. Aumentando a falha para 20% aparecem figuras ainda mais variadas (figura 4.4b).

Regras elementares podem criar padrões complexos de uma forma que é praticamente impossível de ser aprendida. Caso não fosse assim, bastaria

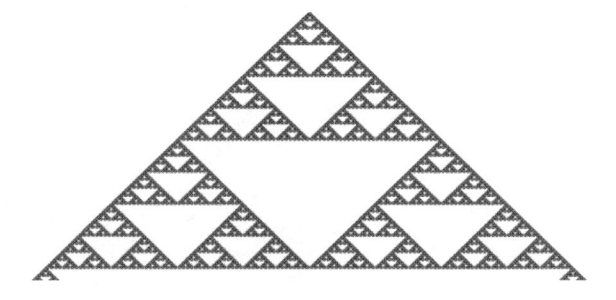

4. Genética quantitativa: regras simples, complexidade e a variabilidade humana 79

FIGURA 4.3. Padrão produzido por várias iterações do algoritmo enunciado na figura anterior.

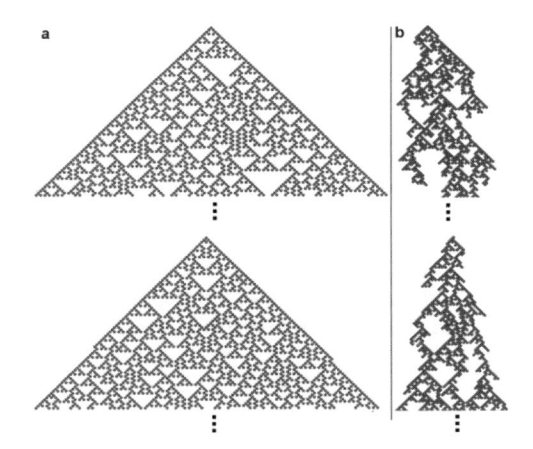

FIGURA 4.4. Exemplos de padrões produzidos pelo algoritmo da figura anterior, mas com 1% (esquerda) e 20% (direita) de falha na colocação das pedras.

que um pesquisador trabalhasse algum tempo com sistemas deste tipo para aprender a prever os padrões resultantes. Obviamente, em modelos simples de genética quantitativa ou de doenças infecciosas em uma população, o pesquisador adquire certa proficiência em antecipar o resultado esperado frente a certos conjuntos de estados iniciais, mas observa-se que nunca ao ponto de não se surpreender eventualmente. Para ilustrar este aspecto, vamos repetir o jogo anterior com uma pequena variação, e o leitor que já assimilou o exemplo perceberá que não aprendeu a prever o resultado. A regra algorítmica agora é:

> Nas **quatro** direções ortogonais pedras são colocadas nas casas situadas nas diagonais das casas que já apresentam pedras.

80 Métodos Quantitativos em Medicina

Utilizando-se um algoritmo semelhante ao apresentado na figura 4.1, deposita-se a pedra inicial e observa-se a figura apresentada na figura 4.5.

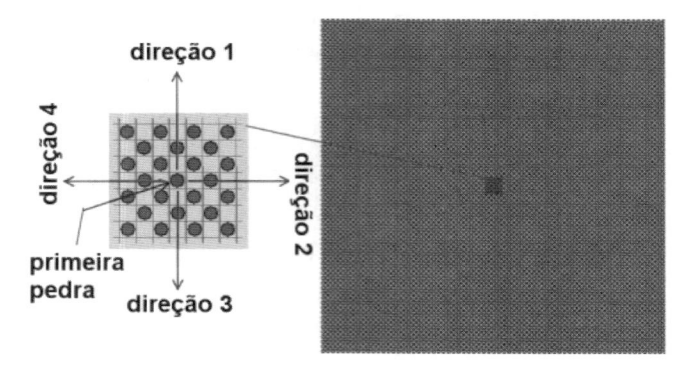

FIGURA 4.5. Padrão produzido por algoritmo desenvolvido nas quatro direções ortogonais.

O leitor deve tentar antecipar o padrão que é obtido se a mesma regra para a retirada das pedras for aplicada aqui:

> Nas quatro direções ortogonais pedras são colocadas nas casas situadas nas diagonais das casas que já apresentam pedras; **caso duas ou mais pedras sejam depositadas na mesma casa, a casa será deixada vazia.**

É razoável que espere o mesmo padrão observado na figura 4.3, porém avançando em quatro direções espaçadas de 90 graus (figura 4.6).

Não é o que acontece, pois é fácil perceber que as pedras situadas nas diagonais têm de ser eliminadas porque são depositadas pelas iterações que estão ocorrendo em duas direções ortogonais vizinhas, porém é difícil de imaginar qual a repercussão na figura como um todo. Tente e depois observe a figura 4.7.

Tornando-o não determinístico, utilizando o gerador de números aleatórios para simular falhas na colocação das pedras, figuras de aspecto "biológico" podem ser obtidas (figura 4.8).

Suponha, agora, a abordagem através do método científico, observando-se o padrão final das figuras 4.4b ou 4.8, tentando-se imaginar o mecanismo básico da distribuição das pedras. É bem provável que um pesquisador produza conjuntos de regras mais complexos, ou totalmente diversos do que os que foram efetivamente utilizados, para criar efeitos semelhantes. O uso de modelos computacionais, no entanto, pode permitir que regras simples sejam mimetizadas em um ambiente computacional para que sejam testadas, procurando-se maior aproximação do conjunto de regras originais ou o encontro de um conjunto que apresente comportamento semelhante e que possa ser usado para investigação científica.

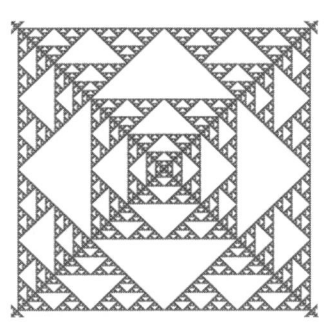

4. Genética quantitativa: regras simples, complexidade e a variabilidade humana 81

FIGURA 4.6. Padrão que poderia ser intuitivamente esperado para a execução da "regra da falha" aplicada em quatro direções ortogonais.

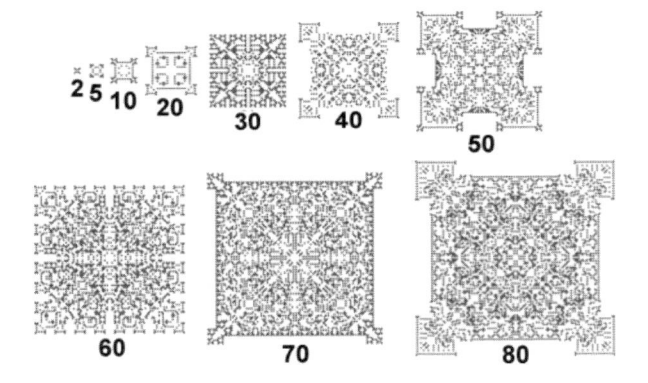

FIGURA 4.7. Padrão obtido quando executa-se o algoritmo mencionado na figura anterior (os números correspondem às iterações).

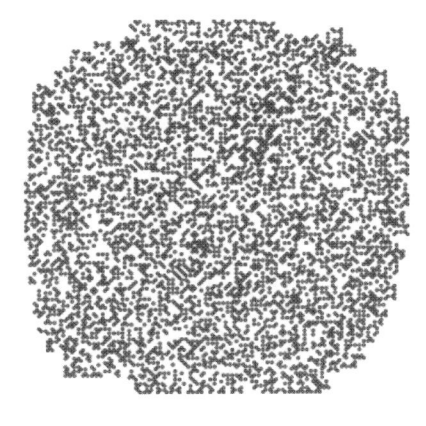

FIGURA 4.8. Padrão produzido pelo algoritmo da figura anterior com 20% de falha para a colocação de pedras.

4.4 O genótipo é discreto, mas o fenótipo é contínuo

Modelos podem ser utilizados para mimetizar o comportamento de um fenômeno "real" qualquer, o que os tornam úteis, entre outras possibilidades, para prever, dado um estado inicial, os estados futuros de um sistema. Significa que um modelo tem de ser alimentado com os valores iniciais das variáveis que considera, as quais têm de ser mensuráveis de uma forma compatível com a que o modelo recebe. Boa parte das variáveis biológicas (do fenótipo) é de natureza contínua, apesar de a base genética ser discreta. Um modelo que considerasse apenas os mecanismos gênicos envolvidos na transmissão das características de geração a geração, portanto, não poderia receber estes valores observados. Como este paradoxo pode ser resolvido?

Quando temos dois alelos e apenas um gene, há três genótipos possíveis. Quando há mais genes envolvidos, mais a característica parecerá contínua: há 3^n genótipos possíveis em animais diplóides para n genes, se cada *locus* considerado puder ser ocupado por dois alelos possíveis (tabela 4.1).

Tabela 4.1. Número de diferentes genótipos possíveis de acordo com o número de *loci* gênicos envolvidos, considerando que cada um tem dois alelos possíveis

número de genes	número de genótipos
1	3
2	9
...	...
5	243
...	...
10	59.049

Múltiplos alelos para um mesmo *locus* também permitem mais genótipos. Por exemplo para três alelos (A, B e C), há seis genótipos possíveis (AA, AB, AC, BB, BC, CC), para quatro alelos, 10 genótipos, e assim por diante. O número de genótipos possíveis para quando há m alelos possíveis que podem ocupar aos pares um único *locus* gênico é dado pela equação 4.1 (tabela 4.2).

$$\text{número de genótipos} = \frac{m^2 + m}{2}. \tag{4.1}$$

Isto, porém, não basta para explicar a continuidade dos fenótipos, e deveríamos observar a ocorrência de mais características naturalmente dis-

4. Genética quantitativa: regras simples, complexidade e a variabilidade humana   83

Tabela 4.2. Número de diferentes genótipos possíveis de acordo com o número de diferentes alelos que podem ocupar um mesmo *locus* gênico de um animal diplóide

número de alelos	número de genótipos
1	1
2	3
3	6
...	...
5	15
...	...
10	55

tintas em categorias bem definidas. Este é um paradoxo aparente mas explicável porque, além de imperfeição de nossos instrumentos de medida, as características fenotípicas decorrem também de variações provocadas por efeitos ambientais, e podemos considerar um modelo que mescle características dos modelos de determinismo genético e determinismo ambiental. O determinismo genético é uma doutrina pouco sofisticada de fixidez genética, que atribui aos genes herdados dos pais as características (físicas, psicológicas, comportamentais etc.) desenvolvidas pela prole, enquanto o ambiente tem pouca ou nenhuma importância (figura 4.9).

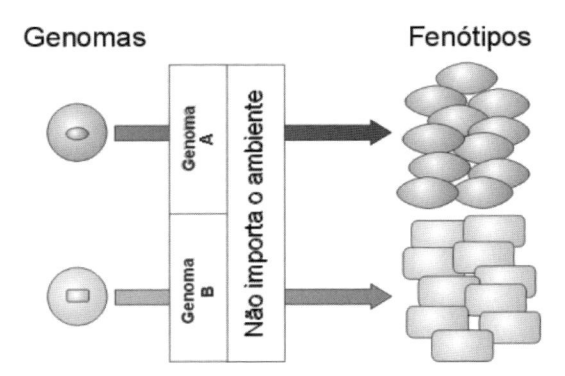

FIGURA 4.9. Representação de um modelo de determinismo genético: os genes definem o fenótipo, e o ambiente tem pouca ou nenhuma influência.

84   Métodos Quantitativos em Medicina

O determinismo ambiental traz a postura oposta: não importando qual a carga genética, é o ambiente que determina a expressão fenotípica final (figura 4.10).

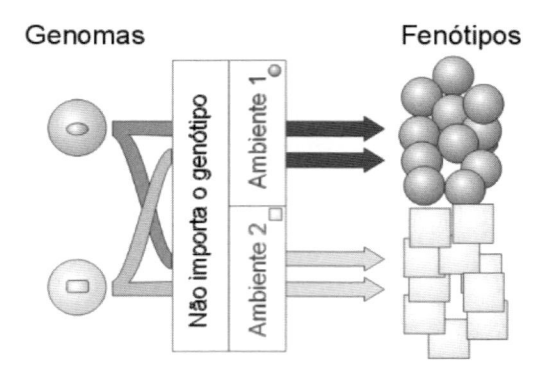

FIGURA 4.10. Representação de um modelo de determinismo ambiental: o ambiente determina as características finais, e a carga genética tem pouca ou nenhuma influência.

Hoje é intuitivo aceitar que, em diferentes graus, além da incerteza inerente aos processos biológicos (eventos aleatórios), é a interação entre o ambiente e o patrimônio genético do indivíduo que traz, como resultado final, a expressão de cada característica (figura 4.11).

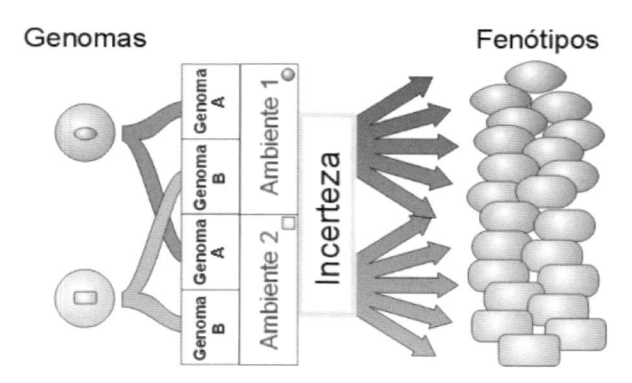

FIGURA 4.11. Representação de um modelo misto: genes e ambiente definem o fenótipo.

No modelo representado na figura 4.11 podemos observar que as características individuais formam um contínuo, e há indivíduos com fenótipos semelhantes que portam genótipos diferentes. Mesmo características condicionadas por poucos *loci* gênicos podem apresentar tal continuidade porque os fatores aleatórios e a influência do ambiente criam um tipo de "embaçamento" dos limites entre os fenótipos.

Uma das perguntas que a genética quantitativa procura responder é quanto da variação depende do genótipo e quanto do ambiente. Há características que são pouco moduladas pelo ambiente, como por exemplo a cor da íris ou o número de braços de um indivíduo de dada espécie, mas para a vasta maioria das outras (por exemplo: estatura, imunidade, temperamento, inteligência, tendência ao desenvolvimento de doenças como hipertensão, diabetes ou obesidade etc.) é obscuro separar-se seus componentes determinantes, o que seria de fundamental importância para o estabelecimento de políticas de saúde e educação mais efetivas.

Não é surpreendente que a abordagem deste tipo de problema seja estatística. Os dois elementos mais primários a se usar são uma medida do valor central (como a média aritmética) e uma medida de dispersão (como a variância). Um modelo pode levar em conta que a variância genotípica total (V_P) depende das variâncias genética (V_G) e ambiental (V_E) e de efeitos resultantes da interação entre ambas (V_X). A V_G, por sua vez, depende da variância aditiva (V_A), por dominância (V_D) e por interação gênica (V_I) conhecida como epistática (equação 4.2)

$$V_P = V_G + V_E + V_X \quad (4.2)$$
$$\text{onde} \quad (4.3)$$
$$V_G = V_A + V_D + V_I.$$

Para ilustrar, utilizaremos uma concepção mais simples (portanto mais didática, mas menos realista) em que consideraremos apenas $V_P = V_G + V_E$, e uma característica definida por um único *locus* e três alelos possíveis, A, B e C, em um animal diplóide, portanto há 6 genótipos possíveis (equação 4.1): AA, AB, AC, BB, BC e CC. O que estamos procurando estabelecer é quanto desta variabilidade fenotípica deve ser atribuída aos diferentes seis genótipos possíveis e quanto é devida às influências ambientais. Vamos admitir que a característica apresente variações mensuráveis e que possamos estabelecer sua distribuição de probabilidades (figura 4.12).

Caso pudéssemos determinar os genótipos dos indivíduos desta população, poderíamos definir as subpopulações componentes (figura 4.13).

Cada um dos genótipos tem sua média própria e alguma variação ao seu redor. Estas médias são diferentes entre si porque os genótipos são diferentes (corresponde à V_G) e as variações entre os indivíduos que têm o mesmo genótipo resultam do ambiente (corresponde à V_E). Neste exemplo, o cálculo de V_P, V_E e V_G é definido como aparece na tabela 4.3: V_E é a média, ponderada pela proporção da população portadora de cada genótipo, das variâncias observadas ao redor de cada genótipo; V_G é a variância dos valores centrais da distribuição de cada genótipo em relação ao total de indivíduos da população, considerando a mesma ponderação. A soma de ambas estima V_P.

86   Métodos Quantitativos em Medicina

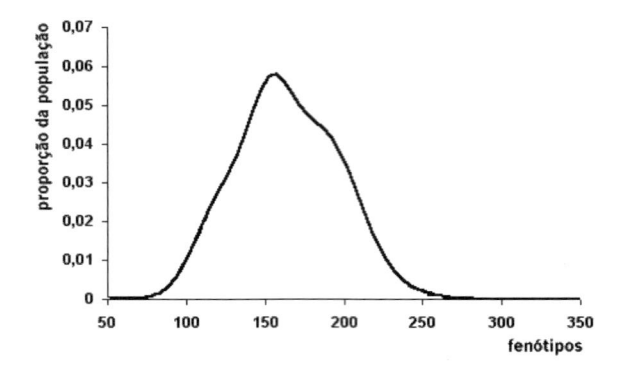

FIGURA 4.12. Representação da distribuição de probabilidades de uma característica contínua hipotética em uma população.

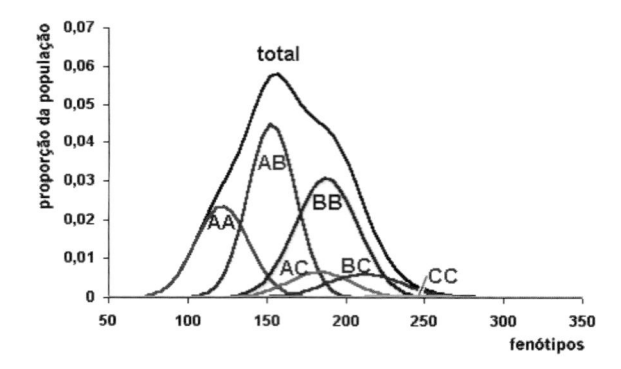

FIGURA 4.13. Evidenciando-se as subpopulações componentes da figura anterior.

4.5 Diversidade humana

Há espécies que apresentam maior ou menor variabilidade em seus fenótipos. Nossa espécie em particular, tendo se disseminado pelo globo em tempos remotos, adaptando-se a uma variedade de condições ambientais, apresenta uma grande diversidade (figura 4.14), o que leva a várias tentativas de se estabelecer definições e organizar classificações raciais, utilizadas para diferentes finalidades, desde o rastreamento das doenças hereditárias, passando por definições sociológicas interessantes para a reconstrução histórica da formação das diversas culturas humanas, até o uso por grupos que defendem práticas de eugenia.

Neste texto estamos interessados no ponto de vista da genética quanti-

4. Genética quantitativa: regras simples, complexidade e a variabilidade humana 87

Tabela 4.3. Exemplo de cálculo dos componentes da variância fenotípica total em que $V_P = V_G + V_E$

genótipo	média	variância	freqüência
AA	122,4	282,4	0,204
AB	153,9	229,3	0,348
BB	188,3	380,3	0,307
AC	183,8	392,0	0,065
BC	212,3	533,6	0,072
CC	240,0	-	0,004
média	164,5	$318,9 = V_E$	
variância	$157,2 = V_G$	$V_P = 476,1$	

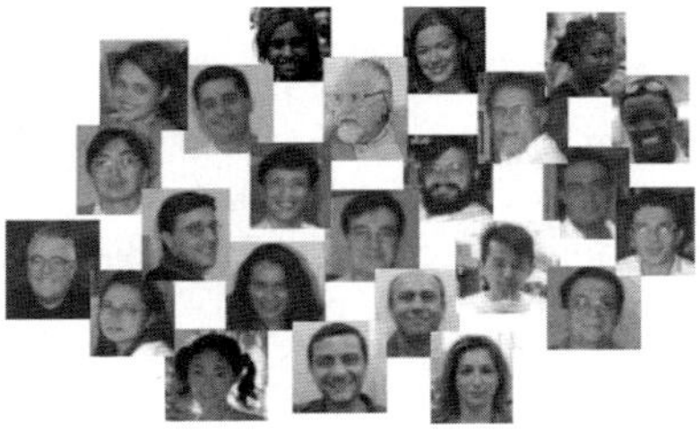

FIGURA 4.14. A diversidade humana.

tativa, no qual o conceito de raças não encontra apoio:

- cerca de 85% de toda a variância genética em humanos ocorre entre indivíduos do mesmo grupo étnico;

- outros 8% da variância devem-se a diferenças entre grupos como espanhois, italianos, ingleses etc.; e

- apenas 7% de toda a variância genética devem-se a diferenças entre as ditas "raças" como africanos, asiáticos, europeus.

Aparentemente, do ponto de vista da composição gênica, as características fenotípicas utilizadas classicamente para a definição das raças são uma parte pequena do patrimônio genético da espécie: isto significa que indivíduos de mesma raça diferem mais entre si do que o tipo médio desta raça e o tipo médio de uma outra raça qualquer.

Este conceito é consistente com as teorias evolucionárias, que são discutidas com maiores detalhes no capítulo 5, sobre evolução darwininiana, pois a adaptação fenotípica, além de recente, é função dos diferentes ambientes a que nossos respectivos antepassados estiveram submetidos e hoje, com o intercâmbio e facilidade de transporte progressivos, torna irrelevante qualquer atitude discriminatória. Além disto, os projetos de seqüenciamento e interpretação do genoma humano darão, em breve, a exata dimensão destas diferenças, mas o que se espera é encontrar uma grande proximidade entre os indivíduos que, esperamos, sirva como argumento para aumentar a tolerância e reduzir os conflitos entre os vários subgrupos de nossa espécie.

4.6 Herdabilidade

A herdabilidade estabelece qual a proporção da variância de uma característica (fenótipo) que é devida à variância genética e é dada pela equação 4.4[2].

$$H^2 = \frac{V_G}{V_P}. \tag{4.4}$$

Herdabilidade não é um conceito facilmente entendido, e há mais de um texto disponível procurando esclarecer sobre seus usos e mal-entendidos, incluindo alguns que podem ser consultados através da Internet [2] [3]; é importante notar que herdabilidade:

- não indica o grau em que uma característica é genética, mas a proporção de variação fenotípica que resulta de fatores genéticos;

- é específica para a população e ambiente que você está analisando.

Outra confusão comum ocorre entre características familiares e herdáveis. Espera-se que, se há genes envolvidos em uma característica, indivíduos relacionados devem ser mais correlacionados que quaisquer outros indivíduos entre si. Quando observamos uma família que tem indivíduos com características semelhantes, temos a tendência de lembrar de sua herança genética comum, mas isto é exagerado: compartilham também o mesmo ambiente e, possivelmente, hábitos, então as características observadas podem ser familiares, mas não necessariamente herdáveis. Por exemplo, pelagra, uma doença causada por falta de vitamina B, pode ocorrer em vários membros de uma família pobre com baixa ingestão de proteínas e vegetais frescos sem que exista nenhuma genética predisponente para desenvolver a doença: a ocorrência de pelagra é fortemente familiar, mas não hereditária.

Evidentemente, medidas de covariância estão estreitamente ligadas ao conceito de herdabilidade. Utiliza-se o coeficiente de correlação de Pearson (r) para estimar-se a herdabilidade em situações cuja herança genética é

---

[2] Esta é uma definição de herdabilidade em senso lato, considerando a proporção entre a variância gênica total em relação à variância fenotípica total; há modelos em que é mais conveniente utilizar-se apenas a variância gênica resultante de efeitos aditivos, conhecida na literatura especializada como herdabilidade em senso estrito. A discussão sobre as implicações do uso de cada uma das formas de se medir herdabilidade foge ao escopo deste capítulo.

4. Genética quantitativa: regras simples, complexidade e a variabilidade humana 89

mal conhecida e dependente de interações muito mais complexas do genótipo do que o exemplo de três alelos referido acima. Por exemplo, suponha que pretendêssemos avaliar a herdabilidade da estatura e, para isto, tomássemos uma amostra de grupos familiares e medíssemos a estatura dos pais e filhos do sexo masculino, com o que podemos estimar a covariância, uma medida da tendência de pais e filhos desviarem-se no mesmo sentido da média. Um exemplo numérico pode deixar mais claro: suponha as estaturas de pais e filhos vistas na tabela 4.4.

Tabela 4.4. Exemplo numérico de estaturas de pais e filhos para cálculo da covariância

par	pais	filhos
a	1,4	1,6
b	1,5	1,7
c	1,6	1,6
d	1,7	1,9
e	1,8	2,2
média =	1,6	1,8

par	diferença entre a estatura dos pais e a média dos pais	diferença entre a estatura dos filhos e a média dos filhos	covariância
a	1,4 - 1,6 = -0,2	1,6 - 1,8 = -0,2	-0,2 x -0,2 = 0,04
b	1,5 - 1,6 = -0,1	1,7 - 1,8 = -0,1	-0,1 x -0,1 = 0,01
c	1,6 - 1,6 = 0,0	1,6 - 1,8 = -0,2	0,0 x -0,2 = 0,00
d	1,7 - 1,6 = 0,1	1,9 - 1,8 = 0,1	0,1 x 0,1 = 0,01
e	1,8 - 1,6 = 0,2	2,2 - 1,8 = 0,4	0,2 x 0,4 = 0,08
		covar. total =	0,14
		r $\cong$	0,8682

$$r = \frac{\sum_{i=1}^{n}\left[(x_i - \overline{x})^2 (y_i - \overline{y})^2\right]}{\sqrt{\sum_{i=1}^{n}(x_i - \overline{x})^2 \sum_{i=1}^{n}(y_i - \overline{y})^2}} \quad (4.5)$$

onde

r é o coeficiente de Pearson

x_i, y_i corresponde a iésima estatura dos pais e dos filhos

$\overline{x}, \overline{y}$ corresponde a média da estatura dos pais e dos filhos

A estatura de cada pai difere de certo montante da média de estatura dos pais, e o mesmo ocorre para cada filho em relação à média respectiva.

A somatória dos produtos de ambas as diferenças é a covariância total. O coeficiente de correlação de Pearson, dado pela equação 4.5 (note que o numerador corresponde à covariância total e o denominador está relacionado à dispersão de pais e filhos em relação às suas respectivas médias), pode variar de -1 a +1: quanto mais próximo a zero, menos correlacionados estarão pais e filhos.

Entre pais e filhos ou entre irmãos há 50% de compartilhamento dos genes, 25% entre avôs e netos, 12,5% entre primos, e assim por diante. Comparar em que extensão o fenótipo é correlacionado com a extensão com que os genes são compartilhados é uma maneira de se estimar qual a participação dos genes nesta característica[4], mas esta tarefa não é assim tão simples porque há, como vimos, compartilhamento do ambiente e de hábitos familiares.

Em situações em que pudéssemos comparar indivíduos com a mesma genética (compartilhando 100% dos genes) e indivíduos com cargas parcialmente compartilhadas, poderíamos, em teoria, separar mais facilmente os componentes genéticos e ambientais. Gêmeos são, portanto, um experimento natural para medir herdabilidade: a correlação genética entre gêmeos monozigóticos é 1,0, e entre dizigóticos, 0,5 (como quaisquer irmãos). Dada uma determinada característica, estima-se a herdabilidade pela equação 4.6 onde r_m e r_d são os coeficientes de correlação entre os gêmeos mono e dizigóticos, respectivamente.

$$H^2 = \frac{r_m - r_d}{1 - r_d}. \quad (4.6)$$

Há, no entanto, diversas dificuldades para o estudo da herdabilidade com gêmeos. Em teoria espera-se que gêmeos compartilhem das mesmas influências ambientais, e por terem a mesma idade, os gêmeos dizigóticos contam com certa vantagem sobre a mensuração obtida a partir de quaisquer outros irmãos não gêmeos. Desta forma, toda a diferença encontrada entre gêmeos dizigóticos e idênticos deveria ser atribuída à influência genética. No entanto, é fácil imaginar que os pais podem tender a tornar o ambiente mais parecido para gêmeos idênticos, estimulando-os, vestindo-os e alimentando-os de maneira mais homogênea, do que o fariam para gêmeos dizigóticos, respeitando suas tendências individuais.

Tentando contornar estas dificuldades, foram realizados alguns estudos que procuraram gêmeos idênticos e não idênticos separados ao nascimento. No entanto isto não resolve tudo, pois podemos argumentar ainda que as famílias adotivas podem ser parecidas entre si, uma vez que a escolha feita pela instituição responsável pela adoção deve ter seguido os mesmos critérios para encontrar um lar para cada um deles.

Um trabalho conhecido como "Minnesota Twin Study" [6] utilizou centenas de pares de gêmeos: um deles, ao encontrar-se pela primeira vez aos 50 anos, descobriu que ambos eram bombeiros-chefes, apertavam a descarga do banheiro duas vezes, e casaram-se com mulheres chamadas Margareth;

é pouco provável que exista um gene para condicionar o casamento com Margareths, mas a vocação profissional e o comportamento obsessivo podem ser geneticamente influenciados. Alguns outros resultados deste estudo indicaram herdabilidade de 0,6 para alcoolismo e esquizofrenia. Outros estudos apontam herdabilidade para estatura = 0,94; peso corpóreo = 0,92; comprimento do braço = 0,87; QI = 0,53; extroversão = 0,50. Valores muito diferentes são encontrados a cada vez que se tenta reproduzir estes estudos, dependendo da população e da maneira de mensurar-se as características estudadas.

Muitos estudos, indevidamente utilizados por grupos interessados em eugenia, tentam estabelecer a correlação entre medidas da inteligência e raças humanas. Imagine, por exemplo que o QI para a população norte-americana branca resultasse em média=100, e para a população negra, média=85, com H^2=0,6. Partidários da eugenia interpretariam que a diferença de QI era, então, genética, nada poderia ser feito e, portanto, esforços e gasto de dinheiro para a educação de negros deveriam ser contidos. Suponha que medidas da pressão arterial mostrassem o reverso: brancos=85, negros=100, com a mesma herdabilidade: médicos poderiam considerar que negros fumavam mais, sofriam maior estresse e tinham pior dieta, portanto estariam indicadas medidas legais, preventivas e de saúde pública para que esta situação viesse a ser resolvida. No entanto, ambiente desfavorável parece ter poderosa influência sobre o QI de uma população [5], portanto a explicação relacionada à maior pressão arterial deve ser aplicada, em primeiro lugar, a ambos os casos. É necessário muito cuidado ao interpretar-se estudos de herdabilidade.

Os estudos em famílias baseado em seus fenótipos, embora dêem algumas indicações sobre as bases genéticas de características quantificáveis, têm óbvios problemas porque os ambientes são também correlacionados e os modelos de herdabilidade costumam considerar, para sua tratabilidade matemática, que os cruzamentos sejam aleatórios e que não exista correlação entre os ambientes aos quais os pais e os filhos estejam submetidos (os filhos devem estar dispersos em uma variedade de ambientes, de forma que a influência ambiental média seja zero) [4] [7]. Evidentemente, no mundo real, dificilmente observamos estas condições. É possível conceber modelos mais complexos, mas a incerteza sempre aparecerá em outro nível ou o modelo exigirá a inclusão de variáveis de difícil mensuração. Em vista disto, a tendência atual é fazer o reverso: em vez de inferir a genética a partir do fenótipo, investiga-se o DNA diretamente à procura dos genes, o que constitui o principal objetivo dos "projetos Genoma" em andamento.

4.7 Leitura recomendada

Falconer DS. *Introduction to Quantitative Genetics*, 2nd ed., New York, 1981

> Esta obra é composta por dois livros, de texto e de exercícios, o que a torna interessante para quem quiser aprofundar-se e conhecer exemplos para as aplicações da genética quantitativa.

4.8 Referências bibliográficas

[1] Anderson R.M, May R.M. *Helminth infections of humans: mathematical models, population dynamics, and control.* Advance in Pathology, 24:1-101, 1985.

[2] Pollack J. *Heritability.* <URL:http://www.workingdogs.com/doc0189.htm>, acesso em 2002.

[3] Bindon J. *Patterns of human variability: the concept of race,* <URL:http://www.as.ua.edu/ant/bindon/ant101/lectures/race/race1.htm>, acesso em 2002.

[4] Jones S. *Introduction to Human Genetics - Lectures on quantitative genetics* <URL:http://www.ucl.ac.uk/biology/teaching/b241a.htm/>, acesso em 2002.

[5] Dickens WT, Flynn JR. *Heritability estimates versus large environmental effects: the IQ paradox resolved.* Psychological Review,108(2):346-369, 2001.

[6] Lykken DT et alli. *Minnesota Twin Family Study.* <URL:http://www.psych.umn.edu/psylabs/mtfs/>, acesso em 2002.

[7] Smith JM. *Evolutionary Genetics.* Oxford University Press. 1989

[8] McCulloch R. *The races of humanity.* <URL:http://www.racialcompact.com/>, acesso em 2002.

[9] Kreger D. *The concept of human races: uses and problems.* <URL:http://www.modernhumanorigins.com/anth372.html>, acesso em 2002.

5

Evolução darwiniana: aspectos médicos

Paulo Sérgio Panse Silveira

5.1 *Lamarckismo* e *darwinismo*

Exemplos, de grande importância histórica, de modelos que vêm sendo validados e aprimorados ao longo do tempo são as teorias evolucionárias. Partindo da observação da variedade de espécies, de suas semelhanças e diferenças, de suas maneiras de aproveitar os recursos do ambiente, e dos registros fósseis que guardam semelhança com as espécies vivas, sentiu-se a necessidade de construirem-se modelos que explicassem e integrassem todas as observações em conjuntos compreensíveis.

A teoria hoje conhecida como *lamarckismo* é uma versão muito modificada da que foi apresentada por Jean-Baptiste Lamarck (1744-1829), e não podemos descartá-la como incorreta por duas razões principais: não é tão obviamente falsa quanto em geral se propaga e é a única alternativa ao *darwinismo* para explicar-se a natureza adaptativa da evolução [1]. Lamarck acreditava que os indivíduos podem adaptar-se ao ambiente, tornando-se mais aptos a sobreviver. Caso esta adaptação fosse relevante para a evolução, seria herdada pela próxima geração, através de um mecanismo de "uso e desuso" que selecionaria as características evolutivas favoráveis. Costuma-se imaginar que o *darwinismo* difere do *lamarckismo* por ter rejeitado este ponto de vista, o que é falso, como veremos a seguir.

Charles Darwin (1809-1882) postulou em 1859 que todos os organismos existentes na Terra hoje vieram de um ou poucos ancestrais comuns, organismos comparativamente simples, através de um processo evolucionário que denominou de seleção natural [2]. Organismos vivos multiplicam-se e apresentam variações, algumas das quais modificam, para mais ou para menos, suas aptidões para sobreviver, e as características parentais são herdadas pela geração seguinte. Conseqüentemente, os indivíduos cujas características os tornam mais aptos a sobreviver em determinado ambiente tendem a deixar maior número de descendentes e, como as características são herdáveis, a distribuição das mesmas em uma população muda ligeiramente de uma geração para a seguinte. Este processo, aplicado repetidamente, tem como conseqüência a instalação do processo evolutivo que leva, por fim, a sistemas muito complexos, representados pelas comunidades de seres vivos espalhadas pelo planeta.

A teoria da evolução segundo Darwin pode se sintetizada pelos seguintes pontos fundamentais:

- Os organismos modificam-se com o passar do tempo, e os que vivem hoje são diferentes dos que viveram no passado, muitos dos quais estão extintos. Os registros fósseis fornecem ampla evidência deste ponto de vista.

- Os organismos derivam de ancestrais comuns por um processo de ramificação. Com o tempo, populações divergem em espécies diferentes, relacionadas porque têm um ancestral comum. Isto explica porque espécies similares tendem a ocorrer na mesma região geográfica.

- As mudanças são graduais e lentas. Isto é apoiado pelo registro fóssil e é consistente com o fato de que nenhum naturalista observou o aparecimento de uma nova espécie.

- O mecanismo das mudanças evolucionárias é a seleção natural.

Um engano comum dos estudantes, trazido pelas noções de biologia do curso secundário, é a ênfase excessiva na "morte do mais fraco". Não é através da mortalidade diferencial que a seleção natural atua, mas através de natalidade diferencial. Indivíduos são mortais, mas suas características são imortais, ao menos potencialmente. Para que uma característica permaneça indefinidamente em uma população é necessário que seja transmitida de uma geração para outra. Uma vez que a prole foi gerada, os seres parentais, mesmo morrendo, não produzem efeitos na seleção natural, a não ser que pudessem deixar ainda maior número de descendentes: a morte só tem importância, neste contexto, na medida em que interrompe a reprodução. Com o tempo as características herdadas pelo maior número de descendentes tendem a disseminar-se pela população e as outras, suas concorrentes, tendem a tornarem-se mais raras e, eventualmente, desaparecerem.

Neste capítulo, no entanto, que tem caráter introdutório, ilustraremos estas questões com alguns modelos simplificados, quase caricatos, mais adiante. Mesmo com estes sistemas, como já é de se esperar a esta altura, haverá o surgimento de resultados comparativamente complexos. Alertamos o leitor para que não tome o comportamento observado através destas caricaturas como leis estabelecidas e que tomem condutas baseadas nestes conhecimentos. É importante lembrar que, com conjuntos de regras mais complexos, sistemas potencialmente ainda mais complexos surgirão, e que para chegar ao ponto de intervir na dinâmica destes sistemas com segurança, técnicas mais elaboradas podem ser necessárias, algumas das quais serão discutidas ao longo deste livro.

5.2 Fenótipo, seleção natural, genótipo e mutações

Lamarck e Darwin oferecem, ambos, um modelo que explica a adaptabilidade e a evolução das espécies, mas o fazem através de mecanismos diversos: o primeiro postula que as características adquiridas são incorporadas às gerações seguintes e o segundo que, frente a variantes de uma característica, a mais vantajosa sobressai por ser selecionada. Para esclarecermos porque o *lamarckismo* não é a postura mais difundida hoje, uma breve recordação sobre os mecanismos envolvidos na transmissão de informação entre gerações é necessária.

O DNA e o RNA têm estruturas similares, cujas moléculas mais importantes do ponto de vista de codificação de informações são os nucleotídeos associados à uma base purínica ou pirimidínica (figura 5.1).

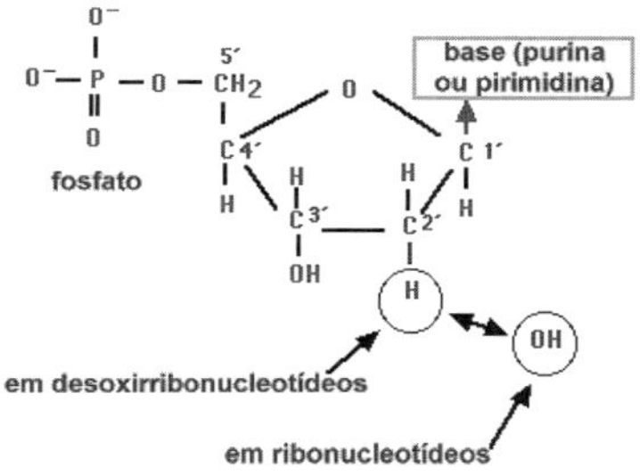

FIGURA 5.1. Estrutura básica de um nucleotídeo destacando a diferença entre os nucleotídeos presentes no DNA e no RNA (modificado de Kimball [5]).

As cinco bases existentes ocorrem no DNA e no RNA, três das quais são comuns a ambos (figura 5.2).

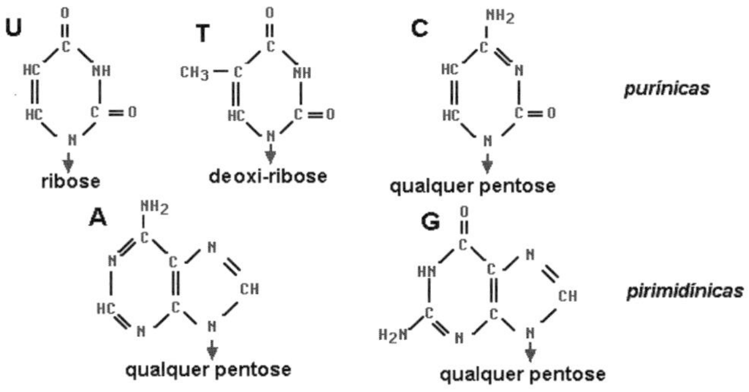

FIGURA 5.2. Bases encontradas no DNA e no RNA: purínicas (uracila, timina e citosina) e pirimidínicas (adenina e guanina), sendo que uracila somenta aparece em moléculas de RNA e Timina em DNA (modificado de Kimball [5]).

A estrutura do DNA é uma fita dupla, em hélice, como se fosse uma escada retorcida: os nucleotídeos fazem o papel das laterais da escada, ligados covalentemente entre si, conferindo resistência à estrutura, e as ligações iônicas, mais fracas, que ocorrem entre as bases A-T e C-G, correspondem ao degraus (figura 5.3)

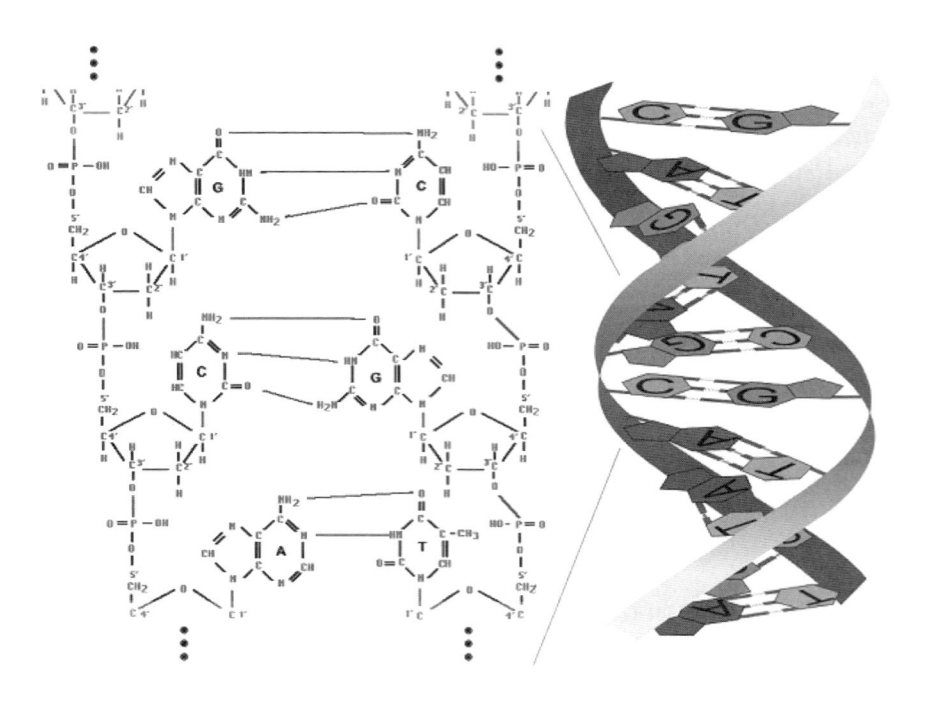

FIGURA 5.3. Modelo da estrutura do DNA na forma de uma escada retorcida, mostrando a ligação entre os nucleotídeos através dos grupamentos fosfato e o pareamento entre as bases C e G e entre A e T (modificado de Deerfield [4]).

O RNA apresenta-se em uma fita única. Diferentes tipos de RNA são produzidos a partir do DNA: o RNA ribossômico que compõe a estrutura dos ribossomas, o RNA transportador e o RNA mensageiro (figura 5.4[1]).

O dogma central da genética (figura 5.5) apresenta o DNA como uma molécula que pode ser multiplicada (replicação) e que também pode ser utilizada para transmitir sua informação para o RNA (transcrição), que resulta na seqüência de ácidos de uma proteína (translação)[2]. Cada seqüência

---

[1] No endereço http://www.ncc.gmu.edu/dna/ANIMPROT.htm, que faz parte de um tutorial apresentado por Petty [6], encontra-se uma animação muito didática da síntese proteica.

[2] Em uma proteína (uma cadeia peptídica) os aminoácidos são encadeados por ligações

5. Evolução darwiniana: aspectos médicos   97

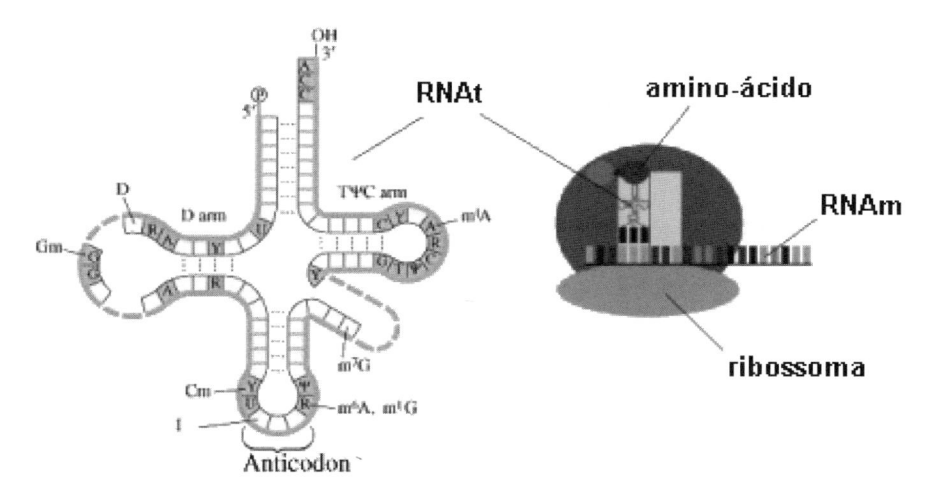

FIGURA 5.4. Esquema da translação mostrando o acoplamento do RNA transportador (RNAt) ligado a aminoácidos com o RNA mensageiro (RNAm) no sítio de leitura do ribossoma (modificado de Petty [6]).

de resíduos, por sua vez, tem uma maneira específica de organizar-se espacialmente (estruturas secundária, terciária e quaternária de uma proteína) que lhe permite adquirir sua funcionalidade.

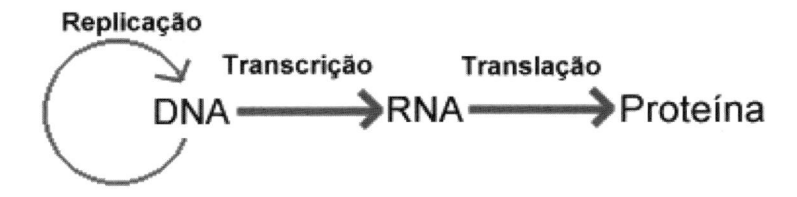

FIGURA 5.5. O dogma central da genética: o DNA é uma molécula capaz de replicação para produzir novas cópias de si mesma; pode ser transcrita, para produzir RNA, responsável por levar esta informação ao citoplasma celular; através do processo de translação a informação do RNA indica a seqüência de aminoácidos de uma proteína.

Mutações são erros ocorridos no processo de replicação do DNA. A replicação é muito precisa e, como existem mecanismos celulares que podem reparar erros imediatamente após sua ocorrência, há apenas uma falha a

---

covalentes entre o átomo de carbono do grupo carboxi de um aminoácido e o átomo de nitrogênio do grupo amino do seguinte, liberando-se uma molécula de água nesta ligação; portanto, a rigor, é mais correto dizer que uma proteína tem 100 resíduos que 100 aminoácidos.

cada 10^9 bases replicadas. Existem vários tipos de mutação, que vão desde a substituição de uma única base (mutações pontuais) até perdas ou inversões de segmentos inteiros do DNA. O processo de transcrição, por outro lado, apresenta uma falha a cada 10^4 cópias. Evolutivamente o DNA deve ter sido eleito como a molécula mantenedora da informação porque é mais conservador (uma fita pode servir como um "espelho" da outra e ser utilizada pelo sistemas enzimáticos de reparo de erros). Os erros no RNA não comprometem o organismo porque, nas espécies superiores, não são propagados de uma geração para outra: um RNA mal formado não é utilizado, ou produz proteínas não funcionais que são degradadas pela célula.

Diz-se que o código do DNA é "degenerado" porque, como cada três bases correspondem a um códon e existem 4 bases possíveis, há 64 códigos (4^3) disponíveis para 20 aminoácidos (figura 5.7)[3]. Mais de um códon codifica o mesmo aminoácido. Metionina (AUG) é, também, o código de início de uma proteína e há três códigos (UGA, UAA, UAG) que indicam o final de uma cadeia peptídica. Com isto, há possibilidade para a ocorrência de mutações pontuais neutras, cujo código alterado continua correspondendo ao mesmo aminoácido.

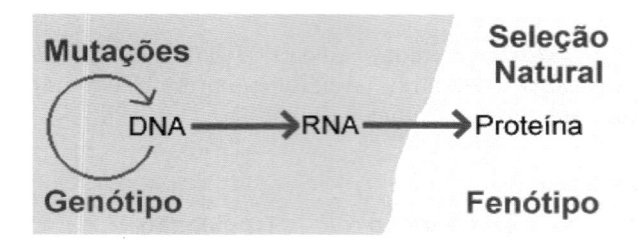

FIGURA 5.6. O dogma central da genética em relação ao processo evolutivo: mutações ocorrem no genótipo, mas a seleção natural atua apenas no fenótipo.

Esta breve recordação é necessária para situarmos a seleção natural em relação aos mecanismos genéticos. O DNA, que corresponde ao genótipo, é o portador da informação que se transmite de geração a geração. As proteínas, por outro lado, são as moléculas que conferem as características expressas por um organismo em seu ambiente, isto é, correspondem ao fenótipo. A seleção natural atua sobre a capacidade adaptativa de um organismo, portanto considera apenas seu fenótipo (figura 5.6). Para que organismos mais adaptados apareçam, mutações são necessárias, e estas ocorrem apenas no genótipo. Apenas porque o genótipo relaciona-se par-

---

[3] O código apresentado na figura 5.7 é usado pela maioria dos organismos, mas há alguns que utilizam versões ligeiramente modificadas. Além disso, na natureza encontram-se os 20 aminoácidos listados, mas há alguns outros que podem estar presentes excepcionalmente.

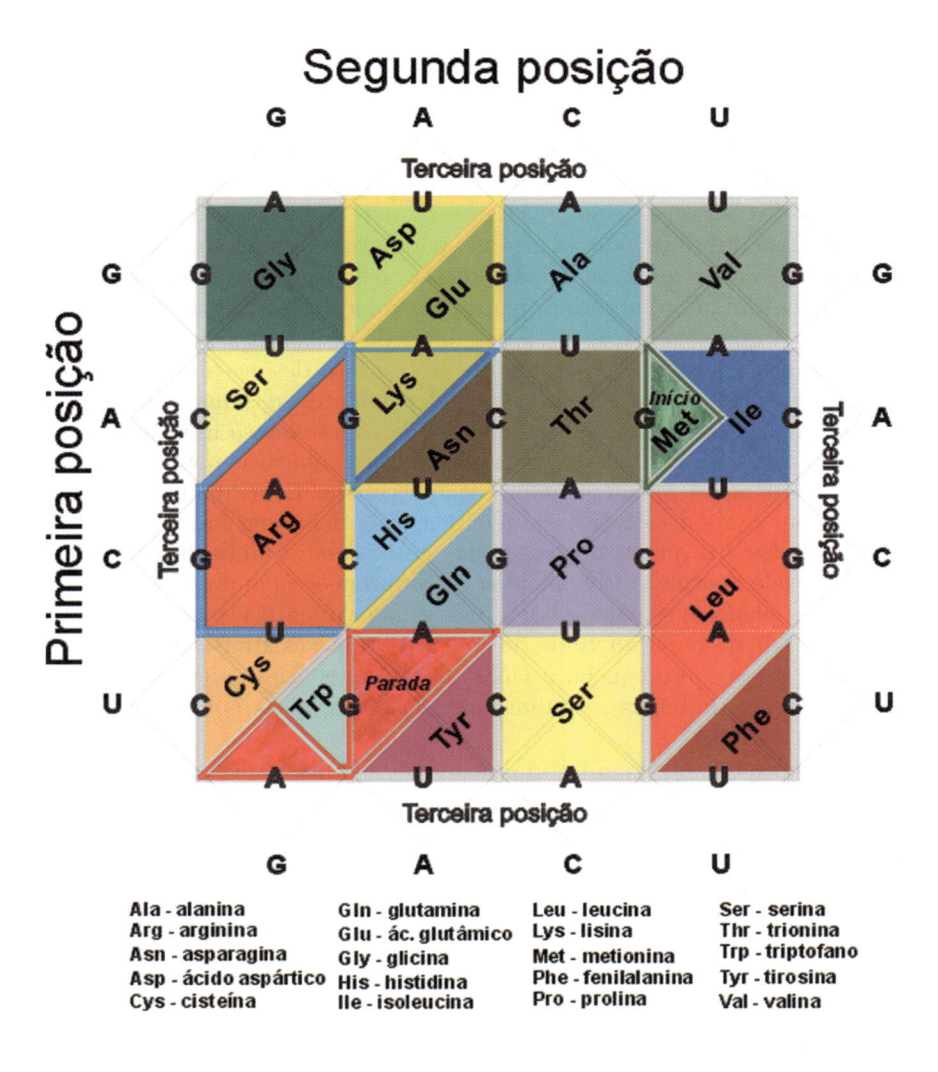

FIGURA 5.7. Correspondência entre códons de RNA e aminoácidos. Observe que (a) diferentes códons podem codificar o mesmo aminoácido; por exemplo, há 6 códons para arginina (Arg): CGA, CGC, CGU, CGG, AGA e AGG; (b) metionina (AUG) é o primeiro resíduo e (c) há três códons (UGA, UAA e UAG) que indicam o final de uma seqüência peptídica.

cialmente com o fenótipo, as mutações favoráveis têm maior probabilidade de serem transmitidas para a geração seguinte. Características adquiridas (que não dependem do genótipo) ou as mutações que não redundam em uma modificação fenotípica não são incorporadas a uma espécie através da seleção natural.

Darwin nada sabia sobre genes ou cromossomas, e sua teoria não explica qual o mecanismo da transmissão destas características. Chegou a aceitar a possibilidade do "uso e desuso" de Lamarck, mas rejeitou que os organismos tivessem uma direção evolutiva inerente para formas mais complexas e aprimoradas de vida como Lamarck acreditava. Afirmou, corretamente, que é a seleção natural a promotora principal da evolução. Foi August Weismann (1834-1914) que veio a rejeitar a possibilidade de herança das características adquiridas, baseando seu argumento no fato de que um organismo, a partir do ovo, gera dois processos independentes: o *soma* (seu corpo) e uma linhagem germinativa. O *soma*, onde acumulam-se as características adquiridas, virá a morrer, e a linhagem germinativa, potencialmente imortal, propagará apenas a informação recebida. Esta hipótese está de acordo com o dogma central da genética, mas deixa em aberto algumas possibilidades: nas plantas, a separação entre *soma* e linhagem germinativa pode não ocorrer (várias plantas reproduzem-se quando partes de seu *soma* são isolados e replantados); a linhagem germinativa, para ser produzida, depende da nutrição vinda do *soma*, portanto existe possibilidade de influência deste sobre aquela; o DNA, para ser replicado, depende de enzimas (que são proteínas), portanto alterações proteicas podem promover alterações do DNA.

Há enzimas que ocorrem naturalmente em algumas espécies, capazes de produzir DNA a partir do RNA (conhecidas como transcriptases reversas), portanto o esquema da figura 5.6 pode ser alterado apresentando uma seta de ponta dupla entre o DNA e o RNA. No entanto, não se conhece uma enzima que decodifique uma proteína em seu RNA mensageiro, e este é o principal motivo pelo qual o *lamarckismo* não tem encontrado evidência experimental: seria necessário que a característica adquirida (que, em última análise, implicasse em alterações nas proteínas envolvidas) dispusesse de um mecanismo para gerar o DNA correspondente, codificando a alteração fenotípica adquirida para incorporá-la ao patrimônio genético da geração seguinte; não fosse assim, as alterações proteicas poderiam, no máximo, perturbar a replicação e causar mutações ao DNA de maneira um tanto inespecífica.

Por outro lado, existem alguns raros exemplos de características adquiridas que são herdadas pelas gerações subseqüentes mesmo quando o estímulo ambiental desaparece, mas estas exceções podem ser explicadas por ativação/desativação ou amplificação da expressão dos genes mais do que pelo surgimento de novos genes induzidos por "uso e desuso". Uma exceção importante ocorre em ciliados: há padrões complexos da cobertura ciliar da superfície destes protozoários que, uma vez alterados por acidente ou cirurgicamente, passam a ter este padrão alterado herdado por gerações subseqüentes [1]; no entanto não se conhecem mecanismos comparáveis em outros animais, e este mecanismo não envolve alteração do DNA: é algum outro mecanismo de hereditariedade, que poderia sofrer os efeitos previstos pelo *lamarckismo*.

Suponhamos por um momento que os mecanismos postulados por Darwin e Lamarck coexistam, contribuindo para a evolução. Porém, atualmente, o segundo é mais raro, senão atípico, e poderíamos perguntar o porquê desta diferença de difusão na natureza. Imaginando um momento inicial em que ambos os sistemas existissem na natureza, os animais que adotassem uma e outra estratégia estariam competindo entre si. No entanto, a maioria das alterações fenotípicas não são adaptativas, mas resultado de injúria, doença ou envelhecimento e os animais cujos mecanismos permitissem "copiar" estas alterações das proteínas para o RNA e DNA e as transmitissem aos descendentes teriam mais prejuízo que benefício, e tenderiam a desaparecer por seleção natural. Ao longo de gerações as espécies sobreviventes, das quais descendemos, seriam aquelas que seguissem o "dogma central" já mencionado.

O casamento da teoria *darwiniana* com a genética veio mais tarde [3], destacando-se Julian Huxley (1887-1975), Sewall Wright (1889-1988), Ronald A. Fisher (1890-1962) e John B. S. Haldane (1892-1964) como figuras proeminentes, e é conhecido como *neo-darwinismo*, pois os mecanismos evolutivos têm uma complexidade maior do que Darwin poderia conceber. O que passa de geração a geração é informação (o genótipo, através do DNA), mas o que determina o sucesso (a probabilidade) para que esta informação seja transmitida é a expressão desta informação (o fenótipo). Genótipo e fenótipo não são ligados de uma forma 1 para 1: diferentes genótipos podem apresentar fenótipos semelhantes ou diferentes, e há alterações genotípicas que podem não ter expressão alguma. Além disyo, há influências ambientais na formação do fenótipo e interferência da reprodução sexuada, que aumenta a variabilidade mas pode envolver preferências na escolha dos parceiros, impedindo que a característica mais adaptada prevaleça. Características deletérias podem ser selecionadas favoravelmente quando associadas com características vantajosas. A seleção natural não é um mecanismo infalível que conduz aos melhores e mais perfeitos organismos concebíveis. Faz apenas o possível, e não pode atuar em quaisquer condições. Além disso, salvo as exceções mais clássicas, uma característica não está associada a um único *locus* gênico que pode ser ocupado por dois alelos concorrentes: a maior parte depende de sistemas sofisticados com estrutura e metabolismo complexo, compostos por cadeias proteicas que dependem de inúmeros genes atuando simultaneamente através de mecanismos reguladores incompletamente conhecidos.

Adotar o "dogma central" como peça fundamental do raciocínio científico não significa acreditar que apenas a herança genética importa para o futuro de uma espécie. Nós, por exemplo, apresentamos uma exceção: a herança cultural, adquirida, é propagada de geração a geração. Pode-se argumentar, porém, que esta é uma função resultante de um sistema nervoso central sofisticado, desenvolvido pelas forças da seleção natural, portanto, o restante deste capítulo admitirá o ponto de vista *darwiniano* como verdadeiro.

5.3 Causas da evolução

Podemos conceituar evolução, do ponto de vista da genética quantitativa, como as alterações, ao longo do tempo, da composição genética de uma população. Evolução não significa necessariamente "melhoria": qualquer alteração da composição genética será denominada de evolutiva. Para que a evolução ocorra, isto é, para que esta composição se altere, alguns mecanismos existem: seleção natural, mutações, migração, recombinação, flutuações aleatórias e reprodução sexuada. De todas estas causas a seleção natural é a mais importante. Nesta seção comentaremos brevemente sobre as quatro últimas e, a seguir, vamos nos deter nas mutações e na seleção natural.

Migração (entrada ou saída de indivíduos de uma população) obviamente alterará a composição genética de uma população caso os indivíduos imigrantes portem genes estranhos ou infreqüentes na população receptora, ou os emigrantes sejam, por algum motivo, portadores de genótipos que os remanescentes não possuem.

Recombinação, o processo que faz com que os seres vivos diplóides não propaguem à prole o patrimônio genético fornecido exclusivamente pelo pai ou pela mãe, mas uma mistura de ambos (pareando-se os cromossomas e promovendo-se *crossing-over* na produção dos gametas), é mais produtor de diversidade que propriamente causa da evolução. Por outro lado a recombinação não é uniforme para todos os *loci* gênicos, e, em associação com os mecanismos da seleção natural, um gene portando um alelo deletério fortemente associado a um outro que confira vantagem adaptativa ao seu portador (isto é, pela proximidade na fita de DNA, a probabilidade de ocorrer *crossing-over* entre os dois *loci* é pequena) pode vir a ser disseminado pela população.

Flutuações aleatórias são importantes em populações pouco numerosas, quando alterações não adaptativas podem, ao acaso, preponderar em uma população.

A reprodução sexuada interfere muito com os aspectos evolutivos mas sua análise foge ao escopo deste capítulo. Genericamente sua influência se dá porque as preferências dos indivíduos na busca por parceiros para acasalar não leva em conta todas as características dos indivíduos. Com isto, dependendo de outros genes que os escolhidos portem, características que não têm relação direta com sua adaptabilidade ao ambiente, podem vir a ter sua freqüência alterada ao longo de gerações [7].

5.4 Evolução por mutações

Normalmente pensamos em mutações como o substrato das variações (um alelo produzindo variantes) sobre o qual a seleção natural atua e, a partir deste mecanismo, a composição gênica da população viria a ser alterada. No entanto, mesmo que não existisse seleção natural, a simples existência das mutações poderia promover evolução.

Para ilustrar como a freqüência gênica iria se alterar pela ação exclusiva das mutações, vamos adotar o caso mais simples possível, de um *locus* com dois alelos possíveis, A e B, e que uma única mutação transforme um dos alelos no outro. Existem taxas de mutação μ de A para B e ν de B para A (figura 5.8) que correspondem à parcela de alelos que se convertem no outro tipo entre uma geração e outra.

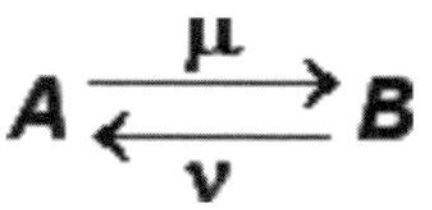

$$A \underset{\nu}{\overset{\mu}{\rightleftarrows}} B$$

FIGURA 5.8. Representação da mutação do alelo A para o alelo B e vice-versa, e suas respectivas taxas de mutação.

Caso uma população portadora do alelo A seja majoritária, mas μ seja maior que ν, ao longo do tempo o alelo A desaparecerá e o alelo B preponderará nesta população. Podemos calcular o ritmo de substituição de A por B: seja p a freqüência de A na população, e μ muito maior que ν, de forma que desprezaremos a mutação de B para A (apenas por simplificação, mas é justificável: suponha que a perda de uma base de A produza o alelo B - é muito mais fácil que isto ocorra do que uma base venha a ser "recolocada" na posição correta para que B produza A). Dada a freqüência de A no instante de tempo inicial, p_0, devemos esperar $p_0(1-m)$ na próxima geração, $p_0(1-m)^2$ duas gerações depois etc. O processo repete-se indefinidamente, e chegamos à fórmula geral apresentada na equação 5.1.

$$\begin{aligned} p_1 &= (1-\mu)p_0 \\ p_2 &= (1-\mu)p_1 = (1-\mu)^2 p_0 \\ &\ldots \\ p_t &= (1-\mu)^t p_0. \end{aligned} \quad (5.1)$$

Com algumas transformações aritméticas simples, podemos calcular o tempo necessário para que determinada mudança ocorra (equação 5.2).

$$\frac{p_t}{p_0} = (1-\mu)^t \quad (5.2)$$

$$\log\left(\frac{p_t}{p_0}\right) = \log\left[(1-\mu)^t\right] = t\log(1-\mu)$$

$$t = \frac{\log\left(\frac{p_t}{p_0}\right)}{\log(1-\mu)}.$$

De acordo com este modelo simplificado, por exemplo, para que um alelo A que ocorra em 90% dos *loci* gênicos disponíveis em uma população passe a ocorrer em apenas 10%, com uma taxa de mutação de A para B de 10^{-6} por geração, é necessário que se passe o tempo equivalente a $2,2 \times 10^6$ gerações. Quanto mais alta a taxa de mutação, mais rapidamente esta evolução ocorrerá (figura 5.9).

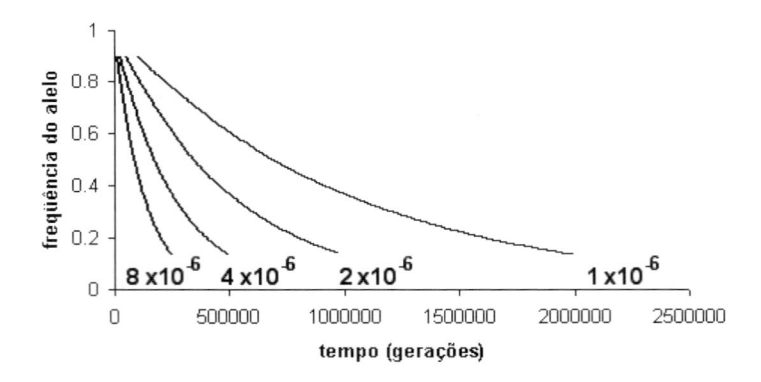

FIGURA 5.9. Substituição de um alelo hipotético por outro com diferentes taxas de mutação.

O processo de substituição é lento. Mesmo taxas de mutação tão altas quanto 10^{-3} consumiriam tempo que estaria na mesma ordem de grandeza do tempo de existência de nossa espécie para produzir mudanças expressivas na composição gênica em relação a um único alelo, e não pode explicar isoladamente a evolução e a variedade existentes nos sistemas biológicos atuais. Além disso, esta substituição de um alelo por outro não é adaptativa: ocorre mesmo que os dois alelos confiram o mesmo fenótipo, ou, hipoteticamente, mesmo que o alelo B fosse desvantajoso em relação a A: como este mecanismo não ocorre isoladamente, haverá influência da seleção natural caso exista diferença da adaptabilidade conferida ao portador de cada um dos alelos.

5.5 A seleção natural é rápida?

Estima-se que o genoma humano tem de 80.000 a 100.000 genes, cada um deles correspondendo a uma proteína diferente. Uma proteína de tamanho médio tem 1000 resíduos e 1 aminoácido é codificado por 1 códon (3 bases), portanto o genoma humano tem cerca de 3×10^8 pares de bases que codificam aminoácidos. Em média, um cromossoma tem 100.000.000 de bases, portanto em 23 cromossomas há um total de $2,3 \times 10^9$ pares de bases, então, de acordo com esta estimativa, apenas cerca de 13% do DNA codifica alguma proteína (não estamos levando em conta as mitocôndrias que possuem DNA próprio)[4]. A função do restante do DNA não está esclarecida, e muitos acreditam que é apenas "lixo" evolutivo - DNA que nada codifica mas que, também, não causa prejuízo ao seu portador e, portanto, não pode ser eliminado pela seleção natural, enquanto outros supõem que existam funções ainda não esclarecidas. Considerando-se a hipótese de que grande parte do DNA pode não ser funcional, as mutações, em sua maioria, seriam neutras porque atingiriam este DNA não utilizado ou atingiriam áreas envolvidas na transcrição mas contar-se-ia com o código degenerado (figura 5.7, página 99). Das restantes, a maioria é deletéria para seu portador e apenas a pequena parcela que confere vantagem ao fenótipo é a que pode ser acumulada ao longo de gerações pelos mecanismos da seleção natural.

Mesmo assim, uma determinada seqüência funcional de 3×10^8 é um número respeitável e, à primeira vista, improvável, no sentido de que um tempo de seleção enormemente longo deve ter sido necessário para que, a partir de organismos primitivos, uma estrutura complexa como um mamífero tenha vindo a se desenvolver.

Normalmente pensa-se na lentidão dos processos de seleção natural. Um exemplo didático para demonstrar que este conceito não deve ser cultivado pode ser dado através de uma analogia. Suponha que desejemos que uma frase qualquer como, por exemplo, "seleção natural", seja escrita por um macaco datilógrafo. Ofereceremos a este macaco um teclado simplificado, com as 26 letras, 10 dígitos, barra de espaço e o ponto, em um total de 38 teclas. Supondo que nosso macaco não tenha sido alfabetizado, que esteja altamente interessado em interagir com o teclado, e que não consideraremos a acentuação nem diferenciaremos letras maiúsculas de minúsculas, qual a probabilidade do macaco datilografar, ao acaso, a frase desejada?

"SELECAO NATURAL" tem 15 caracteres (14 letras e um espaço), e podemos calcular esta probabilidade: há 1 chance em 38 para o macaco acertar a primeira letra, 1 chance em 38^2 de acertar as duas primeiras letras,

---

[4]Mais recentemente, técnicas ligadas ao estudo do genoma estimaram que são 30.000 genes, 9×10^7 pares de bases e apenas 4% do DNA expressar-se-ia na forma de proteínas. Para o argumento exposto neste capítulo é irrelevante discutir qual a estimativa mais correta, o que será esclarecido no futuro.

e assim por diante. Para acertar a frase completa, então, a probabilidade é dada pela equação 5.3.

$$\frac{1}{38^{15}} \cong \frac{1}{5 \times 10^{23}}. \tag{5.3}$$

Este número é pequeno, mas fora da nossa capacidade emocional de compreensão, portanto podemos usar uma comparação para nos dar melhor noção de sua grandeza: se o macaco fizer uma tentativa por segundo (datilografando 15 letras por segundo), levará cerca de 5×10^{23} segundos, em média, para acertar a frase uma vez. Considerando que nosso universo tem 15 bilhões de anos (cerca de $4,7 \times 10^{17}$ segundos), o macaco produzirá um acerto aproximadamente a cada 1 milhão de vezes o tempo de existência do universo, isto é, mais que 15 quatrilhões de anos. Como o DNA foi, então, "escrito" em um tempo estimado de cerca de apenas 4 bilhões de anos? Mesmo considerando que o "alfabeto" aqui tem apenas 4 letras, a "frase humana" do DNA é escrita com 3×10^8 letras (com um teclado ATCG a probabilidade de datilografar uma seqüência determinada é de 1 em $4 \times 10^{300.000.000}$), e o tempo requerido pelo acaso seria muitas (e muitas) ordens de grandeza maior do que 15 quatrilhões de anos. Devemos atribuir à seleção natural esta rapidez?

Um modelo computacional pode ser utilizado aqui porque o computador é mais paciente que o macaco, e é mais fácil de ser mantido interessado na tarefa. Podemos gerar as frases ao acaso (através de um gerador aleatório, como descrito para os autômatos celulares no capítulo 4, de genética quantitativa, seção 4.3). Como demonstramos, o tempo que teríamos que aguardar para um único acerto seria proibitivo, mesmo utilizando os computadores mais potentes disponíveis hoje. Alternativamente podemos utilizar uma imitação do mecanismo de seleção natural: a primeira frase será gerada aleatoriamente, como feito pelo nosso computador-macaco; daí em diante esta frase gerará uma prole e cada um de seus descendentes será uma cópia exata da frase geradora, exceto por dada pequena probabilidade de erro (análoga à mutação pontual) de que uma letra seja substituída por outra qualquer. Entre as frases descendentes aquela que mais se aproximar da frase-objetivo (analogamente ao organismo mais adaptado) será o genitor da próxima geração; se todos forem igualmente adaptados, o programa selecionará um deles ao acaso[5]. A tabela 5.1 mostra duas execuções deste algoritmo, e podemos observar que, considerando a escala de tempo que adotamos, apenas algo entre 604 e 1216 segundos foram necessários para que a frase correta fosse datilografada.

---

[5] Este programa, como os demais utilizados para gerar exemplos neste capítulo, podem ser obtidos a partir do CD-ROM associado a este livro.

Tabela 5.1. Duas buscas da frase-objetivo, "SELECAO NATURAL", a partir de uma imitação do mecanismo de seleção natural (detalhes no texto). As primeiras colunas indicam a geração corrente (ger.) na qual 10 descendentes são gerados, e existe 1% de probabilidade de erro para a cópia de cada letra; as segundas mostram a frase mais bem adaptada à frase-objetivo de cada geração; um * indica quando houve uma mutação favorável. Como o modelo é estocástico, o tempo decorrido para atingir o objetivo é diferente para cada vez que se executa o algoritmo. Trechos da execução foram suprimidos (...) para não tornar a tabela desnecessariamente longa

ger.	frase corrente	ger.	frase corrente
0	SJ G JSYMZJBFOO*	0	TVCVZFOMIDRWJXI*
5	SJ G JSYMZJUFOO*	4	TVCVZFOMKDRWJXI
18	SJ G JSYMZTUFOO*	11	TVCVZFOMKARWJXI*
51	SJ G SSYMZTUFOO	13	TVCVZFOMKA WJXI
52	SJGG SSYMZTUFOO	24	TVMVZFOMKA WJXI
70	SJIG SSYMZTUFOO	25	TVMVZAOMKA WJXI*
78	SJIM SSYMZTUFOO	26	TVMVZAOMLA WJXI
79	SJLM SSYMZTUFOO*	29	TVMVCAOMLA WJXI*
...	...	...	...
181	SELZ FMVSZTUARO	112	UOLYCAOFLATULXW
190	SELZ FMVSATUARO*	126	UOLYCAOFLATULXP
194	SELZ FMVSATURRO*	133	UMLYCAOFLATULXP
195	SELZ FMVSATURKO	139	UMLYCAOQLATULXP
209	SELZ AMVSATURKO*	152	UMLYCAOQLATUYJP
210	SELZ AM SATURKO*	155	SMLYCAOQLATUYJP*
301	SELZ AM SATURKP	168	SMLYCAOQLATUYJU
...	...	...	...
674	SELERAO MATURAL*	306	SZLECAOTLATURPY
711	SELE AO MATURAL	322	SZLECAOTRATURPE
730	SELE AO AATURAL	352	SELECAOTRATURGE
750	SELE AO BATURAL	359	SELECAOTRATURGL*
795	SELE AO FATURAL	424	SELECAOTMATURGL
830	SELE AO NATURAL*	426	SELECAOMMATURGL
896	SELERAO NATURAL	497	SELECAOMNATURGL
954	SELEJAO NATURAL	499	SELECAOHNATURGL
1007	SELEAAO NATURAL	553	SELECAO NATURGL*
1216	SELECAO NATURAL*	604	SELECAO NATURAL*

É claro que esta analogia não pode ser levada às últimas conseqüências (nem deve, é uma analogia), e pode-se argumentar que não há frases escritas na natureza. Concordamos com isto, mas podemos imaginar que, dado um ambiente, não são infinitas as soluções possíveis (isto é, organismos bem adaptados a este ambiente) que podem existir. Intuitivamente podemos admitir que, ao contrário, poucas devem ser as combinações que levam a uma criatura que se mantenha e, se este capítulo foi escrito e está sendo lido neste momento, pelo menos duas foram encontradas pela natureza. O encontro destas estruturas funcionais altamente improváveis, que genericamente denominamos de "seres vivos", são os análogos de nossa frase "objetivo" neste modelo.

5.6 Valor seletivo (*fitness*, valor adaptativo)

Vamos supor que um grupo de animais tenha produzido um certo número de zigotos, dando origem a uma geração no tempo t. Para que esta geração produza uma próxima, cada um destes zigotos precisa sobreviver pelo menos até a idade reprodutiva (tornando-se um animal adulto) produzindo novos gametas que se juntarão para constituir novos zigotos (figura 5.10)

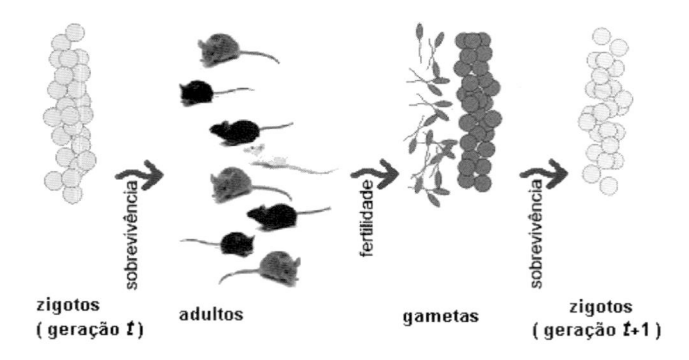

FIGURA 5.10. Etapas envolvidas na reprodução de um grupo de animais ao longo de uma geração.

A seleção natural somente pode atuar apenas através do fenótipo. Suponha que diferentes subgrupos destes animais sejam portadores de características que os tornem mais ou menos adaptados que os outros ao seu ambiente. O grupo mais adaptado, portanto, terá mais sucesso em sobreviver até a idade reprodutiva. Outra possibilidade é que características fenotípicas podem fazer um subgrupo ser mais prolífico que outro. Há mais uma etapa, sobrevivência dos gametas (que vou desprezar adiante), que ainda poderia influenciar na evolução. Obviamente este modelo pode ser muito complexo, principalmente porque os animais dos diferentes subgrupos podem cruzar-se entre si, muitas características diferentes podem estar sendo selecionadas simultaneamente, várias delas envolvendo diferentes *loci*, e as gerações não são sincrônicas (há animais em diferentes idades, da fase de zigoto à de reprodução, a todo momento), mas admitindo algumas simplificações, podemos facilmente perceber que, de uma geração para outra, as características que conferem maior adaptabilidade aparecem em uma proporção um pouco maior nos descendentes do que uma outra característica menos favorecida. A contribuição gênica para os descendentes é associada aos valores seletivos, e se estes valores são diferentes para diferentes características, a seleção natural poderá atuar tornando, progressivamente, ao longo de gerações, mais freqüente a característica mais adaptativa.

5.7 O modelo genético mais simples

O caso mais simples possível de um modelo genético que podemos estudar deve considerar um único *locus* gênico e dois possíveis alelos. Modelos computacionais podem ser construídos para acompanharmos aspectos evolutivos decorrentes da competição entre estes alelos.

Consideraremos as freqüências gênicas, que denotaremos como p e q, de cada um dos alelos, A e B, respectivamente. Estes alelos aparecerão, se os organismos desta população forem diplóides, em três combinações possíveis: AA, AB e BB, e cada um destes genótipos terá sua freqüência genotípica. Por exemplo, se $p = 10\%$ e $q = 90\%$, há diferentes maneiras de combinar os três genótipos, por exemplo:

- 10% de AA e 90% de BB : $p = \dfrac{2 \times freq_{AA}}{2} = 0,1; q = 1 - p = 0,9$;

- 5% de AA, 10% de AB e 85% de BB : $p = \dfrac{2 \times freq_{AA} + 2 \times freq_{AB}}{2} = 0,1$; etc.

É fácil perceber que há infinitas maneiras de encontrar números que resultam em $p = 0,1$ e $q = 0,9$, porém, existe uma relação conhecida entre as freqüências gênicas e genotípicas que compõe a base matemática para a genética populacional e foi formulada independentemente por Godfrey Harold Hardy (1877-1947), um matemático inglês de Cambrigde, e Wilhelm Weinberg (1862-1937), um médico alemão de Stuttgart [1,5,6,7]. O equilíbrio de Hardy-Weinberg, como ficou conhecido na literatura especializada, postula que uma população suficientemente grande (para que as flutuações estatísticas não sejam tendenciosas), que esteja cruzando-se aleatoriamente (i.e., organismos de determinado genótipo não apresentam preferência para cruzar-se com indivíduos de determinado genótipo), que não esteja sob regime de mutações (ou cujas mutações estejam em equilíbrio), sem migração, e que não esteja sofrendo processo de seleção natural (i.e., um genótipo não sobrevive mais que outro), apresentando as freqüências gênicas para dois alelos A e B iguais a p e q, exibe freqüência genotípica para AA, AB e BB, constante de geração a geração dada por p^2, $2pq$ e q^2, respectivamente. Graficamente a relação entre estas freqüências está apresentada na figura 5.11: uma população que apresente 50% de cada um dos alelos aparece com 50% de heterozigotos (o máximo de heterozigotos possíveis em populações que estejam em equilíbrio de Hardy-Weinberg) e 25% de cada um dos homozigotos. Em nosso exemplo, então, sendo $p = 0,1$ e $q = 0,9$, teremos 1% do genótipo AA, 18% de AB e 81% de BB.

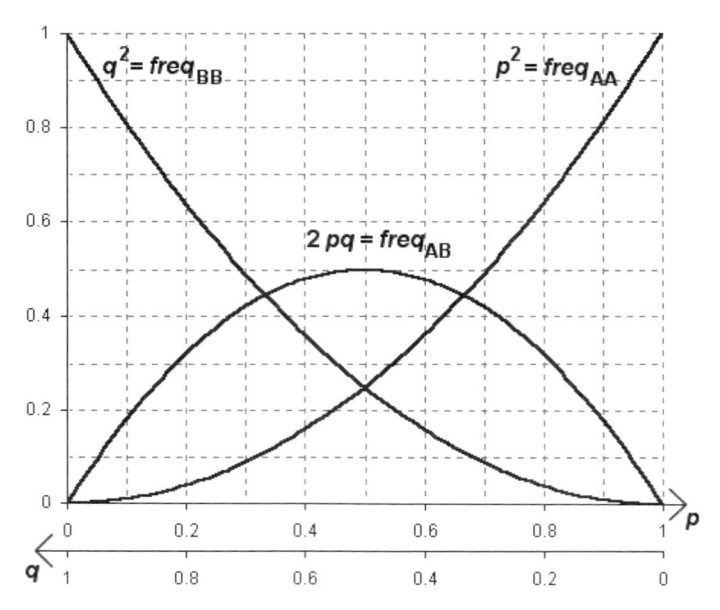

FIGURA 5.11. Representação gráfica da lei de Hardy-Weinberg que relaciona as freqüências gênicas p e q com as genotípicas, p^2, $2pq$ e q^2 de tal forma que $p + q = 1$ e $p^2 + 2pq + q^2 = 1$.

A aplicação mais corriqueira desta lei é estimar o número de heterozigotos (portadores) de uma doença autossômica recessiva, como por exemplo fenilcetonúria, que incide em cerca de 1 em cada 10.000 nascidos vivos caucasianos. Como a doença é recessiva, este número corresponde à proporção de homozigotos recessivos ff e temos (equação 5.4) que:

$$\begin{aligned} freq_{ff} &= q^2 = \frac{1}{10.000} \Longrightarrow q = \frac{1}{100} = 0,01 \\ p + q &= 1 \Longrightarrow p = 1 - q = 0,99 \\ freq_{Ff} &= 2pq = 2 \times 0,01 \times 0,99 = 0,0198. \end{aligned} \quad (5.4)$$

A conclusão um tanto surpreendente é que quase 2% da população caucasiana é portadora do alelo recessivo (Ff) que causa a fenilcetonúria para que a doença mantenha esta incidência [9].

Populações que estejam sob seleção, no entanto, podem evoluir mantendo as proporções ditadas pela lei de Hardy-Weinberg enquanto a freqüência de um dos alelos declina e a do outro aumenta. Podemos imaginar que os alelos A e B sejam duas variantes competindo em uma população, e que o alelo A seja vantajoso em relação ao alelo B. Vamos, inicialmente, considerar que as taxas de mutação sejam desprezíveis, próximas a zero, e que o alelo B exista, inicialmente, em 90% dos *loci* gênicos disponíveis. Quanto tempo é necessário para que a situação se inverta e A ocupe 90% (portanto B ocupe 10%) dos *loci*? Dependerá fundamentalmente de quanto A é mais vantajoso que B (i.e., o valor seletivo), mas também sofrerá influência da relação de dominância e recessividade destes alelos.

Vamos supor, inicialmente, um modelo genérico (figura 5.10, página 108) em que exista uma dada distribuição de genótipos AA, AB e BB entre os zigotos no instante t e que existam N_t indivíduos nesta população. O número de indivíduos de cada genótipo é dado pela equação 5.5, onde p_t é a freqüência do alelo A, e q_t a do alelo B.

$$\begin{aligned} AA &: p_t^2 N_t \\ AB &: 2p_t q_t N_t \\ BB &: q_t^2 N_t. \end{aligned} \quad (5.5)$$

Uma fração dos zigotos AA, l_{AA}, sobrevive até a idade adulta e o mesmo ocorre para os outros genótipos (equação 5.6).

$$\begin{aligned} AA &: l_{AA} p_t^2 N_t \\ AB &: l_{AB} 2p_t q_t N_t \\ BB &: l_{BB} q_t^2 N_t. \end{aligned} \quad (5.6)$$

Como nossa população é diplóide, cada indivíduo gera $2m$ gametas (equação 5.7).

$$\begin{aligned} AA &: 2m_{AA} l_{AA} p_t^2 N_t \\ AB &: 2m_{AB} l_{AB} 2p_t q_t N_t \\ BB &: 2m_{BB} l_{BB} q_t^2 N_t. \end{aligned} \quad (5.7)$$

A fração de gametas que portam o alelo A, f_A, portanto, vindos dos homozigotos AA e dos heterozigotos AB é dada pela equação 5.8 (a fração dos gametas que portam B é dada por expressão similar e que equivale a $1 - f_A$).

$$f_A = \frac{2m_{AA} l_{AA} p_t^2 N_t + m_{AB} l_{AB} 2p_t q_t N_t}{2m_{AA} l_{AA} p_t^2 N_t + 2m_{AB} l_{AB} 2p_t q_t N_t + 2m_{BB} l_{BB} q_t^2 N_t}. \quad (5.8)$$

Supondo que todos os gametas têm a mesma probabilidade de formar zigotos, a freqüência do alelo A nos gametas é a mesma encontrada nos zigotos no instante $t+1$, e a população de zigotos é metade da população de gametas, então é possível conhecer a freqüência de A (e a complementar, de B) na geração seguinte (equações 5.9 e 5.10).

$$p_{t+1} = \frac{m_{AA}l_{AA}p_t^2 N_t + m_{AB}l_{AB}p_t q_t N_t}{m_{AA}l_{AA}p_t^2 N_t + m_{AB}l_{AB}2p_t q_t N_t + m_{BB}l_{BB}q_t^2 N_t} \qquad (5.9)$$

e

$$N_{t+1} = \left(m_{AA}l_{AA}p_t^2 + m_{AB}l_{AB}2p_t q_t + m_{BB}l_{BB}q_t^2\right) N_t. \qquad (5.10)$$

Neste modelo fica evidente que há duas maneiras através das quais a seleção natural pode distinguir os indivíduos: pela proporção dos que sobrevivem para acasalar, l, e/ou pela prolificidade diferenciada associada a cada genótipo, m. O produto $l \times m$ é o valor seletivo absoluto, denotado por W. Se os alelos A e B conferem adaptabilidades diferenciadas aos seus portadores, indivíduos AA terão valor seletivo W_{AA}, e indivíduos BB, W_{BB}. Dependendo de A ser dominante sobre B, B ser dominante sobre A, ou A e B serem codominantes, W_{AB} será, respectivamente, igual a W_{AA}, W_{BB} ou apresentará um valor intermediário. Se $W_{AA} < W_{BB}$ eventualmente o alelo A será extinto e 100% dos indivíduos desta população serão homozigotos BB.

Em geral, então, estaremos considerando um alelo que confere alguma vantagem sobre outro, portanto é mais fácil trabalhar com o valor seletivo relativo, w. Tomamos o alelo mais vantajoso como referência e atribuímos o valor 1,0 para os indivíduos homozigotos, e aos portadores de seu concorrente menos vantajoso atribuem-se valores menores que 1,0, o que indica a contribuição proporcional para a geração seguinte.

O coeficiente de seleção, $s = 1,0 - w$, indica contra qual dos alelos a seleção está ocorrendo. Em nosso exemplo, na equação 5.11, temos os coeficientes de seleção para cada um dos genótipos, considerando-se os três casos de dominância possíveis quando há seleção contra o alelo B.

$$w_{AA} = \frac{W_{AA}}{W_{AA}} = 1 \Longrightarrow s_{AA} = 1 - w_{AA} = 0 \qquad (5.11)$$

$$w_{AB} = \frac{W_{AB}}{W_{AA}} \Longrightarrow se \left\{ \begin{array}{l} A \text{ dominante sobre } B : s_{AB} = 0 \\ A \text{ e } B \text{ codominantes} : s_{AB} = \dfrac{s_{BB}}{2} \\ B \text{ dominante sobre } A : s_{AB} = s_{BB} \end{array} \right\}$$

$$w_{BB} = \frac{W_{BB}}{W_{AA}} \Longrightarrow s_{BB} = 1 - w_{BB} \Longrightarrow 0,0 \leq s_{BB} < 1,0$$

Com um coeficiente de seleção s contra um dos alelos, podemos considerar três casos: alelos codominantes, dominância do alelo vantajoso e dominância do alelo desvantajoso. Muitos fazem a associação errônea de que genes dominantes são vantajosos e recessivos são desvantajosos, e, de fato, esta impressão pode ser provocada porque há mais doenças autossômicas recessivas do que dominantes. Analisando estes três casos podemos vislumbrar um dos motivos porque isto ocorre.

5.7.1 Caso 1: A e B, codominantes, seleção contra B

A tabela 5.2 mostra a contribuição gamética de três genótipos quando A e B são codominantes. A partir desta tabela pode-se obter a variação de p e q a cada geração (equação 5.12).

Havendo um alelo B inicialmente predominante na população, surgindo um alelo A que, em relação a B, conferisse vantagem ao seu portador, podemos visualizar como a seleção agiria contra o alelo B (figura 5.12).

Tabela 5.2. Distribuição da freqüência dos genótipos, coeficientes e valores de seleção relativos, e proporção da contribuição gamética para a próxima geração quando A e B são alelos codominantes, e a seleção é contra o alelo B

	AA	AB	BB	total (T)
freqüência inicial	p^2	$2pq$	q^2	1
coeficiente de seleção	0	$\dfrac{s}{2}$	s	
valor seletivo (w)	1	$1 - \dfrac{s}{2}$	$1 - s$	
contribuição gamética	p^2	$2pq\left(1 - \dfrac{s}{2}\right)$	$q^2(1-s)$	$1 - sq$

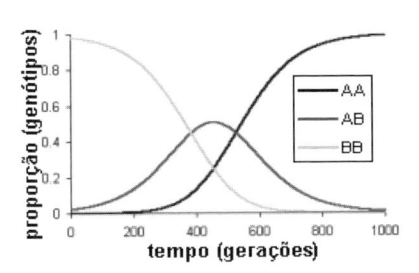

FIGURA 5.12. Substituição do alelo B pelo alelo A, codominantes, ao longo de gerações para $s=0,01$

$$\begin{aligned} T &= p^2 + 2pq\left(1 - \frac{s}{2}\right) + q^2(1-s) = \\ &= p^2 + 2pq - pqs + q^2 - q^2s = \end{aligned} \qquad (5.12)$$

$$= 1 - pqs - q^2 s \text{ (porque } p^2 + 2pq + q^2 = 1) =$$
$$= 1 - s\left(pq + q^2\right) = 1 - s\left[q\left(p + q\right)\right] =$$
$$= 1 - sq \text{ (porque } p + q = 1)$$
$$q_{t+1} = \frac{q^2(1-s) + pq\left(1 - \frac{s}{2}\right)}{1 - sq} = \frac{q - \frac{sq}{2} + \frac{sq^2}{2}}{1 - sq}.$$

5.7.2 Caso 2: A e b, A dominante, seleção contra b

Similarmente, quando A é dominante, construímos a tabela 5.3, obtemos a equação 5.13 e observamos a representação da figura 5.13. O que é interessante notar nesta situação é que o alelo b, desvantajoso, é mais difícil de ser eliminado porque o próprio alelo vantajoso, A, dominante, fornece proteção a b mantendo-o nos indivíduos heterozigotos Ab que têm o mesmo valor seletivo dos indivíduos não portadores AA. Este modelo reflete parcialmente a situação da fenilcetonúria.

Tabela 5.3. Distribuição da freqüência dos genótipos, coeficientes e valores de seleção relativos, e proporção da contribuição gamética para a próxima geração quando A, dominante, compete com b, recessivo, e a seleção é contra o alelo b

	AA	Ab	bb	total (T)
freqüência inicial	p^2	$2pq$	q^2	1
coeficiente de seleção	0	0	s	
valor seletivo (w)	1	1	$1 - s$	
contribuição gamética	p^2	$2pq$	$q^2(1-s)$	$1 - sq^2$

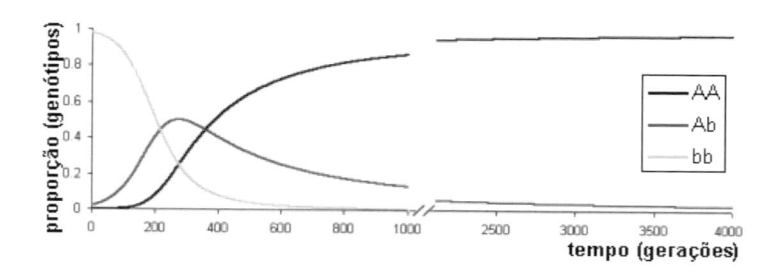

FIGURA 5.13. Substituição do alelo b pelo alelo A, dominante, ao longo de gerações. Note que, mesmo após 4000 gerações, o alelo b persiste na população.

$$T = p^2 + 2pq + q^2(1-s) = 1 - sq^2 \qquad (5.13)$$
$$q_{t+1} = \frac{q^2(1-s) + pq}{1 - sq^2} = \frac{q - sq^2}{1 - sq^2}$$

Neste modelo, ao longo do tempo, a doença eventualmente desapareceria. Para ser mais realista, voltando aos conceitos discutidos acima (sobre a evolução causada apenas por mutação), podemos alterar o modelo para incluir mutações que façam surgir novos alelos b e substituam aqueles que foram removidos pela seleção natural, que atua apenas sobre os raros indivíduos bb, os únicos a exibirem a característica deletéria. Nesta situação a doença pode manter-se indefinidamente (figura 5.14).

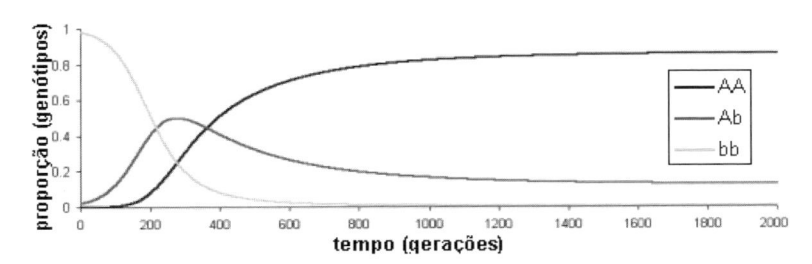

FIGURA 5.14. Evolução da substituição do alelo b pelo alelo A, dominante, ao longo de gerações quando há mutações de A para B com a taxa de 10^{-4} por geração, mostrando que após 2000 gerações os números de heterozigotos e homozigotos bb são praticamente constantes (compare com a figura anterior).

5.7.3 Caso 3: a e B, a recessivo, seleção contra B

Quando B é dominante, construímos a tabela 5.4, obtemos a equação 5.14 e observamos a representação da figura 5.15. Nesta situação ocorre um fenômeno curioso para a seleção natural. O alelo a é vantajoso, mas por ser recessivo, sua expressão (i.e., a detecção desta vantagem pela seleção natural) só ocorre quando aparece o homozigoto aa. Quando, neste modelo, surge o alelo a, decorre um longo tempo até que uma certa quantidade destes homozigotos acumulem-se no ambiente. Deste momento em diante, o deslocamento do alelo B, desvantajoso mas dominante, ocorre rapidamente.

Tabela 5.4. **Distribuição da freqüência dos genótipos, coeficientes e valores de seleção relativos, e proporção da contribuição gamética para a próxima geração quando a, recessivo, compete com B, dominante, e a seleção é contra o alelo B**

	aa	aB	BB	total (T)
freqüência inicial	p^2	$2pq$	q^2	1
coeficiente de seleção	0	s	s	
valor seletivo (w)	1	1	$1-s$	
contribuição gamética	p^2	$2pq(1-s)$	$q^2(1-s)$	$1-2sq+sq^2$

116 Métodos Quantitativos em Medicina

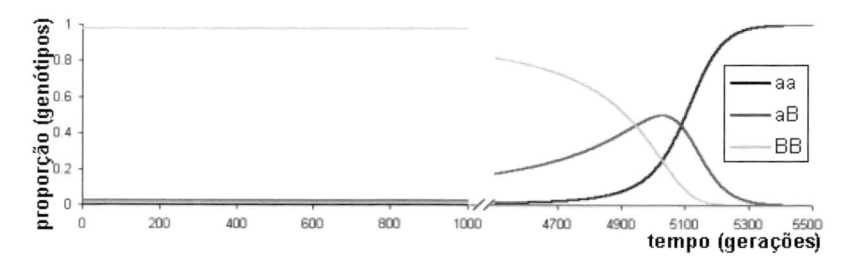

[Gráfico: proporção (genótipos) vs tempo (gerações), mostrando curvas aa, aB, BB]

FIGURA 5.15. Substituição do alelo B pelo alelo a, recessivo, ao longo de gerações. Note que é necessário que o alelo a acumule-se antes de deslocar o alelo B mais efetivamente.

$$T = p^2 + 2pq(1-s) + q^2(1-s) = 1 - 2sq + sq^2 \quad (5.14)$$
$$q_{t+1} = \frac{q^2(1-s) + pq(1-s)}{1 - 2sq + sq^2} = \frac{q - sq}{1 - 2sq + sq^2}.$$

Uma doença que segue este modelo é o nanismo acondroplásico, doença autossômica dominante, cujo alelo causador deveria ser extinto, pois, sendo dominante, é incapaz de "ocultar-se" no heterozigoto. No entanto 1 em 1000 casos de indivíduos com nanismo são filhos de pais normais, portanto decorrem de mutações novas (figura 5.16). Note, porém, que se este modelo estivesse adequado, esperaríamos cerca de 10% de indivíduos afetados por nanismo, o que não acontece: estes indivíduos não se relacionam tão freqüentemente com os de estatura normal; quando dois indivíduos heterozigotos procriam, sabem que apenas 25% de sua prole poderá ter estatura normal e podem decidir não ter filhos para evitar o estigma com o qual convivem etc. São complexidades de ordem psicológica e social, que não foram incorporadas ao nosso modelo, e que trazem variáveis de difícil mensuração. Precisamos reformulá-lo? Não: basta aumentarmos o valor seletivo relativo contra o alelo alterado para modificar a proporção de indivíduos afetados no equilíbrio (figura 5.17), afinal, as atitudes descritas acima refletem-se sobre as oportunidades diferenciadas de reprodução para os portadores de um ou outro alelo. Este é um bom exemplo de como o uso de modelos simples podem espelhar fenômenos complexos sem incorporar toda a complexidade biológica em sua formulação. Medir, na prática, em uma determinada população, quantos descendentes os indivíduos afetados geraram e comparar com o número de descendentes de indivíduos com estatura normal é muito mais fácil que mensurar variáveis de ordem psicológica e, para os fins a que se destina este modelo (para um outro fim, obviamente, justifica-se reformular o modelo), o resultado final será o mesmo.

Também não é de se surpreender que haja mais doenças recessivas que dominantes. Suponha que tivesse existido um momento em que, das doenças autossômicas, metade fosse causada por alelos dominantes e metade por

5. Evolução darwiniana: aspectos médicos   117

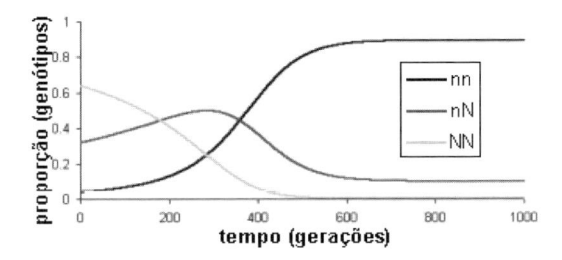

FIGURA 5.16. Modelando uma situação de nanismo acondroplásico, mostrando a evolução da substituição do alelo N (causador do nanismo) pelo alelo n (que confere estatura normal), recessivo, iniciando-se com $p = 0,2$ e $\mu = 10^{-3}$ exibindo persistência da doença ao longo de gerações.

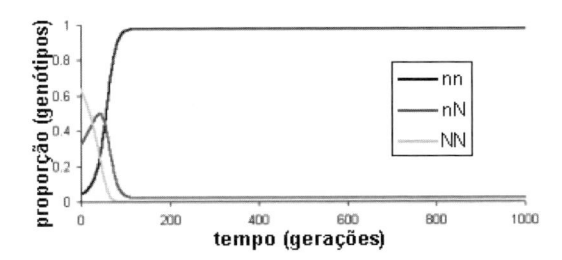

FIGURA 5.17. Modelando uma situação de nanismo acondroplásico, mantendo os parâmetros da figura anterior mas aumentando-se o valor seletivo de 0,02 para 0,05.

recessivos. Evolutivamente sobreviveriam na população aqueles alelos recessivos (protegidos pelo alelo normal e dominante) e os alelos dominantes defeituosos que, adicionalmente, pudessem resistir à eliminação porque exibiam taxas de mutação mais altas, o que é um evento mais raro.

É importante enfatizar que este modelo é uma caricatura. Doenças causadas por um único par de alelos são exceções e, mesmo estas, na prática, têm expressões clínicas com variações individuais causadas por influência do meio e do restante do genoma. Um quadro realista é bastante mais complexo, e existem outras estratégias que permitem a manutenção de genes deletérios indefinidamente nas populações como, por exemplo, ocorre com as doenças ligadas ao sexo, e com genes que se manifestam tardiamente, após o final da idade reprodutiva, garantindo sua passagem à geração seguinte porque não prejudica a reprodução de seu hospedeiro. No entanto o modelo mostra que, mesmo que uma doença fosse tão simples, há mecanismos que viabilizam sua manutenção e impedem sua eliminação pelos mecanismos de seleção natural.

5.8 O que são as doenças?

Neste livro estamos mais interessados em doenças humanas, que são parecidas com as de outros mamíferos superiores. A argumentação que se segue é, portanto, mais aplicável à nossa espécie. Pode ser, com adaptações, aplicada às espécies domesticadas e protegidas por nós, e mais remotamente (com maiores modificações) a outros seres vivos.

Acredita-se que nossa espécie, há cerca de 70.000 anos, passou por suas últimas modificações corporais de monta, submetida ao processo de seleção natural. A partir de então, por possuir um cérebro mais desenvolvido, tornou-se progressivamente mais consciente de planejamento a longo prazo, formando comunidades, praticando agricultura e desenvolvendo os primórdios da tecnologia, e passou a distinguir-se de outras espécies mamíferas. Várias são as conseqüências desta alteração comportamental, destacando-se que:

- ficamos mais sujeitos à manutenção das doenças infecciosas e
- deixamos de estar submetidos às forças da seleção natural.

Em grande parte as doenças transmissíveis são conseqüência da urbanização. Nossos antepassados, antes da revolução agrícola, viviam em grupos relativamente pequenos e eram nômades. No momento em que fixaram-se para cultivar seus alimentos, criaram, também, aglomeração, (falta de) condições sanitárias, e passou-se a estocar alimentos (propiciando a aproximação de roedores portadores de parasitas), dando suporte à transmissão de várias doenças.

A afirmação de que não estamos mais sujeitos à seleção natural pode surpreender inicialmente, mas é relativamente fácil de ser aceita. Tomemos o exemplo de uma espécie que viva em um ambiente natural que, para manter suas características, tem de estar adaptando-se continuamente. Suponha que o clima comece a se modificar lentamente, com invernos mais rigorosos e verões mais amenos. Esta espécie, dentro do arsenal de suas variações possíveis, pode favorecer os indivíduos mais peludos, ou que tenham maior tendência a acumular gordura, ou os que tenham musculatura e garras mais potentes e capazes para cavar tocas mais protegidas do frio. Uma espécie como a nossa terá outra estratégia: modificará a vestimenta, a maneira de construir os abrigos, usará fogo ou alterará o clima, dependendo de seu nível tecnológico. Em qualquer caso, a mudança será rápida, potencialmente acessível a todos os membros da população independentemente da constituição de seus organismos: será extra-somática, e não haverá oportunidade para que a seleção natural atue. Não precisamos ficar mais ágeis, nem adquirimos capacidade de vôo ou mergulho, nem ficamos mais rápidos ou desenvolvemos maior acuidade visual ou auditiva; nós desenvolvemos equipamento externo para isto. Conseqüentemente, não há outras espécies de mamíferos de nosso porte que seja mais disseminada pelo globo (e agora preparando-se para estar fora dele), vivendo em uma variedade tão grande de ambientes.

Uma parte do que categorizamos como "doença" é fruto desta parada na seleção natural: somos todos mal adaptados ao ambiente que construímos ao nosso redor. Há 70.000 anos, por exemplo, éramos nômades coletores de alimento. Praticávamos a caça. Comíamos sentados ao chão. Andávamos muito e, quando cansados, a qualquer hora, dormíamos no solo. O alimento era escasso, nem sempre obtido, e a oferta de gordura, a fonte mais concentrada de energia para nosso metabolismo, muito baixa. Aqueles que tinham alguma tendência a acumular gordura, convenientemente depositada ao redor da cintura e nas coxas, tinham maior aptidão para enfrentar este ambiente. Nosso organismo ainda está adaptado para aquele ambiente que erradicamos nas, assim chamadas, localidades desenvolvidas. Hoje temos oferta de gordura de três a cinco vezes ao dia (quando não mais) e, quando cansados, vamos para casa, enfrentando um engarrafamento enervante, sentados dentro de um veículo com as pernas para baixo. Engordamos, ficamos hipertensos e temos varizes, para citar algumas "doenças". Quando nos preocupamos, vamos ao médico, freqüentamos academias ou organizamos nosso horário para termos atividade física. Não encontramos mais predadores (exceto quando paramos o carro e aguardamos o sinal abrir nos cruzamentos ou andamos em ruas mal iluminadas), vivemos muito mais, tempo suficiente para termos nossos cânceres e problemas ortopédicos. Antes não era assim: vivíamos em ambiente natural e sem nenhuma destas doenças, mas expostos a outros tipos de acidente, malária e outras doenças parasitárias, e morríamos, "saudavelmente", com 30 e poucos anos de idade.

5.9 Um exemplo de doença infecciosa

Evolutivamente, modelos que envolvem doenças infecciosas precisam considerar que os hospedeiros procuram adaptar-se às agressões do ambiente causadas pelo agente infeccioso, desenvolvendo mecanismos que os combatam. Por outro lado, o agente infeccioso não é uma entidade passiva, e utiliza os mesmos mecanismos de seleção natural para maximizar sua sobrevivência e transmissão. Estes mecanismos envolvem mudanças que ocorrem ao longo de gerações.

Em uma escala de tempo menor, dentro de uma mesma geração, estes modelos devem considerar a dinâmica da doença. Assumimos que, uma vez que a seleção natural agiu para formar o relacionamento entre hospedeiro e agente infeccioso, existe um equilíbrio estabelecido. No entanto, a doença não se comporta de maneira estática, e existem surtos ou epidemias eventuais, além de alterações decorrentes de nossas intervenções.

Modelos que lidam com doenças infecciosas são utilizados para o planejamento de ações em saúde. Diferentes graus de sofisticação podem ser necessários dependendo do tipo de doença e da ação pretendida, mas, da mesma forma que fizemos anteriormente, modelos simplificados já são suficientes para apresentar alguns comportamentos básicos que emergem da interação de regras simples apresentando-se em combinações complexas[6].

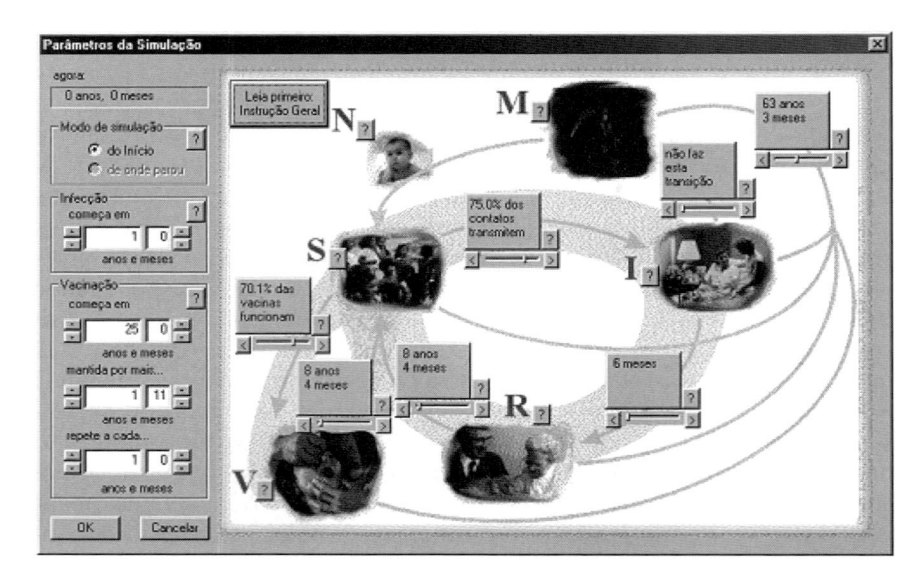

FIGURA 5.18. Tela para entrada de dados de um modelo compartimental destinado ao uso didático para a simulação de doenças infecciosas e vacinação.

O modelo apresentado aqui é compartimental, conceito já discutido na seção 3.2 do capítulo 3, sobre a matemática das epidemias, mas, em vez de utilizar sistemas de equações, aplicamos algoritmos a cada indivíduo, a cada ciclo. Vemos, na figura 5.18, quatro compartimentos principais: **suscetíveis**, **infectados**, **recuperados** e **vacinados**.

A cada ciclo, que neste modelo equivale a 1 mês, cada indivíduo faz contato com seus vizinhos. Caso um dos contatantes esteja infectado, há uma probabilidade da doença ser transmitida, e o indivíduo **suscetível** pode mudar seu estado para **infectado**. Cada indivíduo infectado, a cada ciclo, tem uma probabilidade de recuperar-se da doença, tornando-se imune (passa ao compartimento de **recuperados**): se esta probabilidade for zero, estamos modelando uma doença incurável; se for 100%, a doença dura o tempo mínimo (neste modelo, 1 mês). Esta probabilidade de mudança de estado a cada momento é, portanto, relacionada à taxa de transição entre dois compartimentos e corresponde ao inverso do tempo, em média, neste modelo, que o indivíduo permanece em determinado compartimento. Por

---

[6] Este modelo está disponível no CD-ROM associado a este livro.

este motivo, sendo 16,7% a cada ciclo a probabilidade do indivíduo passar do compartimento infectado para recuperado, em média, o programa estima em cerca de 6 meses ($\frac{1}{6} \cong 0,167$) o tempo, em média, que cada indivíduo permanecerá transmitindo a doença.

No exemplo da figura 5.18 a doença apresenta, também, perda de imunidade após 8 anos e 4 meses, em média. Após um ano de simulação a doença é introduzida (o modelo, ao acaso, escolhe um indivíduo para ser infectado; isto equivale à chegada de um indivíduo doente em uma população inteiramente suscetível).

Acompanhando a figura 5.19, quando a doença é introduzida ocorre o primeiro surto. A partir deste momento a doença instala-se na população e fica "endêmica". Ocasionalmente podem ocorrer surtos menores, devido ao acúmulo relativo de indivíduos suscetíveis.

Um exemplo de raciocínio errôneo que este modelo com finalidade didática pode demonstrar é imaginar que, caso exista uma vacina, é melhor vacinar um pouco do que nada. Simulando-se duas campanhas de vacinação espaçadas de um ano (a primeira após 25 anos de simulação), que não chegam a erradicar a doença pode transformar nossa "endemia" em novo surto epidêmico.

A ação médica individual ou localizada, em geral, é contraproducente para a população e vice-versa. O exemplo acima ilustra como seria a atitude de vacinar apenas parcialmente uma população ou utilizar uma vacina pouco eficiente. A circulação da doença, caso a parcela vacinada seja expressiva, diminuirá em um primeiro momento. Isto acarreta um efeito residual, causando o acúmulo progressivo de suscetíveis: este compartimento é "alimentado" pelos indivíduos que perderam sua imunidade e pelos nascidos que nunca tiveram oportunidade de entrar em contato com o agente infeccioso porque a doença, quase eliminada, diminuiu sua circulação na população (observe a curva dos suscetíveis na segunda parte do gráfico da figura 5.19 após as campanhas de vacinação). Enquanto isto acontece, a doença permanece em níveis muito baixos, iludindo o observador desavisado que pode imaginar que a intervenção foi um sucesso. No entanto, nesta simulação, a vacinação, ao perturbar o equilíbrio da doença com a população e promover um acúmulo progressivo de suscetíveis, cria as condições para novo surto epidêmico de maior monta e duração do que seriam esperados caso a intervenção não tivesse sido praticada.

122 Métodos Quantitativos em Medicina

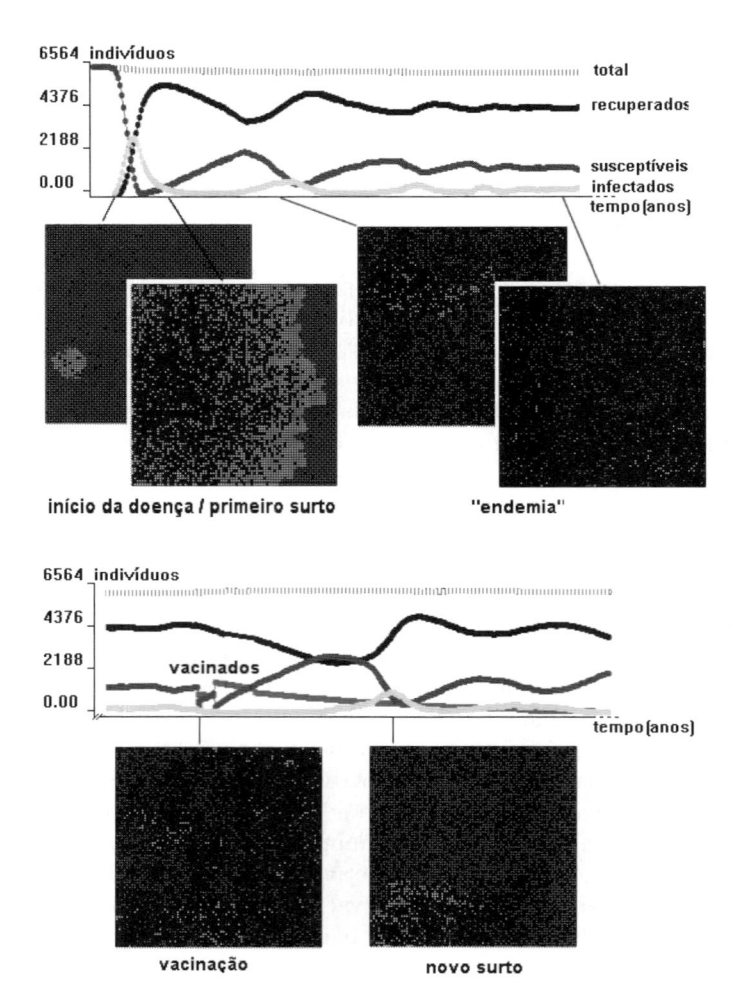

FIGURA 5.19. Exemplo de simulação de uma doença infecciosa em uma população. A doença inicia-se após um ano de simulação (um indivíduo infectado aparece na população) e, como a população é inteiramente suscetível, ocorre um grande surto (primeiras duas telas). Depois disto a doença permanece circulando na população, ocasionalmente apresentando um pequeno surto quando, por causa da dinâmica da doença, há um aumento relativo no número de indivíduos suscetíveis (terceira e quarta telas). Permaneceria assim indefinidamente, mas a aplicação de duas campanhas de vacinação que não chegaram a erradicar a doença (quinta tela) podem reduzir a circulação da doença e provocar um acúmulo progressivo de suscetíveis até desencadear um surto de maior monta (sexta tela).

Embora o exemplo apresentado acima não traga os elementos da evolução *darwiniana*, serve para exibir o conceito de que a dinâmica de uma doença pode ser perturbada por intervenção dos profissionais da saúde. No caso, apresentamos o efeito de uma campanha de vacinação mal conduzida, mas é fácil perceber que efeitos semelhantes poderiam ser obtidos pela manutenção de qualquer terapêutica que reduzisse, sem eliminar completamente, a circulação da doença. Suponha que, em algum momento, os agentes infecciosos, seres vivos ativos que encontram-se submetidos às mesmas leis de seleção natural, sofressem mutações que lhes conferissem resistência à esta terapêutica. A pressão seletiva, representada pela atuação médica, provocaria a seleção progressiva dos agentes resistentes na presença de uma grande massa de hospedeiros suscetíveis, levando a uma situação epidêmica de maior monta.

Há vários outros exemplos possíveis, que podem ser modelados com sistemas computacionais adequados, considerando a seleção de subtipos virais, cepas bacterianas ou parasitas resistentes às drogas utilizadas em seus tratamentos, ou, ainda, notar que o tratamento de uma doença indicado por médicos, individualmente, aos seus pacientes, pode manter seu portador vivo e transmitindo a doença por mais tempo, aumentando a incidência da doença na população.

Obviamente não estou sugerindo que tratamentos não sejam indicados - apenas chamo a atenção para o fato de que é importante ter em mente que a ação médica individual pode não ser benéfica para a população como um todo, portanto ações integradas e planejadas considerando ambos os níveis de atuação deveriam ser empregadas sempre que possível.

5.10 Leitura recomendada

Darwin C. A Origem das Espécies. Tradução de fonseca E., do original *The Origin of Species, 1859*. Editora Hemus, 1981.

Dispensa apresentação, leitura obrigatória para quem pretende iniciar-se na problemática evolucionária.

Dawkins R.A. *The Blind Watchmaker: Why the Evidence of Evolution Reveals a Universe Without Design*. W.W. Norton & Company, 358pp., 1996.

Este autor tem vários livros publicados e dedica-se bastante à divulgação científica, apresentando em leitura agradável o *state-of-art* do conhecimento disponível.

5.11 REFERÊNCIAS BIBLIOGRÁFICAS

[1] Smith JM. *Evolutionary Genetics*. Oxford University Press. 1989

[2] Darwin C. *The origin of species by means of natural selection or The preservation of favored races in the struggle for life*. Young RM & Pitchford I, eds, Human-Nature.com <URL:http://www.human-nature.com/darwin/origin/contents.htm>, acesso em 2002.

[3] Guralnick R, Polly D et al. *Timeline of evolutionary thought*. University of California <URL:http://www.ucmp.berkeley.edu/history/evotmline.html>, acesso em 2002.

[4] Deerfield II DW. *Nucleic acid molecular graphics images*. Pittsburgh Supercomputer Center<URL:http://www.psc.edu/~deerfiel>, acesso em 2002.

[5] Kimball JW. *Kimball's Biology Pages*. <URL:http://www.ultranet.com/~jkimball/BiologyPages>, acesso em 2002.

[6] Petty Y. *Tutorial On Dna Structure, Replication, Transcription, And Protein Synthesis*. New Century College, George Mason University, 1997 <URL:http://www.ncc.gmu.edu/dna/>, acesso em 2002.

[7] Pianka ER. *Evolutionary Ecology*. 3rd edition, Harper & Row Publishers Inc., 1983.

[8] Hardy GH. *Mendelian proportions in a mixed population*. Science. XVIII:49-50, 1908

[9] Falconer DS, MacKay TFC. *Introduction to Quantitative Genetics*. 4th edition, Addison-Wesley Pub Co, 1996.

Parte II
Probabilidade e estatística

6

Análise exploratória: procedimentos básicos para análise de conjuntos de dados

Dirce Maria Trevisan Zanetta

6.1 Introdução

A análise exploratória compreende métodos de tabulação, gráficos e de cálculos e está relacionada à apresentação, organização e resumo de dados. Este conjunto de técnicas também é conhecido como análise descritiva.

Quando coletamos e registramos características de indivíduos ou objetos, formamos um conjunto de dados. Estes registros são feitos por meio de variáveis, que são as características observadas. Para conseguirmos extrair informações destes dados, é necessário que eles sejam organizados e, se possível, resumidos para que suas características mais relevantes possam ser observadas. Através de análise exploratória é possível visualizar em gráficos ou tabelas dados supostamente errados (por exemplo, encontrar uma idade de 245 anos), bem como verificar se os dados se adequam à análise estatística planejada. Algumas técnicas estatísticas, por exemplo, supõem que os dados se ajustam a um determinada forma de distribuição, ou que o gráfico de uma variável em função de outra resulta em uma linha reta, o que pode ser avaliado utilizando-se técnicas de análise exploratória.

6.2 Tipos de variáveis

Os métodos para organizar e resumir os dados de uma variável dependem de sua natureza e, para tanto, é necessário conhecer os tipos de variáveis. As variáveis podem ser qualitativas, medidas em escala nominal ou ordinal, ou quantitativas, medidas em escala intervalar ou racional (figura 6.1).

A escala nominal é utilizada quando indivíduos ou objetos são classificados em categorias ou atributos. Exemplos de escala nominal incluem tipo sanguíneo, tipo de câncer, raça, sexo, ser ou não fumante. As categorias

128 Métodos Quantitativos em Medicina

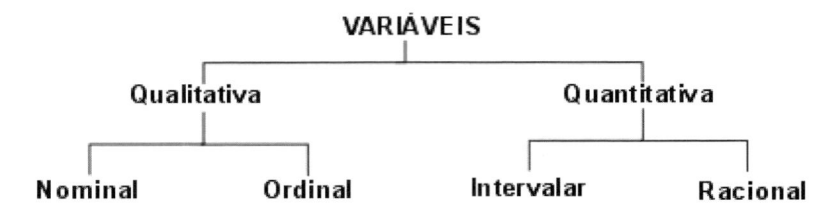

```
                        VARIÁVEIS
                  ┌─────────┴─────────┐
             Qualitativa          Quantitativa
            ┌────┴────┐          ┌─────┴─────┐
        Nominal    Ordinal   Intervalar   Racional
```

FIGURA 6.1. Tipos de escalas de medidas para variáveis.

são utilizadas para classificar os indivíduos ou objetos de estudo e devem ser mutuamente exclusivas e exaustivas, isto é, um indivíduo ou objeto não pode ser classificado em mais de uma categoria ao mesmo tempo e todo indivíduo deve ser classificado em uma das categorias. Não fica implícita nenhuma ordem para as categorias. Quando a variável possui apenas duas categorias, como hipertensão presente ou ausente, a variável é denominada dicotômica; se tem mais de duas categorias, é denominada politômica.

A escala ordinal contém categorias qualitativas distintas e naturalmente ordenadas. O estadiamento de um câncer (graus de I a IV) é um exemplo de variável ordenada, porque a gravidade da doença piora progressivamente, conforme o câncer é classificado de I a IV. Outros exemplos são a qualidade de um serviço médico (classificada em ruim, razoável e boa) e a evolução de um paciente (classificada em pior, estável e melhor).

A escala intervalar e a racional são utilizadas para descrever quantidades (podem-se somar, subtrair, multiplicar e dividir seus valores e o resultado tem um significado). Em uma escala intervalar, os números são designados em intervalos iguais a partir de uma origem arbitrária. O zero é relativo, isto é, foi escolhido para representar o ponto referencial da medida. Por exemplo, a temperatura medida na escala Celsius, em que o zero foi escolhido para representar a temperatura de congelamento da água. Quando a variável não tem um zero concreto (é artificial), a diferença entre duas medidas tem significado, mas a razão entre elas não tem. Comparando duas medidas de QI de 100 e 50 pontos, podemos dizer que a diferença de QI dos dois indivíduos é de 50 pontos, mas não se pode afirmar que um indivíduo tenha o dobro da inteligência do outro.

Já na escala racional, o zero tem significado real de ausência de conteúdo da variável medida. Contagem de plaquetas zero significa que não existe plaqueta no material de análise. A presença de um zero com significado real permite calcular a razão entre duas medidas, isto é, dizer que uma pessoa que pesa 80kg tem o dobro de peso que outra com 40kg. Pressão arterial, peso, temperatura na escala Kelvin e volume são exemplos de variáveis medidas em escala racional.

As variáveis intervalares e racionais podem ser discretas, quando todos os valores possíveis podem ser enumerados, ou contínuas, quando qualquer valor numérico é possível, conforme visto no capítulo 1.

Técnicas estatísticas semelhantes podem ser aplicadas a dados intervalares ou racionais.

6.3 Estatística descritiva tabular e gráfica

6.3.1 Tabelas

As tabelas devem conter um título, cabeçalho (parte superior da tabela que especifica o conteúdo das colunas), colunas indicadoras (que especificam o conteúdo das linhas) e corpo, que contém os dados. Devem ser construídam de tal forma que seja possível entender seu conteúdo sem ser necessário consultar o texto.

Para dados qualitativos, uma tabela pode apresentar a contagem de ocorrências em cada categoria ou freqüência absoluta (n_i, sendo i indicador de cada uma das categorias). Pode também apresentar a freqüência relativa, através da proporção (n_i/n, sendo n o tamanho total da amostra) ou da porcentagem ($100 \times n_i/n$) de ocorrência em cada categoria, como pode ser observado na tabela 6.1. Algumas vezes, se as classes forem ordenadas, apresenta-se também uma coluna com a freqüência acumulada, que representa a soma das freqüências relativas até aquela classe.

Tabela 6.1. Causas do primeiro atendimento hospitalar de pacientes com insuficiência renal crônica

Causa de atendimento	N	freqüência (%)
Infecção	26	7,8
Hipervolemia	90	27,0
Acidente vascular cerebral	8	2,4
Queixas coronarianas	24	7,2
Hipertensão	35	10,5
Uremia	150	45,0
Total	333	100,0

Dados quantitativos, como por exemplo o peso dos indivíduos, são apresentados em tabelas de distribuições de freqüência, em que os valores da variável de interesse são apresentados com sua freqüência de ocorrência em intervalos. Neste caso, dividem-se os dados em um número de classes, de acordo com o tamanho da amostra. Esse número deve ser escolhido lembrando-se que oscilações que ocorrem nos dados podem não ser observadas se o número de intervalos é muito pequeno, como podem não se verificar padrões ou não se resumir os dados, se o número de intervalos for muito grande.

Observe-se que os limites dos intervalos devem ser mutuamente exclusivos, isto é, cada valor deve ser representado em um único intervalo. Assim um intervalo de 45 a 55 e o seguinte de 55 a 64 não são mutuamente exclusivos, pois o valor 55 estaria contido em ambos os intervalos. O correto seria o valor 55 estar contido em apenas um dos intervalos: por exemplo, o primeiro intervalo ser de 45 a 54 e o segundo de 55 a 64. Os intervalos devem ser exaustivos, isto é, devem conter todos os valores possíveis entre o valor mínimo e máximo, mesmo que um ou mais intervalos não tenham representação na amostra estudada.

Após a determinação dos intervalos, são apresentadas em uma tabela tanto a freqüência absoluta, como a relativa, de ocorrência em cada intervalo, em colunas paralelas. Algumas vezes apresenta-se também a freqüência acumulada (tabela 6.2).

Tabela 6.2. Distribuição de freqüência de idade de mães que tiveram filhos em 1997

Faixa etária	Freqüência absoluta	Freqüência relativa (%)	Freqüência acumulada (%)
10-14	3	0,2	0,2
15-19	235	19,1	19,3
20-24	366	29,7	49,1
25-29	305	24,8	73,8
30-34	198	16,1	89,9
35-39	99	8,0	98,0
40-44	20	1,6	99,6
45-49	5	0,4	100,0
Total	1231	100,0	

Para comparar as freqüências de ocorrências em amostras de diferentes tamanhos, é necessário usar a freqüência relativa (porcentagem ou proporção).

6.3.2 Gráficos

Gráficos são utilizados para possibilitar uma visualização global dos resultados. Freqüentemente mostram padrões ou observações interessantes, difíceis de serem observadas de outra forma. São bons para comparações. Para que o gráfico possa transmitir as informações adequadamente, é necessário que ele seja bem feito, limpo e harmonioso.

Muitos programas estatísticos, de planilha ou mesmo programas gráficos computacionais oferecem numerosas opções de tipos de gráfico. Entretanto, existem algumas regras a serem seguidas na escolha do gráfico e na forma com que eles devem ser construídos.

Se a escolha da forma ou do método de construção é inapropriada, os dados podem ser visualizados de forma distorcida, mesmo que bonita. Deve-se observar que aparências e características de dados que são mostrados em figuras podem se alterar pela mudança na relação entre os eixos x (eixo das abcissas, horizontal) e y (eixo das ordenadas, vertical). A figura 6.2 mostra quatro gráficos onde os mesmos dados são apresentados, modificando a relação entre comprimento dos eixos x e y. Diminuindo a escala do eixo y em relação ao comprimento do eixo x, o gráfico aparenta ser mais liso, pois aumentos e diminuições da freqüência parecem ser pequenas (compare as figuras 6.2A e 6.2B). O inverso ocorre se a escala do eixo y é muito aumentada. As mesmas distorções podem ocorrer quando modificamos a escala do eixo x (compare as figuras 6.2A e 6.2C). É importante, ao observarmos um gráfico, que vejamos a escala utilizada nos eixos e a relação que existe entre sua altura e largura.

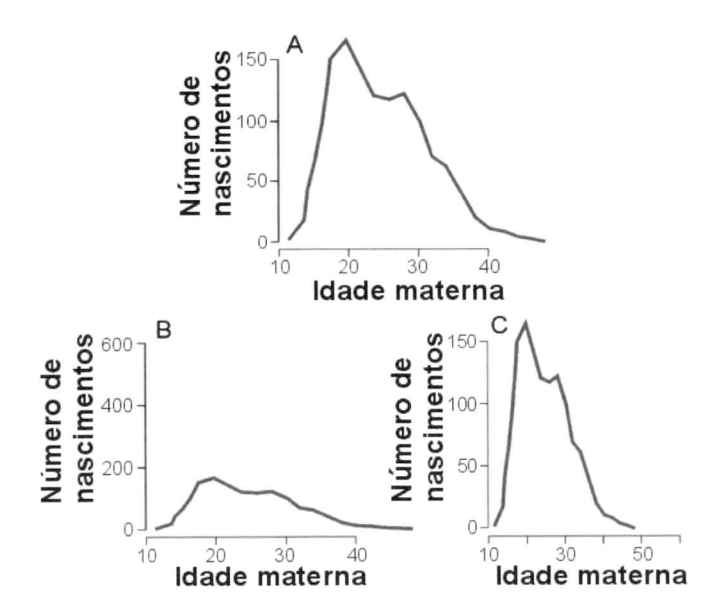

FIGURA 6.2. Freqüência de nascimentos por idade da mãe, mostrada com modificações nas escalas do eixo x e y.

Gráficos para dados qualitativos

Diagrama de colunas ou barras

Consiste em uma série de colunas ou barras não adjacentes, de altura ou comprimento proporcional à freqüência absoluta ou relativa da categoria de uma variável nominal ou ordenada. As colunas são utilizadas mais freqüentemente (figura 6.3A). Quando existem muitas categorias ou o nome das categorias é longo, colocam-se barras horizontais para representar as freqüências das categorias, o que facilita a observação do gráfico e permite que o nome de cada categoria venha escrito na horizontal (figura 6.3B). No caso de variável medida em escala nominal, para melhor visualização dos dados, podemos colocar as barras em ordem decrescente ou crescente de freqüência de ocorrência, pois a ordem é arbitrária. Neste caso, diz-se que o gráfico é do tipo Pareto (figura 6.3C). As freqüências podem ser apresentadas como absolutas (número de ocorrências) ou relativas (em geral em porcentagem) (figura 6.3D). No caso de gráficos de dados ordinais, não se deve rearranjar a ordem das categorias pela sua freqüência de ocorrência: estas devem ser mostradas em sua ordem natural (figura 6.3D).

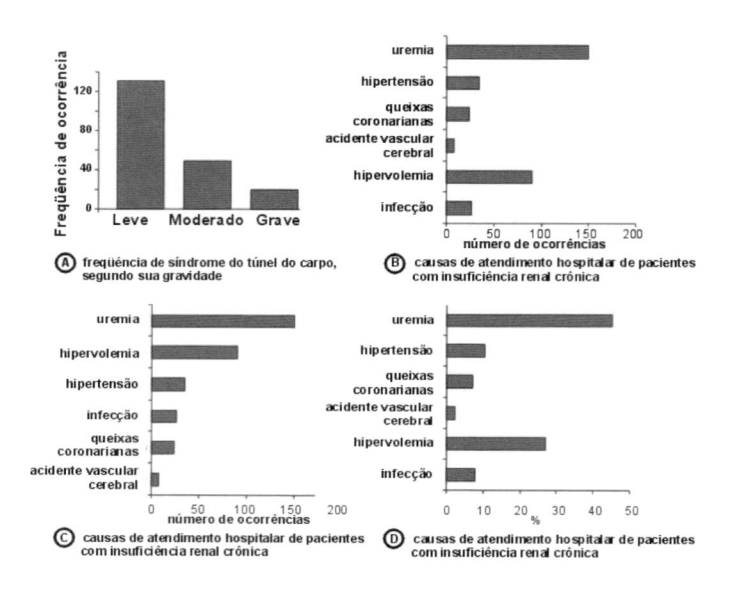

FIGURA 6.3. Exemplos de gráficos de freqüência de ocorrência em colunas (A), em barras (B), em barras ordenadas (C) e de freqüência relativa (D).

Este tipo de gráfico pode incluir respostas de duas ou mais variáveis, estratificadas para as categorias de uma outra variável. Neste caso, todas as respostas para cada categoria são mostradas por barras contíguas e um espaço deve separar as diferentes categorias. Um exemplo é mostrado na figura 6.4. Obsessão e compulsão podem ocorrer transitoriamente no início de um quadro de Coréia de Sydenham. O gráfico mostra os escores da escala global de obsessão e compulsão, que aparecem no início da coréia (tempo zero -T_0) e diminuem seus valores rapidamente após 3 meses (T_1) e 6 meses do diagnóstico (T_2).

Diagramas por setores

O gráfico de setores, também denominado de pizza ou de torta mostra, como no de barras ou colunas, a freqüência relativa em cada categoria, e

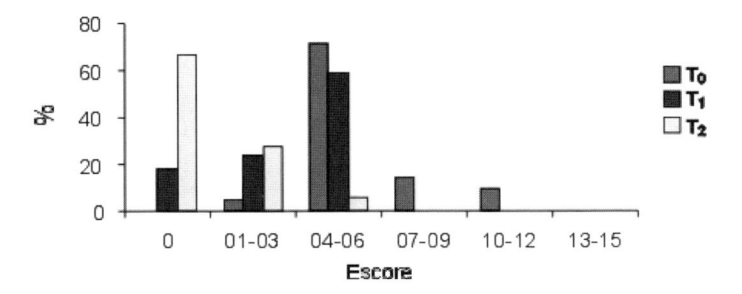

6. Análise exploratória: procedimentos básicos para análise de conjuntos de dados   133

FIGURA 6.4. Escores da escala global de obsessões e compulsões em pacientes com Coréia de Sydenham no momento do diagnóstico (T_0), 3 (T_1) e 6 (T_2) meses após.

aponta ainda a fração que cada categoria representa do total. Dá melhor resultado quando o número de classes é pequeno e deseja-se evidenciar o perfil do grupo estudado, de acordo com as categorias. É representado por um círculo, de qualquer raio, dividido em setores, onde o número de graus em cada setor é proporcional à fração porcentual da categoria que representa. Considere por exemplo a figura 6.5, aonde estão representados os mesmos dados das figuras 6.3.B e 6.3.C. Note que, no diagrama por setores, é fácil visualizar que a uremia é responsável por quase metade dos casos, enquanto a hipervolemia é responsável por aproximadamente um em cada quatro casos. Neste tipo de gráfico não é possível representar a freqüência de mais de uma variável, como no diagrama de barras, mas pode-se dispor mais de um gráfico lado a lado, para comparação.

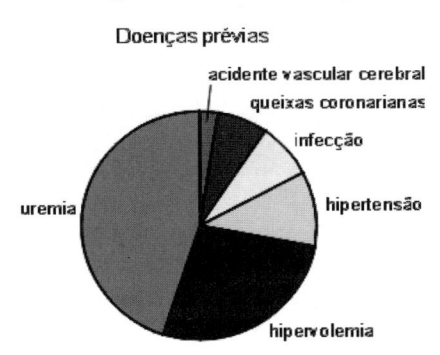

FIGURA 6.5. Causas de atendimento hospitalar em pacientes com insuficiência renal crônica.

Gráficos para dados quantitativos

Os eixos de um gráfico devem se cruzar no valor zero. Na avaliação de um gráfico, deve-se verificar a escala em que os dados são apresentados nos eixos

x e y. Mudanças nas escalas podem amplificar ou diminuir a imagem gráfica do resultado, conforme ilustrado na figura 6.2. Quando todos os dados são representados longe de um dos eixos do gráfico, pode ser conveniente cortar esse eixo para facilitar a visualização, mas neste caso a omissão do zero deve ser evidenciada (veja figura 6.6).

Histograma

É uma representação útil para identificar a forma de distribuição das freqüências dos dados, quando o número de observações é grande.

Como para as tabelas de distribuição de freqüências, identifica-se a amplitude dos dados (definida na seção 6.4.2, página 140) e determina-se um número adequado de intervalos para representar os dados, de acordo com o tamanho da amostra. Muitos intervalos fornecem muitos detalhes, prejudicando a observação do padrão da distribuição, poucos intervalos tornam não manifestos detalhes importantes do padrão de distribuição. Em geral, recomenda-se que gráficos tenham de 10 a 20 colunas. Os intervalos não devem se sobrepor e devem conter todos os dados. Conta-se o número de observações em cada intervalo.

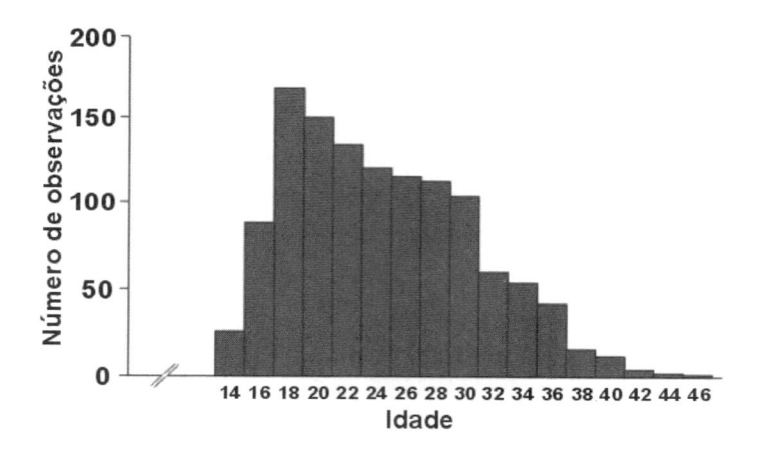

FIGURA 6.6. Histograma de nascimentos por idade das mães.

O histograma deve ser desenhado com os intervalos definidos, no eixo x, e a freqüência de ocorrência de dados, no eixo y. Desenha-se uma coluna para cada intervalo e a altura da coluna é determinada pela freqüência de observações. Os limites dos intervalos são contínuos (isto é, um intervalo se inicia onde o anterior termina). Neste caso, as colunas são agrupadas, de tal forma que uma fique em contato com a outra, diferentemente do gráfico de colunas para variáveis qualitativas, que deixa um espaço entre elas. No lugar do número de observações, pode-se também utilizar a freqüência

6. Análise exploratória: procedimentos básicos para análise de conjuntos de dados   135

relativa em cada intervalo. Assim, é possível comparar dados de dois ou mais grupos com diferentes números de observações.

Para o gráfico, as colunas podem ser identificadas pelo ponto mediano do intervalo, que é o ponto que divide o intervalo em duas partes iguais, para deixar o eixo x mais limpo e fácil de ler. Este ponto é chamado representante da classe.

A área de cada coluna é proporcional à porcentagem de observações de cada intervalo. Em geral, os intervalos de igual distância funcionam melhor. Se as colunas têm a mesma largura, as áreas vão ser determinadas pela altura, facilitando a visualização da informação. Por exemplo, se ocorrem 153 observações no intervalo de 19,0 a 20,9 anos de idade de mães de recém nascidos, correspondendo a 12,5% do total de 1230 observações, a área de sua respectiva coluna é 12,5% da área total do histograma (figura 6.6).

Polígono de freqüências

Para desenhar um polígono de freqüências, coloca-se um ponto no ponto médio de cada intervalo de um histograma, com a altura que teria a coluna, ligando-se os pontos. A união dos pontos supõe que existe uma transição entre dois pontos consecutivos, ou seja, que é possível inferir um valor intermediário entre eles. Por isso, este tipo de gráfico não pode ser feito para dados qualitativos.

Um gráfico deste tipo, em geral, começa e acaba no eixo x. Assim, colocam-se dois intervalos adicionais em cada extremidade, para conectar a linha ao eixo x (figura 6.7).

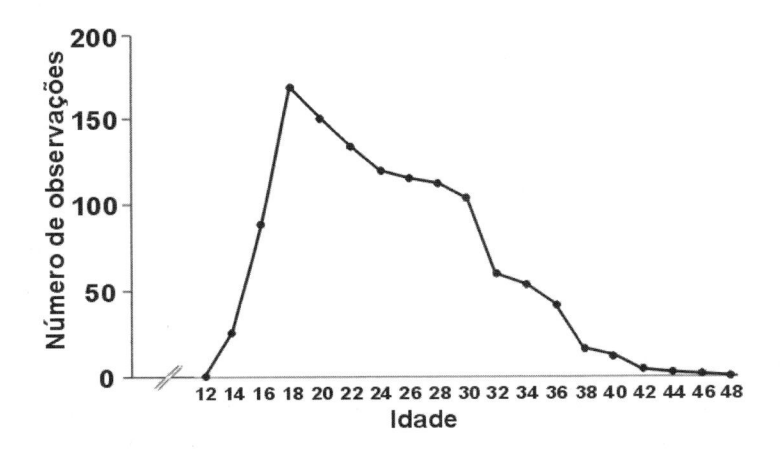

FIGURA 6.7. Polígono de freqüência de nascimentos por idade das mães.

Se o gráfico representa somente uma variável, as freqüências de distribuição podem ser representadas em histograma ou polígono de freqüência.

Se o gráfico representa mais de uma variável, vários histogramas podem se sobrepor, tornando difícil a visualização. Neste caso, deve-se preferir o polígono, utilizando diferentes símbolos para os pontos e diferentes espessuras para as linhas, o que facilita a sua observação (figura 6.8).

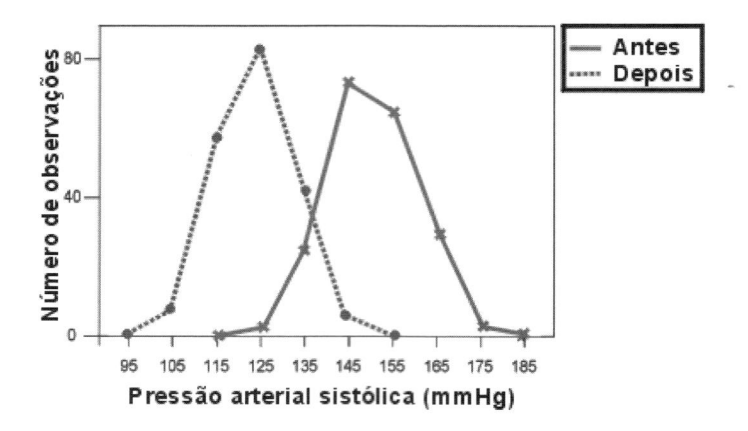

FIGURA 6.8. Polígonos de freqüência de pressão arterial sistólica antes e depois de tratamento com droga anti-hipertensiva.

Polígono de freqüências acumuladas

Constrói-se o gráfico de freqüências acumuladas de forma semelhante ao gráfico de freqüências. Cada classe representa a soma das freqüências relativas até ela. Este gráfico difere do polígono de freqüências, pois o ponto é colocado no final do intervalo e não no local de seu ponto médio. É possível estimar, pela sua visualização, o número de observações que corresponde a uma determinada freqüência ou a freqüência associada a um determinado número. Por exemplo, observando a figura 6.9, podemos verificar que em 50% dos nascimentos as mães têm até 23 anos. Também podemos observar que os nascimentos com mães de até 29 anos de idade representam 82% do total.

6.3.3 Simetria

É importante, na análise exploratória dos dados, verificar a forma da distribuição das freqüências de variáveis quantitativas. Ela é um determinante para a escolha do tipo de índice estatístico que deve ser utilizado para resumir e interpretar os dados.

A distribuição pode ser simétrica ou assimétrica. Medidas contínuas, tais como altura, peso e colesterol, caracterizam-se por apresentar distribuição simétrica. Na figura 6.10 mostramos formas de distribuição simétrica e

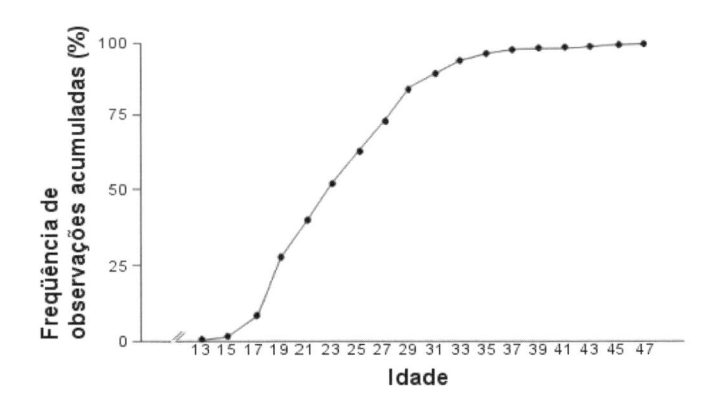

6. Análise exploratória: procedimentos básicos para análise de conjuntos de dados 137

FIGURA 6.9. Polígono de freqüência acumulada de nascimentos por idade das mães.

assimétricas. Para facilitar a visualização, foi colocada uma linha vertical no ponto onde a freqüência de ocorrência é maior.

Em uma distribuição simétrica, as metades direita e esquerda do gráfico são idênticas, enquanto na distribuição assimétrica elas diferem entre si. Quando os dados se agrupam à direita dos intervalos, tendo baixa freqüência no limite inferior dos valores, diz-se que a assimetria é negativa (figura 6.10.B). Quando o agrupamento ocorre à esquerda, com baixa freqüência no limite superior dos valores, a assimetria é dita positiva (figura 6.10.C).

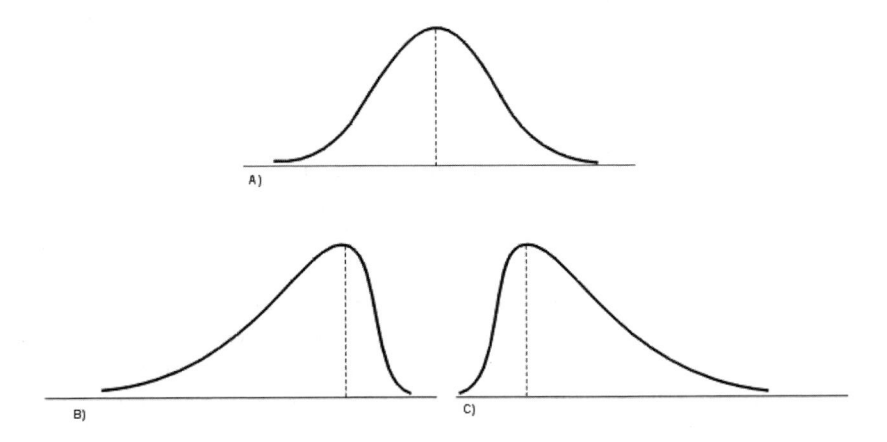

FIGURA 6.10. Formas de distribuição usualmente observadas: A) simétrica; B) com assimetria negativa e C) com assimetria positiva.

6.4 Estatística descritiva de cálculos (utilizada para dados quantitativos)

Embora tabelas e gráficos sejam adequados para se descrever informações específicas sobre os valores de uma variável e sua distribuição, é útil também um resumo numérico. Para dados qualitativos, este resumo é simplesmente as freqüências dos indivíduos em cada categoria.

Uma característica numérica de uma amostra é denominada estatística. Para variáveis quantitativas, é costume usar resumos numéricos para duas características. A primeira é a medida da tendência central ou de localização das observações, e a segunda é a medida da variabilidade das observações ou sua dispersão ao redor do "centro". Para descrever adequadamente a forma de distribuição de observações de uma variável, ambas são necessárias.

6.4.1 Medidas de tendência central

As estatísticas que descrevem a localização central de uma distribuição (conjunto de observações) são denominadas medidas de tendência central. As mais comuns são: a média, a mediana e a moda.

Média

A média amostral é uma medida descritiva de tendência central que representa a sua média aritmética, ou a soma de todas as observações dividida pelo número de observações. É utilizada para variáveis quantitativas. A média aritmética de uma amostra de observações de X é representada pela letra maiúscula X com uma barra em cima ($\bar{X}$) que se lê "X-barra". Por analogia, a média de uma amostra de observações de Y é $\bar{Y}$. A fórmula para calcular a média de observações de X é:

$$\bar{X} = \frac{\text{soma de todos os valores da amostra}}{\text{tamanho da amostra}}$$

$$= \frac{X_1 + X_2 + X_3 + ... + X_n}{n} = \frac{1}{n}\sum_{i=1}^{n} X_i.$$

O operador soma, representado pela letra maiúscula grega Σ (lê-se "sigma") indica adição, enquanto n representa o número de observações.

A grande vantagem da média é que ela utiliza todos os valores da amostra. Entretanto, é muito sensível a valores extremos, que podem influenciar muito os resultados, quando presentes. Por exemplo, a média amostral do número de dias com febre após uma cirurgia para apendicite em 5 pacientes foi de $(3+2+1+5+4)/5 = 3$ dias. Entretanto, se o primeiro paciente tivesse tido febre por 18 dias e não 3 dias, a média seria de $(18+2+1+5+4)/5 = 6$ dias.

Percentil, quartil e mediana

Um percentil é um ponto abaixo do qual a porcentagem especificada de observações ocorre. Por exemplo, percentil 20 é o ponto abaixo do qual estão 20% das observações e acima dele, 80% das observações. Para estimá-lo, arranjam-se os dados em ordem crescente e encontra-se o valor que divide o conjunto de dados no tamanho desejado.

Os percentis 25, 50 e 75 dividem o conjunto de dados em 4 partes com tamanhos aproximadamente iguais (exatamente, se o número de dados é divisível por 4) e são denominados 1º quartil, mediana e 3º quartil.

Mediana amostral é o valor que divide a distribuição em duas parte iguais, de forma que o número de ocorrências igual ou superior à mediana é igual ao número de observações igual ou inferior a ela. A mediana também é denominada percentil 50 ou quartil mediano.

Se o número de observações é ímpar, a mediana é o valor do meio, quando todas as observações são ordenadas. Por exemplo, para calcular a mediana das medidas de pressão arterial sistólica

$$140, 135, 130, 145, 120$$

(mmHg) feitas em cinco pacientes adultos , é necessário primeiramente ordenar estes valores, obtendo

$$120, 130, 135, 140, 145.$$

A mediana desta amostra é o ponto do meio, 135 mmHg.

Quando o número de observações é par, a mediana é a média aritmética dos dois valores centrais, quando todas as observações são ordenadas. Considere agora as medidas de pressão arterial sistólica de seis pacientes:

$$115, 140, 125, 120, 140, 135,$$

que, arranjados em ordem crescente, ficam:

$$115, 120, 125, 135, 140, 140.$$

A mediana é a média aritmética dos dois valores centrais: 125 e 135. Ou seja, 130 mmHg.

A mediana tem a vantagem de não ser influenciada por medidas extremas. Observe-se que, se obtivermos como medidas das pressões arteriais sistólicas de outros seis pacientes

$$120, 120, 125, 135, 140, 155,$$

(mmHg), a mediana será a mesma que a do exemplo anterior (130), apesar de os valores máximo e mínimo diferirem nas duas amostras.

Por não ser sensível aos valores extremos, é preferível à média quando a distribuição dos dados é muito assimétrica, ou quando o conjunto de dados apresenta pontos isolados, discrepantes do restante, que afetam a média mas não a mediana.

A definição de mediana de uma distribuição de probabilidade é semelhante à da mediana amostral: veja a seção 7.7.1.

Moda

A moda amostral é o valor que ocorre mais freqüentemente. Quando se trata de uma variável contínua e os dados observados estão agrupados (como para desenhar um histograma ou construir uma tabela de freqüências), diz-se que a moda está no grupo com freqüência máxima.

Uma variável pode ter mais de uma moda, ou ainda não apresentar nenhuma se todos os valores forem diferentes entre si.

6.4.2 Medidas de dispersão

As medidas de dispersão são estatísticas que representam o grau de concentração dos valores em torno da medida de tendência central.

As medidas de tendência central não contêm nenhuma informação sobre a variabilidade dos dados. Por exemplo, para os seguintes conjuntos de dados:

$$X = \{10, 20, 30, 40, 50\}, \ Y = \{10, 29, 30, 31, 50\} \ e \ Z = \{28, 29, 30, 31, 32\},$$

as médias e medianas são iguais a 30 nos três grupos. A dispersão dos dados, entretanto, é diferente nestes grupos. Para melhor informação sobre os dados é necessário, além da medida de tendência central, descrever a dispersão das observações, conforme pode ser observado nas figuras 6.11A e 6.11B: na primeira, vemos que um maior desvio-padrão indica maior espalhamento dos dados, enquanto a segunda ilustra o efeito de deslocamento que uma mudança na média tem sobre uma distribuição. São medidas de dispersão de dados de uma variável: a amplitude dos dados, a amplitude interquartílica, a variância e o desvio-padrão.

Amplitude dos dados e amplitude interquartílica

Amplitude dos dados é a diferença entre os valores máximo e mínimo de um conjunto de dados quantitativos. Tem a vantagem de ser calculada facilmente. Entretanto, ela depende apenas dos dois pontos extremos, sendo, portanto, uma medida de pouca informação. Se houver apenas uma observação que se distancie muito das demais (observação discrepante ou *outlier*), ele influencia muito a amplitude. Por exemplo, a medida em cinco pacientes de glicemia em mmol/l de 80, 85, 88, 90 e 500 terá como amplitude 420.

A amplitude interquartílica representa a amplitude de ocorrências da metade intermediária dos dados, isto é, a diferença entre o 1º e 3º quartis

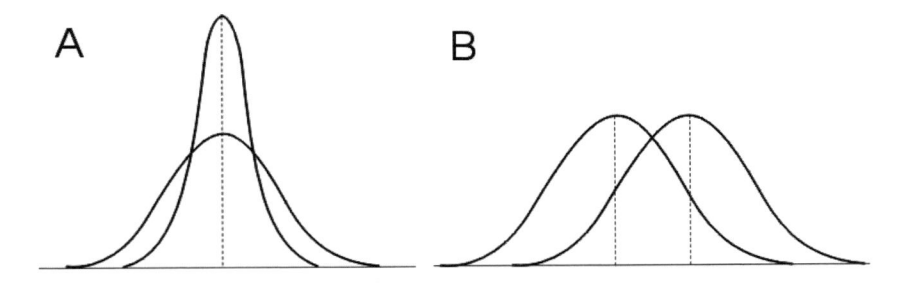

6. Análise exploratória: procedimentos básicos para análise de conjuntos de dados   141

FIGURA 6.11. Duas distribuições simétricas: em (A), apresentam médias iguais e desvios-padrão diferentes; em (B), elas têm médias diferentes e desvios-padrão iguais.

(percentis 25 e 75, respectivamente). Essa medida deixa para fora 25% dos dados com valores mais baixos e mais altos, e, portanto, não é influenciada por observações discrepantes.

Variância e desvio-padrão

A variância avalia os desvios das observações em relação a sua média. A variância de uma amostra (representada por s^2) é a soma dos quadrados das diferenças entre cada observação e sua média, dividida por $n-1$, onde n é o tamanho da amostra.

$$s^2 = \frac{1}{n-1} \sum_{i=1}^{n} \left(X_i - \bar{X}\right)^2.$$

Uma vez que o resultado dos desvios das observações em relação à média em alguns casos é positivo e em outros negativo, para evitar obter o valor da soma dos desvios igual a zero, elevam-se essas diferenças ao quadrado. Assim, a unidade da variância é a da medida da observação ao quadrado, o que dificulta sua interpretação. Calcula-se, então, a sua raiz quadrada positiva, obtendo-se o que denominamos desvio-padrão dos dados (representado pela letra s ou por DP):

$$s = \sqrt{\frac{1}{n-1} \sum_{i=1}^{n} \left(X_i - \bar{X}\right)^2}. \tag{6.1}$$

Desta forma, a dispersão dos dados será expressa na mesma unidade que eles.

Observe na fórmula que, se todos os valores X forem iguais, a sua média será $\bar{X}$ e a diferença será zero, portanto o valor do desvio-padrão será zero. Quanto mais próximos os números forem da média, menor o numerador da fórmula acima e, portanto, menor a dispersão e o desvio-padrão.

A divisão por $n-1$ é necessária para que o desvio-padrão da amostra seja um estimador sem viés do desvio-padrão da população. Para mais detalhes, veja a seção 7.11.1.

Uma transformação da fórmula acima resulta em outra equivalente, mas de mais fácil cálculo manual, principalmente quando a amostra contém muitos dados:

$$s = \sqrt{\frac{1}{n-1}\left\{\sum_{i=1}^{n} X_i^2 - \frac{1}{n}\left(\sum X_i\right)^2\right\}},$$

onde $\sum X_i^2$ é a soma dos quadrados dos valores das observações e $\left(\sum X_i\right)^2$ é o quadrado da soma destes valores.

Para distribuições aproximadamente normais (veja definição no capítulo 7), o desvio-padrão apresenta uma propriedade muito útil (figura 6.12): aproximadamente 68% das observações nesta distribuição ocorrem dentro de 1 desvio padrão da média (média $\pm$ 1 DP), aproximadamente 95% dentro de 2 desvios padrão (média $\pm$ 2 DP) e cerca de 99% dentro de $2\frac{1}{2}$ desvios padrão (média $\pm$ $2\frac{1}{2}$ DP). Para maiores detalhes sobre a distribuição normal, veja a seção 7.10.3.

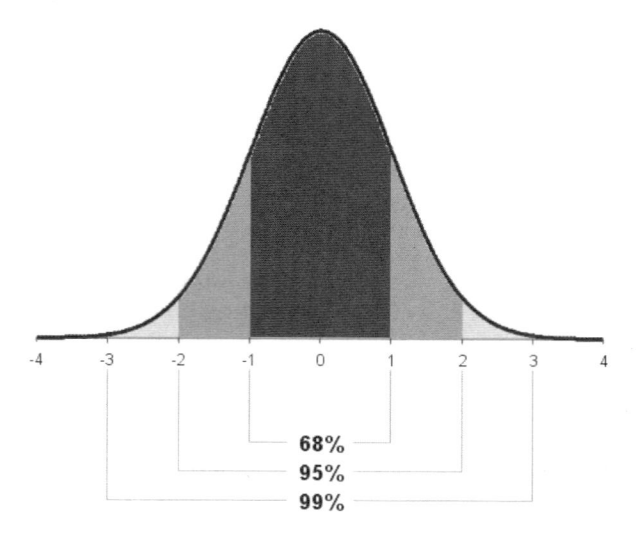

FIGURA 6.12. Freqüência de distribuição de observações em uma curva normal considerando o desvio-padrão (DP).

6.4.3 Gráfico-caixa ou diagrama esquemático (box-plot)

É um diagrama esquemático que representa bem os dados, particularmente útil quando o tamanho da amostra é grande, sendo mais compacto que o

6. Análise exploratória: procedimentos básicos para análise de conjuntos de dados 143

histograma.

Desenha-se uma caixa, cujos extremos correspondam aos quartis inferior (ou percentil 25) e superior (ou percentil 75) dos dados, com o local da mediana indicado por uma linha central ou um "+" dentro da caixa. Portanto, a caixa representa a metade central (50%) dos dados (segundo e terceiro quartis). O local da mediana nos diz se existe ou não simetria central dos dados, comparando sua localização em relação aos extremos da caixa (figura 6.13). A altura da caixa é igual à amplitude interquartílica, enquanto a largura é arbitrária.

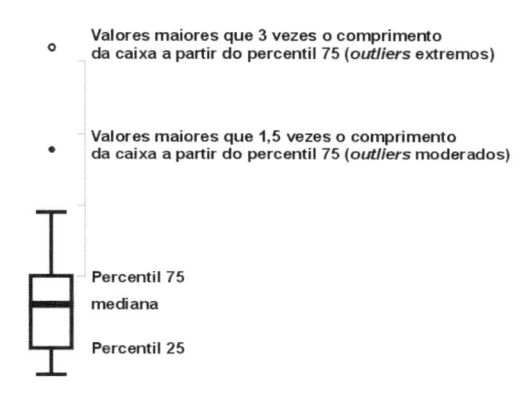

FIGURA 6.13. Esquema de gráfico-caixa.

A amplitude dos dados é representada por linhas, cujo comprimento vai da caixa até o extremo dos dados, quando este está dentro da extensão de 1,5 vezes a amplitude da caixa. Os dados que ultrapassam esse limite são apresentados como valores discrepantes. Assim, um símbolo cheio representa cada observação que ocorre a uma distância de 1,5 a 3 vezes a extensão da caixa, os valores moderadamente discrepantes, e um símbolo vazio para aquelas que acontecem a uma distância maior que 3 vezes a extensão da caixa, os valores extremamente discrepantes da distribuição.

A razão de se construir o gráfico-caixa de tal forma é melhor entendida traçando um paralelo com uma distribuição normal. Para isto, veja a seção 7.10.3.

Quando são colocados lado a lado os diagramas esquemáticos da distribuição de valores de variável, é possível comparar as localizações das medianas e da dispersão dos dados, e levantar hipóteses de possíveis diferenças entre grupos, bem como avaliar a dispersão dos dados nos dois grupos e a simetria ou não das distribuições dos dados ao redor da medida de tendência central. Observando-se a figura 6.14, podemos notar que a mediana de dias de internação para o grupo de pacientes que sobreviveram é maior que a daqueles que foram a óbito. Por outro lado, as amplitudes dos dados e amplitudes interquartílicas são maiores no grupo de pacientes que foram a óbito.

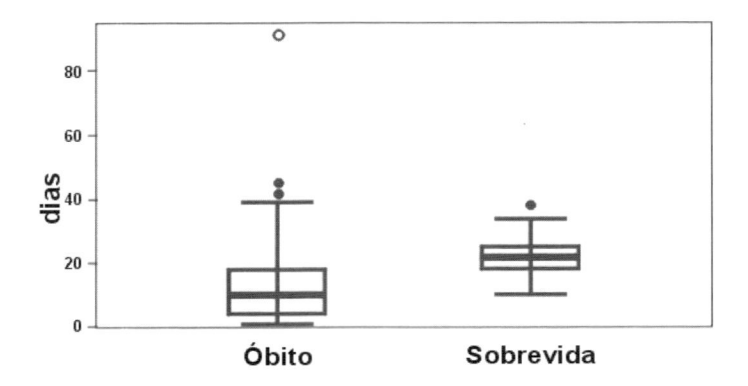

FIGURA 6.14. Tempo de internação (dias) e evolução de pacientes com insuficiência cardíaca congestiva, que desenvolveram insuficiência renal aguda.

Esta forma de construir o gráfico-caixa corresponde à original introduzida por Tukey (Tukey, 1977, e veja também Chambers et al., 1983). Variações foram introduzidas desde então, usando o mesmo formato mas re-definindo a amplitude da caixa e a de valores discrepantes. Por exemplo, pode-se usar a média como valor central, ao invés da mediana, e a média adicionada e subtraída de um desvio-padrão, ao invés dos quartis superior e inferior. Esta construção é particularmente útil para identificar valores discrepantes, caso os dados tenham distribuição normal. Esta e outras variações estão disponíveis na maior parte dos pacotes estatísticos.

6.5 Explorando associação entre duas variáveis

6.5.1 Tabulação cruzada

Quando se deseja descrever a relação entre duas variáveis qualitativas, os dados podem ser facilmente resumidos através de uma tabela cruzada ou de contingência. Esta é uma tabela retangular, com linhas indicadoras para cada categoria da variável X, e colunas indicadoras para cada categoria da variável Y. Existe então uma célula na tabela para qualquer combinação possível de valores de X e de Y, cada combinação representada por (x,y).

Calcula-se então a freqüência com que cada combinação (x,y) ocorre, e este número é colocado na respectiva célula. Estas tabelas são denominadas de acordo com os números de linhas e de colunas que possuem (linhas primeiro e depois colunas). Assim, uma tabela que tem em suas linhas as categorias dos que são e dos que não são fumantes e, em suas colunas, a gravidade de tosse que os pacientes apresentam, classificada em ausente,

6. Análise exploratória: procedimentos básicos para análise de conjuntos de dados

leve, moderada e grave, resultaria em uma tabela 2×4.

A soma dos valores em cada linha e em cada coluna resulta nos totais marginais e fornece informação sobre as categorias de cada variável isoladamente. A soma dos totais marginais das linhas ou das colunas fornece o total geral, que é o número total de observações no conjunto de dados bivariados.

A tabela 6.3 é uma tabela 3 × 2 que mostra a distribuição dos casos de insuficiência renal crônica por local de primeiro atendimento, de acordo com a resposta do paciente ao fim do período (óbito ou não). Nesta tabela, podemos notar que a maior freqüência relativa de óbitos (35%, ou 13 dentre 37) ocorre entre pacientes com insuficiência renal crônica cujo local de atendimento foi a Unidade de Terapia Intensiva (UTI), provavelmente refletindo a gravidade destes pacientes. Entretanto, a fração de pacientes em UTI é a menor dentre os locais de atendimento: apenas 37 dos 403 (9%) pacientes analisados tiveram internação em UTI, enquanto 79 (20%) estavam em enfermaria e 287 (71%) foram atendidos no pronto-socorro.

Tabela 6.3. Evolução de pacientes hospitalizados com diagnóstico recente de insuficiência renal crônica de acordo com o local de primeiro atendimento (entre parênteses a porcentagem de ocorrência por local de atendimento e total)

Local de atendimento	Resposta Óbito	Recuperado	Total
Pronto Socorro	28 (9,8%)	259 (90,2%)	287
Unidade de Terapia Intensiva	13 (35,1%)	24 (64,9%)	37
Enfermaria	9 (11,4%)	70 (88,66%)	79
Total	50 (12,4%)	353 (87,6%)	403

6.5.2 Diagramas de dispersão e medidas de correlação

O diagrama de dispersão representa uma amostra bivariada quantitativa, isto é, as observações da variável X devem ser feitas nos mesmos indivíduos em que é medida a variável Y. Quando estas duas variáveis são colocadas em um diagrama cartesiano, podem-se avaliar possíveis relações funcionais entre as duas variáveis. O diagrama de dispersão entre as variáveis X e Y permite detectar uma relação entre elas e compreender a natureza desta relação.

O coeficiente de correlação (r) é calculado de uma amostra de observações (X, Y) (veja capítulo 12). É um número que varia entre -1 e $+1$, cuja magnitude está relacionada ao grau de associação *linear* entre duas variáveis. Correlação positiva indica que X e Y estão relacionados diretamente, isto é, que quando X aumenta, Y tende a aumentar, e vice-versa (figuras 6.15A, com uma relação linear forte, e 6.15B, com relação mode-

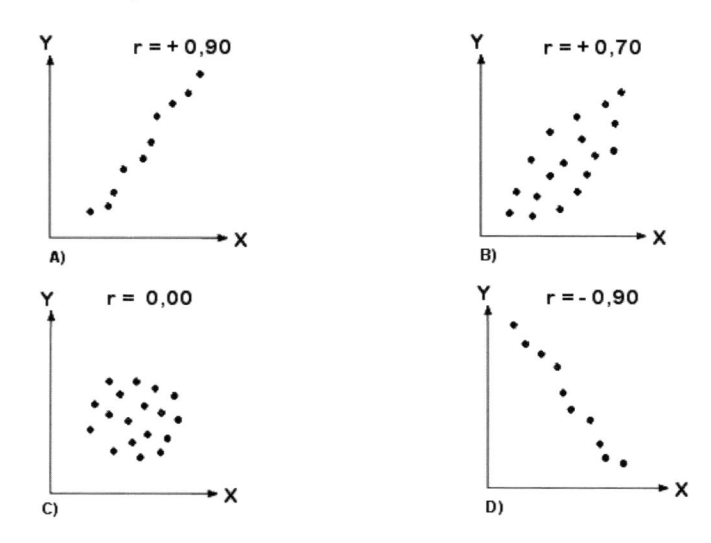

FIGURA 6.15. Exemplos de diagramas de dispersão com diferentes coeficientes de correlação.

rada). Correlação negativa significa uma relação inversa entre X e Y, isto é, quando X aumenta, Y tende a diminuir e vice-versa (figura 6.15D). Correlação igual a zero significa ausência de relação linear, como pode ser visto na figura 6.15C. Assim, para a análise de correlação, deve-se sempre fazer também um gráfico da dispersão, pois a visualização da relação é muito útil.

Uma correlação fraca não significa que não existe relação entre as variáveis, mas sim que não existe relação *linear* entre elas. Pode haver uma relação não linear, como se mostra na figura 6.16.

Na figura 6.17, podemos observar uma forte relação linear entre o nível de anticorpo contra sarampo nas mães e o nível de anticorpo materno em seus filhos recém nascidos.

6.6 Uso de variáveis recodificadas: vantagens e desvantagens.

Alguma vezes, é necessário modificar os valores de uma variável existente ou criar novas variáveis para sua análise. Por exemplo, podemos criar uma nova variável que transforme observações de tempo em meses para tempo em anos ou que seja a diferença entre duas variáveis (data de início do tratamento e de seu fim, para calcular a sua duração).

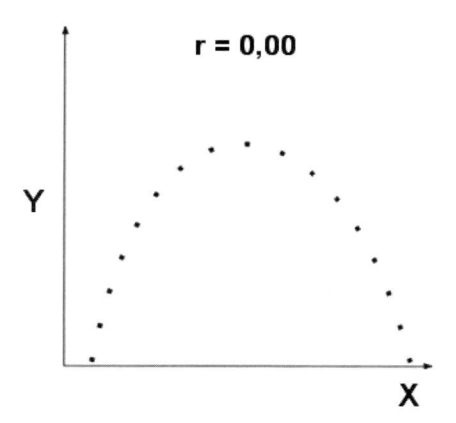

6. Análise exploratória: procedimentos básicos para análise de conjuntos de dados   147

FIGURA 6.16. Diagrama de dispersão para uma relação não linear entre as variáveis.

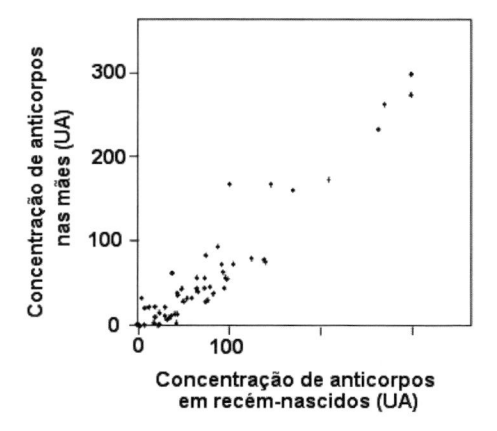

FIGURA 6.17. Diagrama de dispersão da concentração de anticorpos contra sarampo em recém-nascidos e em suas mães (em unidades arbitrárias).

Também, variáveis quantitativas podem ser recodificadas e transformadas em categóricas. Por exemplo, uma variável idade pode, em alguns casos, ser analisada nas categorias até 20 anos, de 21 a 50 e maior que 50 anos. Deve-se lembrar, entretanto, que este tipo de transformação resulta em perda de informação dos dados.

Quando observamos uma relação não linear entre duas variáveis, a transformação dos dados pode torná-la linear e permitir o cálculo de correlação e regressão, bem como aplicar métodos estatísticos que supõem relação linear entre as variáveis. Outra situação em que se pode considerar a transformação dos dados é quando a distribuição de freqüências é muito assimétrica. Essas transformações são resultantes de operações matemáticas (por exemplo, elevar ao cubo, ao quadrado, calcular a raiz quadrada, raiz cúbica, logaritmo, recíproco do número etc) em cada valor da variável para obter dados transformados. Devem-se tentar várias transformações diferentes para encontrar aquela que é satisfatória.

Entretanto, se a variável é medida em uma unidade conhecida, como peso em quilogramas ou altura em metros, a transformação pode tornar difícil a interpretação dos resultados na nova escala.

6.7 Selecionando a estatística descritiva mais apropriada

A seleção da estatística mais apropriada deve considerar se a variável é qualitativa ou quantitativa e, se ela for quantitativa, a forma da sua distribuição.

A contagem (freqüência) é a única estatística apropriada para dados qualitativos. É utilizada para indicar quantas observações estão presentes em cada uma das categorias. Os resultados são mostrados em tabelas de freqüência ou em gráficos de colunas, de barras ou de setores. Deve-se lembrar que as barras ou colunas representam categorias distintas da variável e, portanto, deve haver um espaço entre elas.

Dados intervalares ou racionais são os dados quantitativos e todas as medidas de tendência central e de dispersão são apropriadas a eles. A escolha de medidas depende do uso que se pretende da estatística e da distribuição de freqüências, devendo-se observar se a distribuição é simétrica ou assimétrica. A moda é usada para uma descrição simples. Se a distribuição é relativamente simétrica, a média e o desvio-padrão devem ser usados. Se a distribuição não é simétrica, ou se existem muitos valores discrepantes, a mediana e a amplitude interquartílica são freqüentemente utilizadas, pois tanto a amplitude dos dados como a média e o desvio-padrão são muito influenciados por estes dados. Para dados quantitativos, os gráficos adequados são o histograma, o polígono de freqüências (para avaliar a distribuição de freqüência dos dados) e o gráfico-caixa que, além de dar informações sobre a distribuição de freqüências, apresenta um resumo das várias estatísticas.

6.8 Referências bibliográficas

[1] Chambers, J., Cleveland, W., Kleiner, B. & Tukey, P. (1983). *Graphical methods for data analysis*. Wadsworth.

[2] Devore J, Peck R. The exploratory and analysis of data. 1986. West Publishing Company. St. Paul, MN.

[3] Fisher LD, van Belle, G. Biostatistics: a methodology for the health sciences. 1993. John Wiley & Sons. New York, NY.

[4] Norman GR, Streiner, DL. Biostatistics: the bare essentials. 1994. Mosby-Year Book. St. Louis, Missouri.

[5] Tukey, J. (1977). *Exploratory data analysis*. Addison-Wesley.

7
Introdução à probabilidade

Renée Xavier de Menezes

7.1 Motivação

O estudo de ciências em geral, em particular o de ciências biológicas, depende de experimentação: hipóteses formuladas são comprovadas ou refutadas com base em experimentos. Dados precisam ser coletados em número razoável, para garantir que os resultados sejam representativos da população em estudo. Por não termos a população inteira disponível em geral, incorremos em erros ao usar apenas uma parte dela para análise. A estatística entra em duas etapas distintas: na determinação do número de observações necessário e na análise dos dados.

Considere por exemplo uma nova vacina de malária, doença tropical com maior número de casos no mundo, que causa aproximadamente dois milhões de óbitos por ano. Para se saber se essa vacina é eficaz, é preciso aplicá-la a um número razoável de voluntários. O patógeno que causa a malária pode causar reações diversas em diferentes pessoas: algumas pessoas vêm a desenvolver a doença, outras não. Da mesma forma, a vacina provoca reações diversas em diferentes indivíduos. O número de voluntários necessário é determinado estatisticamente, levando-se em consideração essa variabilidade entre as respostas vacinais. Sorologias dos voluntários são coletadas um certo tempo após a inoculação, e a resposta vacinal pode então ser medida para esse grupo. Usando-se estatística, esse resultado leva a uma estimativa do porcentual esperado de respostas vacinais positivas na população, juntamente com estimativas do quanto ele pode variar em torno desse valor.

Imagine que, de 240 voluntários inoculados, 82% apresentou resposta vacinal positiva dois meses mais tarde. Qual seria a proporção esperada de resposta positiva na população? Qual é o erro associado a essa estimativa? Qual é a chance de a eficácia dessa vacina ser baixa (por exemplo, 40%)? Qual é a chance de a proporção observada de respostas positivas, 82%, ter sido observada por puro acaso (por exemplo, porque os voluntários selecionados eram mais sensíveis que o resto da população), quando na verdade a eficácia da vacina é menor? Esses são os tipos de perguntas que podem ser respondidas usando técnicas estatísticas.

Neste capítulo, veremos os conceitos básicos de probabilidade, que formam a base sobre a qual as técnicas estatísticas são desenvolvidas. Estes conceitos incluem os de eventos, probabilidades e suas propriedades; e ainda os de variável aleatória, distribuições de probabilidade, valor esperado e variância.

7.2 Conceitos básicos

7.2.1 Introdução

A teoria estatística está baseada na teoria de probabilidades, que será introduzida agora.

Existem duas interpretações alternativas de probabilidade: a freqüentista e a bayesiana. Estas duas interpretações levam a duas definições distintas de probabilidade. Na prática, conclusões tiradas usando-se uma definição devem coincidir com aquelas que usam a outra. Neste capítulo, vamos nos concentrar na definição freqüentista. A interpretação bayesiana de probabilidade será vista no capítulo 20.

7.2.2 Eventos

No exemplo da vacina de malária, há interesse em saber a probabilidade de um determinado indivíduo não-vacinado contrair malária, e a probabilidade de um indivíduo vacinado contrair malária, entre outras coisas. Chamamos

[Um indivíduo vacinado contrair malária]

e

[Um indivíduo não-vacinado contrair malária]

de *eventos*. Se o experimento em estudo fosse o lançamento de uma moeda para verificar se a probabilidade de dar cara é a mesma que a de dar coroa, os eventos de interesse seriam

[Cara] e [Coroa].

Portanto, eventos são resultados possíveis do experimento, sobre os quais probabilidades são determinadas.

O conjunto de todos os possíveis resultados de um experimento é chamado de *espaço amostral*, e é representado pela letra grega Ω (lê-se *omega*).

Considere por exemplo um estudo de câncer de mama em uma população só de mulheres, em que a idade é registrada como sendo até 29 anos, ou 30 anos ou mais. Os eventos de interesse neste exemplo são

C=[Ter câncer de mama], $\bar{C}$=[Não ter câncer de mama],

J=[Ter até 29 anos] e $\bar{J}$=[Ter 30 anos ou mais].

O espaço amostral pode ser representado de duas maneiras alternativas: no que se refere a ter ou não câncer, usando $\{C, \bar{C}\}$; e no que se refere à distribuição etária, usando $\{J, \bar{J}\}$. Estes conjuntos estão ilustrados na figura 7.1.

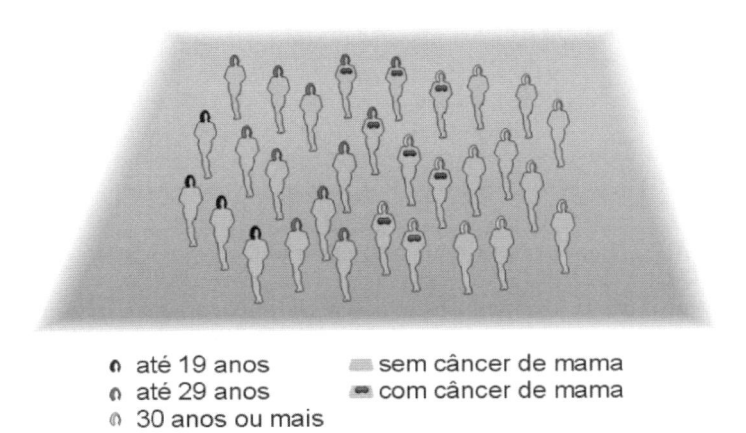

FIGURA 7.1. População de mulheres que constitui o espaço amostral Ω, com conjuntos definidos pelos eventos $J, \bar{J}, C, \bar{C}$.

7.2.3 Eventos e conjuntos

Dada a população em estudo, cada evento define um subconjunto desta população. No exemplo da vacina de malária, o evento [Um indivíduo vacinado contrair malária] define o conjunto de todos aqueles indivíduos que, após terem sido vacinados, contraíram malária. Da mesma forma, no exemplo de câncer de mama $\bar{C}$ define o conjunto de todas as mulheres que não têm câncer de mama. Assim, podemos definir relações e operações entre eventos, usando teoria de conjuntos.

Dizemos que o evento A está contido no evento B se, toda vez que ocorrer A, também ocorrer B. Esta relação é escrita matematicamente como $A \subset B$. Por exemplo, considere o evento

$$J_0 = [\text{Ter até 19 anos}],$$

no exemplo de câncer de mama. Claramente $J_0 \subset J$, já que todas as pessoas com idade até 19 anos têm também idade até 29 anos (veja a figura 7.2).

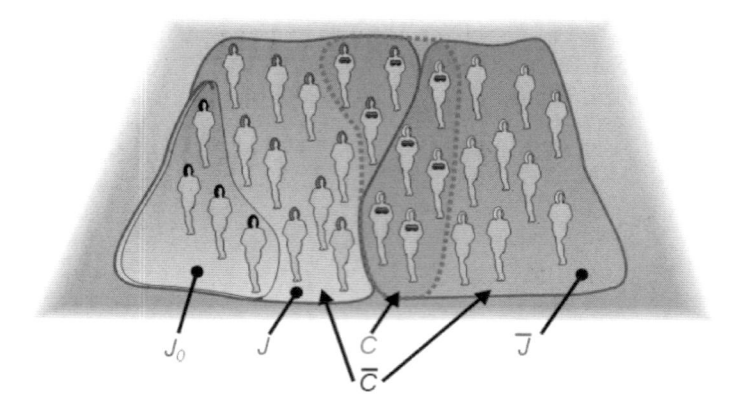

FIGURA 7.2. População de mulheres, mostrando o subconjunto J_0 de J.

Dois eventos são ditos *disjuntos* se não puderem ocorrer ao mesmo tempo. No exemplo de câncer acima, C e $\bar{C}$ são eventos disjuntos, assim como J e $\bar{J}$.

A *união* de dois eventos é o conjunto de casos que levam à ocorrência de um *ou* de outro. No exemplo de câncer, a união de C e $\bar{J}$ é o evento [Ter câncer de mama ou ter 30 anos ou mais], representado por $C \cup \bar{J}$ (veja a figura 7.3).

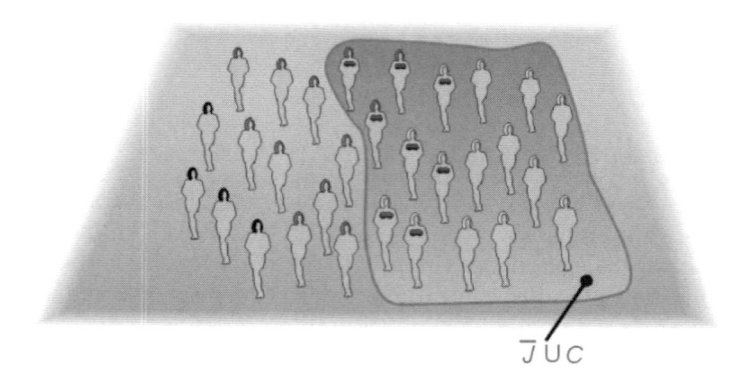

FIGURA 7.3. População de mulheres, ilustrando a união dos conjuntos C e $\bar{J}$, que corresponde ao evento [Ter câncer de mama ou ter 30 anos ou mais].

A *interseção* de dois eventos é o conjunto de casos que levam à ocorrência de um *e* de outro. Novamente no exemplo de câncer, a união de C e $\bar{J}$ é o evento [Ter câncer de mama e ter 30 anos ou mais], representado por $C \cap \bar{J}$ (veja a figura 7.4).

Quando dois eventos são disjuntos e sua união é igual ao espaço amostral inteiro, dizemos que eles são *complementares*. No exemplo de câncer,

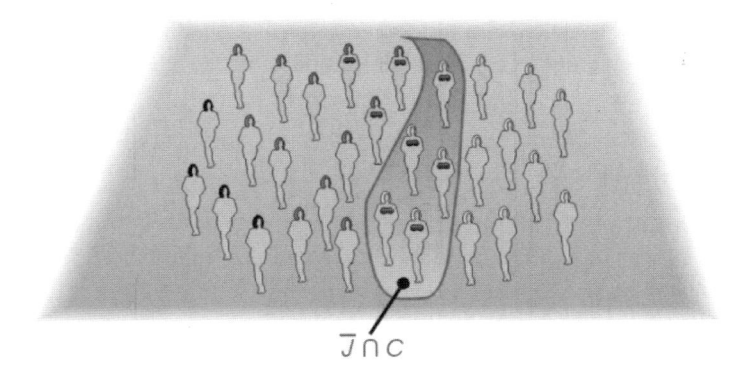

FIGURA 7.4. População de mulheres, ilustrando a interseção dos conjuntos C e $\bar{J}$, que corresponde ao evento [Ter câncer de mama e ter 30 anos ou mais].

os eventos $C, \bar{C}$ são complementares, já que um indivíduo ou tem câncer ou não tem (são disjuntos), e cada indivíduo da população tem uma classificação (a união deles é o espaço amostral). Da mesma forma, J e $\bar{J}$ são complementares (veja a figura 7.2).

7.3 Probabilidade

7.3.1 Definição freqüentista de probabilidade

A probabilidade de um certo evento A ocorrer é igual à freqüência relativa de vezes que A é observado, quando o experimento é repetido um número infinitamente grande de vezes.

Por freqüência relativa, entende-se a proporção de vezes que A foi observado, do total de casos. Usando notação probabilística, escrevemos a definição acima como:

$$P\{A\} = \frac{\text{número de vezes que } A \text{ ocorreu}}{\text{número total de vezes que o experimento foi repetido}}.$$

Por exemplo, a probabilidade de uma moeda lançada dar coroa é calculada usando:

$$P\{\text{Coroa}\} = \frac{\text{número de vezes que saiu coroa}}{\text{número total de lançamentos da moeda}},$$

quando a mesma moeda é lançada um número infinitamente grande de vezes.

Na prática, não é possível repetir um experimento um número infinitamente grande de vezes. Assim, probabilidades de eventos podem ou ser estimadas a partir das probabilidades empíricas calculadas de amostras grandes, ou ser calculadas com base em modelos probabilísticos (veja seções 7.5 e 7.10).

7.3.2 Propriedades

Para ilustrar as propriedades das probabilidades, vamos usar o exemplo do estudo de câncer de mama, onde M representa o número total de mulheres na população.

Já vimos que $J_0 \subset J$. Por definição, tempos:

$$P\{J_0\} = \text{(número de mulheres com idade até 19 anos)}/M,$$

e

$$P\{J\} = \text{(número de mulheres com idade até 29 anos)}/M.$$

Claramente, o conjunto das mulheres que têm idade até 29 anos inclui todas aquelas com idade até 19 anos, portanto $P\{J_0\} \leq P\{J\}$. Em geral, dizemos que:

Se A está contido em B, então $P\{A\} \leq P\{B\}$.

Um evento vazio é um conjunto vazio, ou seja, que não contém nada, e é representado por $\emptyset$. Por não conter nada, $P\{\emptyset\} = 0$. Um exemplo de evento vazio é [Mulher com câncer de mama e sem câncer de mama]=$C \cap \bar{C}$. Como não existem mulheres com as duas condições simultaneamente, a probabilidade de esse evento ocorrer é 0, e escrevemos $P\{C \cap \bar{C}\} = 0$. Note que $\emptyset$ é um subconjunto de qualquer outro evento, o que significa que $P\{A\} \geq 0$, para todo evento A.

O espaço amostral Ω inclui todos os possíveis eventos, e portanto é um evento que sempre é observado. Considere por exemplo os eventos C e $\bar{C}$. Já vimos que $C \cup \bar{C} = \Omega$, o que significa que $P\{C \cup \bar{C}\} = P\{\Omega\}$. Agora note que, por definição:

$$\begin{aligned} P\{C \cup \bar{C}\} &= \text{(número de mulheres com câncer ou sem câncer)}/M \\ &= M/M, \end{aligned}$$

ou seja, $P\{\Omega\} = 1$. Como todo evento A está contido em Ω, $P\{A\} \leq 1$.

Das duas últimas propriedades, temos:

Para todo evento A que seja um subconjunto do espaço amostral Ω, tem-se $0 \leq P\{A\} \leq 1$.

A probabilidade da interseção de dois eventos é calculada pela definição. Por exemplo, a probabilidade de uma mulher ter câncer e ter idade de 30 anos ou mais é calculada usando:

$P\{C \cap \bar{J}\}$ = (n. mulheres com pelo menos 30 anos e com câncer de mama)/M.

Vamos agora calcular a probabilidade da união de dois eventos. Considere novamente os eventos C e $\bar{J}$. Por definição:

$P\{C \cup \bar{J}\}$ = (n. mulheres com pelo menos 30 anos ou com câncer de mama)/M.

Agora note que o numerador é igual à soma de

{número de mulheres com pelo menos 30 anos}

com

{número de mulheres com câncer de mama},

menos

{número de mulheres que têm pelo menos 30 anos e câncer de mama.}

De fato, ao somarmos {número de mulheres com pelo menos 30 anos} com {número de mulheres com câncer de mama}, estaremos contando duas vezes aquelas mulheres que têm as duas características, e por isso precisamos retirar o excesso. Isto quer dizer que:

$$\begin{aligned} P\{C \cup \bar{J}\} &= \text{(n. mulheres com pelo menos 30 anos)}/M \\ &+ \text{(n. mulheres com câncer de mama)}/M \\ &- \text{(n. mulheres com pelo menos 30 anos e câncer de mama)}/M \\ &= P\{C\} + P\{\bar{J}\} - P\{C \cap \bar{J}\}. \end{aligned}$$

Formalmente, temos:

> A probabilidade da união de dois eventos A e B quaisquer é calculada por:
>
> $$P\{A \cup B\} = P\{A\} + P\{B\} - P\{A \cap B\}.$$

Considere agora dois eventos disjuntos, por exemplo C e $\bar{C}$. Como $P\{C \cap \bar{C}\} = 0$, neste caso a probabilidade da união dos dois eventos fica: $P\{C \cup \bar{C}\} = P\{C\} + P\{\bar{C}\}$. Formalmente:

> Se A e B são dois eventos disjuntos, $A \cap B = \emptyset$ e $P\{A \cap B\} = 0$, portanto $P\{A \cup B\} = P\{A\} + P\{B\}$.

Já vimos que C e $\bar{C}$ são eventos complementares, ou seja, que são disjuntos e a sua união é igual ao espaço amostral Ω. Por serem eventos disjuntos, temos:

$$P\{C \cup \bar{C}\} = P\{C\} + P\{\bar{C}\},$$

e por sua união ser igual ao espaço amostral, temos $P\{C \cup \bar{C}\} = P\{\Omega\} = 1$. Portanto, existe a seguinte relação:

$$P\{\bar{C}\} = 1 - P\{C\}.$$

Formalmente, podemos dizer que:

Se A e B são dois eventos complementares, ou seja, $A \cap B = \emptyset$ e $A \cup B = \Omega$, então $P\{B\} = 1 - P\{A\}$.

7.3.3 Probabilidade condicional e independência

Dois eventos podem estar relacionados de tal forma que, sabendo-se que um deles ocorreu, tem-se informação sobre a probabilidade de o outro ocorrer. Considere novamente o exemplo de câncer de mama. Sabe-se que a incidência deste tipo de câncer é maior em mulheres mais maduras (em geral, com 30 anos ou mais) que em mulheres jovens. Isso significa que a chance de uma mulher ter câncer de mama pode variar, dependendo da idade dela.

É importante saber, portanto, o risco de câncer de mama de uma mulher em função da sua idade. Vamos calcular, por exemplo, a probabilidade de uma mulher ter câncer de mama, dado que ela tem pelo menos 30 anos, representada por $P\{C|\bar{J}\}$. É intuitivo que esta probabilidade seja dada pela proporção de mulheres com câncer de mama, dentre aquelas com pelo menos 30 anos, ou seja:

$$P\{C|\bar{J}\} = \frac{\text{n. mulheres com câncer de mama e pelo menos 30 anos}}{\text{n. mulheres com pelo menos 30 anos}}.$$

Dividindo-se tanto o numerador quanto o denominador pelo número total de mulheres, obtemos:

$$P\{C|\bar{J}\} = \frac{P\{C \cap \bar{J}\}}{P\{\bar{J}\}}.$$

Formalmente, temos a seguinte definição:

A probabilidade de um evento A ocorrer, dado que um outro evento B ocorreu, é chamada *probabilidade condicional de A dado B*. Representada por $P\{A|B\}$, é calculada usando:

$$P\{A|B\} = \frac{P\{A \cap B\}}{P\{B\}}. \qquad (7.1)$$

Há eventos que não estão relacionados, e portanto a probabilidade de um ocorrer não é afetada pela ocorrência do outro. Considere por exemplo os eventos [Contrair malária] e [Ter infeção do trato urinário (ITU)]. Não há motivos para se acreditar que um indivíduo com ITU tenha maior (ou menor) chance de contrair malária. Portanto, podemos escrever:

$$P\{\text{Contrair malária}|\text{Ter ITU}\} = P\{\text{Contrair malária}\}. \qquad (7.2)$$

Dizemos, neste caso, que os eventos [Contrair malária] e [Ter ITU] são *independentes*. Note que, pela definição de probabilidade condicional (7.1), temos:

$$P\{\text{Contrair malária}|\text{Ter ITU}\} = \frac{P\{\text{Contrair malária e ter ITU}\}}{P\{\text{Ter ITU}\}}. \qquad (7.3)$$

Usando (7.2) e (7.3), podemos concluir que, neste caso,

$$P\{\text{Contrair malária e ter ITU}\} = P\{\text{Contrair malária}\}P\{\text{Ter ITU}\}.$$

Ou seja, a probabilidade de alguém contrair malária e ter ITU é igual ao produto das probabilidades isoladas de contrair malária e de ter ITU.

A definição formal de independência de eventos é:

Dois eventos A e B são ditos *independentes* quando

$$P\{A|B\} = P\{A\} \quad \text{e} \quad P\{B|A\} = P\{B\}.$$

Como $P\{A|B\} = P\{A \cap B\}/P\{B\}$ por definição, tem-se neste caso:

$$P\{A \cap B\} = P\{A\}P\{B\}.$$

7.4 Variável aleatória

7.4.1 Definição

Variáveis são características registradas para as observações de um conjunto de dados. No exemplo do teste para vacina de malária da seção 7.1, a resposta vacinal de cada voluntário, em termos do resultado da sorologia, é uma variável. Outras variáveis que podem ser coletadas são a idade, o sexo e a região em que o indivíduo habita (rural ou urbana).

Quando probabilidades são associadas a todos os conjuntos de valores possíveis de uma variável, ela é chamada de *variável aleatória*.

7.4.2 Tipos de variáveis aleatórias

Variáveis aleatórias são classificadas como discretas ou contínuas, de acordo com o conjunto de dados em que tomam valores. Variáveis aleatórias discretas são aquelas cujos valores possíveis podem ser enumerados. Variáveis aleatórias contínuas são aquelas que podem assumir qualquer valor, inteiro ou fracionário.

No exemplo do teste da vacina para malária, a resposta vacinal de cada voluntário pode ser positiva ou negativa, portanto é uma variável aleatória discreta. Outros exemplos de variáveis aleatórias discretas são o número de pacientes que dão entrada no Pronto Socorro de um hospital, por dia, o número de filhos de uma mulher, e o resultado do lançamento de um dado. Note que o conjunto de valores possíveis de variáveis aleatórias discretas pode ser finito (como nos casos da resposta vacinal e do resultado do lançamento de um dado) ou infinito (como nos casos do número de pacientes em um Pronto Socorro por dia e do número de filhos de uma mulher). Apesar de existirem limites para o número de pacientes atendidos em um hospital por dia, bem como para o número de filhos de uma mulher, é matematicamente conveniente considerar este tipo de variável como podendo assumir um número infinito de valores, porque assim evita-se a imposição de um limite arbitrário que pode ser ultrapassado em casos extremos.

Exemplos de variáveis aleatórias contínuas são o peso e a altura dos voluntários. Teoricamente, estas medidas podem assumir qualquer valor real, ou seja, qualquer valor com qualquer número de casas decimais, o que torna o conjunto de valores possíveis infinito: entre 62 e 63 quilos há o valor 62,5; entre 62 e 62,5 há o valor 62,25; entre 62,25 e 62,5 há o valor 62,375; e assim *ad infinitum*. Na prática, a precisão do aparelho usado para fazer a medição determina o número de casas decimais da medida.

7.5 Distribuição de probabilidade

7.5.1 Motivação

Já vimos os conceitos básicos de probabilidade. Agora gostaríamos de poder calcular probabilidades em exemplos, e para isto precisamos do conceito de distribuição de probabilidade. Vamos ver exemplos que ilustram a necessidade deste conceito.

Exemplo 1: Dois amigos, Marcelo e Ricardo, fazem o seguinte jogo: Marcelo lança o dado cinco vezes seguidas, e se sair a face "dois" pelo menos duas vezes, ele ganha o jogo; caso contrário, Ricardo ganha. Qual é a chance de Marcelo ganhar o jogo? Se o número de vezes em que a face "dois" deve sair fosse aumentado para pelo menos três, qual seria a nova chance de Marcelo ganhar o jogo? E se o número fosse aumentado para quatro? Se o mesmo jogo for repetido um número muito grande de vezes, quantas vezes espera-se que saia a face "dois" em média, em cada jogo?

Exemplo 2: Considere uma doença infecciosa com prevalência de 5% na população, para qual existem dois tipos de testes de dosagem de anticorpos: o teste I, mais barato, mas que dá em média 20% de falso positivos; e o teste II, mais caro, considerado o padrão ouro (ou seja, que define exatamente se o paciente tem ou não os anticorpos). Imagine que o procedimento de investigação de um paciente com suspeita de ter a doença faça o teste I e, se der positivo, faz também o teste II, para confirmar ou não o diagnóstico. Se um certo hospital recebe em média 50 pacientes por dia com suspeita da doença, qual é a probabilidade de serem necessários exatamente 5 kits de teste II em um mesmo dia? E a probabilidade de serem necessários 6 kits? Qual é a probabilidade de serem necessários pelo menos 6 kits num só dia?

Exemplo 3: Considere um estudo dos pesos e alturas dos indivíduos de uma população. Deseja-se saber qual é a chance de se encontrar uma pessoa adulta com mais de 100 quilogramas de peso, e qual é a chance de se encontrar uma pessoa adulta com menos de 1,5 metros de altura.

Os gráficos de algumas distribuições de probabilidade são mostrados nas figuras 7.5 e 7.6.

É possível calcular as probabilidades pedidas nos exemplos acima diretamente, mas existem fórmulas que agilizam o cálculo, quando este deve ser repetido para diversos valores diferentes (por exemplo, número de vezes que a face "dois" sai igual a três ou igual a quatro, e número de kits igual a cinco ou igual a seis). Estas fórmulas são definidas pelas *distribuições de probabilidade*.

Cada distribuição de probabilidade refere-se a uma variável aleatória, e a distribuição é dita discreta ou contínua dependendo da variável aleatória em questão. No exemplo 1 acima, a variável aleatória de interesse é o número

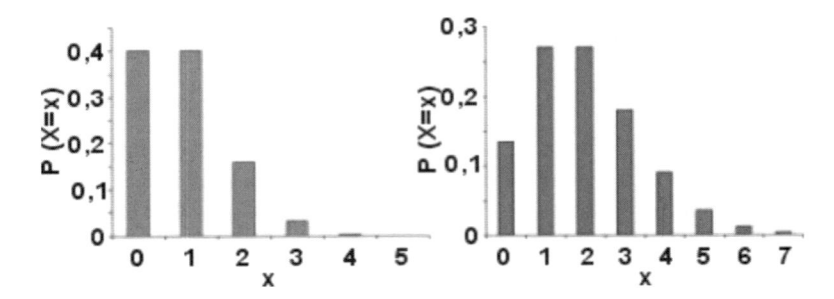

FIGURA 7.5. Funções de probabilidade de distribuições discretas. À esquerda: distribuição binomial ($N = 5$, $\pi = 1/6$); à direita: distribuição Poisson ($\lambda = 2$).

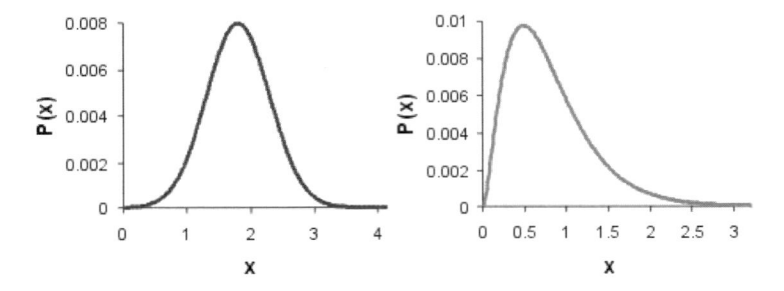

FIGURA 7.6. Funções de densidade de probabilidade de distribuições contínuas. À esquerda: distribuição normal, típica das alturas de indivíduos adultos, do mesmo sexo, de uma população, com média $1,8$ e desvio-padrão $0,5$; à direita: distribuição gama, usada tipicamente para modelar duração de eventos, como por exemplo tempo de internação e tempo de sobrevida a um certo evento ($\alpha = 2,56$ e $\beta = 0,31$).

de vezes que a face "dois" sai, dentre cinco lançamentos de um dado. No exemplo 2, a variável aleatória é o número de testes I feitos num mesmo dia que dão resultado positivo. Ambas variáveis aleatórias são discretas, e portanto as distribuições de probabilidade correspondentes são também ditas discretas. Já as variáveis do exemplo 3, o peso e a altura de um indivíduo, são contínuas: de fato, não é possível enumerar nem todos os pesos nem todas as alturas possíveis de indivíduos, se o aparelho que toma as medidas tiver precisão ilimitada.

7.5.2 Diferença entre distribuições discretas e contínuas

Considere uma variável aleatória discreta X que pode tomar qualquer valor dentro do conjunto $\mathcal{X} = \{x_1, x_2, \ldots\}$, que pode ou não ser um conjunto finito. A distribuição de probabilidade de X nada mais é que uma fórmula que é usada para calcular $P\{X = x\}$, para cada valor $x \in \mathcal{X}$. Para calcularse a probabilidade de X assumir valores dentro de um certo subconjunto $\mathcal{X}_0$ de $\mathcal{X}$, basta somarmos as probabilidades associadas aos elementos de $\mathcal{X}_0$.

Por exemplo, no exemplo 1 acima, deseja-se saber qual é a probabilidade de sair a face 2 pelo menos duas vezes, dentre 5 lançamentos do dado. Se X representar o número de vezes que sai a face 2 dentre os 5 lançamentos, temos $\mathcal{X} = \{0, 1, 2, 3, 4, 5\}$, que é o conjunto de todos os valores que X pode assumir, e o subconjunto de interesse é o que engloba todos os resultados maiores ou iguais a 2, dado por $\mathcal{X}_0 = \{2, 3, 4, 5\}$. Portanto, deseja-se calcular:

$$P\{X \geq 2\} = P\{X \in \mathcal{X}_0\} = P\{X = 2\} + P\{X = 3\} + P\{X = 4\} + P\{X = 5\}.$$

Vamos ver como estas probabilidades podem ser calculadas na seção 7.10.1. Por enquanto, considere na figura 7.5 o gráfico da distribuição de X, com as probabilidades correspondentes a eventos em $\mathcal{X}_0$ destacadas (figura 7.7).

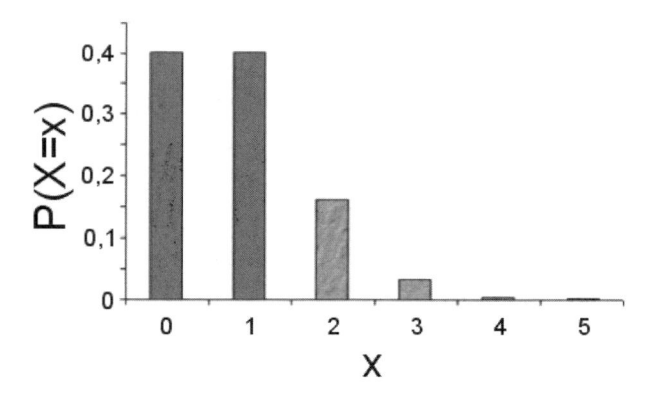

FIGURA 7.7. Distribuição binomial ($N = 5, \pi = 1/6$) destacando-se a probabilidade correspondente ao evento $\{X \geq 2\} = \{X \in \mathcal{X}_0\}$, o número de lançamentos de um dado, de um total de 5, em que sai a face "dois". As colunas cinza-claras correspondem a resultados que levam Marcelo a ganhar o jogo (exemplo 1).

Em geral, representando-se a função de probabilidade de uma variável aleatória discreta por $P\{X = x\} \equiv p(x)$, para $x \in \mathcal{X}$, a probabilidade associada a um certo subconjunto $\mathcal{X}_0$ de $\mathcal{X}$ é calculada por:

$$P\{X \in \mathcal{X}_0\} = \sum_{x \in \mathcal{X}_0} p(x),$$

onde $\sum_{x \in \mathcal{X}_0}$ indica que está-se somando a função $p(x)$ para os valores de x em $\mathcal{X}_0$.

Quando a variável aleatória em estudo é contínua, também é preciso somar-se as probabilidades associadas a todos os elementos no subconjunto

𝒳 de interesse. Porém, neste caso pode ser que não seja possível enumerar-se todos os elementos do conjunto de interesse. Por isso, matematicamente a conta é escrita em termos de uma integral, representada por $\int$, que é o equivalente para conjuntos deste tipo à somatória $\sum$. O nome desta função também muda: enquanto para variáveis aleatórias discretas ela é chamada de função de probabilidade, no caso de variáveis aleatórias contínuas ela é chamada de *função de densidade de probabilidade* ou, simplesmente, *densidade*. Como a integral de uma função sobre um certo conjunto é igual à área entre a função e a representação do conjunto no eixo x, a probabilidade associada a este conjunto é igual à área entre a função de densidade e a representação do conjunto no eixo x (veja a figura 7.8). Vamos ilustrar esta relação entre probabilidade e área com exemplos.

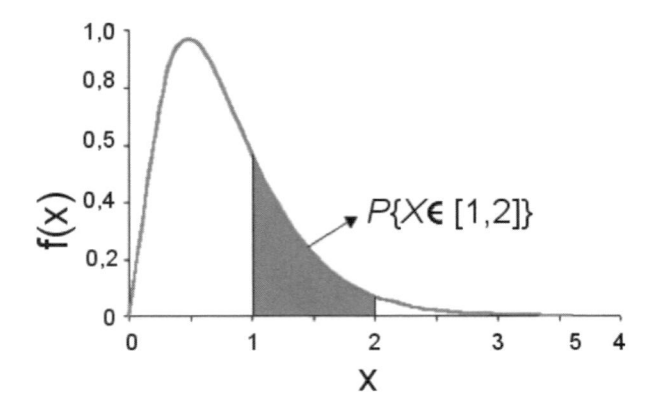

FIGURA 7.8. Função de densidade de probabilidade de uma distribuição gama, e área correspondente à probabilidade associada ao intervalo $[1, 2]$.

Considere o exemplo 3 acima. Represente por X o peso de um indivíduo e por Y a altura do mesmo indivíduo. Defina $f_X(x)$ como sendo a função de densidade de probabilidade dos pesos, e por $f_Y(y)$ a mesma função para as alturas. A probabilidade de um indivíduo adulto ter mais de 100 quilogramas de peso é calculada usando:

$$P\{X \geq 100\} = \int_{100}^{\infty} f(x)dx,$$

e este cálculo está ilustrado na figura 7.9. A probabilidade de um indivíduo ter até 1,50 metros de altura é dada por:

$$P\{Y \leq 1,50\} = \int_{0}^{1,50} f(y)dy,$$

e este cálculo está ilustrado na figura 7.10.

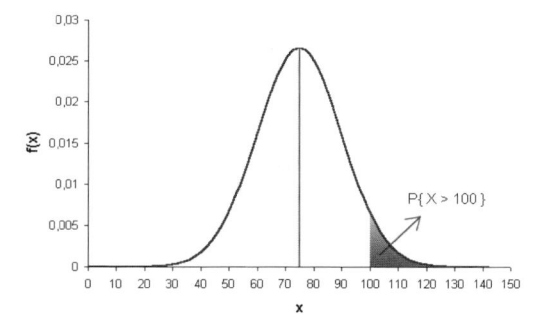

FIGURA 7.9. Distribuição normal dos pesos de indivíduos adultos, do mesmo sexo, em uma população hipotética, com média 75 e desvio-padrão 15. A área hachurada corresponde à probabilidade de um indivíduo desta população ter peso maior ou igual a 100 Kg.

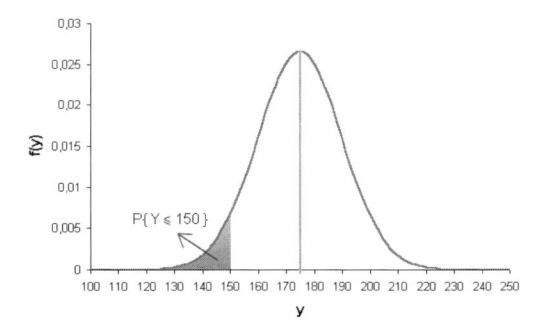

FIGURA 7.10. Distribuição normal das alturas de indivíduos adultos, do mesmo sexo, em uma população hipotética, com média 175 e desvio-padrão 15. A área hachurada corresponde à probabilidade de um indivíduo desta população ter altura inferior a 1,50 m.

Devemos ressaltar aqui que, devido à natureza matemática das funções contínuas que representam funções de densidade de probabilidade, a probabilidade de uma variável aleatória contínua Z assumir um valor apenas, z_0, é igual a zero, qualquer que seja este valor. Ou seja,

$$P\{Z = z\} = \int_{z_0}^{z_0} f(z)dz = 0.$$

Essa idéia fica intuitiva quando associamos probabilidades a áreas: a área entre a curva e um único ponto no eixo das abcissas de fato é igual a zero. É preciso que se tenha um intervalo, ou um conjunto de intervalos, para que a área entre a curva e o eixo seja maior que zero.

Em geral, podemos dizer que, para uma variável aleatória contínua Z que toma valores num conjunto contínuo $\mathcal{Z}$ e tem função de densidade de probabilidade representada por $f(z)$, a probabilidade associada a um subconjunto $\mathcal{Z}_0$ de $\mathcal{Z}$ é calculada por:

$$P\{Z \in \mathcal{Z}_0\} = \int_{\mathcal{Z}_0} f(z)dz.$$

7.5.3 Propriedades

A primeira propriedade importante é a de que a soma das probabilidades relacionadas a todos os valores possíveis é igual a 1. Esta propriedade vem de $P\{\Omega\} = 1$, que foi vista na seção 7.3.2, e se traduz em termos da função de probabilidade ou da função de densidade de probabilidade como indicado abaixo. Se X for uma variável aleatória discreta com função de probabilidade $p(x)$, para todo $x \in \mathcal{X}$, então

$$\sum_{x \in \mathcal{X}} p(x) = 1.$$

Se X for uma variável aleatória contínua com função de densidade de probabilidade $f(x)$, para $x \in \mathcal{X}$, então

$$\int_{\mathcal{X}} f(x)dx = 1.$$

A segunda propriedade importante refere-se à distribuição conjunta de variáveis aleatórias independentes. Da mesma forma que, para dois eventos A e B independentes, tem-se $P\{A \cap B\} = P\{A\}P\{B\}$, a distribuição conjunta de duas variáveis aleatórias independentes é igual ao produto das suas distribuições marginais.

Considere por exemplo duas variáveis aleatórias discretas, X e Y, com funções de probabilidade $p_X(x)$ e $p_Y(y)$, onde $x \in \mathcal{X}$ e $y \in \mathcal{Y}$. Então a função de probabilidade conjunta para o par (X, Y) é dada por:

$$p_{X,Y}(x,y) = p_X(x)p_Y(y), \quad \text{para } x \in \mathcal{X},\ y \in \mathcal{Y}.$$

Da mesma forma, se X e Y são variáveis aleatórias contínuas com funções de densidade de probabilidade $f_X(x)$ e $f_Y(y)$, para $x \in \mathcal{X}$ e $y \in \mathcal{Y}$, a função de densidade de probabilidade conjunta para o par (X, Y) é dada por:

$$f_{X,Y}(x,y) = f_X(x)f_Y(y), \quad \text{para } x \in \mathcal{X},\ y \in \mathcal{Y}.$$

Exemplo 1 (continuação): Suponha que X represente o número de faces "dois" que saem quando Marcelo lança o dado, e Y represente o mesmo número quando Ricardo lança o dado. Imagine que o jogo seja modificado de tal forma que é o ganhador aquele que obtiver o maior número de faces "dois", dentre cinco lançamentos. Qual é a probabilidade de Marcelo ganhar o jogo?

É natural supor que os lançamentos de Marcelo e de Ricardo sejam mutuamente independentes, portanto as variáveis aleatórias X e Y são independentes. Ou seja, $P\{X = x, Y = y\} = P\{X = x\}P\{Y = y\}$, para $x, y = 0, 1, 2, 3, 4, 5$.

Para calcular a probabilidade de Marcelo ganhar o jogo, é preciso avaliar todas as possibilidades que levam a este resultado. Se, após lançar o dado cinco vezes, Marcelo não obtiver nenhuma face "dois" (ou seja, $X = 0$), ele não ganha o jogo, porque mesmo que Ricardo também não obtenha nenhuma face "dois" ($Y = 0$), eles empatam. Ou seja, neste caso Marcelo não ganha o jogo. Se $X = 1$, Marcelo só ganha o jogo se $Y = 0$. Se $X = 2$, Marcelo ganha se $Y \leq 1$, se $X = 3$ ele ganha se $Y \leq 2$, se $X = 4$ ele ganha se $Y \leq 3$ e, finalmente, se $X = 5$ ele ganha desde que $Y \leq 4$.

Usando a notação de eventos, a probabilidade de Marcelo ganhar o jogo é igual à probabilidade de $[X = 1$ e $Y = 0]$ ou $[X = 2$ e $Y \leq 1]$ ou $[X = 3$ e $Y \leq 2]$ ou $[X = 4$ e $Y \leq 3]$ ou $[X = 5$ e $Y \leq 4]$. Ou seja, gostaríamos de calcular a probabilidade da união de todos estes eventos. Note que não é possível que dois ou mais destes eventos ocorram conjuntamente: apenas uma combinação é possível. Isto significa que os eventos são disjuntos, ou seja, a probabilidade da união de todos eles é igual à soma das probabilidades individuais. Temos então:

$$\begin{aligned}P\{\text{Marcelo ganhar}\} &= P\{X = 1 \text{ e } Y = 0\} + P\{X = 2 \text{ e } Y \leq 1\} \\ &\quad + P\{X = 3 \text{ e } Y \leq 2\} + P\{X = 4 \text{ e } Y \leq 3\} \\ &\quad + P\{X = 5 \text{ e } Y \leq 4\} \\ &= \sum_{x=1}^{5} P\{X = x \text{ e } Y \leq x - 1\}.\end{aligned}$$

Como X e Y são independentes, temos:

$$P\{X = x \text{ e } Y \leq x-1\} = P\{X = x\}P\{Y \leq x-1\} = P\{X = x\}\sum_{y=0}^{x-1} P\{Y = y\}.$$

Ou seja,

$$P\{\text{Marcelo ganhar}\} = \sum_{x=1}^{5} p_X(x) \sum_{y=0}^{x-1} p_Y(y).$$

Para concluir o cálculo, precisamos apenas de expressões para $p_X(x)$ e $p_Y(y)$, que serão vistas na seção 7.10.1.

7.6 Valor esperado

7.6.1 Motivação

Uma das perguntas que se fez no Exemplo 1 foi: se o mesmo jogo for repetido um número muito grande de vezes, quantas vezes espera-se que saia a face "dois" em média, em cada jogo? No Exemplo 3, há interesse em saber o peso e a altura médios de um indivíduo na população. Para respondermos estas perguntas, precisamos do conceito de *valor esperado* de uma variável aleatória, ou *esperança*.

7.6.2 Definição informal de valor esperado

O valor esperado de uma variável aleatória é uma espécie de média dos valores que a variável pode assumir, ponderada pelas probabilidades associadas a esses valores. Alguns autores se referem ao valor esperado como "a média", mas aqui evitamos esta nomenclatura para não confundir com a média amostral. Esta regra só será quebrada na seção 7.11.2. De uma forma geral, quando nos referimos ao valor esperado de uma variável aleatória, como X, podemos usar a nomenclatura "média de X". Quando, porém, lidamos com uma função de uma ou mais variáveis aleatórias, devemos usar ou a nomenclatura "valor esperado" ou "esperança", tal como em "valor esperado de $\log(X)$" e em "esperança de $X + Y$".

O valor esperado dá uma idéia de *posição*, servindo como um referencial para a escala. Note que, como a média aritmética amostral, o valor esperado não tem necessariamente um valor que a variável pode assumir. Por exemplo, uma variável aleatória binomial que toma apenas os valores 0 e 1 em geral tem um valor esperado diferente tanto de 0 quanto de 1 (veja exemplos na seção 7.10.1; veja também exemplos de variáveis com outras distribuições, tais como a Poisson na seção 7.10.2).

No caso de variáveis como peso e altura, é fácil entender o significado do valor esperado: o peso médio de adultos em duas populações pode ser usado para compará-las.

Considere por exemplo uma população com distribuição de pesos dos indivíduos dada pela função de densidade $f_1(x)$, e peso médio representado por μ_1. Suponha que, a partir do ano T, esta população melhorou significativamente sua dieta alimentar, implicando em um aumento do peso médio de 8 quilos. Representando a nova função de densidade das alturas por $f_2(x)$ e o novo peso médio por μ_2, comparamos estas duas funções de densidade na figura 7.11.

No caso de variáveis dicotômicas que só assumem os valores 0 ou 1, o valor esperado é igual à proporção esperada de valores "1" observados, quando um número muito grande de observações é registrado.

Por exemplo, considere a variável

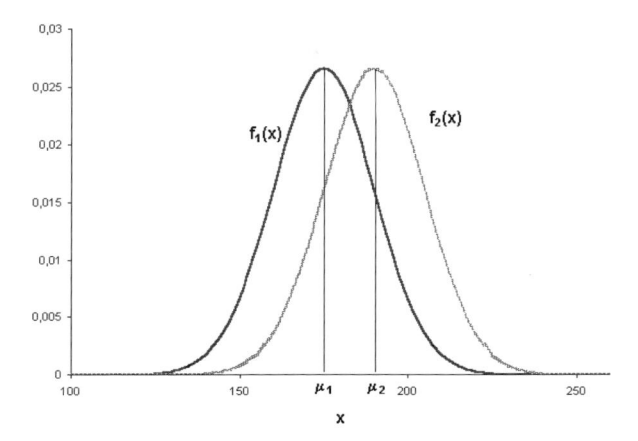

FIGURA 7.11. Funções de densidade f_1 e f_2 correspondem às distribuições dos pesos, antes e depois da mudança na dieta alimentar, respectivamente, com valores esperados μ_1 e μ_2, aonde $\mu_2 = \mu_1 + 8$.

$$X = \begin{cases} 1, & \text{se o indivíduo tem malária} \\ 0, & \text{se o indivíduo não tem a doença.} \end{cases}$$

O valor esperado de X é igual à proporção de indivíduos na população que têm malária: ou seja, é igual à prevalência da doença. Note já neste exemplo que em geral o valor esperado de X não é nenhum dos valores que X pode assumir (0 e 1).

7.6.3 Variáveis aleatórias discretas

Considere X e $p(x)$, uma variável aleatória discreta e sua função de probabilidade. Represente por $\mathcal{X}$ o conjunto de valores que X pode assumir. Então o valor esperado de X, representado por $E(X)$, é dado por

$$E(X) = \sum_{x \in \mathcal{X}} x p(x).$$

Para aplicações, veja as seções 7.10.1 e 7.10.2.

7.6.4 Variáveis aleatórias contínuas

Considere X e $f(x)$, uma variável aleatória discreta e sua função de densidade de probabilidade. Represente por $\mathcal{X}$ o conjunto de valores que X pode assumir. Então o valor esperado de X, representado por $E(X)$, é dado por

$$E(X) = \int_{\mathcal{X}} x f(x) dx.$$

Para aplicações, veja a seção 7.10.3.

7.6.5 Propriedades

Algumas propriedades do valor esperado serão importantes para nós. Todas elas podem ser facilmente demonstradas com o que foi visto até agora, mas por simplicidade as provas serão omitidas. Nas propriedades abaixo, supomos que X e Y são variáveis aleatórias (discretas ou contínuas), e que têm valor esperado finito[1].

1) $E(kX) = kE(X)$, onde $k \neq 0$.

2) $E(X + Y) = E(X) + E(Y)$.

Note que, como conseqüência de **1)** e **2)**, temos:

$$E(aX + bY) = aE(X) + bE(Y), \quad a, b \neq 0.$$

3) Se X e Y forem variáveis aleatórias independentes,

$$E(XY) = E(X)E(Y).$$

Uma conseqüência importante das propriedades acima se refere ao valor esperado da média amostral de variáveis aleatórias independentes. Considere $X_1, X_2, \ldots, X_n$ observações independentes da mesma variável aleatória X, cujo valor esperado é $E(X) = \mu$. Ou seja, o valor esperado de X_i é $E(X_i) = \mu$, para todos os valores $i = 1, \ldots, n$. Então a média amostral $\bar{X}$ tem valor esperado dado por:

$$\begin{aligned} E(\bar{X}) &= E\left(\frac{1}{n}\sum_{i=1}^{n} X_i\right) \\ &= \frac{1}{n}\sum_{i=1}^{n} E(X_i) \\ &= \frac{1}{n}\sum_{i=1}^{n} \mu \\ &= \mu. \end{aligned} \quad (7.4)$$

Em palavras, o valor esperado da média amostral de observações independentes e individualmente com mesmo valor esperado, $E(\bar{X})$, é igual ao valor esperado teórico de uma das observações.

---

[1] Existem casos de variáveis aleatórias com valor esperado infinito, mas estes são de pouco interesse na prática, por isso estão fora do escopo deste livro.

7.6.6 Valor esperado de uma função de X

Até aqui, consideramos o valor esperado da variável aleatória X, mas em alguns casos há interesse em se calcular o valor esperado de uma função da variável aleatória. Por exemplo, para se calcular a variância, que será vista na seção 7.8, é preciso que se calcule o valor esperado de X^2. Em outros casos, há interesse em se calcular $\sqrt{X}$ ou $\log(X)$.

Para calcular o valor esperado de uma função de uma variável aleatória, basta fazer o cálculo como antes, substituindo x pela função desejada. Por exemplo, se X for uma variável aleatória discreta,

$$E(X^2) = \sum_{x \in \mathcal{X}} x^2 p(x),$$

assim como

$$E(\log X) = \sum_{x \in \mathcal{X}} \log(x) p(x).$$

Da mesma forma, se X for uma variável aleatória contínua,

$$E(X^2) = \int_{\mathcal{X}} x^2 f(x) dx,$$

e

$$E(\log X) = \int_{\mathcal{X}} \log(x) f(x) dx.$$

Formalmente, escrevemos:

O valor esperado de $h(X)$ é dado por

$$E[h(X)] = \sum_{x \in \mathcal{X}} h(x) p(x),$$

se X for uma variável aleatória discreta, e por

$$E[h(X)] = \int_{\mathcal{X}} h(x) f(x) dx,$$

se X for uma variável aleatória contínua.

7.7 Outras medidas de valor central

7.7.1 Mediana

Na seção 6.4.1, foi definida a mediana amostral, como o valor que deixa metade das observações acima dele. Num contexto mais teórico, a mediana de uma distribuição de probabilidade é definida como o valor da distribuição que deixa metade da probabilidade acima dele. Se X for uma variável aleatória discreta com função de probabilidade $p(x)$, a mediana da distribuição de X é o valor x_{med} que satisfaz

$$P\{X \geq x_{med}\} = \sum_{k=x_{med}}^{+\infty} p(k) = 0,5.$$

Se X for uma uma variável aleatória contínua com função de densidade de probabilidade $f(x)$, a mediana da distribuição de X é o valor x_{med} que satisfaz

$$P\{X \geq x_{med}\} = \int_{x_{med}}^{+\infty} f(s)ds = 0,5.$$

Note que distribuições simétricas apresentam média e mediana iguais, que é o caso da distribuição normal.

7.7.2 Moda

A moda de uma distribuição, discreta ou contínua, é o valor que corresponde à maior probabilidade (se for discreta) ou ao maior valor da função de densidade de probabilidade (se for contínua). Uma distribuição pode ter mais que uma moda, ou não apresentar nenhuma moda, se todos os valores forem diferentes entre si. Uma distribuição com uma moda é denominada unimodal. Se apresenta duas modas, é chamada bimodal e assim por diante.

7.8 Variância, desvio-padrão, covariância e correlação

7.8.1 Motivação

No exemplo 3, pode haver interesse em se saber não só o peso e altura médios de um indivíduo da população, como também quão dispersos estão os pesos e alturas. Por exemplo, considere duas populações com o mesmo peso médio, 76,2 quilogramas, mas na primeira 90% dos indivíduos têm pesos entre 72,1 e 80,3, enquanto na segunda 90% dos indivíduos têm pesos entre 53,4 e 94,1. Apesar de os pesos médios serem os mesmos, os perfis populacionais dos pesos são completamente diferentes, a primeira população sendo mais homogênea que a segunda. Na figura 7.12, vemos os gráficos de duas funções de densidade populacionais de pesos com a mesma média, mas variâncias diferentes.

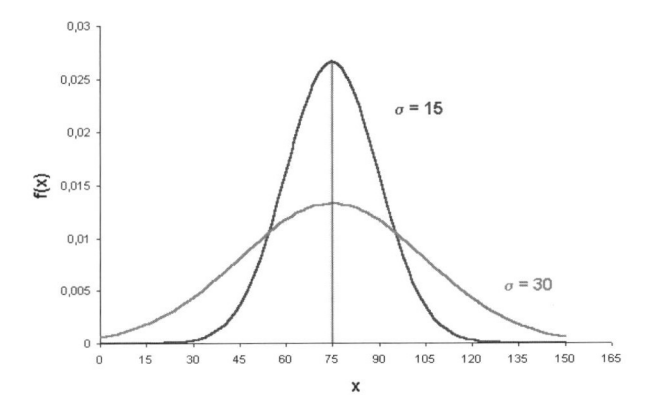

FIGURA 7.12. Funções de densidade dos pesos de indivíduos adultos de uma mesma população, correspondendo a distribuições normais de mesma média (75 kg) mas desvios-padrão diferentes (15 e 30 kg).

Para se assessar este tipo de informação, são usadas medidas de dispersão da distribuição da variável aleatória em estudo. Duas destas medidas são a variância e o desvio-padrão.

7.8.2 Definições e comentários

Variância e desvio-padrão dão uma idéia de como os valores de X se dispersam em torno do valor esperado, $E(X)$. Assim, complementa-se a informação sobre o comportamento médio da variável aleatória.

As definições formais de variância e desvio-padrão são:

Se X é uma variável aleatória com valor esperado $E(X)$, sua variância é definida por:

$$\mathrm{var}(X) = E\left[X - E(X)\right]^2,$$

que é equivalente a:

$$\mathrm{var}(X) = E\left(X^2\right) - [E(X)]^2.$$

O desvio-padrão é igual à raiz quadrada da variância.

A variância de uma variável aleatória X em geral é representada pela letra grega σ^2, enquanto o desvio-padrão é representado por σ.

Para uma relação entre a notação usada para variância e desvio-padrão teóricos e seus correspondentes amostrais, veja a tabela 7.1, na seção 7.11.2.

Veja as seções 7.10.1, 7.10.2 e 7.10.3 para aplicações a distribuições de probabilidade específicas.

7.8.3 Propriedades

Vamos ver agora propriedades importantes da variância. Como as propriedades do valor esperado, estas propriedades podem ser facilmente demonstradas com o que foi visto até agora, mas por simplicidade as provas serão omitidas. No que se segue, X e Y são variáveis aleatórias (discretas ou contínuas), com variâncias finitas[2].

1) $\text{var}(a) = 0$, para qualquer constante a. De fato, sendo uma constante, a não varia, portanto este resultado é intuitivo.

2) $\text{var}(X + a) = \text{var}(X)$, para qualquer constante a. Esta propriedade também é intuitiva: ao adicionarmos um valor constante a uma variável aleatória, apenas deslocamos sua média, sem alterar sua variância.

3) $\text{var}(aX) = a^2 \text{var}(X)$, para $a \neq 0$.

4) Se X e Y forem variáveis aleatórias independentes, então

$$\text{var}(X + Y) = \text{var}(X) + \text{var}(Y).$$

Como conseqüência de **3)** e **4)**, temos:

$$\text{var}(aX + bY) = a^2 \text{var}(X) + b^2 \text{var}(Y), \quad a, b \neq 0.$$

Um dos resultados mais importantes decorrentes das propriedades acima corresponde à variância da média amostral de variáveis aleatórias independentes. Considere $X_1, X_2, \ldots, X_n$ observações independentes da mesma variável aleatória X, com $\text{var}(X) = \sigma^2$. Então a variância da média amostral

---

[2]Existem variáveis aleatórias com variâncias infinitas, mas por serem de pouco interesse na prática, estão fora do escopo deste livro.

$\bar{X}$ é dada por:

$$\begin{aligned}\operatorname{var}(\bar{X}) &= \operatorname{var}\left(\frac{1}{n}\sum_{i=1}^{n}X_i\right)\\ &= \frac{1}{n^2}\operatorname{var}\left(\sum_{i=1}^{n}X_i\right)\\ &= \frac{1}{n^2}\sum_{i=1}^{n}\operatorname{var}(X_i)\\ &= \frac{n\sigma^2}{n^2}=\frac{\sigma^2}{n}.\end{aligned}\quad(7.5)$$

Em palavras, a variância da média amostral de observações independentes e individualmente com mesma variância, var($\bar{X}$), é igual à variância de uma das observações dividida pelo tamanho da amostra, n. Isto significa que o desvio-padrão da média amostral é

$$\sigma_{\bar{X}} = \sqrt{\operatorname{var}(\bar{X})} = \frac{\sigma}{\sqrt{n}}. \quad (7.6)$$

7.8.4 Covariância

A covariância é uma medida de associação. Por definição, a covariância entre duas variáveis aleatórias X e Y é igual a

$$\operatorname{cov}\{X,Y\} = E\{XY\} - E\{X\}E\{Y\}. \quad (7.7)$$

Quanto mais associadas as variáveis X e Y estiverem, maior diferença pode ser encontrada entre o valor esperado do produto, $E(XY)$, e o produto dos valores esperados calculados separadamente, $E(X)E(Y)$. Isto porque $E(XY)$ é calculado usando a distribuição de probabilidade *conjunta* de X e Y, enquanto $E(X)$ e $E(Y)$ são calculados usando suas distribuições de probabilidade individuais.

Note que, quando X e Y são independentes, $E(XY) = E(X)E(Y)$ e a covariância é nula. Porém, existem exemplos em que as variáveis X e Y estão associadas, mas sua covariância é nula (veja advertência nas páginas 128-129 de James, 1981). O único caso em que a covariância nula implica que as variáveis são independentes é o da distribuição normal: se X e Y são variáveis aleatórias, cada uma com distribuição normal e cov$\{X,Y\} = 0$, então X e Y são independentes.

A variância é, por definição, a covariância entre a variável e ela mesma. Realmente, usando a definição (7.7) de covariância, temos:

$$\operatorname{cov}\{X,X\} = E\{X^2\} - E\{X\}E\{X\} = \operatorname{var}(X).$$

7.8.5 Correlação

Como a covariância, a correlação é uma medida de associação. A diferença é que a correlação é padronizada para dar valores apenas entre -1 e 1, facilitando sua interpretação em termos do grau de associação entre as variáveis.

A correlação entre duas variáveis aleatórias X e Y é definida como

$$\rho_{X,Y} = \frac{\text{cov}\{X,Y\}}{\sigma_X \sigma_Y}, \qquad (7.8)$$

onde σ_X, σ_Y representam os desvios-padrão de X e Y, respectivamente.

Quando X e Y são independentes, a correlação, além da covariância, é igual a zero.

As variáveis X e Y são ditas *não-correlacionadas* sempre que a sua correlação for igual a zero. Note que isto não significa necessariamente que as variáveis sejam independentes (veja seção 7.8.4).

7.9 Padronização de variáveis

A padronização de uma variável aleatória consiste em transformar a variável em outra com média zero e variância 1. Este tipo de transformação é útil porque permite a comparação de variáveis em escalas diferentes. Aplicações deste resultado são comuns em construção de testes de hipóteses, intervalos de confiança (veja capítulo 10) e em análises de dados.

Considere X uma variável aleatória com valor esperado $E(X)$ e variância $\text{var}(X)$, ambos finitos. Então a variável aleatória Y, definida por

$$Y = \frac{X - E(X)}{\sqrt{\text{var}(X)}},$$

tem valor esperado igual a zero e variância igual a 1. De fato, usando as propriedades do valor esperado e da variância,

$$E(Y) = \frac{E(X) - E(X)}{\sqrt{\text{var}(X)}} = 0,$$

e

$$\text{var}(Y) = \frac{\text{var}(X)}{\left\{\sqrt{\text{var}(X)}\right\}^2} = 1,$$

onde usamos o fato de que $E(X)$ é uma constante, portanto $\text{var}[X - E(X)] = \text{var}[X]$.

7.10 Exemplos de distribuições de probabilidade

7.10.1 Distribuição binomial

A distribuição binomial é adequada para variáveis como as envolvidas nos exemplos 1 e 2 acima:

(i) a cada repetição do experimento (cada lançamento do dado, ou cada teste I feito), só há dois resultados possíveis (convencionalmente, um dos resultados é chamado de "sucesso" e o outro de "fracasso");

(ii) o resultado de cada repetição é independente do das demais;

(iii) a probabilidade de "sucesso" é fixa constante para todas as repetições;

(iv) o número de repetições do experimento é fixo (exatamente cinco lançamentos do dado, exatamente 50 testes I feitos).

A verificação destas suposições na prática é razoavelmente simples, quando o fenômeno em estudo é bem conhecido. Por exemplo, no exemplo 2, não há razões para se acreditar que a probabilidade de um indivíduo ter teste I positivo seja influenciada pela probabilidade de outros, desde que estes tenham chegado ao hospital independentemente. Esta suposição estaria sendo violada se uma família inteira chegasse ao hospital para ser testada, e se a doença em questão pudesse ser transmitida entre pessoas vivendo na mesma casa, por exemplo.

Vamos representar por X o número de sucessos observados dentre N repetições de um certo experimento, e supor que satisfaz as suposições acima com probabilidade de sucesso a cada experimento igual a π. Então diz-se que X tem distribuição binomial com parâmetros (N, π), e a probabilidade de que X seja igual a um certo valor k é dada por:

$$P\{X = k\} = \frac{N!}{k!(N-k)!}\pi^k(1-\pi)^{N-k},$$

onde k pode ser igual a qualquer número inteiro entre 0 e N.

Exemplo 1 (continuação): É fácil perceber que neste exemplo os lançamentos do dado são independentes, que a probabilidade de sair face "dois" (o "sucesso", neste caso) é fixa e igual a 1/6 (estamos supondo que todas as faces têm a mesma chance de sair, e como há 6 faces possíveis, a chance de sair face "dois" em um lançamento específico é igual a 1/6), para todos os lançamentos do dado, e que o número total de lançamentos é fixo e igual a cinco. Portanto,

$$X = \text{número de vezes que sai face "dois"}$$

é uma variável aleatória com distribuição binomial com parâmetros $(5, 1/6)$. A probabilidade de Marcelo ganhar o jogo é calculada por:

$$\begin{aligned}P\{X \geq 2\} &= P\{X=2\} + P\{X=3\} + P\{X=4\} + P\{X=5\} \\ &= \frac{5!}{2!3!}\left(\frac{1}{6}\right)^2\left(\frac{5}{6}\right)^3 + \frac{5!}{3!2!}\left(\frac{1}{6}\right)^3\left(\frac{5}{6}\right)^2 \\ &\quad + \frac{5!}{4!1!}\left(\frac{1}{6}\right)^4\left(\frac{5}{6}\right)^1 + \frac{5!}{5!0!}\left(\frac{1}{6}\right)^5\left(\frac{5}{6}\right)^0.\end{aligned}$$

O valor esperado e a variância de uma variável aleatória X com distribuição binomial de parâmetros (N, π) são dados por:

$$E(X) = N\pi, \quad \text{var}(X) = N\pi(1-\pi).$$

Exemplo 1 (continuação): Quando o jogo é repetido um número muito grande de vezes, em média espera-se que a face "2" saia $5/6 \approx 0,83$ vezes, por jogo (note que cada jogo consiste em 5 lançamentos independentes do dado, e a probabilidade de sair face "2" em cada lançamento é igual a $1/6$; portanto, o número médio de faces "2" observadas em cada jogo é igual a $5 \times 1/6$). Isto é, menos de uma vez em média por jogo. Já a variância é igual a $25/36$.

7.10.2 Distribuição Poisson

A distribuição Poisson é adequada para situações em que as condições **(i),(ii),(iii)** acima são satisfeitas; ou seja, apenas a condição de se ter um número fixo de repetições do experimento é relaxada. Portanto, variáveis aleatórias que têm distribuição Poisson também representam o número de sucessos observados, mas não existe um valor máximo para elas.

O parâmetro desta distribuição é a taxa com que sucessos são observados, por unidade de tempo e/ou espaço, representada por λ. Se X tem distribuição Poisson com parâmetro λ, então a probabilidade de X ser igual a k é dada por:

$$P\{X=k\} = \frac{\lambda^k}{k!}e^{-\lambda},$$

onde k pode ser igual a qualquer número inteiro não-negativo ($k \geq 0$).

Exemplo 4: Considere uma população de cavalos selvagens, onde cada prenhez dá origem a apenas um filhote com probabilidade próxima o suficiente de 1 (ou seja, a chance de se observar uma prenhez gemelar é desprezível), e cuja taxa de natalidade seja de 2,3 filhotes por fêmea. Como pode-se calcular a chance de uma fêmea ter mais de três filhotes durante sua vida?

O número de vezes que uma certa fêmea fica prenha durante sua vida pode ser modelado por uma distribuição Poisson, onde λ representa a taxa de natalidade de cavalos nesta população. De fato, a ocorrência de uma prenhez pode ser considerada como independente de outras prenhezes, nas fêmeas em geral, e a probabilidade de uma fêmea ficar prenha a qualquer momento de sua vida fértil, dado que ela está suscetível, ou seja, nem prenha nem amamentando, pode ser considerada como constante durante sua vida fértil. Portanto, representando por X o número de filhotes de uma fêmea durante sua vida, a probabilidade desejada pode ser calculada por:

$$\begin{aligned} P\{X \geq 3\} &= 1 - P\{X \leq 2\} \\ &= 1 - [P\{X = 0\} + P\{X = 1\} + P\{X = 2\}] \\ &= 1 - \left[\frac{2,3^0}{0!}e^{-2,3} + \frac{2,3^1}{1!}e^{-2,3} + \frac{2,3^2}{2!}e^{-2,3}\right] \\ &= 0,404. \end{aligned}$$

O valor esperado e a variância de uma variável aleatória X com distribuição Poisson de parâmetro λ são dados por:

$$E(X) = \lambda, \qquad \text{var}(X) = \lambda.$$

Exemplo 4 (continuação): O número médio de filhotes que uma fêmea tem durante a vida é igual a 2,3, que também é igual à variância.

7.10.3 Distribuição normal

Importância da distribuição normal em estatística

A distribuição normal é muito importante em estatística. Como será visto no capítulo 10, a distribuição da média amostral[3] $\bar{X}$ de qualquer variável aleatória pode ser aproximada pela distribuição normal, se o tamanho da amostra for suficientemente grande. Como conseqüência, a distribuição normal dá a base para que se construa intervalos de confiança e para que se façam testes de hipótese, ferramentas estatísticas muito usadas na prática.

Densidade de probabilidade da distribuição normal

Se X é uma variável aleatória com distribuição normal, média ou valor esperado μ e desvio-padrão σ, então a densidade de probabilidade de X é

---

[3] Veja definição no capítulo 6.

dada por:

$$f(x) = \frac{1}{\sigma\sqrt{2\pi}} \exp\left\{-\frac{(x-\mu)^2}{2\sigma^2}\right\},$$

para qualquer número real x, onde $\exp\{k\} = e^k$. Se a média μ for igual a zero e o desvio-padrão σ for igual a 1, dizemos que X tem *distribuição normal padrão*, cuja densidade é dada por

$$f(x) = \frac{1}{\sqrt{2\pi}} \exp\left\{-\frac{x^2}{2}\right\},$$

para qualquer número real x.

Para entender melhor o significado desta distribuição, veja novamente as figuras 7.9, 7.10, 7.11 e 7.12.

Da figura 7.11, podemos perceber primeiro que o valor esperado μ fica no centro da densidade de probabilidade, e que a forma da distribuição à direita da média é a mesma que a forma à esquerda, apenas refletida para o outro lado. De fato, se a folha de papel fosse dobrada na vertical exatamente onde está a média μ, poderíamos perceber que as duas metades da densidade de probabilidade se superpõem perfeitamente. Este efeito é dado pela função $(x-\mu)^2$ no expoente da densidade, a única parte de $f(x)$ que depende de x. Vamos supor que $\mu = 0$. Então, o valor de $(x-\mu)^2 = x^2$ é o mesmo, para quaisquer pares de valores $x = a$ e $x = -a$. Por exemplo, para $x = 3$ e $x = -3$, tem-se $x^2 = 9$. O mesmo vale para qualquer outro valor de μ. Esta característica da função de densidade de probabilidade é chamada de *simetria*. Dizemos que *a densidade da normal é simétrica em torno da média μ*. Formalmente, temos:

A função de densidade de probabilidade da distribuição normal com parâmetros (μ, σ) é simétrica em torno da média μ, ou seja:

$$f(x) = f(-x),$$

para todo valor real de x.

Outra característica importante da distribuição normal é a seguinte: intervalos em torno da média μ com comprimentos múltiplos do desvio-padrão σ têm a mesma probabilidade associada, independentemente dos valores de μ e de σ. Em particular, se X tem distribuição normal com parâmetros (μ, σ), então:

$$P\{\mu - \sigma \leq X \leq \mu + \sigma\} = 0,68$$

e

$$P\{\mu - 2\sigma \leq X \leq \mu + 2\sigma\} = 0,95.$$

Na figura 7.13 temos um gráfico de uma distribuição normal com estas probabilidades indicadas.

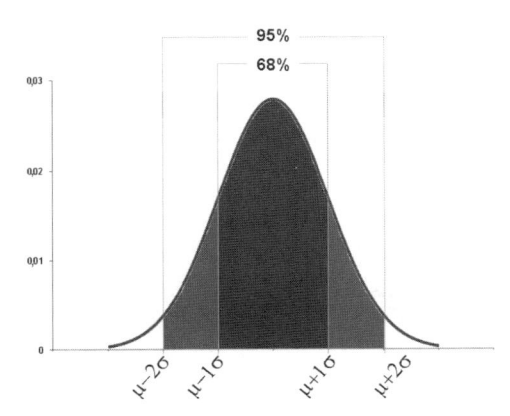

FIGURA 7.13. Função de densidade de uma distribuição normal com média μ e desvio-padrão σ, e áreas para intervalos em torno da média múltiplos do desvio-padrão.

Estas características serão importantes na construção de intervalos de confiança e de testes de hipóteses (veja o capítulo 10).

Gráfico-caixa de uma variável com distribuição normal

O gráfico-caixa, muito usado em estatística, foi definido na seção 6.4.3. Para melhor compreender sua construção, é importante entender o que ele representa, no contexto da distribuição normal. Neste gráfico a metade central das observações fica representada por uma caixa, e observações dentro de até 1,5 vezes a amplitude da caixa são indicados por uma linha cheia. Valores fora deste limite são classificados como discrepantes: aqueles entre 1,5 e 3 vezes a amplitude da caixa são ditos moderadamente discrepantes, e aqueles além de 3 vezes a amplitude são ditos extremamente discrepantes.

Se os dados tiverem distribuição normal, a mediana será igual à média, e serão indicados por uma linha cheia aqueles valores que estiverem entre 0,67 e 2,70 desvios-padrão da média (tanto acima quanto abaixo dela). A caixa e as linhas cheias incluirão 99,3% das observações. Portanto, os valores discrepantes consistirão menos de 1% das observações. Os valores moderadamente discrepantes estarão entre 2,70 e 4,72 desvios-padrão da média, representando 0,7% das observações, e valores extremamente discrepantes ocorrem com probabilidade muito pequena (0,0002%).

Na prática, é incomum observar dados com distribuição exatamente normal. O mais comum é que a média amostral tenha distribuição aproximadamente normal. Dados geralmente têm distribuição mais dispersa que a distribuição normal, não sendo raro classificar mais que 1% das observações como valores discrepantes.

7.10.4 Relação entre as distribuições binomial e Poisson

Já vimos que as hipóteses sobre as quais as distribuições binomial e Poisson são baseadas coincidem, exceto por uma: uma variável aleatória binomial não pode ter valores acima de um certo patamar N, enquanto uma variável aleatória Poisson não tem valor limite. Sendo assim, não é de se estranhar que, sob certas condições, essas duas distribuições sejam aproximadamente iguais.

Considere X uma variável aleatória com distribuição binomial de parâmetros (N, π), e Y com distribuição Poisson de taxa λ. Vimos nas seções 7.10.1 e 7.10.2 que os valores esperados de X e Y são dados por $N\pi$ e λ, respectivamente. Se o valor de N for aumentado, ao mesmo tempo que o valor de π seja diminuído, de tal forma que o valor esperado $N\pi$ se mantenha aproximadamente constante, então a distribuição de X pode ser aproximada por uma distribuição Poisson com taxa $\lambda = N\pi$.

Intuitivamente, é como se aumentando o valor de N, fosse diminuído o efeito do valor limite N sobre a distribuição de X, aproximando a sua distribuição da Poisson.

Para ilustrar o processo, considere os pares de parâmetros (N, π) dados na tabela abaixo, onde o valor esperado $N\pi$ também é dado.

N	π	$N\pi$
10	0,2000	2,00
50	0,0920	4,60
100	0,0480	4,80
500	0,0096	4,80

Comparando os gráficos das distribuições binomial (N, π) e Poisson com taxa $N\pi$ (veja figura 7.14), podemos verificar que de fato as duas distribuições se aproximam uma da outra, à medida que N aumenta de valor.

Portanto, a distribuição binomial de parâmetros (N, π), onde N tem um valor grande e π um valor pequeno, pode ser aproximada por uma distribuição Poisson de taxa $N\pi$. Na prática, para valores de N maiores ou iguais a 1000 e valores de π menores ou iguais a 0,01, a aproximação é considerada boa (veja Rosner, 1995, p. 96). Para $N = 1000$ e $\pi = 0,01$, os valores das funções de probabilidade binomial e Poisson não diferem por mais de 0,002.

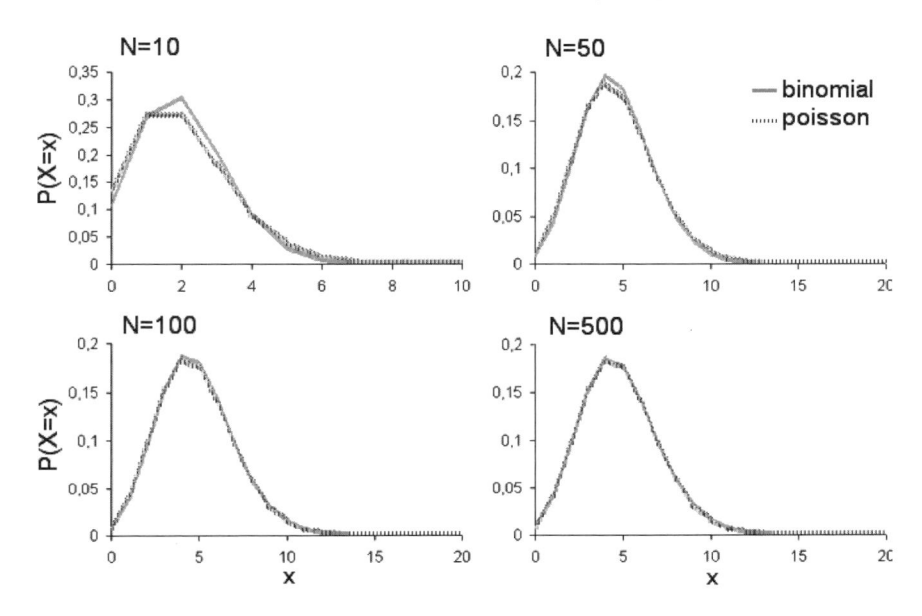

FIGURA 7.14. Gráficos das funções de probabilidade da binomial (N,π) e da Poisson com taxa $\lambda = N\pi$, para $N = 10, 50, 100, 500$ e π tendendo a zero, de tal maneira que $N\pi$ se estabiliza em torno de um valor constante. A escala do eixo das abcissas foi estabelecida de modo a evidenciar a tendência das curvas a coincidirem, à medida em que N aumenta e π diminui.

Exemplo 5: Casos de osteossarcoma são raros e cada caso ocorrido pode ser considerado independente dos demais. Suponha que em média são registrados 43 casos dentre 10000 pessoas, por ano. Qual é a probabilidade de que, numa cidadezinha com 5000 habitantes, sejam registrados mais de 10 casos em um determinado ano?

Vamos definir como evento um indivíduo ter osteossarcoma. Portanto, dado um certo indivíduo, apenas dois resultados são possíveis: ter ou não ter a doença. Pode-se supor que os indivíduos sejam independentes, e a probabilidade de um indivíduo qualquer desta população ter a doença deve ser a mesma, para todos os indivíduos. Portanto, seria natural associar à variável aleatória X=número de casos da doença naquela cidade num determinado ano, uma distribuição binomial com parâmetros $(5000; 0,0043)$.

A probabilidade de que sejam registrados mais de 10 casos é igual ao complementar de serem registrados até 10 casos, ou seja:

$$P\{X > 10\} = 1 - P\{X \leq 10\} = 1 - 0,004653 = 0,995347,$$

onde

$$\begin{aligned} P\{X \leq 10\} &= P\{X = 0\} + P\{X = 1\} + P\{X = 2\} + \ldots + P\{X = 10\} \\ &= \sum_{k=0}^{10} P\{X = k\} = \sum_{k=0}^{10} \frac{5000!}{k!(5000-k)!} (0,0043)^k (0,9957)^{5000-k} \\ &= 0,004653. \end{aligned}$$

Pode-se também, neste caso, usar a distribuição Poisson com taxa $5000 \times 0,0043 = 21,5$, que é igual ao número esperado de casos em um dado ano. Neste caso:

$$P\{X > 10\} = 1 - P\{X \leq 10\} = 1 - 0,004719 = 0,995281,$$

onde

$$\begin{aligned} P\{X \leq 10\} &= P\{X = 0\} + P\{X = 1\} + P\{X = 2\} + \ldots + P\{X = 10\} \\ &= \sum_{k=0}^{10} P\{X = k\} = \sum_{k=0}^{10} \frac{(21,5)^k}{k!} \exp\{-21,5\} = 0,004719. \end{aligned}$$

De fato, as probabilidades calculadas com as duas distribuições estão bastante próximas.

7.11 Parâmetro, estimador e estimativa

7.11.1 Definições

Parâmetro é uma quantidade teórica que entra em uma expressão matemática, de tal maneira que a expressão pode ser vista como sendo uma função do parâmetro. Por exemplo, distribuições de probabilidade são definidas pelos valores dos parâmetros: a binomial, pelo número de repetições n e pela probabilidade de sucesso π; a Poisson pela taxa com que eventos ocorrem, λ; e a normal, pela média μ e pelo desvio-padrão, σ. Em geral, não é possível saber seu valor exato mas, com base em dados observados, pode-se ter uma idéia.

Chamamos de *estimador* qualquer fórmula que seja usada para estimar parâmetros. Por exemplo, a média, a variância e o desvio-padrão amostrais (definidos no capítulo 6) são estimadores da média, da variância e do desvio-padrão teóricos, respectivamente, que vimos neste capítulo. Da mesma forma, no capítulo 12 será vista a definição de correlação no contexto de uma amostra, o conhecido coeficiente de correlação de Pearson, que é um estimador da correlação definida na seção 7.8.5.

Pode existir mais de um estimador para um mesmo parâmetro. Um exemplo é a variância: poderia-se usar como estimador

$$\hat{\sigma}^2 = \frac{1}{n} \sum_{i=1}^{n} \left(X_i - \bar{X}\right)^2,$$

enquanto, na seção 6.4.2, foi apresentado o estimador S^2, que usa como denominador $n-1$. A vantagem de se usar o estimador S^2 é que $E(S^2) = \sigma^2$, ou seja, ele não tem viés. Por outro lado, $E(\hat{\sigma}^2) = (n-1)\sigma^2/n$, ou seja, em média o estimador $\hat{\sigma}^2$ resulta num valor menor que o valor verdadeiro da variância, σ^2.

Na prática, a cada problema apresentado uma solução é esquematizada, e os estimadores que serão usados são escolhidos. Com base nos dados observados, calculamos os valores que aqueles estimadores tiveram neste problema: esses valores são chamados de *estimativas*. Portanto, uma estimativa é um valor que a função estimador assume.

Um exemplo prático é a altura média de uma população grande: de fato, é impossível saber exatamente seu valor. Podemos usar a média aritmética como estimador da média populacional e, após medir as alturas de alguns indivíduos desta população, calcular a média destas medições (média amostral) e obter, assim, uma estimativa para a altura média populacional.

7.11.2 Notação

Por convenção, letras gregas são associadas com as medidas teóricas (parâmetros populacionais), tais como μ para a média (o valor esperado) e σ^2 para a variância. Os estimadores mais comumente usados para os parâmetros são representados por letras latinas maiúsculas, em alguns casos correspondentes às letras gregas dos parâmetros: $\bar{X}$ para a média amostral, estimador da média populacional, e S^2 para a variância amostral, estimador da variância populacional. Estimativas são representadas por letras latinas minúsculas: $\bar{x}$ para a estimativa da média e s^2 para a estimativa da variância. Para comparação, veja na tabela 7.1 a correspondência entre a notação usada para representar parâmetros, estimadores e estimativas.

Tabela 7.1. Notação associada com média, variância, desvio-padrão e correlação

	De uma distribuição ou população	Estimador	Estimativa
Média	μ	X	$\bar{x}$
Variância	σ^2	S^2	s^2
Desvio-padrão	σ	S	s
Correlação	ρ	R	r

Para estimadores menos usados, a notação usada consiste da letra correspondente ao parâmetro com um acento circunflexo ˆ: por exemplo, o estimador de π pode ser representado por $\hat{\pi}$, e o de λ por $\hat{\lambda}$

7.11.3 Exemplos

Exemplo 1 (continuação)

Neste exemplo, o modelo probabilístico envolvido no estudo da variável aleatória X é o de uma binomial com parâmetros n, o número de lançamentos do dado, e π, a probabilidade de sair a face "dois" em um lançamento. O parâmetro π pode ser estimado pela proporção de lançamentos que resultou na face "dois", em uma seqüência de lançamentos. Ou seja, o estimador de π neste caso pode ser

$$\hat{\pi} = \frac{\text{n. lançamentos resultados em face "dois"}}{\text{n. total de lançamentos}}.$$

Suponha agora que foram observados 50 lançamentos independentes do dado, e que a face "dois" saiu em 12 deles. O valor do estimador de π neste caso é $\hat{\pi} = 0,24$, que vem a ser, portanto, uma estimativa de π.

Exemplo 4 (continuação)

O modelo probabilístico envolvido no estudo de X, o número de filhotes de uma égua selvagem, é o de uma distribuição Poisson com taxa λ. Já vimos que $E(X) = \lambda$, portanto é intuitivo usar a média aritmética amostral como um estimador para λ. Supondo que n éguas foram acompanhadas durante suas vidas férteis, e que os números de filhotes registrados foram $X_1, X_2, \ldots, X_n$, podemos escrever este estimador como:

$$\hat{\lambda} = \frac{1}{n}(X_1 + X_2 + \ldots + X_n).$$

Suponha que, para um grupo de 36 éguas, o número médio de filhotes foi de 3,1. Então neste caso a estimativa para $\hat{\lambda}$ é igual a 3,1.

7.12 Leitura recomendada

Em português, uma abordagem intuitiva dos conceitos de probabilidade e das distribuições binomial e normal pode ser encontrada em Noether (1983). Uma abordagem um pouco mais formal, usando muitos exemplos e adequada para aqueles com conhecimento de matemática do ensino médio, pode ser encontrada em Dantas (1997). Para aquele que desejar se aprofundar um pouco mais em teoria de probabilidades, o livro de James (1981) é a melhor opção, pela clareza e objetividade.

Em inglês, Rosner (1995) apresenta todos os assuntos vistos neste capítulo, com exceção de covariância e de correlação. Como neste livro, os assuntos são ilustrados com exemplos médicos, facilitando a compreensão. Um livro com um pouco mais de detalhes, mas ainda adequado para um primeiro aprofundamento na teoria, é o de Ross (2000).

7.13 REFERÊNCIAS BIBLIOGRÁFICAS

[1] Dantas, C. A. B. (1997). *Probabilidade: um curso introdutório*, EDUSP.

[2] James, B. R. (1981). *Probabilidade: um curso em nível intermediário*, IMPA-CNPq.

[3] Noether, G. E. (1983). *Introdução à Estatística: uma abordagem não-paramétrica*, 2a. ed. Editora Guanabara Dois.

[4] Rosner, B. (1995). *Fundamentals of Biostatistics*, 4a. ed. Duxbury Press.

[5] Ross, S. M. (2000). *Introduction to Probability Models*, 7a. edição, Academic Press.

8
A teoria bayesiana no diagnóstico médico

Eduardo Massad

8.1 Introdução

A capacidade computacional crescente das máquinas em processar e estocar dados e informação e, de maneira quase instantânea, manipular conceitos lógicos de alta complexidade tem encorajado alguns autores a tentar descrever os processos cognitivos envolvidos no diagnóstico médico em termos matemáticos. Esta formalização da lógica diagnóstica, por sua vez, tem permitido o desenvolvimento de programas (*softwares*) específicos que apresentam razoável acurácia diagnóstica, auxiliando o médico na tomada de decisão.

Independentemente do uso de suporte computacional, a formalização da teoria subjacente a qualquer *software* de apoio à decisão deve ser completamente compreendida por aqueles que pretendem desenvolver os algorítmos de sistemas especialistas, ou mesmo por aqueles que pretendem ser apenas usuários esclarecidos.

Técnicas matemáticas e estatísticas clássicas, tais como árvores de decisão e outra lógicas semânticas, razões de verossimilhança (*likelihood ratio*), análise discriminante, análise de conglomerados e o teorema de Bayes, têm sido amplamente utilizadas como auxílio diagnóstico.

Neste capítulo vamos nos concentrar na abordagem bayesiana como suporte diagnóstico. Antes, porém, devemos definir alguns conceitos importantes para a compreensão das formulações subseqüentes.

8.2 Diagnóstico

O dicionário médico Dorland define diagnose (o processo diagnóstico) como sendo *a arte de distinguir uma doença de outra* e, ainda, *a determinação da causa de uma doença.*

Para o Oxford Medical Companion, diagnose é *o processo de identificação de uma doença ou outras circunstâncias responsáveis pelas queixas de um paciente, ou seja, de sua doença.*

Na verdade, a complexidade do processo diagnóstico deriva da extraordinária variedade de modos de apresentação das entidades produtoras de sintomas, e esta complexidade é amplificada pelo impacto do paciente sobre sua expressão.

O diagnóstico médico baseia-se em observações clínicas e pode beneficiar-se (atualmente de modo preocupantemente crescente) de técnicas auxiliares como laboratório clínico, imagenologia etc.

Podemos definir o processo diagnóstico tal como Sackett: *um conjunto de técnicas que rotula o paciente e classifica sua doença, identifica o prognóstico provável e define o melhor tratamento disponível.* Do ponto de vista da lógica quantitativa, o diagnóstico é *um processo de redução de incertezas.*

O ato do diagnóstico clínico é, portanto, um processo de classificação, isto é, um esforço para se reconhecer a classe à qual determinado paciente pertence.

Várias tentativas têm sido feitas para se identificar os caminhos cognitivos que levam ao diagnóstico médico: reconhecimento de padrões, estratégias de arborização, estratégia de exaustão ou estratégia hipotético-dedutiva. Esta última tem sido considerada a mais apropriada para o processo diagnóstico por ser econômica (é mais rápida) e ter maior acurácia. A estratégia hipotético-dedutiva, aparentemente, é a adotada por clínicos mais experientes.

Em suma, o processo diagnóstico pode ser descrito como a combinação de um ou mais dos seguintes fatores: a abordagem de reconhecimento de padrões pelo clínico experiente, o método de múltiplas ramificações do residente, o método de exaustão do aprendiz, e a técnica aparentemente mais usada, a abordagem hipotético-dedutiva.

Neste capítulo, consideramos os procedimentos diagnósticos como um processo classificatório (figura 8.1), baseado nas evidências disponíveis.

Conjunto de Doenças d ↔ **Conjunto de Evidências** s $\begin{cases} \text{Sintomas} \\ \text{Sinais} \\ \text{Exames Auxiliares} \end{cases}$

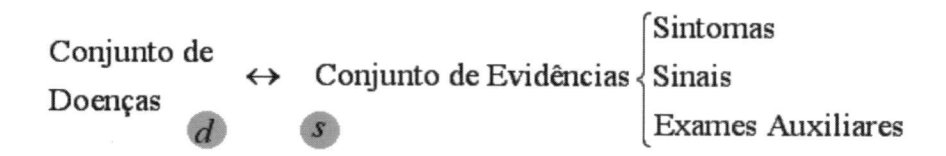

FIGURA 8.1. Processo diagnóstico relacionando doenças com evidências.

8.3 Prevalência

O segundo conceito importante para este capítulo é o de *prevalência* de uma doença. A prevalência será aqui definida como a freqüência de ocorrência do agravo em questão. Assim, por exemplo, a prevalência de tuberculose em uma população que apresente 5% de casos de tuberculose é exatamente 5%. A abordagem freqüentista define prevalência de um evento como a probabilidade de sua ocorrência em uma dada população. Do ponto de vista algébrico, a prevalência de um evento x, denotada $Prev(x)$, tem a forma dada pela equação 8.1.

$$\text{Prev}(x) = \frac{\text{número de casos de } x}{\text{total da população}}. \tag{8.1}$$

Se o total de casos de tuberculose em uma população de 1000 indivíduos é de 10 casos, então a prevalência de tuberculose nesta população é de 1% (figura 8.2).

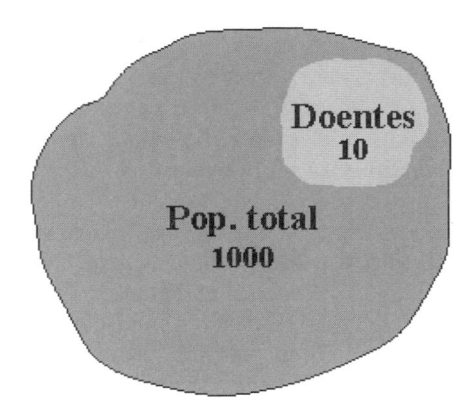

FIGURA 8.2. Proporção de doentes em relação a uma população, para calcular a prevalência da doença.

8.4 Evidências

Outro conceito de fundamental importância é o de *evidências* em medicina, definido de forma geral como o conjunto de informações documentadas para a tomada de decisão, seja para a determinação diagnóstica, conduta terapêutica ou estimativa prognóstica. Considere o conjunto de todas as pessoas portadoras de determinada doença. Considere ainda o conjunto de todos os testes *positivos*, ou seja, todos os procedimentos indicativos da ocorrência de algum processo de interesse, por exemplo, exames laboratoriais indicativos de hiperglicemia.

Chamamos de *evidências positivas* à intersecção dos dois conjuntos acima (figura 8.3).

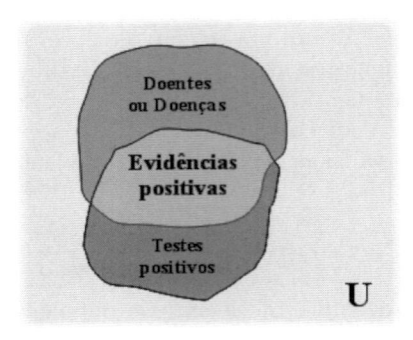

FIGURA 8.3. Evidências positivas consideradas como a intersecção entre o conjunto de indivíduos doentes (ou das doenças) e os testes positivos (sintoma, sinais clínicos, exames laboratoriais etc.).

A abordagem bayesiana é baseada em *probabilidades a priori*, probabilidades incondicionais atribuídas a um evento na ausência de conhecimento ou informação que suporte sua ocorrência ou ausência, e em *probabilidades a posteriori*, probabilidades condicionais de um evento dado alguma evidência. A notação usual para a probabilidade *a priori* é $p(evento)$ e para a probabilidade *a posteriori* é $p(evento|evidência)$. Assim, por exemplo, a probabilidade *a priori* de uma pessoa ter uma certa doença é o número de pessoas com a doença dividido pelo número de pessoas no domínio de interesse. A probabilidade *a posteriori* de uma pessoa ter a doença d dado que tem o conjunto de sintomas s é dada por:

$$p(d|s) = \frac{|d \cap s|}{|s|} \qquad (8.2)$$

onde as barras significam o número de elementos naquele conjunto. Portanto, a probabilidade *a posteriori* dada pela equação 8.2 é o número de pessoas que tem tanto (**intersecção**) a doença d e os sintomas s dividido pelo número total de pessoas que tem os sintomas s. A equação 8.2 pode ser reescrita como a equação 8.3, também conhecida como equação de *Bayes* (figura 8.4).

$$p(d|s) = \frac{p(d) \times p(s|d)}{p(s)}. \qquad (8.3)$$

$$\frac{|d \cap s|}{|s|} \text{ equivale a } p(d|s)$$

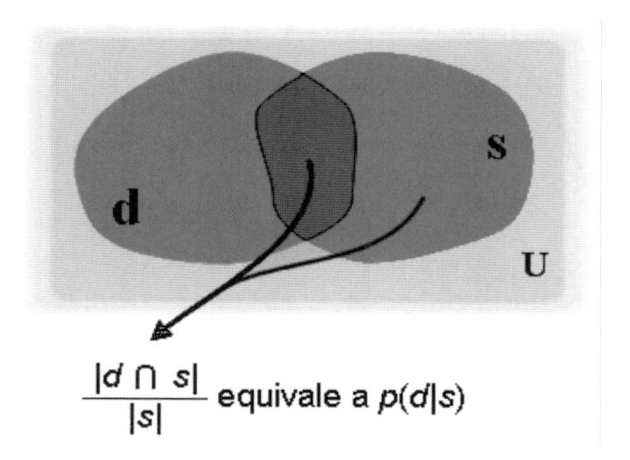

FIGURA 8.4. Diagrama de Venn, ilustrando a probabilidade condicional de ter a doença dado que existe um sinal ou sintoma.

8.5 O diagnóstico bayesiano

Vamos analisar com um pouco mais de detalhes as possibilidades lógicas envolvidas no raciocínio acima.

Observe a tabela 8.1, também conhecida como tabela 2×2, que associa os indivíduos doentes, denotados d, os indivíduos não-doentes, denotados $\overline{d}$, os indivíduos com teste positivo, denotados s, e os indivíduos negativos ao teste, denotados $\overline{s}$.

Tabela 8.1. A Tabela 2×2

	d	$\overline{d}$	Total
s	A	B falsos positivos	$A+B$ total de positivos
$\overline{s}$	C falsos negativos	D	$C+D$ total de negativos
	$A+C$ realmente doentes	$B+D$ realmente sadios	$A+B+C+D$ Total

A forma gráfica da tabela 8.1 é dada pela figura 8.5, onde a linha pontilhada representa o limiar do teste positivo: resultados do teste à direita do valor l são classificados como negativos, e à esquerda, como positivos.

Vejamos um exemplo numérico. Sabe-se que a ferritina sérica é uma proteína circulante carreadora de ferro, cujos níveis de concentração podem

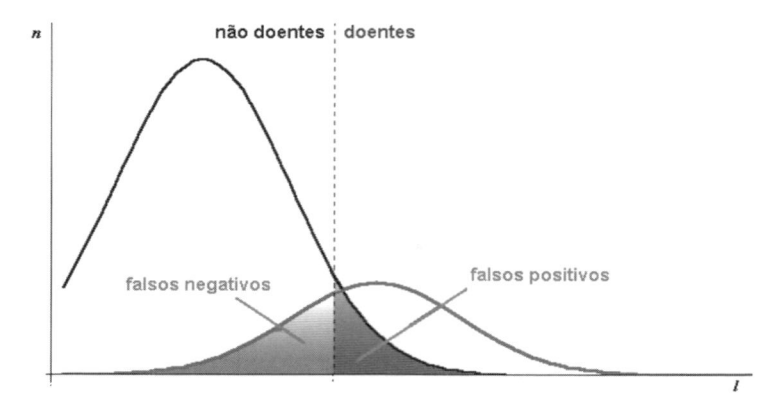

FIGURA 8.5. Gráfico ilustrativo das distribuições de doentes e não-doentes com um valor de corte.

indicar, quando abaixo de um certo valor, anemia ferropriva. Assim, indivíduos com concentração sérica maiores ou iguais a 65 mMol são considerados não-portadores de anemia ferropriva, enquanto indivíduos com níveis abaixo deste valor podem ser considerados pelo menos suspeitos de terem a doença (notem que raramente podemos considerar um diagnóstico como definitivo baseado apenas em um teste). A distribuição populacional desta variável apresenta uma curva bimodal, composta de duas subpopulações, ou seja, de indivíduos portadores de anemia ferropriva e de indivíduos sadios. Entretanto, o valor de 65 mMol (chamado no jargão laboratorial de "*cut off*", ou valor de corte) não tem poder discriminante de 100%, isto é, existem indivíduos anêmicos com ferritina sérica acima deste valor e existem indivíduos não anêmicos, abaixo deste valor. Como resolver este problema?

Considere a tabela 8.2 que distribui uma amostra de indivíduos de acordo com o nível circulante de ferritina sérica, classificados de acordo com o valor de corte de 65 mMol.

Tabela 8.2. Exemplo de tabela 2×2 mostrando a distribuição de uma amostra de indivíduos

	anemia ferropriva d	$\overline{d}$	Total
ferritina ≤ 65mMol s	731	270	1001
ferritina ≥ 65mMol $\overline{s}$	78	1500	1578
Total	809	1770	2579

8. A teoria bayesiana no diagnóstico médico   195

Note que é necessário que conheçamos os verdadeiramente doentes e os verdadeiramente não doentes, classificados de acordo com o padrão ouro (*gold standard*), ou seja, algum teste com alto poder discriminante. Se distribuirmos os indivíduos desta amostra classificados em anêmicos e não-anêmicos de acordo com um *gold standard*, obtemos a curva vista na figura 8.6, onde a linha pontilhada vertical denota o ponto de corte de 65 mMol que define o limite de normalidade.

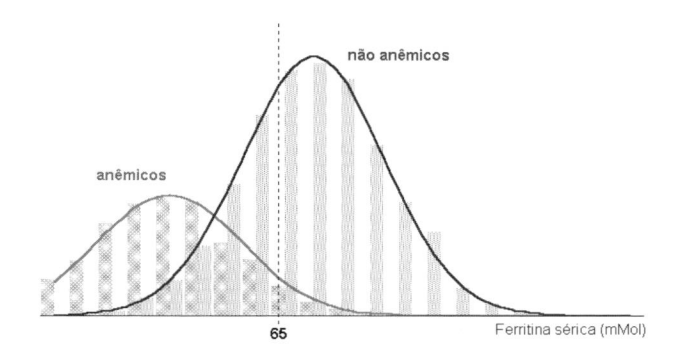

FIGURA 8.6. Distribuição de anêmicos e não anêmicos de acordo com a dosagem de ferritina sérica.

8.6 O conceito de "normalidade" em medicina

É interessante discutirmos neste momento o conceito de normalidade em medicina. Sacket *et al.* (1997) reconhecem seis definições de "normal" em linguagem médica cotidiana, listadas na tabela 8.3.

Os autores propõem o uso da definição diagnóstica e comentam que as outras são inúteis. Mesmo a definição diagnóstica é muito vaga e não deixa clara a fronteira entre os resultados normais e os anormais.

Uma análise extremamente interessante é a apresentada por Sitgler no último capítulo (co-autorado por nada menos que William H. Kruskal) de seu *Statistics on the Table*. Neste, Stigler propõe a abordagem do problema da normalidade em medicina diferenciando o que **é** chamado normal do que **deveria ser** assim considerado. Uma ilustração muito interessante é retirada de um texto de George Bernard Shaw, sobre uma questão de normalidade significando um ideal e não o que é comum. No texto de Bernard Shaw ele narra uma visita a seu oftalmologista que *"testou minha acurácia visual e me informou que eu era um caso interessante por ser normal. Naturalmente eu interpretei isto como tendo a visão igual a todo mundo, mas* *ele rapidamente me corrigiu e me explicou que eu era uma pessoa oftalmicamente excepcional e afortunada, com uma visão 'normal' tão acurada quanto a de apenas 10% da população, sendo portanto, os restantes 90% anormais".* É claro que o conceito de normalidade do oftalmologista de Bernard Shaw nada tinha de estatístico, isto é, de populacional.

Tabela 8.3. Seis definições de normal (Sacket *et al.*, 1997)

Nome	Definição
	Comentário
Gaussiana	a média ± 2 desvios padrões
	Considera distribuição normal e que todas as "anormalidades" têm a mesma freqüência
Percentis	dentro do intervalo, digamos, 5-95%
	Tem os mesmo defeitos da definição Gaussiana
Culturalmente desejável	preferido pela sociedade
	Confunde o papel da medicina
Fator de risco	sem risco adicional de doença
	Rotula as exceções, o que não ajuda
Diagnóstica	a doença é provável
	O foco desta discussão
Terapêutica	intervalo de resultados além do qual o tratamento faz mais mal do que bem
	Significa que você tem de se manter atualizado em terapêutica

Assim, do ponto de vista estatístico, podemos aceitar como conceituação de normalidade a abordagem populacional, isto é, o intervalo de normalidade para qualquer avaliação clínica deve ser considerado como o que cobre a maioria das pessoas de uma determinada população. A partir deste ponto de vista, portanto, os defeitos de visão (incluindo obviamente a necessidade do uso de óculos) poderiam ser considerados como "normais", uma vez que são compartilhados pela maioria das pessoas.

Do ponto de vista estritamente numérico, se uma dada característica clínica tem distribuição normal em uma dada população, podemos determinar como intervalo de normalidade, por exemplo, o intervalo entre ±2σ, ou seja, 95% da área sob a curva. De qualquer modo, toda a classificação de normalidade em medicina será necessariamente arbitrária e para cada tipo de entidade nosológica, bem como para cada população ou algum substrato desta (por exemplo, a idade) teremos um conceito de normalidade diferente.

Vamos retomar nosso exemplo de exame e tentar responder à seguinte pergunta: qual a capacidade diagnóstica do teste da ferritina para a anemia ferropriva? Para tanto, teremos de definir alguns conceitos remanescentes.

8.7 Sensibilidade

Suponha que tenhamos uma amostra de indivíduos sabidamente portadores de anemia ferropriva, determinada por algum teste *gold standard*. Queremos saber qual a capacidade que o teste da ferritina tem de identificar os indivíduos positivos entre os verdadeiramente doentes (ou seja, estamos considerando a possibilidade de alguns indivíduos verdadeiramente doentes resultarem negativos ao exame). À esta capacidade de identificar os indivíduos positivos ao teste entre os verdadeiramente doentes chamamos de **sensibilidade do teste diagnóstico**. Assim, da tabela 2×2, obtemos:

$$\text{SENSIBILIDADE} = \frac{A}{A+C} = p(s|d) \tag{8.4}$$

ou seja, a sensibilidade, definida em termos estatísticos, é a probabilidade de obtermos um resultado positivo dado que o indivíduo é verdadeiramente doente. É a probabilidade de o teste dar o resultado correto, dado que o indivíduo é doente.

No exemplo da anemia ferropriva, podemos calcular a sensibilidade do teste da ferritina sérica:

$$\text{sensibilidade da ferritina} = \frac{731}{809} = 0,904 \text{ ou } 90,4\%$$

ou seja, a ferritina sérica é capaz de identificar aproximadamente 90 em cada 100 indivíduos doentes. Embora este resultado pareça suficientemente bom, vale lembrar que de nossa amostra de 809 indivíduos doentes, 78 (9,6%) não foram indentificados pelo teste e, portanto, podem ter ficado sem tratamento. Estes indivíduos são chamados de *falsos negativos*. Podemos concluir que quanto maior a sensibilidade de um teste, menor será a quantidade de falsos negativos, ou seja

$$\uparrow \quad sensibilidade \implies \quad \downarrow \quad falsos \quad negativos.$$

A relevância das implicações da sensibilidade de um teste diagnóstico vai depender da situação em questão.

8.8 Especificidade

Estamos agora interessados em responder à pergunta complementar à da última seção, ou seja, suponha que tenhamos uma amostra de indivíduos sadios e queremos saber qual a capacidade que o teste tem de dar o resultado correto (identificar os indivíduos negativos entre aqueles verdadeiramente não-doentes). A este atributo chamamos **especificidade do teste diagnóstico**. Da tabela 2×2 obtemos

$$\text{ESPECIFICIDADE} = \frac{D}{B+D} = p(\overline{s}|\overline{d}). \tag{8.5}$$

198   Métodos Quantitativos em Medicina

No exemplo da anemia ferropriva, podemos calcular a especificidade do teste da ferritina sérica:

$$\text{especificidade da ferritina} = \frac{1500}{1770} = 0,847 \text{ ou } 84,7\%$$

ou seja, a ferritina sérica é capaz de identificar aproximadamente 85 em cada 100 indivíduos sadios. Embora este resultado pareça suficientemente bom, vale lembrar que de nossa amostra de 1770 indivíduos sadios, 270 (15,3%) não foram indentificados pelo teste e, portanto, podem ter recebido um tratamento indevido. Estes indivíduos são chamados de *falsos positivos*. Podemos concluir que quanto maior a especificidade de um teste, menor será a quantidade de falsos positivos, ou seja

$$\uparrow \quad especificidade \implies \quad \downarrow \quad falsos \quad positivos.$$

8.9   Valor preditivo positivo (VPP)

Este é o mais importante de todos os conceitos apresentados neste capítulo. Todas as etapas da investigação diagnóstica, começando pela entrevista, passando para o exame físico complementado pelos exames subsidiários, consistem em uma seqüência de avaliação, embora quase sempre inconsciente por parte do médico, dos valores preditivos positivos de cada uma daquelas etapas.

O valor preditivo positivo, ou VPP, é definido como *a probabilidade de um indivíduo ter uma determinada doença* **dado** *que ele é positivo a um teste diagnóstico*. Assim:

$$\text{VPP} = p\left(d|\,s\right) = \frac{(\text{sensibilidade do teste}) \times (\text{prevalência da doença})}{(\text{prevalência de positivos ao teste})}$$

ou, em termos da formulação bayesiana

$$\text{VPP} = p\left(d|\,s\right) = \frac{p(d) \times p\left(s|\,d\right)}{p(d) \times p\left(s|\,d\right) + p(\overline{d}) \times p\left(s|\,\overline{d}\right)} \quad (8.6)$$

que é exatamente a equação de Bayes.

No exemplo da anemia ferropriva, obtemos:

$$\text{VPP do teste da ferritina sérica} = \frac{0,904 \times (809/2579)}{1001/2579} = 0,73 \text{ ou } 73\%$$

ou seja, um indivíduo desta amostra que seja positivo ao teste da ferritina sérica tem aproximadamente 73% de probabilidade de ser portador de anemia ferropriva.

Este conceito é tão importante que merece mais um exemplo.

Exemplo 1: Suponha que um paciente com teste de intradermoreação de Mantoux positivo (sensibililidade de 90%) advenha de uma população cuja prevalência de tuberculose seja de 1%. Qual a probabilidade de que este paciente tenha a tuberculose ativa? Através da equação de Bayes obtemos:

$$p(d|s) = \frac{(0,9) \times (0,01)}{(0,9) \times (0,01) + (0,1) \times (0,99)} = 0,083 \text{ ou } 8,3\%.$$

Note que a probabilidade de ter tuberculose doença em portadores de Mantoux positivo é 8 vezes maior que a da população em geral. Por outro lado, poderíamos questionar como um teste com 90% de sensibilidade pode resultar em uma probabilidade de doença tão baixa? Vamos imaginar que a prevalência de tuberculose da população fosse de 20%. A probabilidade de um indivíduo com Mantoux positivo ter tuberculose ativa agora seria

$$p(d|s) = \frac{(0,9) \times (0,2)}{(0,9) \times (0,2) + (0,1) \times (0,8)} = 0,69 \text{ ou } 69\%.$$

Este exemplo numérico ilustra a forte dependência do valor preditivo positivo em relação à prevalência da doença em questão. Vamos analisar uma situação hipotética que ilustra este fenômeno.

Exemplo 2: Imagine que você foi raptado, encapuzado e levado por vários tipos de transporte (incluindo via aérea) por muitas horas para um lugar escuro, de modo que não haja qualquer possibilidade de adivinhar para onde você foi levado. Algum tempo depois você escuta do lado de fora de seu cárcere uma cavalgada. Qual animal de manada gerou aquele ruído? A resposta é - **depende!** Se você foi levado, por exemplo, para o Arizona, é quase certo que a cavalgada que você ouviu seja de corcéis (cavalos selvagens). Se, por outro lado, você foi levado para o Serengueti, uma reserva animal na Tanzânia, é bem possível que a cavalgada seja de zebras. Veja que, para o mesmo valor de sensibilidade (seus ouvidos são os mesmos no Arizona ou na Tanzânia), dependendo da prevalência do fenômeno de interesse, o diagnóstico final é completamente diferente.

Exemplo 3: Vejamos um outro exemplo, mais próximo de nossa área de interesse. Considere um paciente que se apresenta com febre, isto é, temperatura corpórea maior que 37,5°C. Imagine que esta é a única informação disponível. Qual a primeira hipótese diagnóstica? Novamente, a resposta é: depende. Consideremos em primeiro lugar a sensibilidade do instrumento para a averiguação da temperatura corpórea - o termômetro clínico. Qualquer termômetro clínico de razoável qualidade, e que não esteja quebrado, naturalmente, tem sensibilidade de praticamente 100%. Ou seja, um termômetro em condições normais de funcionamento é capaz de identificar todo mundo que tenha febre. Por outro lado, esta única informação isolada levanta hipóteses diagnósticas que dependerão, entre outros fatores, da população de origem imediata do paciente. Assim, por exemplo, se este experimento ocorre em São Paulo durante o outono ou inverno, podemos considerar a hipótese de uma gripe comum. Se, por outro lado, estamos em Manaus ou Ariquemes (Rondônia), a informação febre levanta, quase que automaticamente, a hipótese de malária. Mais uma vez, para a mesma informação clínica, avaliada com um instrumento de mesma sensibilidade, a prevalência das diversas entidades nosológicas (a probabilidade *a priori* no jargão bayesiano) indicam hipóteses diagnósticas completamente distintas.

Dica: da tabela 2×2 é fácil calcular o VPP "cortando caminho" pela relação $\frac{A}{A+B}$. Isto pode ser facilmente demonstrável por exemplos numéricos da equação de Bayes. Assim, para o exemplo da ferritina sérica:

$$\text{VPP do teste da Ferritina Sérica}$$
$$= \frac{\frac{731}{809} \times \frac{809}{2579}}{\frac{1001}{2579}} = \frac{731(A)}{1001(A+B)} = 0,73 \quad (c.q.d.).$$

8.10 Valor preditivo negativo (VPN)

O valor preditivo negativo, VPN é o complemento do VPP. Formalmente, é definido como a probabilidade de um indivíduo ser sadio dado que tem um teste diagnóstico negativo.

Assim:

$$\text{VPN} = p\left(\overline{d}\middle|\overline{s}\right) = \frac{(\text{especificidade do teste}) \times (\text{prevalência da sadios})}{(\text{prevalência de negativos ao teste})}$$

ou, em termos da formulação bayesiana,

$$\text{VPN} = p\left(\overline{d}|\,\overline{s}\right) = \frac{p(\overline{d}) \times p\left(\overline{s}|\,\overline{d}\right)}{p(\overline{d}) \times p\left(\overline{s}|\,\overline{d}\right) + p(d) \times p\left(\overline{s}|\,d\right)} \tag{8.7}$$

que é outra forma da equação de Bayes.

No exemplo da anemia ferropriva, obtemos:

$$\text{VPN do teste da ferritina sérica} = \frac{0,547 \times \frac{1770}{2579}}{\frac{1578}{2579}} = 0,949 \text{ ou } 94,9\%.$$

Portanto, um indivíduo desta amostra negativo ao teste da ferritina sérica tem 94,9% de probabilidade de não ser portador de anemia ferropriva.

A dica proposta para o VPP também vale para o VPN, calculável através da relação $\frac{D}{D+C}$ da tabela 2×2.

O VPN pode parecer meio estranho à primeira vista, e até meio inútil para alguns. Entretanto, em várias situações clínicas ele responde a algumas perguntas importantes. Assim, por exemplo, imagine que você está em seu consultório e um paciente lhe apresenta um teste de ELISA (um dos testes sorológicos) negativo para HIV e quer saber se, afinal, ele é ou não portador da infecção. Em outras palavras, quer saber a probabilidade deste indivíduo não ser portador do HIV dado que ele tem uma sorologia negativa para o vírus. Mais uma vez, a resposta depende da especificidade do teste e, mesmo que indiretamente, da prevalência da infecção na população da qual nosso paciente advém.

8.11 Qualidade do teste diagnóstico

Definidos os dois atributos de todo e qualquer teste diagnóstico, a sensibilidade e a especificidade, podemos tentar combinar estas duas qualidades em indicadores de qualidade do teste. Desta forma, analisaremos dois índices que combinam sensibilidade e especificidade, a saber, a razão de verossimilhança e a curva ROC (*Receiver-Operating Characteristic*).

8.11.1 A razão de verossimilhança - RV

A razão de verossimilhança pode ser de dois tipos - RV positiva (RVP) e RV negativa (RVN).

A RVP é definida como a probabilidade de que um resultado positivo do teste seja esperado em um paciente portador da doença em investigação, comparado com a probabilidade de que o mesmo resultado seja esperado em um paciente sem a doença. É calculada pela relação entre a (sensibilidade)

8.12 Generalização da equação de Bayes

Até aqui consideramos o poder diagnóstico de vários testes (lembre-se que a teoria acima apresentada vale para todo e qualquer processo diagnóstico, desde a entrevista, passando pelo exame clínico até os exames subsidiários), analisados um a um. Na verdade, o processo diagnóstico consiste em uma seqüência de investigação e, para cada suspeita diagnóstica, vários procedimentos são realizados seqüencialmente ou simultaneamente. Cada procedimento tem seus valores de sensibilidade e especificidade. Vejamos como combinar todos os procedimentos diagnósticos para o cálculo da probabilidade de um indivíduo ter certa doença, dado que ele apresente um conjunto de avaliações clínicas e laboratoriais. Para tanto, há a necessidade de combinarmos todos os teste realizados em um único valor de sensibilidade composta. A forma mais simples de compor os testes é o produtório simples, ou seja:

$$p\left[d|\left(s_1 \text{ e } s_2 \text{ e } ...s_n\right)\right] = \frac{p(d) \times p\left[\left(s_1 \text{ e } s_2 \text{ e } ...s_n\right)|d\right]}{p(s_1 \text{ e } s_2 \text{ e } ...s_n)}.$$

Entretanto, para esta expressão ter validade, os n testes têm de ser independentes entre si, ou seja, o resultado de um não influencia o resultado de outro, ou mesmo que dois ou mais testes não tenham seus resultados determinados simultaneamente por outro fator causal, o que raramente é o caso.

O problema com a formulação bayesiana, comum a várias outras alternativas, é a explosão exponencial de fatores. Assim, por exemplo, considere a situação em que tenham de generalizar a expressão de Bayes para m doenças e n manifestações clínicas detectáveis pelos testes diagnósticos. Isto implica em

$$m \times n^2 \text{ probabilidades condicionais } +$$
$$n^2 \text{ probabilidades de sintomas } +$$
$$m \text{ probabilidades de doenças } =$$
$$m \times n^2 + n^2 + m.$$

Assim, por exemplo, para 100 doenças e 1000 manifestações clínicas,

$$\begin{matrix}100d \\ 1000s\end{matrix} \longrightarrow 100 \times 1000^2 + 1000^2 + 100 = 1,01 \times 10^8$$

ou seja, 100 milhões de passos investigativos!

Não há dúvida que a formulação bayesiana é um dos mais poderosos instrumentos quantitativos para lidarmos com as incertezas envolvidas, não apenas na questão do diagnóstico mas em praticamente todos os campos de atividade da investigação e da prática clínica. Em relação aos sistemas computacionais com capacidade diagnóstica, chamados de sistemas especialistas, vale lembrar que aqueles que apresentam os melhores índices de acurácia desenvolvidos até hoje são justamente os que se utilizam da formulação bayesiana. O paradigma dos sistemas especialistas, o sistema para diagnóstico de dor abdominal aguda de De Dombal, é baseado em formulações bayesianas e é de uso obrigatório em todo serviço de pronto atendimento do Reino Unido.

8.13 Referências bibliográficas

[1] Leonard, T. and Hsu, J.S.J. *Bayesian Methods: An Analysis for Statisticians and Interdisciplinary Researchers.* Cambridge Univesity Press, 1999.

[2] Luger, G. F. and Stubblefield, W.A. *Artificial Intelligence.* Harlow, England. Addison Wesley Longman, Inc. 1998.

[3] Macartney, F. *Logic in Medicine.* British Medical Journal. 1987, 295:, 1325-1332

[4] Miller, M.C., Westphal-Jr., M.C., Reigart, J.R. *Mathematical Models in Medica Diagnosis.* New York: Praeger Publishers, 1981.

[5] Sackett, D.L., Haynes, R.B., Guyatt, G.H., Tugwell, P. *Clinical Epidemiology a Basic Science for Clinical Medicine.* Boston: Little, Brown and Company, 1991.

[6] Sackett, D.L., Richardson, W.S., Rosenberg, W., Haynes, R.B. *Evidence-based medicine. How to practice and teach EBM.* New York: Churchill Livingstone, 1997.

[7] Stigler, S.M. *Statistics on the Table: The History of Statistical Concepts and Methods.* Harvard University Press, 1999.

9
Raciocínio médico e inferência

Marcelo Nascimento Burattini

9.1 Introdução

Afinal medicina é uma arte ou uma ciência? Esta é uma discussão antiga e ainda longe de ser resolvida. No nosso entender, a medicina moderna é uma mistura de arte e ciência, em partes aproximadamente iguais, talvez com ligeiro predomínio da ciência sobre a arte hoje em dia. O mais interessante é que, contrariamente à afirmação feita por Sir William Osler (já citada à página 3, no capítulo 1).

> *"If it were not for the great variability among individuals, medicine might as well be a science and not an art"*,

foi exatamente a percepção da imensa variabilidade entre os indivíduos que propiciou o desenvolvimento da medicina como uma ciência moderna.

Arte pode ser definida como um conjunto de preceitos necessários para a perfeita execução de algo. Também referida como artifício, habilidade, magia, feitiçaria, prestidigitação, pode ser conceituada como um conjunto complexo de regras e processos necessários para a produção de um efeito.

Ciência pode ser definida como a observação sistemática de fenômenos naturais com o propósito de se estabelecer leis que expliquem a sua ocorrência. Esta é uma definição operacional de ciência e refere-se principalmente à descrição dos procedimentos adotados no método científico, que pressupõe a observação cuidadosa, sistemática e repetida dos fenômenos naturais, a proposição de leis gerais que os expliquem e, fundamentalmente, o conceito de se testar continuamente as conclusões oriundas destes procedimentos. Assim, o conhecimento emanado da ciência é mutável, uma vez que novas observações e resultados podem pôr em cheque, e freqüentemente o fazem, as conclusões e verdades decorrentes de observações anteriores.

Vamos ver a seguir como se iniciou a prática médica, para entendermos como tomou forma o "raciocínio médico" e como a medicina adquiriu o caráter de ciência moderna visto hoje em dia.

9.2 Raciocínio médico

9.2.1 Evolução histórica

O que hoje é conhecido como "raciocínio médico" se estruturou a partir da repetição de certas práticas que envolviam o cuidado com indivíduos doentes.

Devemos compreender também que estas práticas se iniciaram muito antes de haver compreensão plena das mesmas, antes mesmo de evoluirmos para qualquer forma de civilização.

A observação simples de qualquer espécie animal que viva coletivamente permite constatar o fato de que cuidam uns dos outros, procurando auxiliar a recuperação e proteger indivíduos feridos, doentes ou moribundos. Isto é visto como os primórdios de comportamentos que hoje denominamos prática médica (veja o capítulo 2 de Fábrega, 1997). É importante termos em mente que também somos animais gregários e, portanto, muito do nosso comportamento advém de práticas longamente selecionadas através dos processos de evolução e seleção natural.

Neste contexto, podemos imaginar que este processo foi calcado na observação de fenômenos naturais que originam agravos à saúde (doenças, ferimentos etc.), e na definição de padrões de comportamentos orientados de forma a minorar suas conseqüências. Parece claro que, à medida que se aprimoram as capacidades de observação e de se tirar conclusões a partir das mesmas, mais eficiente este processo se torna.

Existem várias evidências que nos permitem supor que a medicina moderna evoluiu a partir de uma série de aperfeiçoamentos dos processos rapidamente descritos acima. Como dissemos anteriormente, a primeira destas evidências surge da observação de padrões comportamentais de animais, permitindo-nos constatar que a manipulação dos agravos à saúde acompanha, grosso modo, a capacidade da sociedade em questão manipular seu meio ambiente. Assim, animais como lobos, elefantes, cães selvagens e outros podem fazer pouco mais que companhia (eventualmente protegendo-os), lamber as feridas, ou auxiliar a alimentação dos membros doentes ou feridos. Por outro lado, animais com maior capacidade de manipulação do meio ambiente, como chimpanzés por exemplo, evoluem para outras práticas, como colocar folhas, terra, excrementos e outros materiais nas feridas, no intuito, provável, de interromper o sangramento e facilitar a cicatrização.

Através da observação de remanescentes fossilizados de sociedades humanas primitivas, encontramos evidências concretas de ritos e práticas comportamentais visando à cura de indivíduos doentes. Isto se verifica mesmo em sociedades pré-humanas, como por exemplo a evidência fóssil de consolidação de fraturas e mesmo de trepanação, em indivíduos vivos, entre os Homens de Neanderthal.

Finalmente, evidência concreta desta linha de raciocínio advém da observação de sociedades humanas primitivas atuais. Estas sociedades, como toda sociedade humana, adquiriram uma grande capacidade de compreensão e manipulação do meio ambiente. De fato, em qualquer sociedade primitiva atual existem indivíduos que detêm o conhecimento de práticas ou artes curativas (os pagés das sociedades indígenas brasileiras, por exemplo), conhecimentos estes tidos como secretos e passados a outros poucos, previamente selecionados, ao longo de vários anos de treinamento. Este conhecimento gera práticas específicas como o uso de ungüentos, ervas na forma de poções ou como vapores a serem inalados. Gera também teorias específicas que tentam explicar as doenças e outras formas de agravos à saúde experimentados por estas sociedades; explicações geralmente místicas, sobrenaturais, que refletem aspectos culturais e do meio ambiente em que vivem estas sociedades. Este é o aspecto puramente arte (conforme definição acima) que sobrevive na prática médica, mesmo nos dias de hoje.

9.2.2 Indução e dedução

As práticas descritas acima têm em comum o fato de se originarem de observações não sistemáticas do meio ambiente e dos resultados das intervenções praticadas. O aprimoramento e sofisticação das mesmas não altera a essência de sua origem e desenvolvimento. Temos agora condições de compreender este processo.

Trata-se da acumulação de dados, oriundos de observação direta e não sistemática do meio ambiente, e sua transformação em informação. Posteriormente, um conjunto de informações pode ser transformado em conhecimento, através da elaboração de teorias específicas. Em uma segunda etapa, estas teorias serão utilizadas para explicar e permitir conclusões de observações posteriores, ou mesmo para se iniciar o planejamento de experimentos que deverão gerar resultados determinados (definidos à luz das teorias vigentes) - atividade já considerada essencialmente científica.

À primeira fase do processo de acumulação de conhecimentos descrita acima denomina-se *indução* e, à segunda, *dedução*. *Indução* é o processo que nos permite generalizar a partir de observações isoladas (do particular para o geral); *dedução* é o processo que nos permite concluir sobre um determinado resultado, dado o conhecimento geral prévio sobre o assunto (do geral para o particular).

Exemplificando, a observação repetida de que vários animais (de qualquer tipo e espécie) morrem ao ter o seu coração retirado pode levar à proposição de que todos os animais morrem ao se retirar o coração. Este é um exemplo de *indução*. O que fizemos foi extrapolar o resultado de um conjunto de observações para todo o reino animal. A partir desta proposição inicial poder-se-ia imaginar uma série de experimentos destinados a confirmá-la ou não.

Uma vez estabelecido o conhecimento específico pode-se propor uma regra geral (teoria) do tipo "o coração é essencial à vida, e sua retirada (ou falha) implica em morte". Daí pode-se *deduzir* que, retirado o coração de um homem (ou animal) o mesmo irá inexoravelmente falecer.

Esta forma de acumulação de conhecimentos foi, e ainda é, muito freqüentemente utilizada.

9.2.3 Estruturação do conhecimento: considerando variabilidade

A partir do início do século XIX, consolidou-se em biologia a noção de que a variabilidade é a regra, e o tipo é apenas uma abstração. A forma final de um organismo vivo (seu *fenótipo*) é decorrente de um complexo de interações entre sua constituição genética básica (*genótipo*) com o meio ambiente. Assim, um mesmo estímulo externo (*ambiente*) causa respostas diferentes (*alterações fenotípicas*) em diferentes constituições individuais (*genotípicas*). Portanto, os organismos diferem em relação às suas características biológicas na saúde ou na doença. Na realidade, somos todos diferentes em altura, peso, cor de cabelo, tom de voz, e em qualquer outra característica biológica relevante. Da mesma maneira, uma única doença pode manifestar-se de formas diferentes em diferentes indivíduos ou em diferentes estágios da mesma.

Vem daí o conceito científico de *população*: conjunto de indivíduos essencialmente diferentes entre si, porém compartilhando algumas características comuns.

A importância desta conceituação pode ser ilustrada pela seguinte afirmação de Sir Ernst Mayr, um dos grandes biólogos teóricos do século XX: "a substituição do *raciocínio tipológico* pelo *populacional* pode ser considerada a maior revolução conceitual da biologia".

Porém, a variabilidade gera incertezas. Passamos então a ter a necessidade de desenvolver instrumentos que nos permitam lidar com a variabilidade biológica.

9.3 Inferência estatística

9.3.1 Definição

Discutimos até aqui como se formaram e quais são as principais formas de raciocínio utilizadas na geração e consolidação do conhecimento médico. Vamos discutir a seguir o conjunto de procedimentos que nos permite desenvolver, com maior segurança e eficiência, e dentro dos preceitos científicos básicos - como definidos no início deste capítulo - os princípios discutidos acima.

Para fins do que será discutido a seguir, entenderemos *população* como a coleção de todos os indivíduos (ou entidades) com as características que queremos estudar.

Para estudar uma população, medimos em cada indivíduo características que apresentam variação (*variáveis* – veja capítulo 6).Para facilitar e objetivar o estudo, as variáveis são resumidas através de funções chamadas *estimadores*. Estimadores podem traduzir valores numéricos ou não, dependendo da variável de interesse. No caso de variáveis quantitativas, é comum o uso de dois estimadores, um que represente o valor central e outro que represente a variação dos dados em torno do valor central (veja seção 6.4).

A maior parte dos conhecimentos médicos acumulados, oriundos de observações ou experimentos, referem-se a observações individuais ou de *amostras* (subconjuntos) da população, uma vez que raramente conseguimos avaliar toda a população, ou por ser impraticável ou por não se justificar o enorme esforço necessário para fazê-lo (dado o seu grande tamanho). Portanto, precisamos desenvolver mecanismos que nos permitam extrapolar, com grau razoável de confiança, os resultados obtidos de observações amostrais para o todo da população.

Entende-se por *inferência estatística* o processo de se extrapolar para uma população as informações obtidas a partir da observação de uma amostra da mesma. Em outras palavras, é através da inferência que estendemos os resultados de um experimento para toda a população por ele representada. É, portanto, o equivalente ao processo de indução (descrito acima) aplicado ao contexto populacional. Para ser válido, o processo de inferência precisa seguir determinadas regras, que discutiremos a seguir.

9.3.2 Precisão e exatidão de estimadores

Vamos discutir alguns conceitos envolvidos no processo de estimação, que serão freqüentemente empregados no procedimento de inferência.

Primeiro vamos definir *precisão* e *exatidão*. Já vimos que para descrever o comportamento de uma variável qualquer de uma população (altura, valor da taxa de glicose no sangue, ou outra qualquer), precisamos de instrumentos para resumir a informação, os estimadores. Uma característica desejável em instrumentos de medida é que sejam precisos e exatos.

Denominaremos *precisão* a capacidade do instrumento de medida obter resultados com pequena variação, ao fazer determinações repetidas de um mesmo objeto. Por outro lado, *exatidão* é a capacidade do instrumento obter valores próximos do valor real da grandeza que se pretende mensurar. A figura 9.1 ilustra os conceitos de precisão e exatidão, usando a simbologia do alvo de um atirador.

212   Métodos Quantitativos em Medicina

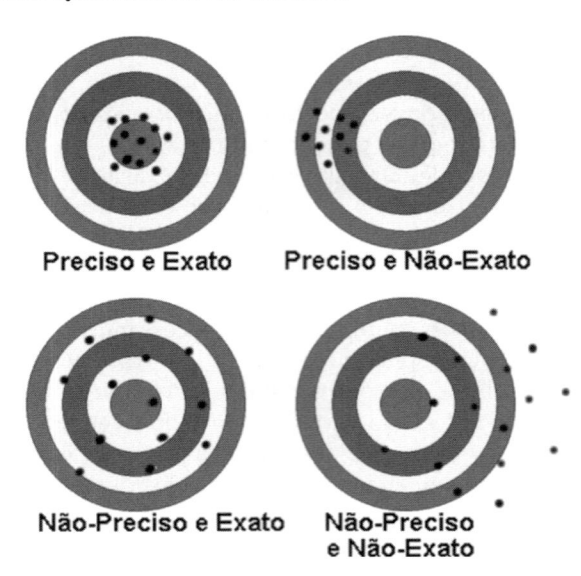

FIGURA 9.1. Analogia dos conceitos de precisão e exatidão, ilustradas com a distribuição de tiros em um alvo.

Na prática não se vê o alvo, então, como decidir sobre a precisão e a exatidão?

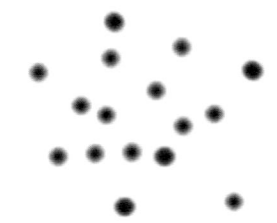

FIGURA 9.2. Seguindo a analogia anterior, na prática não se conhece o alvo (nem posição, nem tamanho).

No alvo do topo à esquerda da figura 9.1, temos a situação de um atirador preciso com uma arma bem calibrada (exata). No alvo à direita deste, temos um atirador igualmente preciso, mas com uma arma descalibrada (não exata). Nos alvos de baixo temos atiradores não precisos, com armas exata (à esquerda) e não exata (à direita), respectivamente. E na figura 9.2, ilustramos a situação real, em que temos apenas um conjunto de medições, mas desconhecemos o alvo. Como saber então se o instrumento é preciso e exato? Veremos a resposta para esta pergunta na seção 10.1.

9.3.3 Erros sistemáticos e aleatórios

Outro conceito muito importante no procedimento de inferência é o da existência de erros decorrentes da própria atividade experimental. Devemos lembrar que toda a atividade de observação de fenômenos naturais está sujeita a erros. Estes erros podem ser classificados em *sistemáticos* e *aleatórios*.

O *erro sistemático* é aquele que produz um desvio determinado em relação ao valor esperado. Este desvio em geral é provocado por uma falha no instrumento de medida. Deve ser previsto e evitado no planejamento do experimento e, por isso, não será mais considerado no contexto deste capítulo. Uma vez que tenha ocorrido um erro sistemático, duas situações são possíveis: se o valor do erro for conhecido, deve-se ajustar os valores obtidos para compensá-lo; caso contrário, o experimento deve ser realizado outra vez.

Por sua vez, os *erros aleatórios* não podem ser previstos, e conseqüentemente não podem ser evitados. Estes erros representam flutuações, decorrentes das variações devidas ao acaso, das mensurações individuais dos fenômenos que estamos estudando, seja pelas características dos indivíduos componentes da amostra, seja por limitações do instrumento de medida (inexatidão e/ou imprecisão).

9.3.4 Erros amostrais e não-amostrais

Outra maneira de classificarmos erros associados ao processo de experimentação é defini-los como *erros amostrais* e *não-amostrais*. Os primeiros são aqueles dependentes da variação natural dos indivíduos e da composição de cada amostra particular (composta de indivíduos diferentes). Podem ser, por sua vez, aleatórios ou sistemáticos. O erro amostral aleatório pode ser medido, através de técnicas adequadas. O erro amostral sistemático geralmente invalida o experimento, pois não há correção possível, a não ser a seleção de outra amostra sem o viés (desvio, erro) verificado no experimento.

Os *erros não-amostrais*, por outro lado, são erros não previstos no planejamento amostral. Na maior parte das vezes estes erros não podem ser controlados nem medidos. Também podem ser sistemáticos ou aleatórios. No primeiro caso, geralmente traduzem falhas de exatidão do instrumento de medida e ocasionam desvios constantes em relação ao valor esperado. Quando percebidos, estes erros podem, geralmente, ser corrigidos. O problema é que, na maioria das vezes, somente os percebemos após concluído o experimento, às vezes ao realizarmos outro experimento correlato. No caso de erros não-amostrais e aleatórios, normalmente o problema é da precisão do instrumento de medida, o que gera valores mais dispersos em torno do valor esperado. A correção nestes casos é praticamente impossível de ser realizada. Teremos que conduzir outro experimento com instrumento com calibração adequada ao fenômeno que pretendemos estudar.

Exemplo: Tomemos a seguinte situação como exemplo dos tipos de erros que se pode cometer. Estamos interessados em determinar a distribuição da altura de um grupo de pessoas, alunos de uma escola para fins de se confeccionar uniformes adequados. Para tanto vamos examinar (medir a estatura) de uma amostra dos alunos da escola. Devemos compreender que para cada amostra tomada ao acaso, os estimadores da variável altura (média e desvio padrão ou variância, p.ex.) assumirão valores diferentes. Estas diferenças podem ser decorrentes de efeitos aleatórios e, no geral, não devem comprometer os resultados dos experimentos, uma vez que tendem a se distribuir simetricamente ao redor da média populacional (ver seção 11.2.5).São portanto erros amostrais e aleatórios.

Porém se, no exemplo acima, o pesquisador tomasse como amostra o time de jogadores de basquete da escola estaria cometendo um erro amostral sistemático, pois para participar do time de basquete há uma escolha prévia que seleciona os indivíduos mais altos da população. Neste caso, portanto, o desvio verificado na determinação da altura dos componentes da amostra apresenta uma tendência definida em relação à população (maior altura), o que caracteriza o erro sistemático. A única maneira possível de corrigir este erro é selecionar uma nova amostra, mais representativa da população de interesse.

Nesta mesma situação, exemplos de erros não amostrais seriam o emprego de instrumento de medida (régua antropométrica, fita métrica ou o que for) com falha de exatidão (por exemplo 1,1 cm "reais" para cada 1,0 cm da escala) ou com precisão inadequada ao problema em questão (por exemplo, instrumento de medida graduado em decímetros e não em centímetros). No primeiro caso teríamos um erro não-amostral sistemático (0,1 cm de acréscimo para cada 1,0 cm de estatura), e, no segundo, um erro não-amostral aleatório (valores que se dispersam para mais ou menos em relação à média decorrentes da imprecisão do instrumento).

9.3.5 Médias amostrais e média populacional

Cabe a cada pesquisador envidar os maiores esforços para evitar incorrer em erros sistemáticos e não-amostrais, pois os mesmos raramente podem ser corrigidos e invalidam, na maior parte das vezes, os resultados do experimento.

Porém, qualquer resultado quantitativo obtido a partir da observação de uma amostra, tomada ao acaso de uma população (mesmo com instrumento adequado - preciso e exato), vai diferir do valor "real", hipotético, da população por uma quantidade qualquer, resultante de flutuações aleatórias dos valores individuais observados na amostra.

O conceito de que médias amostrais, de amostras aleatórias, tendem a se distribuir simetricamente ao redor da média populacional é o princípio básico da inferência estatística. Este conceito permite compreender e medir, por exemplo, o quanto a média amostral do experimento que conduzimos se distancia da média populacional. Poderemos, portanto, tomar decisões em relação a este desvio: se for razoável, aceitaremos o resultado como uma representação adequada do valor populacional; se for muito grande, tenderemos a não aceitar o resultado. Veremos este procedimento com mais detalhes no capítulo 10, quando discutiremos os princípios básicos dos testes de hipóteses.

Em outras palavras, o que permite que se estenda os resultados obtidos com base em uma amostra para a população inteira é a demonstração de que a distribuição das médias obtidas de amostras com tamanho razoável se aproxima de uma distribuição normal com média igual à média "real" da população. Este resultado foi demonstrado em um teorema denominado Teorema Central do Limite.

9.3.6 Teorema Central do Limite

O Teorema Central do Limite demonstra que para uma variável X qualquer, numérica, a distribuição das médias amostrais $\bar{X}$, para amostras de tamanho "razoável", se aproxima de uma distribuição normal com média $\mu_{\bar{X}} = \mu$ e variância $\sigma^2_{\bar{X}} = \sigma^2/n$, onde n é o tamanho da amostra, independentemente da distribuição de probabilidades original de X ser normal ou não. A figura 9.3 ilustra o resultado do teorema.

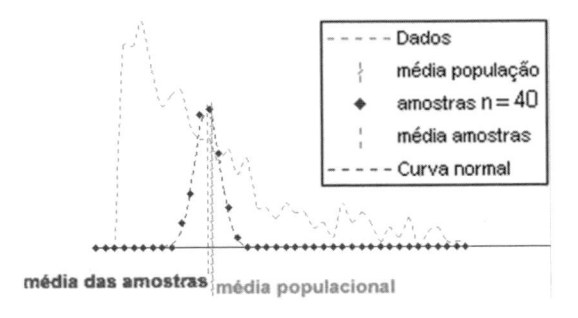

FIGURA 9.3. Ilustração do Teorema Central do Limite. Os dados e as amostras foram gerados utilizando-se planilha Excel, que pode ser obtida a partir de http://www.usp.br/medicina/dim/testez.

Quanto maior o tamanho amostral, n, melhor é a aproximação da distribuição de probabilidades das médias amostrais à distribuição normal. Em geral, considera-se que para tamanhos amostrais maiores que 30 ($n > 30$), a aproximação é boa o suficiente para que se possa usar as propriedades da distribuição normal para se calcular a probabilidade de se achar uma dada média amostral.

9.3.7 Consistência e eficiência

Finalizando, os estimadores que empregamos para os procedimentos de inferência também têm características próprias que precisam ser definidas. As características que buscamos em um estimador, para fins de inferência, são sua *consistência* e sua *eficiência*.

Entendemos por *estimador consistente* aquele que proporciona uma estimativa que se aproxima do valor real da população à medida que o tamanho da amostra cresce. Isto implica que o aumento da amostra aumenta a informação sobre a população. A média é um exemplo de estimador consistente, pois quando o tamanho da amostra tende ao infinito (ou ao tamanho da população), o valor da média amostral tende a se igualar ao valor da média populacional. A variância e a probabilidade de se observar um efeito também são exemplos de estimadores consistentes. Assim,

$$n \to \infty \implies \overline{x} \to \mu, S^2 \to \sigma^2, p \to \pi.$$

O *estimador eficiente* é aquele que produz a estimativa que mais se aproxima do valor "real" da variável de interesse. Esta definição leva em conta simultaneamente as caraterísticas de precisão e exatidão, e pode ser utilizada para compararmos diferentes estimadores.

9.4 Comentários finais

Discutimos até o momento uma dentre várias maneiras que podemos utilizar para acumular conhecimentos médicos de maneira sistemática e organizada. Na verdade é uma das maneiras mais utilizadas na acumulação de conhecimentos médicos, e sobre a qual repousa grande parte dos conhecimentos da medicina moderna. Porém, devemos fazer algumas ressalvas para situarmos adequadamente este processo de acumulação de conhecimentos (que não é o único, nem tampouco deveria ser considerado o mais importante, como querem alguns ardorosos defensores). Em outros capítulos deste livro apresentaremos outras maneiras de se acumular conhecimentos e algumas discussões sobre as limitações de cada uma delas, inclusive da apresentada neste capítulo.

9.4.1 Associação versus causalidade

Uma ressalva importante no contexto deste capítulo é a distinção entre associação e causalidade.

Quando fazemos um experimento, testamos uma hipótese (como descrito acima) e obtemos um resultado *estatisticamente significante*, estamos, na verdade, demonstrando a existência *presumível de associação* entre duas ou mais variáveis ou entre o efeito e a variável de interesse.

Por associação entendemos a existência de relação entre as variáveis e o efeito (uma vez que a probabilidade de se observar tal resultado por acaso é suficientemente pequena para que a descartemos). É presumível por que não temos certeza da associação real (existe sempre uma probabilidade, p, da associação verificada dever-se exclusivamente ao acaso).

A relação causal, significando atribuir uma causa (fator) a um evento (efeito), implica claramente na existência de associação entre o fator e o efeito. Porém, apenas a demonstração da associação não garante a relação causal. A associação estatística entre fator e efeito é, portanto, condição necessária mas não suficiente para se estabelecer uma relação de causalidade.

De fato a discussão sobre causalidade é muito extensa para os fins deste capítulo. Para os que querem uma leitura mais completa sobre o assunto, uma opção é o livro *Modern Epidemiology* de Kenneth J. Rothman e Sander Greenland.

Na prática, como fazer a distinção entre associações causais das não-causais em estudos médicos? À parte a discussão filosófica sobre o papel da inferência indutiva, base para acumulação de conhecimentos discutida neste capítulo, os critérios para inferência causal comumente utilizados são orientados indutivamente.

Um conjunto de princípios, ainda hoje amplamente utilizado, para se estabelecer relação causal foi proposto por Hill, em 1965. Este conjunto é uma expansão dos critérios propostos por John Stuart Mill (1862), fundamentando-se em regras propostas por John Hume (1739).

Este conjunto compreende 10 princípios, dos quais o primeiro é a própria associação (como dissemos acima é uma condição necessária porém não suficiente) entre o fator e o efeito estudados. Os outros são:

2- **intensidade da associação** - postula-se que quanto mais intensa, maior a probabilidade de relação causal;

3- **consistência da associação** - o termo consistência refere-se à demonstração repetida de associação entre o suposto fator e o efeito em diversos estudos. Quanto maior a consistência da associação, maior a probabilidade de relação causal;

4- **especificidade da associação** - quanto mais específica a associação entre um fator e um efeito particular, maior a probabilidade de relação causal. O exemplo máximo desta situação seria um fator que produzisse um único efeito. Na realidade este é um critério muito pouco aceito na medida em que um determinado fator pode provocar múltiplos efeitos em resposta (fumar *versus* doença cardíaca, câncer de pulmão, hipertensão arterial etc.). Também o fato de um fator provocar um único efeito não quer dizer que este efeito seja causado apenas por aquele fator particular (por exemplo, o depósito de gordura nas paredes das artérias coronárias levando ao infarto agudo do miocárdio, que porém pode ser causado por espasmos ou outras causas de interrupção do fluxo coronário). Portanto, este é um critério bastante desacreditado;

5- **temporalidade da associação** - a "causa" deve necessariamente preceder o efeito. Este é um critério que não dá margem à discussão;

6- **gradiente biológico da associação** - implica em uma relação monotônica entre um fator e o seu efeito. Quanto mais intensa a presença do fator de risco, maior o efeito, e vice-e-versa. Contudo, em alguns casos podemos ter a ausência de um gradiente à medida que a simples presença do fator seja suficiente para desencadear o efeito. Outros casos podem existir em que a relação não é monotônica, podendo haver inversão do gradiente nestes casos. Exemplo desta situação é a associação entre etilismo e morte. Indivíduos que bebem moderadamente têm menores taxas de mortalidade que os que não bebem; porém, a partir de um determinado nível de consumo alcóolico, esta relação se inverte, e os indivíduos passam a ter maior taxa de mortalidade;

7- **plausibilidade da associação** - este critério refere-se à plausibilidade biológica da associação documentada. Apesar de ser um critério extremamente importante (para se atribuir relação causal entre um fator e um evento é necessário haver sentido na associação indicada), está longe de ser objetivo ou irrefutável. Na verdade, o critério de plausibilidade não se apóia, na maioria das vezes, em premissas lógicas ou em dados, mas apenas no conhecimento vigente (ou na opinião - crença - do autor) no momento do estudo. Exemplo de situação em que se refutou plausibilidade biológica de uma associação que se verificou posteriormente verdadeira pode ser encontrada nesta opinião de Cheever, expressa em 1861, comentando sobre a etiologia do tifo exantemático:

> *"It could be no more ridiculous for the stranger who passed the night in the teerage if an emigrant ship to ascribe the typhus, which he there contracted, to the vermin with which bodies of the sick might be infested. An adequate cause, one reasonable in itself, must correct the coincidences of simple experience".*

O que pareceu ridículo a Cheever (a transmissão do tifo exantemático pelas pulgas) foi posteriormente confirmado como a explicação correta.

Portanto, devemos sempre lembrar que o conhecimento anteriormente acumulado não deve representar um valor absoluto no julgamento de uma hipótese nova. Não devemos adotar uma postura dogmática, mas avaliar criticamente as novas evidências à luz do que se conhece (buscando inclusive informações contraditórias acerca do conhecimento vigente - aceito).

Devemos sempre abrir nossas mentes para a possibilidade de algo novo, que contradiga o que era até então aceito;

8- **coerência da associação** - o termo coerência implica que a interpretação causa-efeito da associação não esteja em conflito com o que já é conhecido na história natural e na biologia do evento em questão. Deve ser ressaltado a intrínseca semelhança entre os termos coerência e plausibilidade, conforme discutido acima. Na verdade, a distinção entre ambos é muito tênue, e talvez esteja ligada mais ao componente "crença" (percepção/convicção do autor ou observador sobre a verossimillhança entre a hipótese a ser testada e o conhecimento já acumulado) do que às evidências em si. Neste sentido, plausibilidade incorporaria um componente subjetivo que a coerência não apresenta;

9- **evidência experimental** - não é muito claro o significado que Hill atribuiu a este termo: se se referia a experimentos animais ou em *anima nobile*. A evidência experimental geralmente é sólida o bastante para merecer um papel de destaque na atribuição de uma relação causal. Contudo, nem sempre está disponível e, principalmente, nem sempre é possível uma interpretação clara e inequívoca de seus resultados. Neste contexto, talvez devesse ser considerada como parte componente dos requisitos de plausibilidade e coerência (corresponderia à parte da informação já acumulada sobre o assunto, a qual fundamentaria estes conceitos);

10- **analogia da associação** - a analogia provê, no máximo, elementos para formulação de hipóteses mais abrangentes e elaboradas sobre as associações em estudo. Não é propriamente um critério para validação do pressuposto causal da relação em estudo.

É evidente que os princípios mencionados acima não são inquestionáveis. Muito pelo contrário, apresentam dificuldades de interpretação e contradições e/ou superposições importantes. De fato, o próprio Hill menciona em seu trabalho sobre validação da relação causal:

> "None of my nine viewpoints [criteria] can bring indisputable evidence for or against the cause-and effect hypothesis, and none can be required as a sine qua non".

Em conclusão, poderíamos dizer que o estabelecimento de uma relação causal é complexo o suficiente para não se poder ater a uma lista de critérios pré-definidos. Alguns pesquisadores continuam a promulgar a idéia de se definir critérios que serviriam de guia para o estabelecimento de inferência causal, enquanto outros consideram que esta definição na verdade atrapalha o processo, por colocar impedimentos artificiais à livre interpretação dos resultados. Uma aproximação intermediária propõe a utilização dos critérios acima em um teste dedutivo para inferência causal. Esta abordagem permite aos epidemiologistas avaliar criticamente teorias conflitantes usando algumas observações cruciais, para se chegar a posicionamentos mais abrangentes.

9.4.2 Significância estatística versus significância biológica

Outra ressalva muito importante a ser lembrada neste momento é a diferença entre *significância estatística* e *significância biológica*.

Dizer que uma diferença qualquer é estatisticamente significante implica em dizer apenas que a chance de se observar tal diferença por acaso é pequena o suficiente para que você assuma o risco de concluir que existe uma diferença "real". Em termos médicos ou biológicos, qual o significado (importância) real desta conclusão?

Deve estar claro a todos agora que é impossível responder a esta questão, colocada de modo tão genérico, pois não sabemos sequer a qual diferença estamos nos referindo. Bom, este é exatamente o caso. O conceito de *significância estatística* não se vincula a qualquer fenômeno físico ou biológico, mas sim tão somente a uma probabilidade (ou chance) de que exista uma diferença, qualquer que seja sua magnitude ou significado.

Pela formatação teórica do procedimento de se testar hipóteses, mesmo diferenças grandes podem permanecer **não-significantes** (note que não disse **insignificantes**) se as amostras forem pequenas o suficiente. Por outro lado, diferenças ínfimas podem ser significantes se as amostras forem grandes o suficiente (capítulo 11).

Portanto, quando mencionamos que um determinado resultado é **estatisticamente significante** estamos dizendo APENAS que assumimos que existe uma associação não dependente do acaso entre duas variáveis. Como vimos na sessão anterior, isto não implica necessariamente em causalidade. Agora vemos também que isto não implica necessariamente em significado médico ou biológico.

Tomemos como exemplo o experimento que compara os níveis séricos de colesterol dos executivos e trabalhadores braçais. Para tanto, analisamos os níveis séricos de colesterol total de uma amostra de 50 executivos e de 100 trabalhadores braçais. Suponhamos que a diferença encontrada tenha sido de 20 mg/dl de colesterol, sendo a média e o desvio padrão dos executivos de 185 ± 25 mg/dl e dos trabalhadores braçais de 165 ± 30 mg/dl, respectivamente. A probabilidade, p, de se detectar por acaso esta diferença é de $p < 0,00001$. Esta é uma diferença estatisticamente significante, ou seja, podemos de fato concluir que trabalhadores braçais têm nível sérico de colesterol menor que o de executivos. Porém, qual o significado médico desta diferença?

Veja bem, o fato de constatarmos que trabalhadores braçais têm, em média, 20 mg/dl a menos que os executivos no nível sérico do colesterol tem pequena implicação clínica, já que ambos os valores encontram-se na faixa de normalidade e é muito pouco provável que a diferença, desta magnitude e nesta faixa de colesterol sérico, verificada implique em algum efeito clínico demonstrável. Portanto, apesar de estatisticamente significante, a diferença é clinicamente pouco relevante (ou significante).

Note porém que, no exemplo acima, na verdade *não temos dados para afirmar sobre a relevância clínica da diferença*. Isto é, o experimento não nos permite tecer considerações cientificamente fundamentadas a respeito das possíveis conseqüências. O que fizemos foi tecer *conjeturas* sobre as possíveis (ou prováveis) implicações dos resultados do experimento à luz de conhecimentos anteriores.

Voltando ao assunto, vamos imaginar o evento oposto. O interesse do pesquisador agora é demonstrar um evento clinicamente relevante, por exemplo o efeito de uma droga redutora do colesterol sobre a mortalidade relacionada à doença cardiovascular dos indivíduos em risco. O primeiro grande ensaio clínico para demonstrar este efeito precisou pesquisar entre 300.000 indivíduos adultos do sexo masculino, para selecionar 4.000 que preenchiam os critérios de inclusão. Posteriormente teve que segui-los por 7-10 anos para obter 30 mortes relacionadas a doenças cardíacas no grupo tratado e 38 no grupo não tratado. Este resultado foi relatado como sendo "marginalmente significante ao nível de 5%" (isto significa um valor de p calculado muito próximo de 5%, vamos dizer $p = 0,0495$). O que isto quer dizer, exatamente?

Ora, como dissemos anteriormente, a significância estatística é condição necessária para a significância biológica, porém uma vez demonstrada a associação entre duas variáveis (no caso a droga inibidora de colesterol e os óbitos relacionados às doenças cardíacas), a significância biológica advém da importância do fato em si. Neste caso, é obviamente importante a demonstração, em um estudo prospectivo deste porte, do efeito protetor sobre a morte por doenças cardíacas de uma droga inibidora de colesterol. A importância deste fato não é maior ou menor pelo nível de significância atingido (p, a probabilidade de se observar o resultado por acaso), mas sim apenas pela importância biológica reputável ao fato em si, uma vez demonstrada a sua ocorrência não relacionada ao acaso.

Portanto, um evento qualquer com p calculado inferior a $0,00001$ não é nem mais nem menos significante (medicamente falando) que outro com $p = 0,0495$, como nos exemplos acima. A segunda conclusão (proteção para o evento morte) é muito mais significante que a primeira (demonstração de 20 mg/dl de colesterol a menos em trabalhadores braçais), ao menos do ponto de vista médico ou biológico (estatisticamente falando, o primeiro exemplo seria "mais significante", se isto pudesse ser definido desta maneira).

Finalizando, discutimos ao longo deste capítulo como se estruturou o raciocínio médico e como, a partir da compreensão da importância da variabilidade biológica, a medicina se estruturou como uma ciência moderna.

De fato, algumas correntes importantes do pensamento médico atual (medicina baseada em evidência, medicina genômica, dentre outras), discutidas brevemente em outros capítulos desta obra (veja, por exemplo, o capítulo 1, página 3, e a seção 21.1, pretendem reduzir a medicina ao seu aspecto puramente científico.

Porém, e contrariando (em termos) a abordagem inicial deste capítulo, volto à citação original de Sir William Osler, agora concordando com o mesmo, para chamar a atenção para o fato de que a mesma variabilidade que proporcionou o desenvolvimento da medicina como uma ciência moderna, e nos permitiu constatar o progresso espantoso vivenciado na área médica no decorrer do século XX, é também a responsável pela perpetuação do componente *arte* na prática médica, mesmo hoje em dia (e no futuro também).

O que abordamos até agora nos permite compreender o processo de acumulação de conhecimento descrito e entendê-lo como sendo uma maneira muito eficiente (a científica) de fazê-lo, mas sob um prisma populacional.

Porém, no atendimento médico individual, a estatística e o ferramental aqui descrito, contam pouco, exatamente devido à imensa variabilidade individual. Cabe ao profissional que atende ao caso clínico, com sua experiência, conhecimento e vivência acumulados, julgar e tomar decisões sobre o quê, quando e como fazer com o paciente. E, se o faz à luz dos conhecimentos científicos já acumulados, conta também, indubitavelmente, a sua experiência e habilidade individual.

Este é o componente *arte* que sobrevive na prática médica moderna, e devemos zelar para que continue a existir.

De fato, está comprovado, através de inúmeros estudos, que o profissional mais experiente tem melhor desempenho no exercer da atividade médica. Isto dificilmente se verificaria se a prática médica pudesse ser resumida a um processo frio e calculista de se tomar decisões baseadas em cálculos de probabilidade, por mais refinados que estes o fossem, disponíveis nas imensas bases de dados atuais.

O conhecimento acumulado, que o bom profissional tem o dever de acompanhar cuidadosamente, deve apenas indicar quais os caminhos a seguir, guiando-o por uma estrada larga o suficiente para permitir desvios e correções de rumo, sempre que a experiência, a intuição ou a percepção (componentes *arte*) de fatos sutis fizerem sentir a este profissional (bem atualizado nos conhecimentos científicos) que é necessário fazê-lo.

Em suma, é assim que se poderia descrever a coexistência dos componentes *ciência* e *arte* na prática médica atual, e o melhor profissional será aquele que souber transitar da maneira mais fluida e harmoniosa entre os dois mundos.

9.5 Referências bibliográficas

[1] Chow, Siu L. (1996). *Statistical Significance: Rationale, Validity and Utility*. SAGE Publication, London, UK.

[2] Fábrega, Jr., H. (1997). *Evolution of sickness and healing*. Berkeley: University of Californina Press.

[3] Hill, A.B. (1965). *Environment and disease: association or causation*.

Proceedings of the Royal Society of Medicine, **58(5)**: 295.

[4] Lyons, A.S.& Petrucelli II, R.J. (1987). *Medicine, An illustrated history*. New York: Harry N. Abrams Publishers.

[5] Rothman, K.J. & Greenland, S. (1998). *Modern epidemiology*. 2nd Edition. Philadelphia: Lippincott-Raven Publishers.

10

Testes de hipótese e intervalos de confiança

Renée Xavier de Menezes
Marcelo Nascimento Burattini

10.1 Introdução

Teste de hipóteses é um dos procedimentos básicos para a inferência estatística. Vimos na seção 9.3 que resultados oriundos de observações limitadas, como experimentos ou amostras aleatórias, diferem entre si e também do valor real do objeto medido na população, devido ao efeito do acaso.

Extrapolar (estender) estes resultados para a população significa aceitá-los como representações adequadas da mesma, mesmo sabendo que diferem dos valores reais, os quais freqüentemente não podemos medir. Portanto, para extrapolarmos resultados experimentais e/ou amostrais para a população inteira deveremos tomar decisão sobre o limite do tamanho desta diferença (desvio) que consideraremos adequado para garantir a representatividade dos resultados experimentais e/ou amostrais.

A figura 9.1, apresentada para ilustrar os conceitos de precisão e exatidão, serve também para ilustrar este ponto crucial do procedimento de inferência. Vamos voltar a ela, e considerar também a figura 9.2, que representa uma situação real. Como decidir sobre a precisão/exatidão sem o alvo como referência para guiarmos nossa opinião?

Imagine que se tem uma série de resultados experimentais e/ou amostrais (pontos na figura), mas não se tem um sistema referencial para situá-los em relação à população (falta o alvo). Como decidir, apenas da observação destes resultados, se os mesmos são representações adequadas (aceitáveis) da população?

Parece claro que precisamos definir um sistema de referência adequado para analisar os desvios em relação à população existentes nos resultados de nossos experimentos (precisamos do alvo). Este sistema referencial não pode ser a própria medida do experimento, pois não nos fornecerá elementos adicionais suficientes para estabelecer a decisão. Estes pontos ficarão mais claros no exemplo da seção 10.2.

10.2 Exemplo

10.2.1 Introdução

Imagine que se deseja obter informação sobre a altura média da população masculina de São Paulo entre dezoito e trinta anos de idade. Para tanto, tomamos uma amostra de 10 indivíduos do sexo masculino nesta faixa etária, obtendo os valores

1,63   1,78   1,68   1,85   1,92   1,72   1,70   1,83   1,82   1,95

Como fazer para saber se estes valores representam adequadamente a população que se deseja representar? Como ainda há dúvidas, poderia-se decidir por tomar outra amostra de 10 indivíduos na mesma faixa etária, obtendo os valores

1,60   1,76   1,66   1,78   1,70   1,73   1,69   1,74   1,76   1,72

Na primeira amostra a média de altura é 1,79 m, com desvio padrão de 0,105 m, e intervalo de variação entre 1,63 e 1,95 m. Na segunda amostra a média é de 1,71 m, com desvio-padrão de 0,054 m e intervalo de variação entre 1,60 e 1,78 m.

10.2.2 Comparando médias amostral e populacional

Uma coisa que pode ser feita é juntar as duas amostras e recalcular a média amostral, que fica então igual a 1,75 m. Em estudos feitos há mais de dez anos, a altura média desta população havia sido estimada em 1,70m. Pergunta-se: estas observações podem ser consideradas como evidências de que a altura média populacional mudou nos últimos dez anos, ou pode-se considerar que esta diferença é observada devida à variação natural das alturas dos indivíduos na população? Em outras palavras: pode-se esperar que, de uma população com altura média igual a 1,70 m, uma amostra de 20 indivíduos possa ter altura média de 1,75 m?

A maneira científica de se responder a este tipo de pergunta é avaliar a probabilidade de isto acontecer, no contexto suposto: se for provável obter uma amostra de 20 indivíduos com altura média de 1,75 m, de uma população cuja altura média é 1,70 m, conclui-se que o resultado poderia ser esperado. Se não for provável, conclui-se que a altura média na população da qual vieram os indivíduos da amostra não é igual a 1,70 m.

É natural colher uma amostra de indivíduos com altura média diferente da altura média da população? Sim. Dentro de uma população cuja altura média é 1,70 m, podem existir indivíduos tanto muito mais baixos (por exemplo, 1,50 m) quanto muito mais altos (por exemplo, 2,00 m). Portanto, subgrupos desta população, e, em especial, amostras, podem conter indivíduos especialmente baixos, ou especialmente altos, apresentando portanto altura média diferente de 1,70 m. Assim, uma média amostral de 1,75 m, que é diferente de 1,70 m, não é necessariamente evidência de que a média populacional tenha mudado; esta diferença pode ter sido observada apenas devido à particular amostra de indivíduos selecionada. Especificamente neste caso, 1,75 e 1,70 são valores próximos, quando se trata de alturas de homens adultos.

Se, no entanto, a média amostral tivesse sido de 1,43 m, o que mudaria? Para começar, um grupo de homens adultos com altura média 1,43 m parece ser um grupo especial. Ou seja, o contexto já indica que este resultado seja anômalo, incompatível com uma amostra representativa de uma população em que a altura média seja de 1,70 m. Parece pouco provável, de fato, que um grupo de 20 indivíduos de tal população tenha altura média de 1,43 m.

E se a média amostral tivesse sido de 1,50 m? Parece provável que uma amostra de 20 indivíduos tenha altura média 1,50 m?

No caso de médias amostrais próximas à, ou distantes da, média populacional, é mais fácil decidir intuitivamente se o resultado observado é provável ou não. Isto é mais difícil de ser feito, entretanto, para valores intermediários – nem muito próximos nem muito distantes da média amostral. Além disso, neste caso temos uma idéia clara do quanto a variável em estudo pode variar na população – sabemos que 1,75 m é uma altura média amostral provável, e que 1,43 m é uma altura média amostral improvável. Em outros problemas, o conhecimento prévio do fenômeno na população estudada pode não ser suficiente para decidir se um valor da média amostral é provável ou não. Por isso, é necessário um sistema referencial que permita decidir se uma determinada amostra é provável ou não.

10.3 Idéia intuitiva do teste de hipóteses

10.3.1 Construção do teste

Num contexto científico, dizer que a média amostral é diferente da média populacional significa considerar improvável que a diferença encontrada entre elas tenha acontecido por acaso. Temos, portanto, uma definição clara de qual poderia ser o sistema referencial necessário num teste de hipóteses.

No exemplo da seção 10.2, o sistema referencial em questão é a *distribuição das probabilidades de ocorrência devida ao acaso* do evento observado, supondo-se que a altura média populacional seja igual a 1,70 m. Este tipo de sistema referencial se aplica a qualquer questão proposta em estudo científico, e também fornece uma escala de comparação única e independente das unidades de medida adotadas em cada estudo particular. É, portanto, um bom sistema referencial.

Vamos ver agora intuitivamente como construir um teste de hipóteses, no contexto do exemplo. Dado que a altura média da amostra é de 1,75 m, é preciso decidir se é razoável que a altura média da população seja igual a 1,70 m. A maneira de decidir isto é calculando a probabilidade de, a partir de tal população, ser gerada uma amostra com altura média igual a 1,75m, ou ainda mais distante de 1,70 m. Como 1,65 é tão distante (em valor absoluto) de 1,70 quanto 1,75, as alturas médias $\bar{X}$ tão ou mais distantes de 1,70 quanto 1,75 são todas aquelas que satisfazem:

$$\bar{X} \geq 1,75\text{m ou } \bar{X} \leq 1,65\text{m}. \tag{10.1}$$

Se a probabilidade de a altura média amostral satisfazer as condições (10.1) for classificada como pequena, conclui-se que é improvável que esta amostra tenha sido gerada a partir de uma população com altura média 1,70 m. Portanto, a conclusão do teste sugere que se rejeite a hipótese de que a altura média da população seja igual a 1,70 m.

Este processo envolve dois passos: um para calcular a probabilidade, e o outro para decidir se esta probabilidade é pequena ou não. Ou seja, deve-se:

- calcular a probabilidade de, dado que a altura média populacional μ seja igual a 1,70 m, selecionar uma amostra de 20 indivíduos e obter altura média $\bar{X}$ destes indivíduos tão ou mais distante de 1,70 m quanto 1,75 m. A probabilidade desejada fica:

$$P\{\text{observar } \bar{X} \geq 1,75 \text{ ou } \bar{X} \leq 1,65 \text{ dado que } \mu = 1,70\}; \tag{10.2}$$

- decidir se esta probabilidade é "baixa", classificando a amostra observada como improvável, supondo que $\mu = 1,70$ m.

10.3.2 Cálculo da probabilidade

Para calcular a probabilidade (10.2), é preciso conhecer a distribuição de probabilidade da variável em estudo (neste caso, a altura) na população. É fato aceito na literatura, diversas vezes já verificado, que as alturas dos indivíduos em uma população têm distribuição normal (veja seções 7.5.2 e 7.10.3). Ou seja, vamos usar a distribuição normal para calcular a probabilidade (10.2).

10.3.3 Definição de probabilidade "baixa"

Outro ponto importante é definir o que é uma probabilidade "baixa", neste contexto. Será considerada baixa a probabilidade (10.2) se for menor que um limiar, representado por α. Na maior parte das aplicações, a probabilidade (10.2) é considerada baixa se for menor que 0,05, ou 5%. Outros valores comuns para α são 0,10 e 0,01.

A definição formal de α será vista na seção 10.4.2.

10.4 Testes de hipótese

Vimos na seção 10.3 uma introdução intuitiva a testes de hipótese. Vamos agora ver mais formalmente como um teste deve ser aplicado, passo a passo.

10.4.1 Formulação de hipóteses nula e alternativa

Por *hipótese estatística* entendemos qualquer consideração (pergunta, suposição) feita acerca de um parâmetro (característica) da população em estudo. No exemplo da seção 10.2, são exemplos de hipóteses estatísticas:

- a média populacional μ é igual a 1,70 m;
- a média populacional μ é diferente de 1,70 m;
- a média populacional μ é maior que 1,70 m.

No procedimento do teste de hipóteses comparamos sempre duas hipóteses, definidas como:

• *Hipótese nula* (H_0) - é a hipótese da *não diferença* (daí o nome "nula" - de diferença nula). Esta hipótese supõe que a diferença observada é atribuível apenas ao acaso (portanto não há diferença "real"). É a hipótese sobre a qual o teste de hipóteses é montado e, em geral, é aquela hipótese que pretendemos afastar (demonstrar que não é válida). No exemplo da seção 10.2, a hipótese nula é $\mu = 1,70$ m.

• *Hipótese alternativa* (H_a) - como o próprio nome diz, é a hipótese considerada como alternativa à hipótese nula. Portanto, supõe que haja diferença real (não atribuível apenas ao acaso) entre os valores observados e a população. Em geral, é a hipótese que se quer comprovar. No exemplo da seção 10.2, a hipótese alternativa considerada é $\mu \neq 1,70$ m.

10.4.2 Nível de significância

Vimos na seção 10.3.3 que é preciso escolher um valor α, abaixo do qual as probabilidades são consideradas "baixas". Esta é uma conceituação intuitiva, baseada no emprego de α. A definição formal de α é a seguinte: ele representa a probabilidade de rejeitar a hipótese nula H_0, dado que ela é verdadeira. Esta probabilidade é denominada *nível de significância* do teste.

Rejeitar a hipótese nula, quando ela na realidade é verdadeira, é um tipo de erro que pode ser cometido ao fazer um teste de hipóteses. O valor de α deve sempre ser determinado antes de começar o experimento, especificamente para cada aplicação, levando isto em consideração. Um valor alto demais para α implica em associar uma probabilidade alta demais a este tipo de erro, o que é indesejável. A escolha do valor de α, bem como o outro tipo de erro que pode ser cometido ao fazer um teste de hipóteses, será vista na seção 10.5.1.

10.4.3 Nível descritivo ou valor p

Na seção 10.3 foi visto que é preciso considerar a distribuição de probabilidade de ocorrência do evento em estudo, supondo que a hipótese nula seja verdadeira. Uma vez feito o experimento, é possível calcular a probabilidade de obter um resultado tão ou mais extremo (em relação à hipótese nula) que o observado, dado que a hipótese nula é verdadeira. Esta probabilidade é chamada de *nível descritivo do teste*. É também conhecida como *valor p*, uma tradução literal do termo usado em inglês (*p-value*), e comumente representada em tabelas simplesmente por p. No exemplo da seção 10.2, o valor p é a probabilidade (10.2).

Para calcular o valor p, precisamos selecionar uma distribuição de probabilidade adequada (veja capítulo 7) e transformar o tamanho do desvio verificado em relação ao valor esperado em um valor específico de probabilidade. Este é o objetivo de um teste estatístico.

Uma vez calculado o valor p, a conclusão do teste é imediata.

10.4.4 Conclusão do teste

Como o teste de hipóteses parte do pressuposto que a hipótese nula seja verdadeira, a conclusão é sempre expressa em termos desta hipótese:

- se o valor p não for baixo, concluímos que a hipótese nula *não é rejeitada*;
- se o valor p for baixo, concluímos que a hipótese nula *é rejeitada*.

Na prática, é comum dizer que "a hipótese nula é aceita", em vez de "a hipótese nula não é rejeitada", por uma questão de simplicidade.

Em outras palavras, testar hipóteses estatísticas é analisar a probabilidade de ocorrência atribuível ao acaso dos resultados observados: sempre que esta probabilidade for considerada baixa, conclui-se que os resultados não foram devidos ao acaso, mas sim, a um efeito real e rejeita-se a hipótese nula.

10.4.5 Tipos de hipótese alternativa

Outro aspecto importante no procedimento de se testar hipóteses é a definição do tipo de hipótese alternativa envolvida no problema em questão. A hipótese alternativa pode ser formulada de duas maneiras conceitualmente distintas: a) apontando simplesmente a existência de uma diferença; ou b) apontando não somente a existência de uma diferença, mas também o sentido do desvio que se deseja detectar (se para maior ou menor que a referência). A primeira pode ser referida como *hipótese bilateral*, e a segunda, como *hipótese unilateral*.

A maneira escolhida para formular a hipótese alternativa depende do conhecimento previamente acumulado sobre a questão. Sempre que houver informação suficiente, devemos formular a hipótese alternativa apontando a direção da diferença. Caso contrário, deve-se formular a hipótese alternativa representando a existência de uma diferença, sem especificar o sentido.

10.4.6 Exemplo (continuação)

Considere novamente o exemplo na seção 10.2, e escolha um valor para α. Suponha que o pesquisador deseja saber se a altura populacional mudou nos últimos anos. Neste caso, as hipóteses a serem comparadas são

H_0 : média populacional $\mu = 1,70$ m
e
H_a : média populacional $\mu \neq 1,70$ m.

O procedimento de teste consiste em rejeitar a hipótese nula H_0 se a média amostral for ou "alta demais" ou "baixa demais", comparada com 1,70 m; ou seja, se

$$\bar{X} < x_1 \quad \text{ou} \quad \bar{X} > x_2,$$

onde os valores de x_1, x_2 são determinados com base na distribuição de $\bar{X}$ e no valor de α. Note que, a classificação de uma média amostral como alta ou baixa demais depende da amostra e, portanto, é relativa ao exemplo em estudo.

A região que contém todos os valores altos ou baixos demais pode ser representada sobre uma reta (figura 10.1).

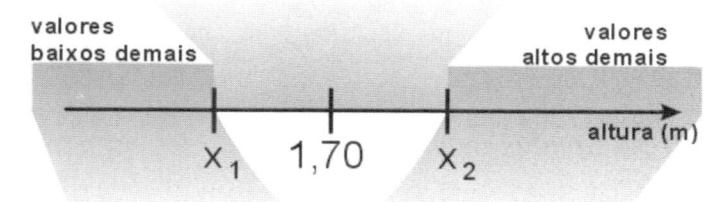

FIGURA 10.1. Reta representando valores próximos a 1,70 e a região de rejeição para aqueles baixos ou altos demais.

Como valores de $\bar{X}$ nesta região levam à rejeição de H_0, ela é chamada de *região de rejeição* do teste.

Suponha agora que alguns estudos populacionais de outros países apontam para um aumento na estatura média populacional, nos últimos anos, e que o pesquisador queira testar esta premissa. Neste caso, as hipóteses a serem comparadas são

H_0 : média populacional $\mu = 1,70$ m

e

H_a : média populacional $\mu > 1,70$ m.

Neste caso, o procedimento de teste consiste em rejeitar a hipótese nula H_0 apenas se a média amostral for "alta demais"; ou seja, se for maior que um certo valor crítico x; ou seja, se

$$\bar{X} > x,$$

onde o valor de x é determinado com base na distribuição de $\bar{X}$ e no valor de α. A região de aceitação para este teste está representada na figura 10.2.

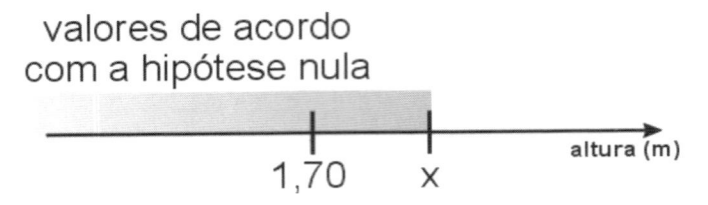

FIGURA 10.2. Reta representando a região de aceitação para valores menores que o valor crítico determinado.

Note que a hipótese nula, de não diferença, é exatamente a mesma nos dois casos; o que mudou foi a hipótese alternativa e, como conseqüência, a região de rejeição. No primeiro caso, qualquer indicação de que a altura média populacional seja diferente de 1,70 m serviria. No segundo, apenas são consideradas distorções que apontem para uma média populacional maior que 1,70 m.

10.4.7 Testes monocaudal e bicaudal

Um teste de hipótese é classificado como monocaudal ou bicaudal dependendo da forma da região de rejeição. Se esta envolver apenas um sentido, como a de $H_a : \mu > 1,70$ m acima, o teste é dito *monocaudal*; se envolver os dois sentidos, como a de $H_a : \mu \neq 1,70$ m acima, o teste é dito *bicaudal*.

Na maior parte dos testes, uma hipótese alternativa bilateral dá origem a um teste bicaudal[1].

Os extremos de uma função de densidade de probabilidade (definida no capítulo 7) são chamados de *caudas*. Superpondo-se a região de rejeição ao

---

[1] Há exceções - o único caso visto neste livro é o teste para comparar variâncias no capítulo 13.

10. Testes de hipótese e intervalos de confiança 233

gráfico da função de densidade, nota-se que a região de rejeição coincide com uma ou com ambas as caudas da distribuição - daí os termos monocaudal e bicaudal.

$\alpha = 0{,}05$

Rejeita H_0 Aceita H_0 Rejeita H_0

Teste bicaudal

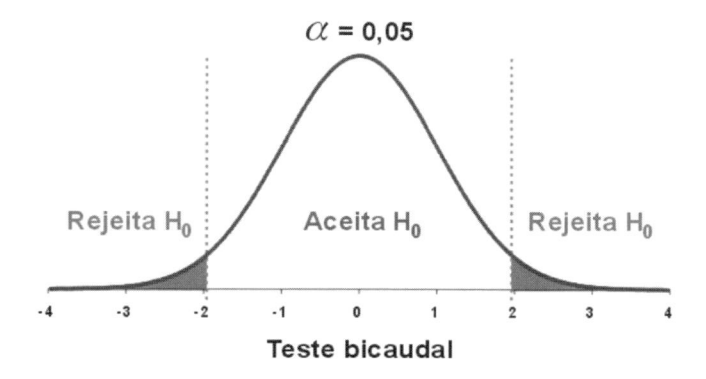

FIGURA 10.3. Função densidade de probabilidade e regiões de aceitação e rejeição para um teste de hipóteses bicaudal.

Para ilustrar isto, considere mais uma vez o exemplo na seção 10.2, com um valor escolhido de α. Vimos na seção 10.3.2 que a distribuição envolvida neste teste é a distribuição normal (veja capítulo 7). Usando como hipótese alternativa $H_a : \mu \neq 1{,}70$ m, a região de rejeição superposta ao gráfico da função de densidade da distribuição produz a figura 10.3. Note que, de fato, valores observados de $\bar{X}$ em ambas as caudas da distribuição levam à rejeição da hipótese nula H_0.

$\alpha = 0{,}05$

Aceita H_0 Rejeita H_0

Teste monocaudal

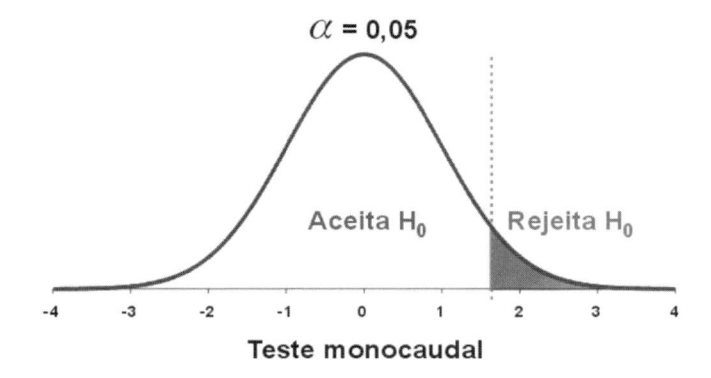

FIGURA 10.4. Função densidade de probabilidade e regiões de aceitação e rejeição para um teste de hipóteses monocaudal.

Se houver indicação de que a altura média de outras populações aumentou nos últimos anos, o pesquisador pode decidir usar $H_a : \mu > 1{,}70$ m como hipótese alternativa. Neste caso, a região de rejeição superposta ao gráfico da função de densidade da distribuição produz a figura 10.4. Note que apenas valores observados de $\bar{X}$ na cauda superior da distribuição levam à rejeição da hipótese nula H_0.

10.4.8 Escolha da hipótese alternativa

Comparando as figuras 10.3 e 10.4 verificamos que, para rejeitar H_0 em um teste bicaudal, precisamos de uma diferença maior em relação ao valor esperado μ, comparado ao teste monocaudal. Para entender o porquê de isso acontecer, é preciso que se entenda como a região de rejeição é construída.

A região de rejeição é definida usando as hipóteses nula e alternativa, o valor de α e a distribuição de probabilidade envolvida no teste. Considere o exemplo da seção 10.2, com $H_0 : \mu = 1,70$ m e $H_a : \mu \neq 1,70$ m e um valor fixo para α. Usando a definição formal de α dada na seção 10.4.2, temos:

$$\begin{aligned} \alpha &= P\{\text{rejeitar } H_0 \text{ dado que } H_0 \text{ é verdadeira}\} \\ &= P\{\bar{X} < x_1 \text{ ou } \bar{X} > x_2 \text{ dado que } \mu = 1,70\} \\ &= P\{\bar{X} < x_1 \text{ dado que } \mu = 1,70\} \\ &\quad + P\{\bar{X} > x_2 \text{ dado que } \mu = 1,70\}. \end{aligned}$$

Como a distribuição de $\bar{X}$ é normal, que é simétrica, a probabilidade de $\bar{X}$ tomar um valor extremo e maior que 1,70 é a mesma que a de tomar um valor extremo e menor que 1,70. Assim, associa-se uma probabilidade igual a $\alpha/2$ a cada extremo, e os valores de x_1 e x_2 são determinados usando:

$$\begin{aligned} \alpha/2 &= P\{\bar{X} < x_1 \text{ dado que } \mu = 1,70\}, \\ \alpha/2 &= P\{\bar{X} > x_2 \text{ dado que } \mu = 1,70\}. \end{aligned}$$

Ou seja, x_1 é o valor que deixa probabilidade $\alpha/2$ associada à cauda inferior da distribuição normal, e x_2 é o valor que deixa probabilidade $\alpha/2$ associada à cauda superior da distribuição normal.

Vamos agora considerar como hipótese alternativa a unilateral $H_a : \mu > 1,70$ m. A região de rejeição fica agora:

$$\begin{aligned} \alpha &= P\{\text{rejeitar } H_0 \text{ dado que } H_0 \text{ é verdadeira}\} \\ &= P\{\bar{X} > x \text{ dado que } \mu = 1,70\}. \end{aligned}$$

Portanto, x é, neste caso, o valor que deixa probabilidade α associada à cauda superior da distribuição normal. Fica claro aqui que $x < x_2$, o que significa que, num teste bicaudal, é necessário um afastamento maior da média μ para que se rejeite a hipótese nula H_0.

Assim, para o mesmo valor de α, é mais difícil rejeitar H_0 com um teste bicaudal que com um teste monocaudal. Por isso:

> Somente podemos utilizar o teste monocaudal quando tivermos informações prévias sobre o problema em questão que nos permitam fazê-lo.

Para ilustrar este argumento, veja também o exemplo na seção 11.4.4.

10.4.9 Resumo

Para fazermos uma inferência científica ou estatisticamente válida, devemos primeiro formular a pergunta adequada para o que queremos responder. Em seguida, planejar o experimento correspondente com a definição do tamanho amostral necessário, calcular a probabilidade de ocorrência do evento atribuível ao acaso e tomar a decisão de aceitar ou rejeitar os resultados observados. Devemos ressaltar neste momento que, para não incorrermos em viéses de interpretação decorrentes dos resultados de nosso experimento, devemos sempre definir com antecedência o valor limite da probabilidade de ocorrência do evento, acima do qual atribuiremos os resultados obtidos tão somente ao efeito do acaso.

Vamos agora resumir os passos necessários para a aplicação de um teste de hipóteses.

1. Definir as hipóteses de trabalho, nula e alternativa (veja seção 10.4.1). Dependendo do tipo de hipótese alternativa usada, o teste é classificado como monocaudal ou bicaudal (veja seção 10.4.7);

2. Definir o valor α a partir do qual probabilidades são consideradas baixas (o nível de significância do teste);

3. Calcular o valor p, a probabilidade de a amostra observada, ou qualquer uma mais extrema que ela, ter sido gerada dentro das condições da hipótese nula (que, no exemplo da seção 10.2, é a probabilidade (10.2) - veja também a seção 10.4.3);

4. O valor calculado é então comparado ao valor de α, o que leva à conclusão do teste:

- se o valor p for baixo ($p < \alpha$), rejeita-se a hipótese nula;
- se o valor p não for baixo ($p > \alpha$), não se rejeita a hipótese nula.

Quando $p = \alpha$, diz-se que o resultado do teste está *na fronteira da região de rejeição*, ou simplesmente que está *na fronteira* e que, por isso, nenhuma conclusão pode ser tirada. Nestes casos, recomenda-se ou aumentar o tamanho da amostra, ou reorganizar os dados (categorizando uma variável contínua ou combinando duas variáveis para obter uma terceira que seja o resumo das duas, por exemplo) para tirar a conclusão final do teste.

10.5 Erros e poder

10.5.1 Erros envolvidos em testes de hipótese

Ao montarmos o procedimento de se testar hipóteses desta maneira, podemos sempre incorrer em dois tipos de erro: o de rejeitarmos a hipótese nula sendo ela verdadeira (erro do tipo I ou erro α) ou o de aceitarmos a hipótese nula sendo ela falsa (erro do tipo II ou erro β). O quadro abaixo resume as ações (e suas conseqüências) possíveis ao se testar hipóteses estatísticas.

		Realidade populacional	
		H_0 verdadeira	H_0 falsa
Conclusão do teste (baseada na amostra)	Não rejeita H_0	correto	erro tipo II (β)
	Rejeita H_0	erro tipo I (α)	correto

Para entendermos adequadamente as implicações do exposto acima, voltemos ao início do processo de se acumular conhecimento, dentro das normas do método científico. Temos um conhecimento prévio e limitado acerca de um determinado assunto que nos permite formular uma hipótese qualquer (tal como "a altura média da população é de 1,70 m", no exemplo da seção 10.2) sobre algum aspecto particular de nosso interesse (no exemplo, sobre a altura média da população masculina). Imaginamos então um experimento destinado a confirmar ou afastar aquela hipótese. Realizado o experimento, obtemos um conjunto de dados experimentais qualquer, sobre os quais não temos informação suficiente para decidir se os valores obtidos são decorrentes do acaso ou não. O próximo passo é decidir se os resultados experimentais poderiam ter sido gerados sob as condições descritas pela hipótese nula postulada. Como fazer para decidir corretamente?

O que se propõe é assumir *a priori* que não há associação entre o evento que se pretende estudar e os resultados observados, sendo os últimos portanto atribuíveis apenas ao acaso. Já vimos que precisamos de um sistema referencial externo ao nosso experimento para nos auxiliar na interpretação, e que o mesmo é a probabilidade de ocorrência devida ao acaso dos resultados observados (que pode ser sempre calculada). Precisamos portanto definir um valor limite desta probabilidade: caso o nível descritivo (a probabilidade de que o observado ocorreu ao acaso, supondo que a hipótese nula seja verdadeira) seja maior que este valor limite, atribuiremos os resultados ao acaso. Se o nível descritivo for inferior ao valor limite pré-definido, rejeitamos a hipótese nula.

Note que pode acontecer de a hipótese nula ser verdadeira, e obtermos nível descritivo menor que o valor limite, levando à decisão (neste caso, errônea) de rejeitar a hipótese nula. Este tipo de erro é chamado *erro do tipo I*. Se representarmos o valor limite da probabilidade por α, temos:

$$P\{\text{rejeitar } H_0 | H_0 \text{ verdadeira}\} = \alpha.$$

Por ser a probabilidade de um erro acontecer na aplicação do teste de hipóteses, o valor limite deve ser fixado como o menor possível.

O valor numérico de α corresponde portanto ao limite aceito *a priori* da probabilidade atribuível tão somente ao acaso de se observar aqueles resultados. Em medicina normalmente escolhemos o valor de 5% (o que equivale a dizer $\alpha = 0,05$) como este limite. Este valor é arbitrário, não correspondendo a qualquer definição ou demonstração teórica. Pode portanto ser aceito ou não por cada investigador. Normalmente, o que fazemos é escolher valores para o erro α correspondentes à importância do evento que se pretende demonstrar: quanto mais importante, menos gostaríamos de estar errados ao apontarmos a sua existência, e portanto menor o valor de α.

O valor limite escolhido para α deve ser explicitamente mencionado no texto que apresenta os resultados de um experimento qualquer, pois é sobre ele que se fundamentam as suas conclusões. Deve-se também mencionar explicitamente o nível descritivo, ou valor p, deixando ao arbítrio do leitor a aceitação ou não do limite proposto e, conseqüentemente, das conclusões apresentadas.

Na tabela no início desta seção, constata-se a existência de dois tipos de erros na aplicação de testes de hipótese: tipo I e tipo II. O primeiro já discutimos. Devemos ressaltar apenas que é principalmente a partir da definição do erro tipo I que calculamos o tamanho da amostra e desenhamos o procedimento do teste de hipóteses. Qual é então o papel (e a importância) do erro do tipo II?

Conceitualmente, cometer o erro tipo II significa não rejeitar a hipótese de não diferença, quando na verdade a diferença existe. A probabilidade de este erro ocorrer é representada por β:

$$P\{\text{não rejeitar } H_0 | H_0 \text{ falsa}\} = \beta. \qquad (10.3)$$

Apesar de também ser um erro, na construção de testes de hipótese é considerado como sendo menos grave que o do tipo I. Este é um fator importante a ser levado em consideração, quando as hipóteses nula e alternativa são definidas. A probabilidade de erro tipo II, β, também é importante para caracterizar o teste, como veremos na seção 10.5.2.

A formatação teórica do procedimento de se testar hipóteses impossibilita que se minimize simultaneamente os dois tipos de erros. Portanto, ao planejarmos um experimento, fixamos α, a probabilidade máxima do erro tipo I, que aceitaremos, e calculamos β, a probabilidade do erro tipo II para aquela situação experimental específica. Note que, ao procedermos assim, não temos condições de definir *a priori* a magnitude do erro tipo II. Ele é determinado pelo planejamento do experimento, pelo tamanho da amostra, pela magnitude da diferença observada e pelo limite fixado para o erro tipo I.

10.5.2 Poder do teste

O chamado "poder do teste" corresponde à capacidade do teste, no contexto do experimento que conduzimos, em demonstrar a existência de uma diferença real (o evento que estamos estudando), caso ela exista. Em termos probabilísticos, é a probabilidade de rejeitar a hipótese nula, quando ela é realmente falsa. Ou seja,

$$\text{Poder do teste} = P\{\text{rejeitar } H_0 | H_0 \text{ falsa}\}.$$

Da definição (10.3) de β, temos:

$$P\{\text{rejeitar } H_0 | H_0 \text{ falsa}\} = 1 - P\{\text{não rejeitar } H_0 | H_0 \text{ falsa}\} = 1 - \beta,$$

o que significa que, ao planejarmos um experimento, podemos calcular a probabilidade de se obter a demonstração da existência do efeito que pretendemos estudar.

Podemos, portanto, definir o limite do erro tipo II que aceitaríamos cometer, e calcular o tamanho mínimo da amostra suficiente (uma vez fixado α) para garantir um poder do teste aceitável, uma vez estimada a magnitude da diferença que se deseja observar.

Tradicionalmente adota-se o limite de 80-90% para definir um poder do teste adequado. A exemplo da definição do valor limite do erro do tipo I ($\alpha = 5\%$), esta também é uma definição arbitrária e, conseqüentemente, passível de crítica por parte do experimentador, que pode assim definir outros valores que considere adequados (devendo neste caso mencioná-los explicitamente). Caso o poder do teste seja baixo, a ausência de demonstração da existência de diferença pode não ter significado real, significando apenas que o experimento não tinha poder suficiente para demonstrá-la. Neste caso, nada mais resta a fazer que repetir o experimento. A maneira mais fácil de, na prática, conseguirmos aumentar o poder do teste (conseqüentemente minorando β) é aumentar o tamanho da amostra.

Do exposto acima, vem a sugestão de que o cálculo do poder do teste é particularmente útil em casos em que suspeitamos que a hipótese nula seja falsa, mas em que não foi possível rejeitá-la ($p \geq \alpha$). Se o resultado observado tivesse tido significância estatística ($p < \alpha$), seria um sinal de que o teste de hipótese usado tinha poder suficiente para fazê-lo. Outro ponto importante a ser lembrado é que podemos (como mencionado acima) calcular o tamanho amostral mínimo que nos permita garantir um poder do teste adequado.

10.5.3 Testes vistos neste livro

Como vimos, a questão chave está em se determinar se a diferença observada é grande o bastante para que possamos concluir que não ocorreu por acaso. Precisamos de um sistema referencial externo ao experimento para fundamentarmos esta decisão, que vem a ser a distribuição de probabilidade de ocorrência do evento de interesse atribuível ao acaso.

O problema se resume a calcular as probabilidades de ocorrência devida ao acaso dos eventos estudados. A distribuição de probabilidade envolvida depende da natureza das variáveis aleatórias em estudo.

No capítulo 11, vamos nos concentrar em testes empregados para comparação da média amostral com um valor fixo e testes para comparação de médias de dois grupos, quando se pode supor que os dados têm distribuição normal. Testes para comparar proporções, em amostras suficientemente grandes, podem ser construídos a partir destes, já que uma proporção é uma média amostral.

No capítulo 13 veremos como fazer testes de hipótese para comparar duas variâncias, e para comparar mais de duas médias ao mesmo tempo, ainda supondo que os dados têm distribuição normal. No capítulo 14 veremos testes de hipótese para comparação de médias de dois grupos, que não pressupõem distribuição normal dos dados.

10.6 Intervalos de confiança

Vamos ver como se pode construir um intervalo de confiança para a média da população. Este intervalo, por definição, tem a seguinte propriedade: se o experimento feito for repetido um número muito grande de vezes, e a cada vez for construído um intervalo de confiança, estes conterão a média populacional (que é desconhecida, na prática) numa proporção alta das vezes.

Como a média da população é desconhecida, o intervalo de confiança para a média da população é construído em torno da média amostral $\bar{X}$. Supõe-se que a distribuição da média amostral seja normal com variância conhecida, representada por σ^2.

Aqui, a construção de um intervalo de confiança é feita intuitivamente, para que o leitor entenda o que tal intervalo significa e para que pode ser usado. O cálculo de intervalos de confiança para médias amostrais, cuja distribuição pode ser aproximada por uma normal, será visto na seção 11.8.

10.6.1 Exemplo (continuação)

Com base nas vinte observações do exemplo na seção 10.2, obteve-se como altura média da amostra o valor 1,75 m. Este estimador nos dá uma idéia sobre o valor da altura média na população. Mas quão distante pode estar a altura média na população de 1,75 m? Será que a altura média na população pode ser na realidade de 1,80 m? Ou de 1,85 m? E será que ela pode ser de 1,65 m? Ou de 1,60 m?

Para verificar se a altura média na população pode ser igual a um determinado valor (por exemplo, 1,80 m), pode ser feito um teste de hipóteses. Mas para levar em consideração diversos valores possíveis, seriam necessários diversos testes de hipótese bicaudais, cada um tomando na hipótese nula um valor para a altura média na população.

Para agilizar este processo, uma alternativa seria encontrar todos os valores que, se usados como altura média na população sob a hipótese nula, não seriam rejeitados. Ou seja, seria gerado um *intervalo* de valores da altura média na população. A este intervalo se chama *intervalo de confiança*.

10.6.2 Construção intuitiva do intervalo de confiança

Considere um teste de hipóteses para verificar se a altura média populacional desconhecida, e representada por μ, é igual a um certo valor μ_0 ou não. As hipóteses nula e alternativa são:

$$H_0 : \mu = \mu_0 \quad versus. \quad H_a : \mu \neq \mu_0.$$

Deseja-se determinar todos os valores da altura média populacional μ_0 que, se usados neste teste com nível de significância α, não levariam à rejeição da hipótese nula. O intervalo desejado é então dado por:

$$\left[\bar{X} + g_{\alpha/2}\sqrt{\operatorname{var}(\bar{X})} \; ; \; \bar{X} + g_{1-\alpha/2}\sqrt{\operatorname{var}(\bar{X})} \right] \tag{10.4}$$

onde $g_{\alpha/2}, g_{1-\alpha/2}$ representam os valores da distribuição de $\bar{X}$ que deixam probabilidades $\alpha/2, 1-\alpha/2$ abaixo deles, respectivamente, e $\operatorname{var}(\bar{X})$ representa a variância da média amostral.

O valor $1 - \alpha$ é chamado *coeficiente de confiança* do intervalo. Da mesma forma que, ao apresentar o resultado de um teste de hipóteses, deve-se sempre indicar o valor de α usado, ao apresentar um intervalo de confiança deve-se sempre apresentar o coeficiente de confiança usado.

10.6.3 Estimador pontual e por intervalo

A média amostral é um ponto que representa um estimador da média populacional. Um intervalo construído em torno da média amostral pode também ser visto como um estimador da média populacional. A média amostral é classificada como *estimador pontual*, e o intervalo como *estimador por intervalo* ou *intervalar*.

10.7 Leitura recomendada

Noether é um livro mais simples, bom para um estudo introdutório, bem ilustrado e disponível em português. Rosner é um livro mais aplicado, com muitos exemplos de medicina, porém em inglês.

10.8 REFERÊNCIAS BIBLIOGRÁFICAS

[1] Chow, S. L. (1996). *Statistical Significance: Rationale, Validity and Utility*. SAGE Publication, London, UK.

[2] Daniels, W. W. (1999). *Biostatistics: A foundation for Analysis in the Health Sciences*. John Willey & Sons Inc., New York.

[3] Noether, G. E. (1983). *Introdução à Estatística: uma abordagem não-paramétrica*, 2a. ed. Editora Guanabara Dois.

[4] Pollard, J.H. (1981). *Numerical and Statistical Techniques*. Cambridge University Press, UK.

[5] Rosner, B. (1995). *Fundamentals of Biostatistics*, 4a. ed. Duxbury Press.

11
Testes para médias

Renée Xavier de Menezes

11.1 Introdução

Neste capítulo, serão vistos diversos testes para comparar médias, quando a distribuição dos dados pode ser aproximada por uma normal. Por isso, primeiramente serão apresentadas algumas maneiras de verificar se os dados seguem uma distribuição normal.

O primeiro teste a ser visto é o teste para comparar a média amostral a um certo valor de média populacional, quando a variância populacional é conhecida (seção 11.3). Na maior parte das aplicações, entretanto, a variância populacional é desconhecida - um teste que pode ser usado nesta situação é apresentado na seção 11.4.

Em outras situações, estamos interessados em comparar as médias de duas amostras, e decidir se eles são estatisticamente diferentes. Se as duas amostras são independentes, que é o caso quando correspondem a indivíduos diferentes e não relacionados, o teste a ser usado é o descrito na seção 11.5. Há experimentos em que existem duas medições para cada indivíduo, por exemplo uma feita antes de um evento (tipicamente tratamento) e outra depois. Nestes casos, as duas amostras não são independentes. O tipo de teste adequado para estas situações é descrito na seção 11.6.

A descrição dos testes envolve a definição das hipóteses a serem testadas, a definição da estatística de teste adequada para cada caso, e a sua distribuição sob a hipótese nula (esta última usada para calcular o nível descritivo e o nível de significância). A aplicação de cada teste deve seguir o esquema descrito na seção 10.4.

Algumas situações de interesse na prática serão consideradas em outros capítulos. No capítulo 13, considera-se o problema de comparar mais de duas médias ao mesmo tempo, quando a distribuição dos dados pode ser aproximada por uma distribuição normal. Quando a distribuição dos dados não pode ser aproximada por uma normal, outros testes devem ser usados. Alguns testes para médias que não supõem que os dados tenham distribuição normal serão vistos no capítulo 14.

11.2 Verificando se os dados têm distribuição normal

Diversos métodos estatísticos se baseiam na distribuição normal (veja capítulo 7). Embora teoricamente existam diversas variáveis com distribuição normal, devido a variações amostrais é raro que se observe uma distribuição empírica (a distribuição dos dados) *exatamente* igual à distribuição normal (veja definição na seção 7.10.3). Assim, a maior parte dos métodos supõe que a distribuição dos dados possa ser *aproximada* por uma distribuição normal. Pode-se verificar se esta aproximação é válida ou não através de um teste estatístico (veja seção 11.2.6), mas é importante levar em consideração também outros aspectos, que serão vistos agora.

Neste capítulo, vamos dizer ora que uma variável "tem distribuição normal", ora que sua distribuição "pode ser aproximada por uma normal", sem distinção entre estas duas expressões.

Serão vistas algumas variáveis que têm tipicamente distribuição normal, e outras que sabidamente têm distribuição bem diferente da distribuição normal. Gráficos especiais foram desenvolvidos para evidenciar padrões da distribuição dos dados.

Gráficos e testes devem ser levados em consideração simultaneamente para decidir se a distribuição dos dados pode ser aproximada por uma distribuição normal.

Será visto ainda um resultado muito importante em estatística, que diz que a distribuição da média amostral de qualquer variável pode ser aproximada por uma distribuição normal, sob certas condições.

11.2.1 *Padrões em dados com distribuição normal*

As principais características teóricas da distribuição normal são:

- simetria em torno da média: exatamente a metade da probabilidade está abaixo da média e, se o gráfico da função de densidade da distribuição normal for dobrado ao meio, onde está a média, obtém-se uma superposição perfeita entre os dois lados da curva (veja também seção 6.3.3). Isto implica que a média, a mediana e a moda são iguais.

- um intervalo em torno da média populacional μ, tal como

$$[\mu - 2 \text{ desvios-padrões};\ \mu + 2 \text{ desvios-padrões}]$$

compreende aproximadamente 95% da probabilidade sob a curva.

Isto significa que uma amostra de observações de uma variável com distribuição normal deve apresentar características semelhantes a estas, tais como:

- a média, mediana e moda amostrais devem ser aproximadamente iguais;
- a distribuição observada deve ser aproximadamente simétrica em torno da média amostral;
- um intervalo em torno da média amostral $\bar{X}$, tal como

$$[\bar{X} - 2 \text{ desvios-padrões}; \bar{X} + 2 \text{ desvios-padrões}]$$

deve compreender aproximadamente 95% das observações.

A primeira condição pode ser facilmente verificada calculando as estatísticas descritivas das variáveis em estudo. A segunda pode ser verificada graficamente e a terceira, comparando percentis da distribuição dos dados com os teóricos da distribuição normal.

11.2.2 Exemplos de variáveis com distribuição aproximadamente normal

Algumas variáveis já foram extensivamente estudadas, e sua distribuição foi mostrada ser muito bem aproximada por uma distribuição normal. Estas variáveis são contínuas e representam perfis populacionais de características corporais ou individuais, e as mais conhecidas são: peso, altura e, em alguns casos, idade que, apesar de não ser rigorosamente contínua por ser registrada em escalas discretas (anos ou meses), pode ser tomada como aproximadamente contínua, especialmente quando há uma quantidade grande de dados. Porém, isto não é garantia de que estas variáveis tenham distribuição normal em *qualquer* estudo: é preciso sempre, no mínimo, fazer um teste para se ter certeza.

11.2.3 Exemplos de variáveis com distribuição diferente da normal

Variáveis cujas distribuições são tipicamente diferentes da normal incluem: variáveis categóricas, tais como sexo e faixa etária; variáveis que representam contagens, tais como o número de casos de uma doença ou o número de recidivas da doença observado em cada paciente; variáveis contínuas que representam o tempo entre dois eventos bem definidos, tais como tempo de recuperação desde o início do tratamento; variáveis que tomam valores entre dois pontos fixos, a e b, tais como probabilidades (que tomam valores entre 0 e 1); entre outras.

11.2.4 Análise gráfica da distribuição dos dados

Gráficos da distribuição dos dados ajudam a evidenciar padrões que podem distanciá-la ou aproximá-la de uma distribuição normal. Os tipos de gráficos mais comuns para este fim são os polígonos de freqüência e os histogramas (veja capítulo 6). As distribuições que podem ser aproximadas por uma distribuição normal são aproximadamente simétricas, bem concentradas em torno da média amostral e com pequena quantidade de valores extremos.

A maior parte dos programas estatísticos superpõe, a cada histograma, o gráfico da função de densidade da distribuição normal que melhor se ajusta aos dados. Isto facilita a comparação visual, podendo ajudar a detectar assimetrias, por exemplo.

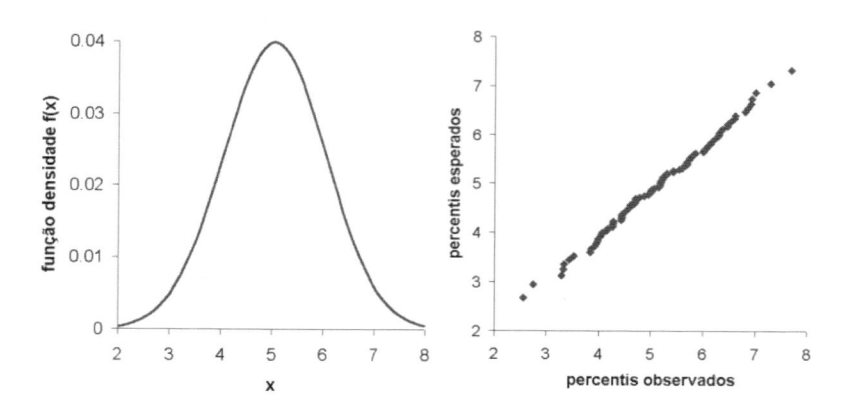

FIGURA 11.1. Exemplo de gráfico quantil-quantil para variável com distribuição normal de média 5 e desvio-padrão 1. Para fins ilustrativos, a função de densidade desta distribuição normal também é dada.

Uma maneira mais direta de comparar a distribuição dos dados à distribuição normal é fazendo um gráfico *quantil-quantil*, ou q-q: como o próprio nome diz, consiste em comparar os quantis[1] da distribuição dos dados com os teóricos da distribuição normal. Quando a distribuição dos dados pode ser aproximada por uma distribuição normal, este gráfico assemelha-se a uma reta. Discrepâncias são indicadas por uma forma de "s" ou "s-invertido" (figuras 11.1 e 11.2).

---

[1] Quantil é o mesmo que percentil, neste contexto. Percentis são definidos no capítulo 6.

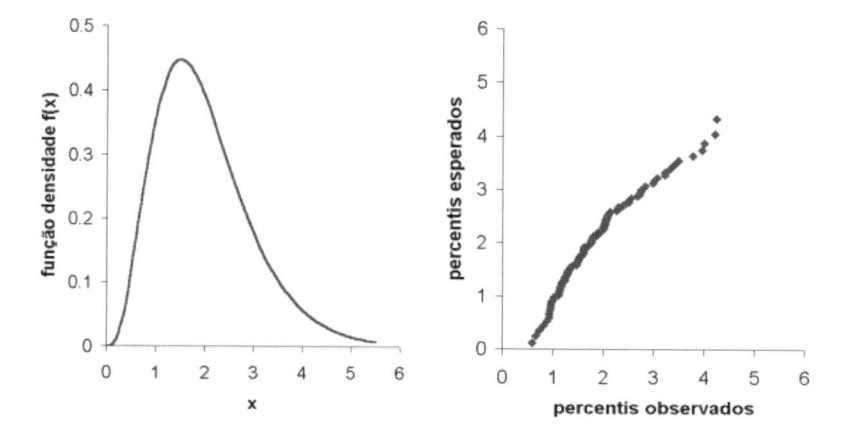

FIGURA 11.2. Exemplo de gráfico quantil-quantil para variável com distribuição gama de média 2 e desvio-padrão 1. Para fins ilustrativos, a função de densidade desta distribuição gama também é dada.

11.2.5 Média amostral tem distribuição aproximadamente normal

Para uma variável aleatória X quantitativa e contínua, pode-se considerar que sua média amostral $\bar{X}$ tenha distribuição aproximadamente normal quando o tamanho da amostra é maior ou igual a 30 (veja seção 9.3.6). A interpretação deste resultado é a seguinte: a distribuição da média amostral vai se aproximando à distribuição normal, à medida que o tamanho da amostra aumenta, qualquer que seja a distribuição original dos dados.

Em alguns casos, esta aproximação se dá mais rapidamente, principalmente quando a distribuição original dos dados é simétrica.

11.2.6 Testando se os dados têm distribuição normal

Existem testes de hipótese que verificam se a distribuição normal aproxima bem a distribuição dos dados. Um dos mais conhecidos é o teste de Kolmogorov, disponível na maior parte dos programas estatísticos. Para mais detalhes, veja por exemplo a página 69 de Cox e Hinkley (1974).

11.3 Teste com variância populacional conhecida

11.3.1 Exemplo

Considere um estudo que procura estimar a freqüência cardíaca em repouso (número de batimentos por minuto) dos indivíduos de uma população. Para isto, as freqüências cardíacas de vinte indivíduos representativos desta população foram medidas, obtendo-se os valores na tabela 11.1.

Tabela 11.1. Freqüências cardíacas de uma amostra de 20 indivíduos da população em estudo

67	67	68	68	68	69	69	69	69	69
70	70	70	70	71	71	72	72	73	74

Representamos estas medidas por $x_1, x_2, \ldots, x_{20}$, e calculamos a média amostral: $\bar{x} = 69,33$ batimentos por minuto (bpm). Sabe-se, de outros estudos, que o desvio-padrão destas medidas na população é igual a 11.

Há mais de 10 anos, estudos estimaram a freqüência cardíaca em repouso média dos indivíduos nesta população como sendo de 73 bpm. Uma pergunta que pode ser feita é: há evidência de que esta média continue sendo a mesma, com base nesta amostra?

11.3.2 Definição das hipóteses

No exemplo, deseja-se saber se a média populacional ainda é igual a 73 bpm, ou se mudou. Deseja-se julgar a hipótese de que a freqüência cardíaca média seja igual a 73 bpm, à luz dos dados.

Na hipótese nula, considera-se a igualdade (ou não diferença), enquanto na alternativa considera-se a diferença. Assim, tem-se:

$$H_0 : \mu = 73 \quad \text{e} \quad H_a : \mu \neq 73.$$

11.3.3 Padronizando a média da amostra

É necessária uma unidade de medida que reflita a magnitude da diferença verificada entre os resultados obtidos e a média populacional, que seja independente da unidade da variável em experimentação.

A idéia é usar uma estatística *padronizada*, ou seja, que tenha média igual a zero e variância igual a 1 (veja seção 7.9). Estatísticas padronizadas podem ser comparadas entre si, mesmo que suas medições originais tenham sido feitas em unidades diferentes. Além disso, uma estatística padronizada com distribuição normal tem distribuição chamada normal padrão (veja seção 7.10.3).

Aplicar um teste de hipóteses envolve calcular probabilidades sob a distribuição de probabilidade dos dados. Quando esta é a distribuição normal, isto não é tarefa fácil: calcular algebricamente probabilidades de eventos segundo uma distribuição normal não é possível, e tem-se que recorrer a métodos numéricos. Para isto, a distribuição normal padrão é muito útil: probabilidades segundo esta distribuição foram calculadas e tabuladas. Assim, qualquer cálculo de probabilidades envolvendo uma distribuição normal pode ser rapidamente executado padronizando a variável envolvida.

Uma tabela com as probabilidades sob a distribuição normal padrão pode ser encontrada no Apêndice. Este tipo de tabela também está disponível na maior parte dos programas estatísticos.

Para padronizar uma variável, é preciso calcular sua média e sua variância. Neste caso, devemos fazê-lo supondo que a hipótese nula seja verdadeira. Isto porque testes de hipótese são montados supondo que a hipótese nula seja verdadeira (veja seção 10.4.4), por isso todos os cálculos devem ser baseados nela.

11.3.4 Erro padrão da média (EPM)

Ao tomar amostras de uma população, as médias, variâncias e desvios-padrão amostrais são estimadores dos mesmos parâmetros da população. São também estimadores ditos consistentes, ou seja, quanto maior o tamanho da amostra, mais próximos estarão do valor populacional. Porém, ao tomar k amostras de uma população, os valores obtidos para cada um destes estimadores em cada amostra serão diferentes (a figura 11.3 ilustra este conceito). Isto se deve às diferenças naturais entre indivíduos: em uma amostra com 10 indivíduos, cada um destes tem um efeito sobre as estimativas amostrais (média, desvio-padrão) maior que o seu efeito na população. Quanto mais se aumenta o tamanho da amostra, mais diminui o efeito de cada indivíduo em separado, e mais a amostra reflete o padrão populacional.

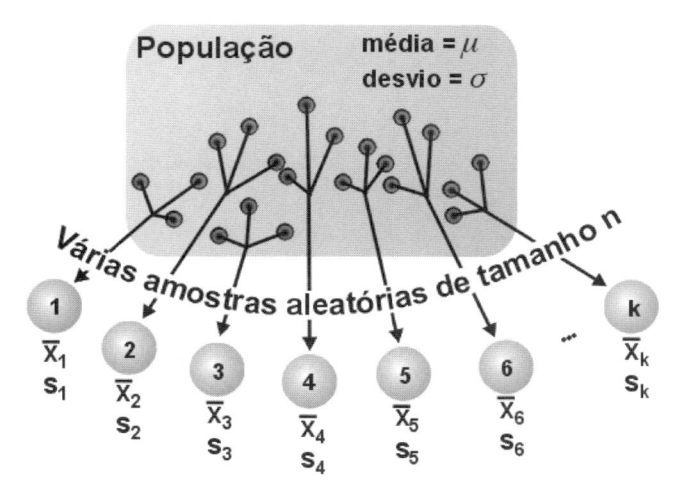

FIGURA 11.3. Amostras de uma mesma população em geral têm diferentes estimativas amostrais: tanto a média amostral quanto o desvio-padrão amostral variam, de amostra para amostra.

Se um experimento for repetido k vezes, obtém-se uma distribuição de *médias amostrais.*

Considere primeiro apenas uma amostra e suponha que, na população, as observações $X_1, X_2, \ldots, X_n$ da amostra de tamanho n sejam independentes e com mesma distribuição, cada uma com média μ e variância σ^2. Então a média da distribuição da média amostral $\bar{X}$ é também μ, e a sua variância é σ^2/n (veja a expressão (7.5) na seção 7.8.3).

Agora suponha que o experimento foi repetido k vezes. Se as observações têm distribuição normal na população, as médias amostrais também têm distribuição normal, com média $\mu_{\bar{X}} = \mu$ e variância $\sigma^2_{\bar{X}} = \sigma^2/n$, onde n é o tamanho da amostra.

Em outras palavras, a variância da distribuição das médias amostrais é inversamente proporcional ao tamanho da amostra (n). Conseqüentemente, o desvio-padrão da mesma distribuição é inversamente proporcional a $\sqrt{n}$ (veja expressão (7.6)).

No caso da distribuição normal, a amplitude da curva é afetada pelo desvio-padrão da seguinte maneira: para uma mesma média, um desvio-padrão maior produz uma curva mais espalhada em torno da média, enquanto um desvio-padrão menor produz uma curva mais concentrada em torno da média. Na figura 11.4 vê-se as distribuições normais correspondentes a duas médias amostrais: uma com tamanho de amostra menor, e outra com tamanho de amostra maior. Note que esta última de fato tem aspecto mais concentrado em torno da média que a primeira.

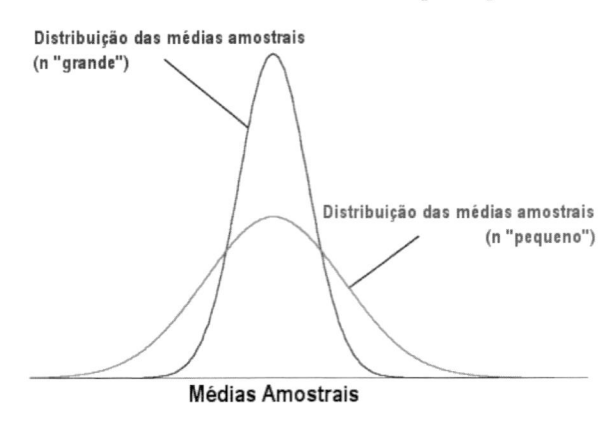

FIGURA 11.4. Distribuição da média amostral: quanto maior é o tamanho da amostra menor o desvio padrão.

O Erro padrão da média (EPM) nada mais é que o desvio-padrão da distribuição das médias amostrais e, pelo dito, é calculado pela fórmula:

$$EPM = \frac{\sigma}{\sqrt{n}}, \qquad (11.1)$$

onde σ é o desvio-padrão populacional e n é o tamanho da amostra.

11.3.5 Estatística de teste

Agora pode-se saber se a média obtida em um experimento (amostra) se afasta significativamente da média populacional ou não. Para isto, a diferença $(\overline{X} - \mu)$ é calculada e expressa em termos de números de EPM (a quantos EPM corresponde aquele desvio), conforme a variável Z abaixo:

$$Z = \frac{\overline{X} - \mu}{\sigma/\sqrt{n}} = \frac{\overline{X} - \mu}{EPM}. \qquad (11.2)$$

Como, sob a hipótese nula, a média amostral $\overline{X}$ tem distribuição normal com média μ e desvio-padrão $\sigma/\sqrt{n}$, a estatística Z em (11.2) tem distribuição normal com média zero e desvio-padrão 1. Ou seja, Z tem distribuição normal padrão, sob H_0. Usa-se esta estatística Z para executar o teste de hipóteses – assim, Z é dita *estatística de teste*.

Note que Z nada mais é que o número de desvios-padrão da curva normal padrão (onde $\mu = 0$ e $\sigma = 1$).

A letra Z é comumente usada na literatura biomédica para representar a estatística (11.2). Daí este teste ser conhecido como "Teste Z".

11.3.6 Exemplo (continuação)

Vamos construir o teste de hipóteses, seguindo os passos delineados na seção 10.4.9. As hipóteses de trabalho foram definidas na seção 11.3.2. Vamos considerar $\alpha = 0,05$, ou seja, probabilidades menores que 5% são consideradas pequenas.

Para calcular o valor p, a probabilidade de a amostra, ou uma mais extrema, ter sido gerada dentro das condições da hipótese nula (neste caso, indicando que a freqüência cardíaca média em repouso μ seja igual a 73 bpm), é preciso definir o que é "mais extrema" neste caso. A média amostral observada é $\overline{X} = 69,33$. Qualquer valor para esta média, tão ou mais distante de 73, é considerado "tão ou mais extremo". Como $73 - 69,33 = 3,67$ e o teste é bicaudal, ou seja, há interesse em detectar tanto valores mais altos quanto valores mais baixos que 73, todos os valores de $\overline{X}$ que estejam a uma distância de 73 maior ou igual a 3,67 são considerados extremos.

O resultado do teste é ilustrado na figura 11.5. Nela, vê-se a distribuição normal padrão sobreposta às regiões hachuradas na reta acima. O valor p desejado é a probabilidade correspondente às áreas em destaque, nas caudas da curva.

Assim, o valor p é a probabilidade de observar, sob as mesmas condições, médias amostrais nas regiões hachuradas do diagrama. Em notação probabilística, isto fica:

$$\begin{aligned} p &= P\{\overline{X} \leq 69,33 \text{ ou } \overline{X} \geq 76,67\} \\ &= P\{\overline{X} \leq 69,33\} + P\{\overline{X} \geq 76,67\}. \end{aligned} \qquad (11.3)$$

252 Métodos Quantitativos em Medicina

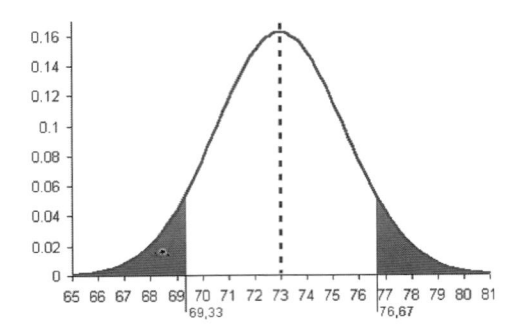

FIGURA 11.5. Função de densidade da distribuição normal com média 73 e desvio padrão $11/\sqrt{20}$. As áreas indicadas são as correspondentes aos valores abaixo de 69,3 e aos acima de 76,7.

Para calcular probabilidades envolvendo a curva normal, usa-se a tabela de probabilidades desta distribuição, para o caso em que a média é igual a zero e o desvio-padrão é igual a 1 (distribuição normal padrão - veja seção 7.10.3). A variável $\bar{X}$ tem distribuição normal com média μ e desvio-padrão $\sigma/\sqrt{n}$, portanto para obter uma variável com média zero e desvio-padrão 1, subtrai-se a média e divide-se pelo desvio-padrão (veja seção 7.9). Assim, as desigualdades

$$\bar{X} \leq 69,33 \quad \text{e} \quad \frac{\bar{X}-\mu}{\sigma/\sqrt{n}} \leq \frac{69,33-\mu}{\sigma/\sqrt{n}}$$

são equivalentes. Fazendo a mesma padronização para $\bar{X} \geq 76,67$, com $\mu = 73$ e $\sigma = 11$, o valor p em (11.3) fica igual a

$$p = P\left\{\frac{\bar{X}-73}{11/\sqrt{20}} \leq \frac{-3,67}{11/\sqrt{20}}\right\} + P\left\{\frac{\bar{X}-73}{11/\sqrt{20}} \geq \frac{3,67}{11/\sqrt{20}}\right\}.$$

Como $(\bar{X}-73)/(11/\sqrt{20}) = Z$, pode-se reescrever esta probabilidade simplesmente como

$$\begin{aligned} p &= P\left\{Z \leq \frac{-3,67}{11/\sqrt{20}}\right\} + P\left\{Z \geq \frac{3,67}{11/\sqrt{20}}\right\} \\ &= P\{Z \leq -1,49\} + P\{Z \geq 1,49\}. \end{aligned} \quad (11.4)$$

Agora, é preciso saber o quanto valem as probabilidades indicadas em (11.4). Para isto, consulta-se a tabela das probabilidades de uma distribuição normal padrão, em apêndice. Fazendo isto, obtem-se:

$$P\{Z \leq -1,49\} = 0,068$$

e, como a distribuição normal de Z é simétrica em torno da média $\mu = 0$,

$$P\{Z \geq 1,49\} = P\{Z \leq -1,49\} = 0,068.$$

Portanto, tem-se:

$$p = 0,068 \times 2 = 0,136.$$

Como $p > 0,05$, não se pode rejeitar a hipótese nula de que a freqüência cardíaca média, em repouso, seja de 73 bpm na população. Conclui-se então, baseado nesta amostra, que não há evidência de a freqüência cardíaca média ter mudado, na população.

11.3.7 Exemplo: nova droga para hipertensão

Imagine que um medicamento está sendo usado para reduzir a pressão arterial em um grupo de pacientes hipertensos. Suspeita-se que o mesmo possa estar induzindo um aumento da freqüência cardíaca destes pacientes. Para testar esta hipótese, obtém-se uma amostra aleatória de 50 pacientes hipertensos em uso da medicação e mede-se a freqüência cardíaca de todos. A freqüência cardíaca média nesta amostra é de $\bar{X} = 70,5$ bpm.

Sabe-se que as freqüências cardíacas na população de sadios têm distribuição normal, com média $\mu = 69,8$ bpm e desvio-padrão $\sigma = 1,86$ bpm. Supõe-se que as freqüências cardíacas na população de hipertensos também tenham distribuição normal, e deseja-se saber se a freqüência cardíaca média, para pacientes hipertensos sob medicação, é maior que a média para pessoas sadias.

É claro que a freqüência cardíaca média observada nesta amostra, 70,5 bpm, é maior que a freqüência cardíaca média numa população de indivíduos sadios. O que se deseja saber é se esta diferença pode ser considerada indicação de que, na população de indivíduos hipertensos sob a medicação, a freqüência cardíaca média seja maior que a dos indivíduos sadios. Ou seja, baseado nesta amostra de indivíduos hipertensos sob a medicação, deseja-se saber se há evidência de que indivíduos hipertensos sob a medicação tenham, em geral, freqüência cardíaca média mais alta que a dos indivíduos sadios.

Um teste pode ser construído para avaliar esta hipótese, seguindo os passos descritos na seção 10.4.9. Nestas condições, o teste Z pode ser aplicado. Define-se:

μ: freqüência cardíaca média (populacional) de indivíduos sadios;

μ_h: freqüência cardíaca média (populacional) de indivíduos hipertensos, em uso da medicação;

$\bar{X}$: freqüência cardíaca média (amostral) de indivíduos hipertensos, em uso da medicação.

Suponha que apenas 5 indivíduos foram observados, ou seja, $n = 5$. Tem-se então:

$$\text{EPM} = \frac{\sigma}{\sqrt{n}} = \frac{1,86}{\sqrt{5}} \approx 0,83,$$

e, portanto,

$$z = \frac{70,5 - 69,8}{0,83} \approx 0,84.$$

Como antes, valores mais extremos são aqueles maiores que 0,84. Ou seja, neste caso

$$p = P\{\bar{X} > 70,5\} = P\{Z > 0,84\}.$$

Da tabela da distribuição normal padrão, tem-se

$$P\{Z \leq 0,84\} = 0,80 \quad \Rightarrow \quad P\{Z > 2,66\} = 1 - 0,80 = 0,20.$$

Como $p = 0,20 > 0,05 = \alpha$, neste caso a probabilidade de se observar um valor tão ou mais extremo que o da amostra não é pequena. Assim, a hipótese nula não é rejeitada.

É bom que o tamanho da amostra tenha tal efeito? Sim, porque ele representa a quantidade de informação em que as conclusões são baseadas. Se há poucas observações ($n = 5$), resta uma chance considerável de que a diferença observada tenha sido devida apenas ao acaso. Já quando há uma quantidade razoável de observações ($n = 50$), tem-se mais segurança de que a diferença observada não seja puramente devida ao acaso, e sim seja representativa de uma característica da população.

Pode ser útil saber se a conclusão do teste mudaria caso um tamanho de amostra um pouco maior, ou um pouco menor, tivesse sido usado. É comum, na prática, ter o tamanho da amostra determinado não pelo planejamento do experimento, mas pelo número de casos disponíveis para análise na ocasião. Mantendo fixos os demais dados do problema, é possível determinar o tamanho de amostra que determina a fronteira entre os casos nos quais não se rejeita a hipótese nula, e os casos em que se rejeita. No exemplo, deseja-se determinar o valor de n tal que o valor p seja aproximadamente igual a α (um valor na fronteira entre a não-rejeição e a rejeição da hipótese nula). Sabe-se que:

$$p = P\left\{Z > \frac{70,5 - \mu}{\sigma/\sqrt{n}}\right\},$$

e deseja-se determinar n tal que esta probabilidade seja aproximadamente igual a 0,05. Da tabela da distribuição normal padrão, tem-se que o valor

$z = 1,645$ deixa exatamente 5% de probabilidade acima dele; ou seja:

$$P\{Z > 1,645\} = 0,05.$$

Portanto, deseja-se determinar n tal que

$$\frac{70,5 - \mu}{\sigma/\sqrt{n}} = 1,645.$$

Com um pouco de álgebra, encontra-se $n = 19$. Isto significa que, para tamanhos de amostra menores que 19, ainda há uma probabilidade considerável de que esta diferença seja devida ao acaso, e a hipótese nula não é rejeitada; para tamanhos de amostra maiores que 19, a probabilidade de que a diferença observada tenha sido devida ao acaso já é considerada pequena, por isso rejeita-se a hipótese nula.

Note que o valor $n = 50$ não está próximo de $n = 19$. Isto significa que a conclusão do teste não teria mudado, caso um tamanho de amostra um pouco menor tivesse sido observado.

11.4 Teste com variância populacional desconhecida

11.4.1 Motivação

Na maior parte das aplicações, a variância populacional é desconhecida. Assim, o teste para a média visto na seção 11.3 não pode ser aplicado. O teste adequado nestes casos consiste em usar uma estatística de teste parecida, apenas substituindo a variância populacional (σ^2, que é suposta como conhecida no teste z) pela variância amostral, s^2. Outra diferença é que a estatística de teste neste caso não tem mais distribuição normal, mas sim uma distribuição conhecida como t-Student. Como veremos, a aplicação do teste é bem semelhante à do teste z.

Por ter distribuição t-Student sob a hipótese nula, a estatística de teste neste caso é representada por t, e o teste é comumente referido por *teste t*.

11.4.2 Distribuição t-Student

Neste capítulo, considera-se variáveis com distribuição normal. Em especial, supõe-se que as observações $X_1, X_2, \ldots, X_n$ tenham distribuição normal, com mesma média μ e mesmo desvio-padrão σ, e que sejam independentes umas das outras. Neste caso, distribuição t-Student é a distribuição da média amostral $\bar{X}$, padronizada pela sua média μ e pelo erro padrão da média amostral $s/\sqrt{n}$. Ou seja, a estatística

$$T = \frac{\bar{X} - \mu}{s/\sqrt{n}} \qquad (11.5)$$

tem distribuição t-Student. Note que este erro padrão nada mais é que o EPM como na expressão 11.1, com o desvio-padrão populacional σ substituído pelo desvio-padrão amostral s (o desvio-padrão amostral é definido pela expressão (6.1), do capítulo 6.

O valor da média populacional fica determinado pela hipótese nula que se quer testar.

Nem sempre as observações têm distribuição normal, mas já foi visto que, para amostras suficientemente grandes, a distribuição da média amostral pode ser aproximada por uma distribuição normal (veja seção 11.2.5). Nestes casos, a distribuição da estatística (11.5) pode ser aproximada por uma distribuição t-Student.

Por depender do tamanho da amostra n tanto pela média quanto pelo erro padrão amostrais, a distribuição t-Student muda com o valor de n. Mais especificamente, $n - 1$ passa a ser um parâmetro da distribuição, chamado de *graus de liberdade*. Assim, a estatística T dada por (11.5) tem distribuição t-Student com $n - 1$ graus de liberdade.

Note que, apesar de se ter n observações na amostra, o número de graus de liberdade é igual a $n - 1$. Isto reflete o fato de se ter estimado o desvio-padrão populacional σ pelo desvio-padrão amostral s. Comparado com a situação que levaria à distribuição normal, perde-se um grau de liberdade com a estimação deste parâmetro.

A distribuição t-Student tem algumas características semelhantes às da distribuição normal, quais sejam: ela também pode ser usada para variáveis que tomam valores tanto positivos quanto negativos; e ela também é simétrica em torno da média. Também da mesma forma que com a distribuição normal, é difícil calcular algebricamente probabilidades envolvendo a distribuição t-Student. Para facilitar o seu uso, estas probabilidades já foram calculadas e tabeladas, como para a distribuição normal. A diferença agora é que, para usar a tabela, é preciso ter o número de graus de liberdade envolvido.

Pela sua simetria e por ser a distribuição padronizada de uma média amostral, o uso da distribuição t-Student em testes de hipótese é bem parecido com o da distribuição normal. Isto fica mais claro no exemplo a seguir.

À medida que o tamanho de amostra aumenta, esta distribuição se aproxima da distribuição normal padrão. Ou seja, a distribuição t-Student com um número infinito de graus de liberdade coincide com a normal padrão. Na prática, já não se distingue uma distribuição t-Student com $n - 1$ graus de liberdade de uma distribuição normal padrão, para tamanhos de amostra maiores que 100. A figura 11.7 ilustra este argumento.

11.4.3 Exemplo

Considere novamente os dados do exemplo 10.2, e ainda supondo que as alturas tenham distribuição normal, imagine agora que a variância popula-

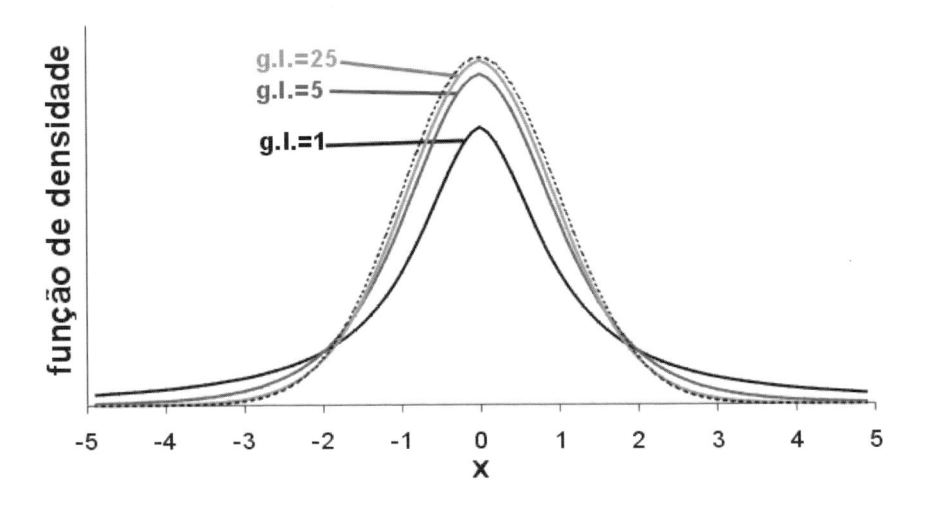

FIGURA 11.7. Funções de densidade para distribuição t-Student, para diferentes números de graus de liberdade (g.l.): 1, 5 e 25 (linhas cheias). Para comparação, foi incluída a função de densidade da distribuição normal padrão (linha pontilhada).

cional σ^2 é desconhecida. É preciso, portanto, usar a variância amostral S^2. A média amostral ainda tem distribuição normal, mas a média padronizada dada por

$$t = \frac{\bar{X} - \mu}{S/\sqrt{n}}, \tag{11.6}$$

tem distribuição t-Student com $n-1$ graus de liberdade, onde μ é a altura média na população e n é o tamanho da amostra.

Considerando todas as alturas observadas, tem-se:

n	$\bar{X}$	s	$s/\sqrt{n}$
20	1,75 m	0,09	0,02

Novamente, seguindo os passos descritos na seção 10.4.9 constrói-se o teste de hipóteses.

1) As hipóteses nula e alternativa foram definidas na seção 10.3.1 e ficam:

$$H_0: \mu = 1,70m \quad \text{e} \quad H_a: \mu \neq 1,70m.$$

Este teste é, portanto, bicaudal.

2) Usa-se neste exemplo nível de significância $\alpha = 0,05$.

3) Sob a hipótese nula, a média populacional μ é igual a 1,70 m. A estatística t dada por (11.6) fica:

$$t = \frac{1,75 - 1,70}{0,02} = 2,5, \tag{11.7}$$

e o valor p (probabilidade de observar um valor da média amostral tão ou mais extremo que este) é igual à probabilidade de se observar um valor para a altura média amostral maior que 1,75 m, somada à probabilidade de se observar um valor para a altura média amostral menor que 1,65 m. Supondo que $\mu = 1,70$ m, os valores de t correspondentes a 1,75 e a 1,65 são 2,5 e -2,5, respectivamente. Portanto,

$$p = P\{T > 2,5\} + P\{T < -2,5\}.$$

Como a distribuição t-Student também é simétrica, $P\{T > 2,5\} = P\{T < -2,5\}$. Da tabela da t-Student com $n - 1 = 20 - 1 = 19$ graus de liberdade, tem-se:

$$p = 2 \times P\{T > 2,5\} = 2 \times 0,011 = 0,022.$$

4) Como $p = 0,022 < 0,05 = \alpha$, considera-se que a probabilidade de a altura média amostral 1,75 m ter sido observada, de uma população com altura média igual a 1,70 m, é pequena (menor que 5%). Portanto, rejeita-se a hipótese nula em favor da alternativa: esta amostra deve ter vindo de uma população com altura média diferente de 1,70 m.

11.4.4 Continuação do exemplo - teste monocaudal

Para efeito de comparação, considere agora o mesmo exemplo que o da seção 11.4.3, em que há evidência de outros estudos indicando que a altura média da população pode ter aumentado nos últimos anos. Construindo o teste como antes:

1) As hipóteses nula e alternativa ficam

$$H_0: \ \mu \leq 1,70m \quad \text{e} \quad H_a: \ \mu > 1,70m.$$

Note que deixou-se na hipótese alternativa o sentido em que, desconfia-se, o desvio estará: a altura média na população é maior que 1,70 m. A hipótese nula contém a igualdade e o outro sentido: a altura média na população é menor ou igual a 1,70 m.

2) Usa-se o mesmo nível de significância: $\alpha = 0,05$.

3) Sob a hipótese nula, $\mu \leq 1,70$ m, ou seja, o valor da altura média populacional na hipótese nula que mais se aproxima da hipótese alternativa

é $\mu = 1,70$ m. Assim, as probabilidades calculadas sob a hipótese nula usam $\mu = 1,70$ m.

A estatística de teste, t, fica igual à do caso anterior - veja a expressão (11.7). Isto porque ela envolve a padronização, que não muda neste caso.

Agora, o valor p, que é a probabilidade de observar um valor da média amostral tão ou mais extremo que este, é igual à probabilidade de se observar um valor para a altura média amostral maior que 1,75 m apenas - como indica a hipótese alternativa, há interesse em detectar desvios para uma média maior apenas. Supondo que $\mu = 1,70$ m, o valor de t correspondente a 1,75 é 2,5. Portanto,

$$p = P\{T > 2,5\}.$$

Da tabela da t-Student com $n - 1 = 20 - 1 = 19$ graus de liberdade, tem-se:

$$p = 0,011.$$

4) Como $p = 0,011 < 0,05 = \alpha$, considera-se que a probabilidade de a altura média amostral 1,75 m ter sido observada, de uma população com altura média igual a 1,70 m, é pequena (menor que 5%). Portanto, rejeita-se a hipótese nula em favor da alternativa: esta amostra deve ter vindo de uma população com altura média maior que 1,70 m.

11.4.5 Nota: valor de μ sob a hipótese nula

No exemplo da seção 11.4.4, para calcular o valor p foi usado o valor da média populacional sob a hipótese nula $\mu = 1,70$, que é o valor extremo, o mais próximo possível dos valores sob a hipótese alternativa. Isto é feito para garantir que a hipótese nula só seja rejeitada quando houver evidência suficientemente forte contra ela.

De fato, para qualquer outro valor de μ na hipótese nula como, por exemplo $\mu = 1,60$ m, o valor p teria sido menor que o calculado com $\mu = 1,70$ m. Isto porque, se fosse tomado outro valor de μ menor que 1,70 m, a diferença entre a altura média amostral (1,75 m) e a populacional seria ainda maior. Por exemplo, para $\mu = 1,60$ m, $1,75 - 1,60 = 0,15$ e a estatística t em (11.7) ficaria $(1,75 - 1,60)/0,02 = 7,5$. A probabilidade de observar um valor tão ou mais extremo que este seria 0,0000002, de fato muito menor que o valor p calculado, 0,011. Portanto, tomando sempre nos cálculos o valor mais extremo de μ sob a hipótese nula, tem-se a situação que menos a favorece. Se, mesmo assim, a hipótese nula não for rejeitada, pode-se ter a certeza de que não há evidências contra ela.

11.4.6 Teste monocaudal versus teste bicaudal

Neste exemplo, tanto com um teste monocaudal quanto com um teste bicaudal, a hipótese nula foi rejeitada. Mas nem sempre este é o caso: veja a seção 11.5.6.

Note que, se as hipóteses tivessem sido construídas após se ter o conjunto de dados em mãos, seria tentador usar diretamente um teste monocaudal, deixando na hipótese alternativa o sentido da diferença observada. Isto seria incorreto, podendo levar à rejeição da hipótese nula num caso em que ela não deveria ser rejeitada, se tivesse sido usado um teste bicaudal. Por isso, volta-se ao comentário feito na seção 10.4.8: somente se pode usar um teste monocaudal quando há indícios, de fontes independentes do estudo, do sentido da diferença.

11.5 Teste para comparar grupos independentes

11.5.1 Motivação

Considere novamente o exemplo 10.2. A média amostral da primeira amostra (1,79 m) é maior que a da segunda (1,71 m). Será que esta diferença indica que os indivíduos da primeira amostra são estatisticamente mais altos que os da segunda? Poderia esta diferença ser observada ao acaso, sendo ambas amostras compostas por indivíduos pertencentes a uma mesma população, ou será que para uma das amostras selecionou-se indivíduos especiais (por exemplo, será que a primeira amostra obteve indivíduos particularmente altos, como desportistas, enquanto a segunda amostra teve indivíduos particularlmente baixos, como indivíduos mal nutridos)?

Técnicas para responder a este tipo de pergunta incluem *testes para comparação de médias de amostras independentes*. As amostras são ditas independentes porque são compostas por indivíduos não relacionados. Compare com amostras *dependentes*, definidas na seção 11.6.1.

11.5.2 Definição das hipóteses de interesse

Neste tipo de exemplo, os grupos de observações podem ser representados por dois símbolos diferentes, por exemplo por duas letras: grupos A e B. Média e desvio-padrão de cada grupo são indexados pelo símbolo usado: μ_A e σ_A^2 são os parâmetros da população a que pertence o grupo A. Na tabela 11.2, os símbolos e índices são relacionados.

Tabela 11.2. Símbolos para parâmetros populacionais e estimadores amostrais dos grupos A e B

Parâmetro	Na população	Na amostra	Tamanho
Média	μ_A e μ_B	$\bar{X}_A$ e $\bar{X}_B$	n_A
Variância	σ_A^2 e σ_B^2	S_A^2 e S_B^2	n_B

As hipóteses de interesse comparam as médias dos dois grupos. Para um teste bicaudal, estas hipóteses são escritas como:

$$H_0: \mu_A = \mu_B \quad \text{e} \quad H_a: \mu_A \neq \mu_B.$$

Note que escrever $\mu_A = \mu_B$ é o mesmo que escrever $\mu_A - \mu_B = 0$.

Para um teste monocaudal, há duas possibilidades:

$$H_0: \mu_A \leq \mu_B \quad \text{e} \quad H_a: \mu_A > \mu_B$$

ou

$$H_0: \mu_A \geq \mu_B \quad \text{e} \quad H_a: \mu_A < \mu_B.$$

11.5.3 Construção da estatística de teste

Tanto em um teste monocaudal quanto no teste bicaudal, a hipótese nula inclui a situação $\mu_A = \mu_B$, que é o mesmo que $\mu_A - \mu_B = 0$. Quando isto se verifica, espera-se que as médias amostrais estejam próximas, ou seja, $\bar{X}_A \approx \bar{X}_B$, ou $\bar{X}_A - \bar{X}_B \approx 0$. Portanto, deseja-se comparar a diferença $\bar{X}_A - \bar{X}_B$ com zero: valores próximos a zero suportam a hipótese nula; valores distantes de zero rejeitam a hipótese nula.

A estatística de teste é semelhante à estatística t dada por (11.6), com: $\bar{X}$ substituído por $\bar{X}_A - \bar{X}_B$; μ substituído por $\mu_A - \mu_B$; e o erro padrão do denominador representando o erro padrão de $\bar{X}_A - \bar{X}_B$. O erro padrão de $\bar{X}_A - \bar{X}_B$ é representado por EPM_D, para diferenciá-lo do erro padrão correspondente a uma única média amostral, dado por (11.1).

A estatística de teste fica:

$$t_D = \frac{\bar{X}_A - \bar{X}_B - 0}{\text{EPM}_D} \tag{11.8}$$

11.5.4 Erro padrão da diferença das médias

O erro padrão de $\bar{X}_A - \bar{X}_B$ é calculado de maneiras diferentes, dependendo da relação entre as variâncias nos dois grupos considerados:

(i) Se as variâncias nos dois grupos forem iguais, usa-se

$$\text{EPM}_D = \sqrt{S_0^2 \left\{ \frac{1}{n_A} + \frac{1}{n_B} \right\}}, \tag{11.9}$$

onde S_0^2 é chamada de *variância conjugada*; ela representa uma média ponderada das variâncias amostrais dos dois grupos, dada por:

$$S_0^2 = \frac{(n_A - 1) S_A^2 + (n_B - 1) S_B^2}{(n_A - 1) + (n_B - 1)}. \tag{11.10}$$

264   Métodos Quantitativos em Medicina

Quando os dois grupos têm o mesmo tamanho, $n_A = n_B$, obtém-se

$$\text{EPM}_D = \sqrt{\frac{2S_0^2}{n_A}} \quad \text{e} \quad S_0^2 = \frac{S_A^2 + S_B^2}{2}. \tag{11.11}$$

(ii) Se as variâncias nos dois grupos forem diferentes, usa-se

$$\text{EPM}_D = \sqrt{\frac{S_A^2}{n_A} + \frac{S_B^2}{n_B}}. \tag{11.12}$$

Note que, quando os tamanhos de amostra dos dois grupos são iguais ($n_A = n_B$), a expressão para o EPM_D que supõe que as variâncias sejam iguais dá o mesmo valor que a expressão que supõe que as variâncias sejam diferentes. Isto porque, neste caso, a expressão (11.11) para variâncias iguais fica:

$$\text{EPM}_D = \sqrt{\frac{S_A^2 + S_B^2}{n_A}},$$

que é exatamente igual à expressão (11.12) para variâncias diferentes.

Para decidir se as variâncias nos dois grupos são iguais ou diferentes, outro teste estatístico é necessário. Este teste será apresentado na seção 13.3.3, no capítulo 13. Para a compreensão completa deste teste, basta que o leitor entenda que a expressão para o erro padrão de $\bar{X}_A - \bar{X}_B$ muda, dependendo da relação entre as variâncias destes dois grupos.

11.5.5   Cálculo do nível descritivo - valor p

Quando as observações dos dois grupos são independentes e têm distribuição normal, suas médias amostrais $\bar{X}_A, \bar{X}_B$ também são independentes e têm distribuição normal. Sob a hipótese nula, as médias populacionais μ_A, μ_B são iguais e, portanto, a diferença $\bar{X}_A - \bar{X}_B$ tem distribuição normal com média zero. Desta forma, a estatística padronizada dada por (11.8) tem distribuição t-Student, com $n_A + n_B - 2$ graus de liberdade (perde-se um grau de liberdade estimando cada desvio-padrão).

Portanto, a probabilidade de se observar um valor mais extremo que o da diferença $\bar{X}_A - \bar{X}_B$ observada é calculada usando uma tabela da t-Student correspondente a $n_A + n_B - 2$ graus de liberdade.

11.5.6   Exemplo

Retome o exemplo na seção 10.2, considerando os dois grupos independentemente e comparando as alturas médias. Imagine que não haja evidência de que a altura média do grupo A (o primeiro) seja diferente da altura média do grupo B (o segundo). Um resumo das estimativas referentes a estes dois grupos é dado na tabela 11.3.

Tabela 11.3. Resumo das estimativas dos dois grupos do exemplo 10.2

Grupo	Tamanho	Média	Desvio-padrão
A	10	1,79 m	0,11
B	10	1,71 m	0,05

A construção do teste segue os passos delineados na seção 10.4.9:

1) Como não existe indicação prévia de que as alturas médias dos dois grupos sejam diferentes, monta-se um teste bicaudal:

$$H_0: \mu_A = \mu_B \quad \text{e} \quad H_a: \mu_A \neq \mu_B.$$

2) Considera-se $\alpha = 0,05$ como nível de significância.

3) Não se sabe ainda como verificar se as variâncias dos dois grupos são iguais ou diferentes. Por isto, o cálculo será ilustrado nas duas situações.

Primeiro, suponha que se sabe que as variâncias são iguais. Como os tamanhos dos grupos são iguais ($n_A = n_B = 10$), usa-se as expressões em (11.11) e calcula-se a variância conjugada

$$S_0^2 = \frac{0,11^2 + 0,05^2}{2} = 0,007,$$

e o erro padrão da diferença das médias

$$\text{EPM}_D = \sqrt{\frac{2 \times 0,007}{10}} = 0,0374.$$

Suponha agora que se sabe que as variâncias são diferentes. Então usa-se a expressão (11.12) para calcular o erro padrão da diferença das médias, que fica:

$$\text{EPM}_D = \sqrt{\frac{0,11^2}{10} + \frac{0,05^2}{10}} = 0,0374.$$

Portanto, neste caso as fórmulas que supõem que as variâncias são iguais levam ao mesmo erro padrão que as que supõem que as variâncias são diferentes.

A estatística de teste dada por (11.8) fica:

$$t_D = \frac{1,79 - 1,71}{0,0374} = 1,98.$$

Sob a hipótese nula de que as médias μ_A, μ_B sejam iguais, t_D tem distribuição t-Student com $n_A + n_B - 2 = 20 - 2 = 18$ graus de liberdade.

Usando uma tabela da t-Student com 18 graus de liberdade, pode-se calcular a probabilidade de obter uma diferença entre as médias $\bar{X}_A, \bar{X}_B$ tão ou mais extrema que esta, sendo as médias populacionais μ_A, μ_B iguais. Diferenças tão ou mais extremas que esta, já expressas na escala padronizada, são aquelas maiores ou iguais a 1,98, e aquelas menores ou iguais a 1,98:

$$p = P\{t_D \leq -1,98\} + P\{t_D \geq 1,98\}.$$

Como a distribuição t-Student é simétrica em torno da média 0, $P\{t_D \leq -1,98\} = P\{t_D \geq 1,98\}$. Da tabela, tem-se $P\{t_D \geq 1,98\} = 0,03$ e, portanto:

$$p = 2 \times 0,03 = 0,06.$$

4) Como $p = 0,06 > 0,05 = \alpha$, a probabilidade de se observar uma diferença tão ou mais extrema que esta não pode ser considerada pequena. Assim, a hipótese nula não é rejeitada.

A conclusão do teste é que a diferença observada entre as alturas médias dos dois grupos pode ainda ser devida ao acaso.

11.5.7 Observações

Note que, no teste construído em 11.5.6, a hipótese nula teria sido rejeitada, caso o nível de significância usado tivesse sido de 10%. De fato, qualquer valor escolhido para α que fosse maior que o valor p encontrado teria levado à rejeição da hipótese nula, e à conseqüente mudança na conclusão do teste. Isto ressalta a importância de apresentar, nos resultados, o nível descritivo p do teste. Alguns autores apresentam apenas o nível de significância usado e indicam, por meio de símbolos tais como * e **, se o resultado foi considerado estatisticamente significativo ou não. Para fins de comparação com outros trabalhos, porém, é fundamental saber o nível descritivo p. Ele traz mais informação que o nível de significância isolado, permitindo comparações mais completas.

Note ainda que, se houvesse evidência de outros estudos que sugerisse um aumento na altura média populacional, o teste seria monocaudal e $p = 0,03$, porque valores mais extremos da diferença observada seriam considerados apenas em um sentido. Com o mesmo nível de significância 5%, a hipótese nula seria, neste caso, rejeitada. Portanto, este é um exemplo em que a escolha do tipo de hipótese alternativa (mono ou bicaudal) altera a conclusão do teste. Isto nem sempre é o caso - veja a seção 11.4.6.

11.6 Teste para dados pareados

11.6.1 Introdução

Dados *pareados* são aqueles registrados em pares. Como exemplos, pode-se considerar:

1. Um estudo compara o efeito de uma pomada oftálmica com o de simplesmente se higienizar o olho. Um grupo de 20 pacientes usa a pomada durante 5 dias no olho direito, enquanto o olho esquerdo recebe apenas um antisséptico. Os pacientes são examinados, registrando-se a evolução de cada olho. Ao final do experimento, tem-se duas amostras: uma de olhos que receberam a pomada oftálmica, e outra de olhos que receberam apenas o antisséptico.

É natural que a evolução dos olhos de um mesmo paciente esteja relacionada - ambos estão sujeitos às mesmas condições diariamente, mudando apenas o tratamento. Este fato deve ser levado em consideração na análise dos dados.

2. Um estudo deseja verificar se um tipo de tratamento tem efeito nos pacientes. Antes do início do tratamento, cada paciente é examinado, e sua condição geral é registrada. Ao fim do tratamento, cada paciente passa por novo exame, e a sua condição após o tratamento é registrada. Portanto, tem-se duas amostras: uma de avaliações obtidas antes do tratamento, e outra de avaliações obtidas depois do tratamento. Comparando-se estas avaliações, pode-se verificar se o tratamento surtiu efeito ou não.

Claramente, as avaliações estão relacionadas: para cada paciente há um par delas.

3. Um estudo quer avaliar a resposta a dois exames diferentes, A e B por exemplo, de indivíduos comparáveis. Não é possível aplicar os dois exames ao mesmo indivíduo, já que o conhecimento do primeiro exame pode afetar o seu desempenho no segundo. O estudo aplica os dois exames então a pares de gêmeos univitelinos: em cada par, é aplicado um exame diferente a cada um dos irmãos. Os desempenhos são então comparados.

Ao fim do experimento, tem-se dois grupos: um com resultados do exame A e outro com resultados do exame B.

Fica evidente dos exemplos dados que as duas amostras observadas nos experimentos estão relacionadas: por isso, elas não são independentes. Mas estas amostras estão relacionadas de uma forma particular: para cada observação em uma amostra, há uma correspondente na outra amostra.

De fato, no exemplo 1 acima, para cada olho direito que recebeu a pomada, há um olho esquerdo que recebeu apenas o antisséptico. No exemplo 2, para cada avaliação antes do tratamento, existe uma medida depois do tratamento. E, no exemplo 3, para cada gêmeo fazendo o exame A, há um gêmeo fazendo o exame B.

Dados pareados, portanto, configuram um problema em que se deseja comparar duas amostras que *não* são independentes.

11.6.2 Construção da estatística de teste

Neste tipo de estudo, não faz sentido comparar as médias dos grupos, já que as observações estão relacionadas. A idéia aqui é comparar as observações em cada par, tomando suas diferenças, e tirar as médias das diferenças. Quando a maior parte das diferenças apontar num sentido, a sua média estará distante de zero, concluindo-se que as diferenças não foram observadas por acaso, mas são sim devidas ao efeito do experimento. Se as diferenças não apresentarem um padrão, com algumas positivas e outras negativas, a sua média estará próxima de zero, concluindo-se que as diferenças foram devidas ao acaso, sem efeito do experimento.

Pode-se representar as observações no grupo A por $A_1, A_2, \ldots, A_n$ e, da mesma forma para as observações no grupo B, por $B_1, B_2, \ldots, B_n$. Note que, neste caso, os dois grupos têm exatamente o mesmo tamanho n. Há interesse em estudar as diferenças $D_1, D_2, \ldots, D_n$, definidas por

$$D_i = A_i - B_i,$$

para os pares numerados de 1 até n.

Supõe-se que as diferenças tenham distribuição normal, mas com variância desconhecida. Assim, aplica-se um teste t-Student a estas diferenças, como se elas fossem as observações originais. Ou seja, usa-se o método descrito na seção 11.4, substituindo $X_1, X_2, \ldots, X_n$ por $D_1, D_2, \ldots, D_n$.

Como este teste é efetivamente um teste t-Student, aplicado a dados pareados, é comumente referido na literatura como *teste t pareado*.

11.6.3 Definição das hipóteses

Na maior parte das aplicações, os testes para dados pareados são bicaudais. É possível, entretanto, usar um teste monocaudal. As duas formulações são apresentadas.

A hipótese nula é a de que o experimento não tem efeito, ou seja, de que a diferença média na população seja igual a zero. A hipótese alternativa, portanto, é a de que o experimento tem efeito (positivo ou negativo). Ou seja, a diferença média na população é diferente de zero. Representando a diferença média por μ_D, pode-se escrever:

$$H_0: \mu_D = 0 \quad \text{e} \quad H_a: \mu_D \neq 0.$$

Testes monocaudais são construídos quando se espera que, havendo um desvio, ele aconteça num determinado sentido. Suponha que, havendo efeito,

o sentido esperado do desvio seja para uma diferença média positiva. Esta
é a hipótese alternativa, neste caso. A hipótese nula contém o complemento
desta, ou seja, diferença negativa ou nula. Estas hipótese podem ser escritas
como:

$$H_0: \mu_D \leq 0 \quad \text{e} \quad H_a: \mu_D > 0.$$

11.6.4 Estatística de teste

A estatística de teste é a mesma estatística do teste t-Student, dada por
(11.5), com $\bar{X}$ substituída por $\bar{D}$, μ substituída por μ_D (que, sob a hipótese
nula, é tomada igual a zero, em ambas as formulações), e EPM substituído
por EPM_D. Ou seja, a estatística de teste fica:

$$T = \frac{\bar{D}}{\text{EPM}_D}. \qquad (11.13)$$

11.6.5 Cálculo do nível descritivo - valor p

O teste aplicado neste caso é o teste t, e a distribuição da estatística de teste
(11.13) sob a hipótese nula é t-Student. O número de graus de liberdade é
igual ao número de observações menos 1. As observações neste caso são as
diferenças. Assim, o número de graus de liberdade fica igual a $n - 1$, onde
n é o número de pares.

11.6.6 Exemplo

Suponha que uma nova droga hipnótica[2] foi desenvolvida. Deseja-se saber
se ela é mais eficiente que a droga padrão, em uso corrente, em termos do
número de horas de sono que causa.

A formulação bicaudal do teste é usada. Ou seja, a hipótese nula é a de
que não há diferença entre o número de horas de sono provocadas por cada
uma das drogas, enquanto a hipótese alternativa é a de que há diferença
entre o número de horas de sono provocadas (para mais ou para menos).
O nível de significância usado será de 5%.

Nove pacientes participaram do estudo, em que cada paciente usou as
duas drogas. A ordem em que cada paciente usou cada droga foi sorteada,
e foi dado um intervalo de dez dias entre o fim do uso de uma droga e o
início do uso da outra. Os dados observados estão organizados na tabela
11.4.

---

[2]Drogas hipnóticas são aquelas usadas para induzir o sono.

Tabela 11.4. Número de horas de sono, após uso de duas drogas

Paciente	Droga nova	Droga padrão	Diferença
1	8,6	8,2	0,4
2	8,8	8,3	0,5
3	8,1	7,6	0,5
4	9,8	9,4	0,4
5	9,7	8,9	0,8
6	8,0	7,2	0,8
7	8,4	8,5	-0,1
8	9,5	9,3	0,2
9	9,5	9,1	0,4

Note que 8 das 9 diferenças observadas são positivas. A média das diferenças observadas é igual a 0,43, com desvio padrão amostral igual a 0,28. O erro padrão desta média fica igual a $0,28/\sqrt{9} = 0,09$.

A estatística de teste (11.13) fica, neste caso:

$$t = \frac{0,43}{0,09} = 4,67.$$

Para calcular o nível descritivo p, é preciso saber a probabilidade de se observar uma diferença média tão ou mais extrema que esta. Como há interesse em desvios tanto para mais quanto para menos, escreve-se

$$\begin{aligned} p &= P\{\bar{D} > 0,43\} + P\{\bar{D} < -0,43\} \\ &= P\{T > 4,67\} + P\{T < -4,67\}. \end{aligned}$$

Da tabela da distribuição t-Student com $n - 1 = 9 - 1 = 8$ graus de liberdade, tem-se $P\{T > 4,67\} = 0,0008 = 0,08\%$ e, portanto:

$$p = 0,0016 = 0,16\%.$$

Como $p = 0,16\% < 5\% = \alpha$, rejeita-se a hipótese de que não há diferença. A conclusão do teste é de que há diferença significativa entre o número de horas de sono causadas pela droga padrão e pela droga nova, com nível de significância 5%.

11.6.7 Vantagem do teste pareado

Há uma vantagem importante em considerar os pares na análise de experimentos do tipo pareado. Calculando a diferença das observações dentro de um mesmo par, espera-se eliminar efeitos relativos a cada par: por exemplo, fatores genéticos. Estes efeitos são expúreos ao experimento, por isso é melhor que seu impacto sobre os resultados seja minimizado.

No exemplo da seção 11.6.6, considerando a diferença entre o número de horas de sono de cada paciente, elimina-se o efeito de se ter alguns pacientes que dormem naturalmente por mais tempo (como o paciente 4), e o de outros que dormem naturalmente por menos tempo (como o paciente 6).

11.7 Testes de hipótese para proporções

11.7.1 Motivação

Proporções de um evento a, em relação ao total, são por definição a razão entre o número de eventos a observados e o número total de casos. Assim, proporções são médias aritméticas e, como tais, têm distribuições que podem ser aproximadas por uma distribuição normal, se o número total de casos for suficientemente grande. Em geral, se houver pelo menos 100 casos, a aproximação pela distribuição normal já pode ser considerada boa.

Caso o número de casos não seja suficiente, testes de hipótese podem ser feitos usando a própria distribuição binomial, já que se sabe como calcular probabilidades envolvendo esta distribuição (veja seção 7.10.1).

Serão vistos dois exemplos para ilustrar esta aplicação. O primeiro considera um experimento com um número de casos pequeno, e o segundo, o mesmo experimento, com um número de casos grande.

11.7.2 Exemplo - número de casos pequeno

Numa clínica especializada em cefaléia, há especial interesse em analisar casos que envolvam cefaléia associada com fotofobia (aversão a luz). Especialistas de outros países afirmam que a proporção de tais casos é de 50%, naqueles países. Em uma semana, a clínica recebeu 12 pacientes novos e, destes, 3 (25%) relataram ter também fotofobia. Deseja-se saber se a opinião dos especialistas é confirmada pelos pacientes desta clínica. Ou seja, deseja-se saber se a proporção de pacientes com fotofobia que procuram esta clínica é de 50% ou não - um teste bicaudal. Será usado um nível de significância de 5%.

Pode-se definir, para cada paciente, uma variável X, que é igual a 1, se o paciente tem fotofobia, e é igual a zero, se não tem. A média de X para os pacientes observados é igual a $0,25$.

Esta variável X tem uma distribuição binomial (veja seção 7.10.1). Os pacientes podem ser encarados como tendo ou não fotofobia independentemente dos demais, e supõe-se que a probabilidade de cada um ter fotofobia seja a mesma. Ou seja, pode-se dizer que, para cada paciente, X tem distribuição binomial com probabilidade de fotofobia π. A média de cada X é igual a π e a variância é igual a $\pi(1 - \pi)$.

Sob a hipótese nula, a probabilidade de um paciente com cefaléia ter fotofobia é $\pi = 0,50$. Para fazer um teste de hipótese, é preciso calcular o valor p - a probabilidade de observar um valor tão ou mais extremo que este (3 pacientes de um total de 12), supondo que a probabilidade de ter cefaléia seja igual a 0,5.

O valor 3 está tão distante da média teórica (6) quanto o valor 9. Assim, o valor p é a probabilidade de obter valores menores ou iguais a 3, mais a probabilidade de obter valores maiores ou iguais a 9 - tudo sob uma distribuição binomial com tamanho de amostra 12 e probabilidade 0,50. Usando a expressão (7.9) para a distribuição de probabilidades binomial, obtem-se que a probabilidade de obter valores menores ou iguais a 3 é igual a 0,073, e que a probabilidade de obter valores maiores ou iguais a 9 é igual a 0,019. Portanto,

$$p = 0,092.$$

Como $p > 0,05 = \alpha$, a hipótese nula não é rejeitada. A conclusão do teste indica que a proporção de pacientes desta clínica que apresentam cefaléia pode ser igual a 50%, e a variação observada pode ter sido devida ao acaso.

11.7.3 Exemplo - número de casos grande

Suponha agora que o mesmo experimento foi feito, agora durante um tempo maior, para testar a mesma hipótese. Desta vez, foram observados 100 pacientes com cefaléia, e 25 (25%) deles apresentaram fotofobia. O mesmo teste bicaudal será feito, usando o mesmo nível de significância $\alpha = 0,05$.

Neste caso, valores tão ou mais distantes da média teórica (50) que 25 são todos aqueles menores ou iguais a 25, e todos aqueles maiores ou iguais a 75. Sob uma distribuição binomial com tamanho de amostra 100 e probabilidade 0,5, a probabilidade de observar até 25 sucessos é igual a 3×10^{-7}, e a probabilidade de observar 75 ou mais sucessos é igual a 9×10^{-8}. Portanto, neste caso

$$p = 4 \times 10^{-7}. \tag{11.14}$$

Como $p < 0,05 = \alpha$, neste caso a hipótese nula é rejeitada. Ou seja, a mesma proporção de sucessos pode ou não ser considerada indicação de desvio da hipótese nula, dependendo do tamanho da amostra.

11.7.4 Aproximando pela distribuição normal

Retome o exemplo na seção 11.7.3. Agora o teste de hipótese será reconstruído aproximando a distribuição da média amostral pela distribuição normal.

Usando a mesma definição de X, que tem distribuição binomial com tamanho de amostra 1 (para cada paciente) e probabilidade de fotofobia π, tem-se que a média de X é igual a π, e a variância igual a $\pi(1-\pi)$ (para ver como obter estes valores, consulte a seção 7.10.1).

Após observar n pacientes, calcula-se a média amostral das observações, $\bar{X}$. Sabe-se que a variância de $\bar{X}$ é igual à variância de X, dividida por n (veja a expressão (7.5) na seção 7.8.3). Ou seja, é igual a $\pi(1-\pi)/n$. Isto significa que o erro padrão da média neste caso pode ser calculado por

$$EPM = \sqrt{\frac{\pi(1-\pi)}{n}}.$$

Para aplicar o teste, é preciso calcular a probabilidade de se obter valores tão ou mais extremos que a média observada (0,25), sob a hipótese nula ($\pi = 0,50$). Estes valores são aqueles menores ou iguais a $0,25$, e aqueles maiores ou iguais a $0,75$. A aproximação à distribuição normal padrão pode ser usada depois de padronizar a média amostral. Primeiro tem-se:

$$P\{\bar{X} \leq 0,25\} = P\left\{\frac{\bar{X}-\pi}{\text{EPM}} \leq \frac{0,25-\pi}{\text{EPM}}\right\} = P\{Z \leq -5\}.$$

Também:

$$P\{\bar{X} \geq 0,75\} = P\left\{\frac{\bar{X}-\pi}{\text{EPM}} \geq \frac{0,75-\pi}{\text{EPM}}\right\} = P\{Z \geq 5\}.$$

Como $P\{Z \leq -5\} = 3 \times 10^{-7}$, o nível descritivo do teste p fica:

$$p = 2 \times 3 \times 10^{-7} = 6 \times 10^{-7},$$

que é um valor bem parecido com o obtido com a distribuição binomial, dado em (11.14).

11.8 Intervalos de confiança para a média

11.8.1 Motivação

Na seção 10.6 foi visto como o mecanismo de construção de testes de hipótese pode ser invertido, a fim de levar à construção de um *intervalo de confiança*. Caso o experimento fosse repetido um número grande de vezes, este intervalo deve conter as observações em um porcentual alto destas repetições.

Agora será visto como construir intervalos de confiança para médias, usando os conceitos e métodos abordados neste capítulo. A notação e as suposições usadas aqui são as mesmas: supõe-se que as observações $X_1, X_2, \ldots, X_n$ da amostra sejam independentes e tenham distribuição normal, com mesma média μ e mesma variância σ^2. A média e o desvio-padrão amostrais são representados por $\bar{X}$ e s.

Em todos os casos, o intervalo de confiança calculado tem coeficiente de confiança $1-\alpha$. Este intervalo tem a forma geral dada pela expressão (10.4), porém usando o percentil da distribuição da média amostral envolvida.

Já foram estudadas as distribuições envolvidas em cada uma das situações abaixo, quando os testes de hipótese correspondentes foram apresentados. Por isto, em cada caso o desenvolvimento será mais direto.

11.8.2 Variância conhecida

Neste caso, a média amostral $\bar{X}$ tem distribuição normal com variância σ^2/n. O erro padrão da média é, portanto, $\sigma/\sqrt{n}$. Para a distribuição normal padrão, pode-se facilmente determinar, a partir da tabela, o valor que deixa $1 - \alpha/2$ de probabilidade abaixo dele. Representando este valor por $z_{1-\alpha/2}$, tem-se

$$P\left\{Z \leq z_{1-\alpha/2}\right\} = 1 - \alpha/2,$$

e pode-se escrever o intervalo de confiança para a média como

$$\left[\bar{X} - z_{1-\alpha/2}\frac{\sigma}{\sqrt{n}} \; ; \; \bar{X} + z_{1-\alpha/2}\frac{\sigma}{\sqrt{n}}\right]$$

11.8.3 Variância desconhecida

Na prática, é mais comum encontrar situações em que a variância da população seja desconhecida. Apesar de a média amostral $\bar{X}$ ter distribuição normal, como sua variância σ^2 é desconhecida, ela deve ser substituída pela variância amostral s^2 nos cálculos, o que altera sua distribuição. A distribuição envolvida neste caso é a t-Student com $n-1$ graus de liberdade. O erro padrão da média estimado é $s/\sqrt{n}$.

O valor da distribuição t-Student que deixa $1 - \alpha/2$ de probabilidade abaixo dele é representado por $t(n-1)_{1-\alpha/2}$; ou seja,

$$P\left\{T \leq t(n-1)_{1-\alpha/2}\right\} = 1 - \alpha/2,$$

onde T é uma variável aleatória com distribuição t-Student com $n-1$ graus de liberdade. Assim, pode-se escrever o intervalo de confiança para a média como

$$\left[\bar{X} - t(n-1)_{1-\alpha/2}\frac{s}{\sqrt{n}} \; ; \; \bar{X} + t(n-1)_{1-\alpha/2}\frac{s}{\sqrt{n}}\right]$$

11.9 Leitura recomendada

Noether é um livro mais simples, bem ilustrado e disponivel em português. Inclui alguns, mas não todos, testes aqui vistos. Rosner é um livro mais aplicado, com muitos exemplos de medicina, porém em inglês. Inclui todos os testes aqui vistos.

11.10 Referências bibliográficas

[1] Cox, D. R. & Hinkley, D. V. (1974). *Theoretical Statistics*. London: Chapman & Hall.

[2] Daniels, W. W. (1999). *Biostatistics: A foundation for Analysis in the Health Sciences*. John Willey & Sons Inc., New York.

[3] Noether, G. E. (1983). *Introdução à Estatística: uma abordagem não-paramétrica*, 2a. ed. Editora Guanabara Dois.

[4] Pollard, J.H. (1981). *Numerical and Statistical Techniques*. Cambridge University Press, UK.

[5] Rosner, B. (1995). *Fundamentals of Biostatistics*, 4a. ed. Duxbury Press.

12
Correlação e regressão

Raymundo Soares Azevedo
Renée Xavier de Menezes

12.1 Introdução

12.1.1 Motivação

Um problema com o qual nos deparamos freqüentemente é verificar se determinada característica de uma população está ou não relacionada com outra(s) e em que grau, diferentemente do interesse de comparar uma mesma variável em duas ou mais populações, como foi visto no capítulo 11.

Há métodos estatísticos que verificam se existe associação entre duas ou mais variáveis, sendo que alguns destes métodos permitem representar a relação sob a forma de uma função. Isto é útil porque permite que, após medir uma das variáveis, tenha-se uma idéia do valor da outra.

Este tipo de tratamento quantitativo é muito utilizado em vários ramos das ciências, sendo corriqueiramente denominado de fórmula. Em medicina temos alguns exemplos clássicos de fórmulas, como as do clearance de creatinina, superfície corpórea, saturação de O_2 da hemoglobina, entre outras. É especialmente útil quando uma variável é de difícil determinação direta, como por exemplo a dosagem de várias substâncias encontradas no sangue. Em laboratório é muito freqüente a construção de curvas de calibração para ensaios colorimétricos, onde se correlaciona a concentração de um dado composto sérico com a intensidade de cor obtida durante a reação deste composto com reagentes específicos.

Além destas aplicações, muitas vezes estamos interessados em verificar se o aumento ou diminuição de determinada variável está associada com a variação de outra variável de interesse clínico.

Deste modo, o estabelecimento de correlação entre diferentes variáveis tem grande interesse na área médica, sendo que há métodos apropriados para cada situação.

12.1.2 Exemplo

Vamos supor que desejássemos realizar uma investigação sobre a distribuição das concentrações de hemoglobina, eritrócitos e leucócitos circulantes em indivíduos de uma comunidade. A determinação destas concentrações é feita habitualmente com equipamentos automáticos a partir de uma amostra de sangue venoso, coletada em tubo com anticoagulante apropriado. Para uma amostragem da população sadia, a proposição de uma venopunção não é bem aceita. A punção de ponta de dedo é bem mais tolerada em trabalhos de campo, podendo ser feita em tubo capilar. O hematócrito é uma técnica que determina a porcentagem de volume sanguíneo constituído por células, sendo realizado a partir de tubo capilar. Se houver uma relação matemática entre o hematócrito e as outras concentrações, pode-se realizar este trabalho de campo determinando o hematócrito e calculando as outras variáveis de interesse.

Para verificar a possibilidade de se usar tal procedimento conduzimos um estudo piloto a partir dos resultados da rotina de um laboratório de hematologia, mostrados na tabela 12.1.

Tabela 12.1. Resultados da rotina de um laboratório de hematologia

Paciente	Leucócitos ($\times 10^3/mm^3$)	Eritrócitos ($\times 10^6/mm^3$)	Hemoglobina (g/dl)	Hematócrito (%)
1	6,8	4,5	14,6	41
2	9,7	5,2	15,6	47
3	4,3	4,6	14,4	41
4	7,9	4,7	14,4	41
...	...	...	...	...
86	7,4	4,4	13,8	40
87	7,6	4,4	14,0	40
88	2,8	4,3	13,6	40
89	7,8	4,6	13,8	42
90	5,5	4,9	15,2	44

Se houver relação entre o hematócrito e hemoglobina, por exemplo, e se for possível obter uma fórmula que estabeleça esta relação, poderemos calcular a hemoglobina a partir da medida do hematócrito. Para isto, precisamos primeiro determinar se existe relação estatisticamente significativa entre estas variáveis. Em caso afirmativo, calculamos a equação e seus parâmetros, que nos permitem estimar uma variável a partir da outra.

A exploração dos dados acima fica bastante mais fácil sob forma gráfica. Observemos então os três gráficos de dispersão do hematócrito, Ht, versus cada variável hematológica em estudo (leucócitos, L, eritrócitos, E e hemoglobina, Hb), mostrados na figura 12.1.

12. Correlação e regressão

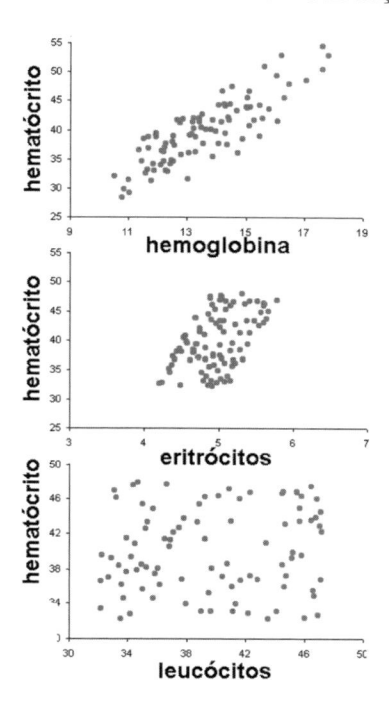

FIGURA 12.1. Gráficos de dispersão do hematócrito com as variáveis hematológicas em estudo.

A dispersão de pontos nestes diagramas sugerem uma relação direta entre as variáveis de hematócrito com hemoglobina e com eritrócitos. Isto equivale a dizer que quanto maior o hematócrito, maior a concentração de hemoglobina e também maior a concentração de eritrócitos, podendo nos dois casos imaginarmos uma linha reta que passa próxima a todos os pontos. Esta relação não parece existir entre o hematócrito e a concentração de leucócitos, onde uma linha reta imaginária tem maior afastamento dos pontos. De qualquer forma, em nenhum dos três gráficos uma linha reta liga todos os pontos experimentais, sendo possível imaginar muitas retas diferentes passando entre os pontos.

A partir desta avaliação qualitativa da relação entre hematócrito e as outras variáveis hematológicas, surge a necessidade de estabelecer qual a melhor função que relacione o hematócrito a cada uma das três variáveis em estudo. O modelo que estes gráficos de dispersão sugerem é a reta. Para tanto lançamos mão de uma técnica denominada *regressão linear*.

280 Métodos Quantitativos em Medicina

12.2 Regressão linear

12.2.1 Introdução

Esta técnica está baseada na equação da reta no plano cartesiano, qual seja:

$$Y = a + bX, \tag{12.1}$$

onde Y é a variável dependente de X (variável independente), b é o coeficiente angular da reta (tangente do ângulo formado entre a reta e a abcissa, ou eixo de X, chamado a partir de agora de **coeficiente de regressão**), e a é o intercepto da reta com a ordenada (eixo de Y). Note que o intercepto a é o valor dado pela reta (12.1) a Y quando X é igual a zero (veja figura 12.2), ou seja, o valor de Y no qual a reta de regressão *intercepta* o eixo de Y.

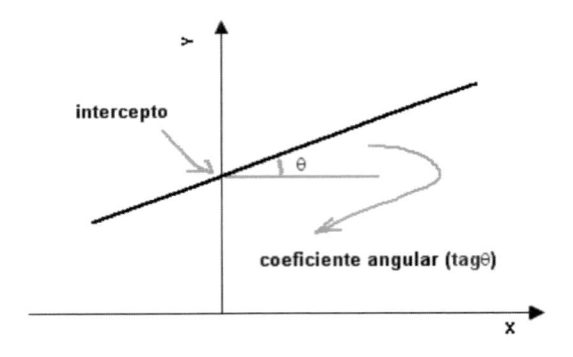

FIGURA 12.2. Reta de regressão com seus respectivos coeficiente angular e intercepto.

Pode ser variável independente qualquer variável que seja medida diretamente no estudo, estando seu valor disponível para todas as observações. Variável dependente é sempre aquela cujo comportamento deseja-se explicar, com a ajuda da variável independente. Por convenção, a equação da reta de regressão é sempre escrita como (12.1): com a variável dependente à esquerda e a função da variável independente à direita.

Efetuando-se operações de cálculo elementar, demonstra-se que o coeficiente de regressão de Y em X é dado por

$$b_{Y,X} = \frac{\sum(X_i - \overline{X})(Y_i - \overline{Y})}{\sum(X_i - \overline{X})^2} = \frac{\sum X_i Y_i - \frac{\sum X_i \sum Y_i}{n}}{\sum X_i^2 - \frac{(\sum X_i)^2}{n}}, \tag{12.2}$$

onde o índice i representa o i-ésimo par de dados das duas variáveis para cada indivíduo amostrado. O intercepto a para esta regressão de Y em X

é dado por

$$a_{Y,X} = \overline{Y} - b\overline{X}, \qquad (12.3)$$

onde $\overline{Y}$ e $\overline{X}$ são as médias aritméticas das variáveis dependente e independente, respectivamente.

12.2.2 Exemplo (continuação)

Retomando nosso exemplo com variáveis hematológicas, vamos considerar o hematócrito, Ht, como variável dependente, e as demais variáveis como independentes: contagem de leucócitos, L, contagem de eritrócitos, E, e a concentração de hemoglobina, Hb. A razão para esta escolha fundamenta-se no fato de o hematócrito depender tanto da quantidade de células em certo volume (concentração de eritrócitos e leucócitos) quanto do volume, principalmente de eritrócitos, que é determinado pela concentração de hemoglobina.

O procedimento a seguir está sendo feito com uma calculadora para demonstrar a técnica e uma maneira de organizar os cálculos com "papel e lápis". Lembramos que programas para computadores pessoais, como planilhas eletrônicas, pacotes estatísticos e até mesmo calculadoras científicas, possuem esta solução pronta, sendo mais conveniente para amostras maiores.

Vamos calcular passo a passo a reta de regressão do hematócrito na hemoglobina. O cálculo das retas de regressão do hematócrito nas demais variáveis é deixado como exercício para o leitor.

O primeiro passo é obter cada um dos termos que compõe as expressões (12.2) e (12.3), do coeficiente de regressão, $b_{Ht,Hb}$, e do intercepto, $a_{Ht,Hb}$, respectivamente. Temos:

$$\sum Hb_i = 129,6$$
$$\sum Hb_i^2 = 1.869,6$$
$$\left(\sum Hb_i\right)^2 = 16.796,16$$
$$\sum Ht_i = 376$$

$$\overline{Hb} = \frac{\sum Hb_i}{n} = \frac{129,6}{90} = 1,44$$

$$\overline{Ht} = \frac{\sum Ht_i}{n} = \frac{376}{90} = 4,1778$$

$$\sum Hb_i \times Ht_i = 5.425$$

$$n = 90$$

O coeficiente de regressão de Ht em Hb, $b_{Ht,Hb}$, fica então:

$$b_{Ht,Hb} = \frac{\sum Hb_i Ht_i - \frac{\sum Hb_i \sum Ht_i}{n}}{\sum Hb_i^2 - \frac{(\sum Hb_i)^2}{n}} = \frac{5.425 - \frac{129,6 \times 376}{90}}{1.869,6 - \frac{16.796,16}{90}} = 2,9017$$

Já o intercepto, $a_{Ht,Hb}$, fica:

$$a_{Ht,Hb} = \overline{Ht} - b_{Ht,Hb}\overline{Hb} = 4,1778 - 2,9017 \times 1,44 = -0,00073$$

Assim sendo, a regressão de Ht em Hb nos fornece a equação:

$$Ht = -0,00073 + 2,9017 \times Hb \qquad (12.4)$$

Vale lembrar que tomamos Ht como variável dependente e Hb como variável independente, ou seja, Ht é vista como uma função de Hb. Se estes pressupostos forem invertidos, isto é, se calcularmos a reta de regressão de Hb em função de Ht, teremos outros valores para o intercepto e para o coeficiente de regressão:

$$Hb = 4,232653 + 0,243367 \times Ht \qquad (12.5)$$

Para a proposta idealizada como trabalho de campo, a equação (12.5) oferece uma opção mais direta, qual seja, obtemos o hematócrito, Ht, e calculamos a hemoglobina, Hb, aplicando a equação (12.5) como está. Entretanto, temos que respeitar o pressuposto de que a variável independente é a hemoglobina, Hb, o que nos força a utilizar a equação (12.4). É muito importante estabelecer qual é a variável independente antes de realizar a regressão e mantê-la na posição adequada quando se escreve a função da reta.

A figura 12.3 mostra a reta de regressão do hematócrito em cada uma das variáveis hematológicas de interesse do exemplo em estudo. O leitor pode calcular as retas de regressão do hematócrito nos leucócitos e do hematócrito nos eritrócitos.

12. Correlação e regressão   283

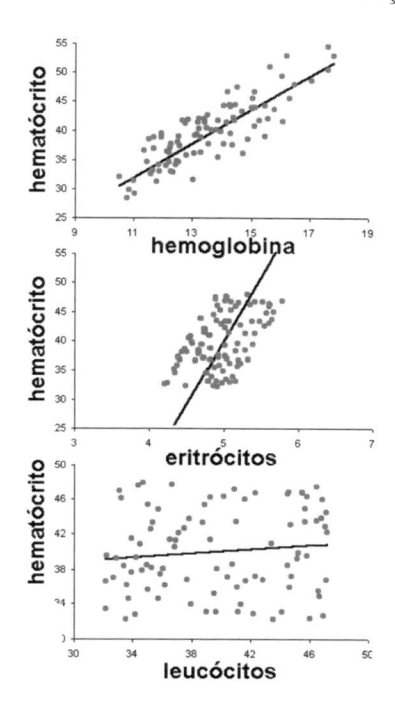

FIGURA 12.3. Aplicação das retas de regressão do hematócrito em cada uma das variáveis hematológicas de interesse em estudo.

A inspeção dos três gráficos revela que há diferenças entre as três análises de regressão. Inicialmente, a suspeita gerada a partir dos gráficos da figura 12.1, qual seja, de que a correlação entre a concentração de leucócitos e a medida do hematócrito era pior que com as outras variáveis hematológicas, ficou mais evidente. A reta de regressão $Ht \times L$ forma um ângulo menor com o eixo x, das abcissas, que as demais, $Ht \times Hb$ e $Ht \times E$.

Essas três retas de regressão nos dão três maneiras diferentes de se estimar o porcentual de hematócritos. Qual delas devemos escolher? Como temos visto ao longo deste livro, as decisões são melhores se estiverem apoiadas em critérios estatísticos, considerando a probabilidade de erro. Veremos a seguir como calcular outras medidas de associação, coeficientes de correlação, e como determinar se a associação assim medida é estatisticamente significativa.

12.2.3 Estimativas e resíduos

Depois de calculados os valores de a e b para (12.1), escrevemos a função estimada como:

$$\hat{Y} = \hat{a} + \hat{b}X,$$

onde o acento circunflexo sobre um parâmetro ou variável indica que aquele/aquela foi estimado/a. Ou seja, $\hat{Y}$ representa o valor estimado da variável dependente, Y, baseado no modelo de regressão dado por (12.1); é comumente conhecido como *valor predito*, que é uma abreviação de "valor predito pela regressão".

A parte da variância da variável dependente Y que não pode ser explicada pela variável independente X é chamada de *resíduo*. A análise dos resíduos, em particular a identificação de padrões no seu comportamento, é importante para verificar a qualidade do ajuste da reta de regressão (veja seção 12.2.5).

Definimos os resíduos de uma regressão como:

$$r = Y - \hat{Y},$$

ou seja, a diferença entre o valor observado Y e o valor predito $\hat{Y}$.

12.2.4 Apresentação dos resultados do ajuste

A forma padrão de apresentar os resultados do ajuste de uma reta de regressão, usada tanto em programas estatísticos quanto na publicação de trabalhos, é uma tabela como a tabela 12.2. Nas linhas, tem-se os parâmetros a, b envolvidos no modelo (12.1) e, nas colunas, tem-se as estimativas e respectivos erros padrões.

Tabela 12.2. Apresentação dos resultados de um ajuste de modelo de regressão linear

Parâmetro	Estimativa	e.p.	t	Valor p
Intercepto	$\hat{a}$	s_a	t_a	$2P\{T > |t_a|\}$
Coef. regressão	$\hat{b}$	s_b	t_b	$2P\{T > |t_b|\}$
R^2	r^2			

A tabela inclui ainda o valor da estatística t (veja seção 11.4), construída sob a hipótese nula de que o parâmetro correspondente seja igual a zero. Ou seja, é possível saber se cada parâmetro é importante no modelo ou não, através de um teste t-Student.

Por exemplo, para o parâmetro b que multiplica a variável X no modelo (12.1), as hipóteses envolvidas no teste t-Student são

$$H_0: b = 0 \quad \text{e} \quad H_a: b \neq 0.$$

Quando a hipótese nula é válida, o modelo (12.1) fica

$$Y = a.$$

Ou seja, a hipótese nula representa a situação em que X não influencia o comportamento de Y; em outras palavras, X não tem *efeito estatístico* sobre o comportamento de Y.

Na última coluna da tabela 12.2, há o valor p, ou nível descritivo do teste t envolvido. Uma vez escolhido um nível de significância α, este é comparado ao valor p, para cada estimador: se $p < \alpha$, rejeita-se a hipótese nula de que o parâmetro correspondente seja igual a zero. Neste caso, isto indica que o efeito daquele parâmetro na regressão é estatisticamente significativo.

12.2.5 Condições para uso de regressão linear

O uso de uma reta de regressão para representar a relação entre duas variáveis é bastante difundido em aplicações. Porém, há condições que devem ser respeitadas, para que seja feito bom uso da técnica. Estas condições são descritas nas seções que se seguem. Análises que devem ser feitas para detectar violações destas condições são descritas na seção 12.2.7.

Relação pode ser representada por uma linha reta

Antes de mais nada, é importante verificar que uma linha reta representa bem a relação entre as variáveis envolvidas. Em alguns casos, o ajuste de uma regressão linear pode parecer ter boa qualidade, de acordo com as estatísticas calculadas (como por exemplo o teste t para o coeficiente angular), mas a linha reta não ser adequada para representar a relação.

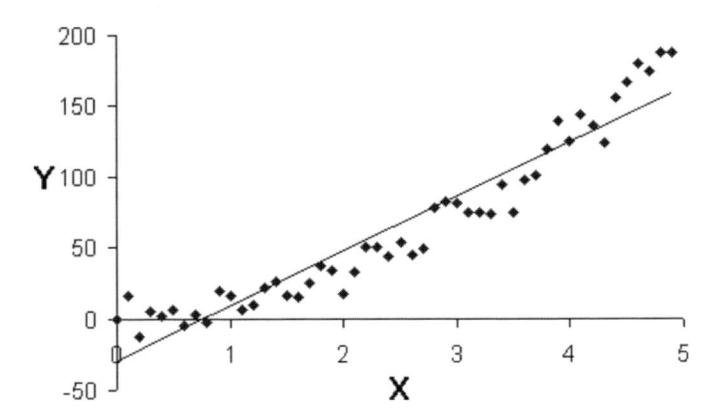

FIGURA 12.4. Regressão linear entre variáveis cuja relação verdadeira é de natureza quadrática. Note que, nos extremos (x entre 0 e 1, e entre 4 e 5) os valores observados estão acima da reta ajustada, enquanto no meio, eles estão abaixo da reta.

Uma situação em que isto ocorre é o exemplo que dá origem ao gráfico na figura 12.4: as variáveis X e Y parecem ter uma relação quadrática, mas mesmo assim as estatísticas calculadas no ajuste do modelo de regressão (12.1) indicam que o ajuste é bom (veja a tabela 12.2). De fato, mesmo usando $\alpha = 1\%$, ambas estimativas apresentam $p < \alpha$, indicando que os parâmetros correspondentes são importantes na regressão.

Tabela 12.3. Ajuste do modelo de regressão aos dados da figura 12.4

Parâmetro	Estimativa	e.p.	t	Valor p
Intercepto	-29,1576	5,016275	-5,8126	4,84E-07
Coef. regressão	38,4614	1,764174	21,8013	1,51E-26
R^2	0,9083			

Resultados válidos apenas para o intervalo observado

A reta de regressão pode representar bem a relação entre as variáveis no intervalo observado de dados, mas não há garantia de que a relação mantenha esta natureza (linear) fora do intervalo considerado.

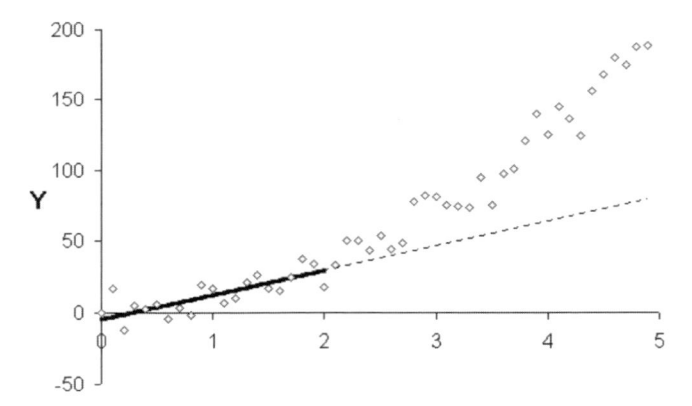

FIGURA 12.5. Trecho inicial igual ao da figura anterior (correspondendo a reta cheia), com novas observações coletadas posteriormente. Note que o prolongamento da reta para além de 2 (reta tracejada) não ajusta bem as novas observações.

Considere por exemplo os dados na figura 12.5. A reta ajustada parece representar bem a relação entre X e Y, para observações em que o valor de X está entre 0 e 2. Porém, usar esta mesma reta para estimar valores de Y para, por exemplo, $X = 4$, pode não dar uma boa estimativa. Como não há garantia de que a relação se mantenha a mesma fora do intervalo observado, erros grandes podem ser cometidos.

Associação não implica causalidade

O fato de escolhermos uma reta para representar a associação entre duas variáveis, escolhendo uma para ser a variável dependente X e a outra para ser a variável independente Y no modelo (12.1), não significa que exista uma relação causal entre X e Y. O papel de uma variável no modelo de regressão é determinado pelos objetivos do estudo: em geral, a variável dependente é aquela cujo comportamento queremos estudar, e a independente é aquela de que dispomos para ajudar neste entendimento. O que determina causalidade é o processo biológico que está por trás do experimento, não o experimento em si.

Como exemplo, imagine que se esteja estudando o número de óbitos registrados por ano em cada município de um estado, e que para isso dispõe-se do número de hospitais por município. Uma regressão tendo o número de óbitos como variável dependente e o número de hospitais como variável independente deve indicar associação, possivelmente linear. Porém, claramente o número de hospitais não determina o número de óbitos. O que na verdade ocorre é que ambos estão ligados ao tamanho da população de cada município. Quanto mais populoso o município, maiores tendem a ser o número de hospitais nele situados e o número de óbitos, por ano.

Variância constante com X

O modelo de regressão supõe que a variância de Y fica constante quando X varia. Isto pode não se verificar na prática por diversas razões. Casos típicos são aqueles em que X é uma variável ligada ao tempo, como, por exemplo, idade. Dizemos então que há *heteroscedasticidade* nos dados.

Considere como exemplo um estudo que avalia a evolução do peso ao longo da vida. É natural se esperar que o peso tenha maior variância num grupo de indivíduos na idade adulta, que num grupo de crianças pequenas. De fato, o peso de crianças de até 2 anos raramente ultrapassa um certo patamar, digamos 20 quilos. Ou seja, toda a variação que se espera encontrar está na faixa 0-20 kg. Já indivíduos na idade adulta (de 15 anos em diante) podem ter qualquer peso desde 35 até 200 quilos.

Ao usar uma regressão linear num conjunto de dados com heteroscedasticidade, podemos ter padrões mascarados devido à mudança na variância, e temos as ferramentas de inferência, tais como intervalos de confiança e testes de hipótese, comprometidas.

Este tipo de problema pode ser contornado através de uma transformação dos dados.

12.2.6 Observações discrepantes ou extremas

Cada observação é definida por um par de valores (x, y), o primeiro correspondente à variável independente X e, o segundo, à variável dependente Y. Uma observação é dita *discrepante* ou *extrema* quando o valor de sua coordenada x ou y (ou ambas) se destaca dos demais valores observados. Exemplos de observações discrepantes são dados na figura 12.6.

Observações extremas podem influenciar os resultados do ajuste de forma indesejável, por isso é importante estarmos atentos para elas.

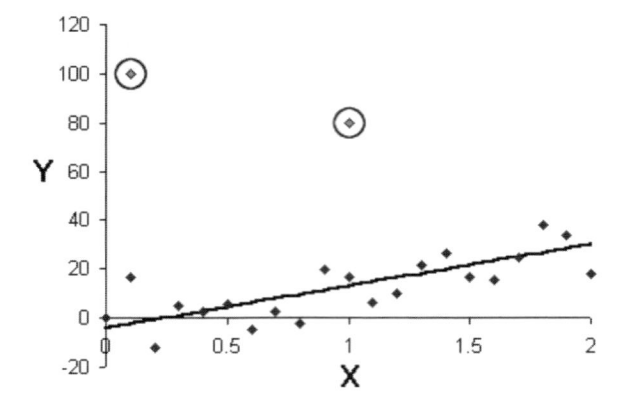

FIGURA 12.6. Exemplos de observações discrepantes. A reta de regressão foi calculada sem considerar os dois pontos circundados.

Quando a observação é discrepante porque seu valor y se destaca dos demais (veja figura 12.7.A), deve-se analisar as razões de isto ter sido observado, mas as conseqüências para a análise de regressão são pequenas: pode acontecer de a reta de regressão ser ligeiramente deslocada pelo valor, mas este efeito tende a ser pequeno.

Observações discrepantes devido ao seu valor de x podem influenciar mais o ajuste de uma regressão, principalmente se o seu valor de y não seguir a tendência geral dos dados (veja figura 12.7.B). Este tipo de observação pode provocar uma alavancagem na reta de regressão, alterando os resultados de forma indesejável (veja figura 12.7, onde as retas de regressão são calculadas com e sem a observação discrepante em cada caso).

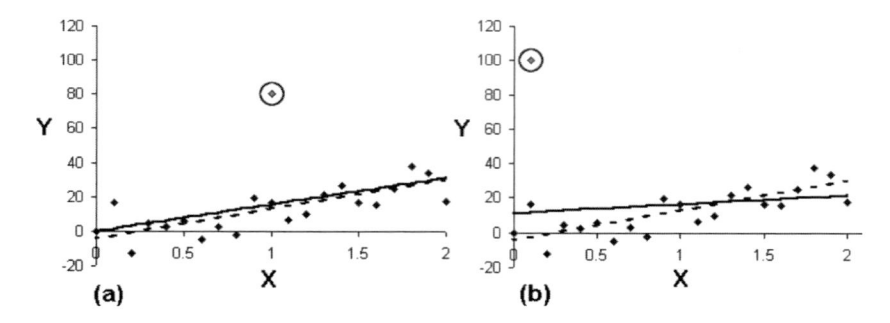

FIGURA 12.7. Dois exemplos de alavancagem provocada por observações discrepantes.

Observações discrepantes podem ser identificadas na análise gráfica dos dados e dos resíduos, descrita na seção 12.2.7.

12.2.7 Análise dos dados e dos resíduos

Para identificar situações em que condições do modelo de regressão são violadas, é recomendável fazer gráficos de dispersão para analisar os resultados do ajuste da regressão. Sugestões de gráficos que devem ser feitos são:

(i) gráfico da variável independente com a variável dependente, para verificar antes de mais nada se uma linha reta descreve bem a relação entre as variáveis. Caso isto não se verifique, o modelo (12.1) não deve ser usado. Este gráfico também mostra heteroscedasticidade, se houver;

(ii) gráfico da variável independente X com os resíduos. Se a reta de regressão descrever bem a relação entre X e Y, este gráfico não deve apresentar nenhum padrão especial. Ou seja, devemos observar apenas uma nuvem indefinida de pontos, tal como no gráfico dos resíduos da regressão (12.4) do hematócrito sobre a hemoglobina (figura 12.8).

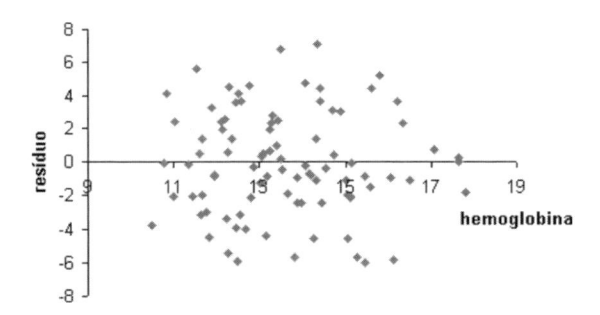

FIGURA 12.8. Gráfico de dispersão dos resíduos com X sem evidência de nenhum padrão (a partir dos dados do exemplo de variáveis hematológicas).

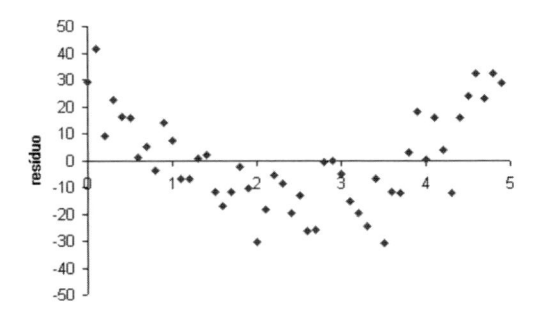

FIGURA 12.9. Gráfico de dispersão dos resíduos com a variável independente X com padrão indesejado.

Qualquer padrão é indicação de violação das suposições do modelo de regressão linear. Considere por exemplo o gráfico dos resíduos do ajuste dos dados na figura 12.4: os resíduos são predominantemente positivos para valores baixos e altos de X, e predominantemente negativos para valores intermediários de X (figura 12.9);

(iii) gráfico dos resíduos com os valores preditos $\hat{Y}$. Se não houver violações das condições do modelo de regressão linear, este gráfico deve mostrar uma nuvem de pontos sem padrão definido. Qualquer outro resultado indica que há violação das condições. Heteroscedasticidade, por exemplo, é evidenciada pela mudança na variabilidade dos resíduos. A existência de uma tendência (linear ou outra) neste gráfico é indicação de inadequação do modelo: ou porque a relação entre as variáveis X e Y não é linear (pode, por exemplo, ser quadrática), ou porque a variável X não consegue sozinha explicar o comportamento de Y.

12.2.8 Extensões

Extensões do modelo de regressão linear simples estão fora do escopo deste livro. Descrevemos brevemente a seguir as extensões mais comumente usadas na prática, com uma breve descrição e referências.

Regressão linear múltipla

A maior parte dos problemas é multivariado, ou seja, envolve mais de uma variável explicativa. Por exemplo, quando se quer avaliar a evolução do peso ao longo da vida de um indivíduo, deve-se considerar também o sexo.

A extensão do modelo de regressão linear simples para o de regressão linear múltipla é razoavelmente simples e intuitiva. Preocupações que passam a existir envolvem a relação entre pares de variáveis independentes (idealmente, estas não devem estar relacionadas) e a interpretação da influência medida de cada variável independente: esta depende das demais variáveis presentes no modelo, portanto deve haver cautela na interpretação dos resultados.

Regressão não-linear

Em muitos problemas na prática, variáveis estão relacionadas de forma não-linear. Como exemplos temos: a relação entre risco de ter uma certa doença e fatores que indicam predisposição à doença; e a relação entre o número observado de indivíduos com uma certa característica, com os dados demográficos do grupo ou localidade. Modelos de regressão não-linear são usados nestes casos.

Modelos para analisar risco, os chamados modelos de regressão logística, serão vistos no capítulo sobre regressão logística. Modelos para analisar contagens serão vistos brevemente no capítulo 15.

12.3 Coeficiente de correlação

12.3.1 Introdução

A associação entre duas variáveis pode também ser expressa como um único valor, chamado *coeficiente de correlação*. Coeficientes de correlação, à semelhança do que foi visto em técnicas de inferência estatística, podem ou não ser baseados na distribuição das variáveis em estudo, dando origem assim a coeficientes paramétricos e não-paramétricos, respectivamente.

De posse dos dados, é necessário calcular o coeficiente de correlação amostral. Neste capítulo vamos ver o coeficiente de correlação de Pearson, que supõe que as variáveis envolvidas tenham distribuição normal, sendo assim um coeficiente de correlação paramétrico. Existe ainda o coeficiente de correlação de Spearman, que não supõe que as variáveis envolvidas tenham uma distribuição particular, sendo portanto um coeficiente de correlação não-paramétrico. Este coeficiente de correlação é particularmente útil quando uma (ou ambas) variável é categórica, com categorias ordenáveis. Ele será visto no capítulo 14.

Para comparação, veja na seção 7.8.5 a definição de coeficiente de correlação quando as distribuições das variáveis aleatórias envolvidas são conhecidas.

12.3.2 Coeficiente de correlação de Pearson

Representado pela letra r, este coeficiente de correlação é o resultado da divisão da covariância amostral de X e Y, pela raiz quadrada do produto das variâncias amostrais de X e de Y, conforme a 12.6.

$$r_p = \frac{\sum (X - \overline{X})(Y - \overline{Y})}{\sqrt{\sum (X - \overline{X})^2 \sum (Y - \overline{Y})^2}} \quad (12.6)$$

Para simplificar o cálculo, a expressão em (12.6) pode ser reescrita como:

$$r_p = \frac{\sum XY - \frac{\sum X \sum Y}{n}}{\sqrt{\left[\sum X^2 - \frac{(\sum X)^2}{n}\right]\left[\sum Y^2 - \frac{(\sum Y)^2}{n}\right]}} \quad (12.7)$$

Para quaisquer X, Y, r assume valores entre -1 e 1:

$$-1 \leq r_p \leq 1$$

Dizemos que duas variáveis são diretamente proporcionais quando os valores de r_p são positivos, e inversamente proporcionais quando r_p assume valores negativos, sendo que a correlação é perfeita quando $r_p = 1$, e inversa quando $r_p = -1$. Quando r_p é igual a 0, dizemos que não há correlação entre as variáveis.

12.3.3 Exemplo (continuação)

Os coeficientes de correlação de Pearson para nosso piloto de variáveis hematológicas são:

$$r_{Ht,L} = 0,463594$$
$$r_{Ht,Hb} = 0,876223$$
$$r_{Ht,E} = 0,958771$$

Note que o coeficiente de correlação de Pearson obtido para cada conjunto de variáveis hematológicas reafirma a noção da força de associação do hematócrito com cada medida anteriormente definida pela observação das retas de regressão do conjunto de curvas da figura 12.3, qual seja, a correlação entre Ht e E é maior que a do Ht com Hb, que por sua vez correleciona-se mais do que Ht com L.

12.3.4 Teste de significância de r_p

Até aqui vimos como obter uma medida quantitativa da correlação entre duas variáveis, r_p. Mas como interpretá-la estatisticamente? Estamos autorizados a calcular a concentração de eritrócitos a partir do hematócrito? E a concentração de leucócitos? Como trabalhar a variância decorrente do processo de amostragem? Os coeficientes de correlação são significativamente diferentes de 0?

Estamos portanto diante de um teste de hipótese com

$$H_0 : r_p = 0 \quad \text{e} \quad H_1 : r_p \neq 0$$

Podemos lançar mão do teste t-Student visto no capítulo de testes de hipótese. Usando as equações para o cálculo da variância de Y e (12.2), reescrevemos a estatística de teste t como função do coeficiente de correlação:

$$t_p = r_p \sqrt{\frac{n-2}{1-r_p^2}}, \quad (12.8)$$

cuja distribuição é a t-Student com $n-2$ graus de liberdade.

12.3.5 Exemplo (continuação)

Calculamos o valor de t para cada correlação obtida da análise entre o hematócrito e as outras variáveis hematológicas, obtendo os seguintes valores:

$$t_{Ht,L} = 1,38$$
$$t_{Ht,Hb} = 4,81$$
$$t_{Ht,E} = 8,93$$

A partir da tabela t com 7 graus de liberdade, podemos afirmar finalmente que não há correlação entre hematócrito e concentração de leucócitos no sangue periférico, com $p > 0,2$, e que há correlação entre o hematócrito e hemoglobina e concentração de eritrócitos no sangue periférico, com $p < 0,01$ e $p < 0,001$, respectivamente.

Assim sendo, podemos utilizar o hematócrito para estimar a hemoglobina e a concentração de eritrócitos a partir da equação de regressão de Ht em Hb e de Ht em E, respectivamente, pois a correlação entre estas variáveis é estatisticamente significativa. Porém, não se pode obter uma boa estimativa da concentração de leucócitos baseado na medida do hematócrito, uma vez que a correlação entre estas medidas não é estatisticamente diferente de 0.

12.4 Leitura recomendada

Há muitos livros bons sobre modelos de regressão no mercado, porém nenhum dos livros mais abrangentes estão traduzidos para o português. O livro de Montgomery, Peck & Vining é bastante completo e todo orientado para aplicações. Tem um capítulo inteiro dedicado a transformações de variáveis, que podem ser usadas para contornar inadequações do modelo. O livro inclui ainda extensões importantes de regressões lineares, tais como regressões robustas, regressões não-lineares e modelos lineares generalizados.

Outro livro bastante conhecido é o de Searle. Neste, é usada uma notação mais matemática, o que pode ser uma desvantagem para o leitor menos instrumentado. Para leitores habituados com matemática, ele pode ajudar a melhorar a interpretação geométrica de modelos de regressão.

12.5 REFERÊNCIAS BIBLIOGRÁFICAS

[1] Montgomery, D. C., Peck, E. A. & Vining, G. G. (2001). *Introduction to linear regression analysis*. New York: Wiley.

[2] Rosner, B. (1995). *Fundamentals of Biostatistics*, 4a. ed. Duxbury Press.

[3] Searle, S. R. (1971). *Linear models*. New York: Wiley.

13
Análise de variância

Renée Xavier de Menezes

13.1 Motivação

Vimos no capítulo 10, como proceder quando desejamos comparar as médias de dois grupos de observações independentes da mesma variável X. Em alguns casos, porém, existem mais de dois grupos no estudo, os quais desejamos comparar.

O que podemos fazer é comparar pares de grupos. Se os dados contiverem três grupos, para fazer todos os pares de comparações possíveis são necessários três testes. Se os dados tiverem quatro grupos, são necessários seis testes. Já se os dados tiverem cinco grupos, são necessários dez testes. Em geral, se os dados tiverem k grupos, são necessários

$$\frac{k!}{2!(k-2)!}$$

testes. Isto quer dizer que o número necessário de testes para verificar se existe diferença entre os grupos aumenta rapidamente com o número de categorias. Não só a quantidade de trabalho aumenta muito, como também aumenta a dificuldade em analisar os resultados.

Ideal seria saber, antes de mais nada, se existe pelo menos um grupo que se destaca dos demais, ou se todos são equivalentes. Se o conjunto de dados observados tem k grupos e as médias de X nestes grupos são representadas por $\mu_1, \mu_2, \ldots, \mu_k$, isso é equivalente a testar a hipótese

$$H_0: \mu_1 = \mu_2 = \ldots = \mu_k,$$

contra a hipótese alternativa H_a de que pelo menos uma das médias é diferente das demais. Se ao executar este teste, H_0 não for rejeitada, não é preciso fazer mais nada. Por outro lado, se H_0 for rejeitada, podemos concentrar esforços em testar se dentro de subgrupos de médias, há alguma que seja estatisticamente diferente das demais. Ou seja, um teste que compare mais de duas médias ao mesmo tempo agilizaria a análise.

É exatamente para isso que serve a análise de variância: para comparar diversas médias ao mesmo tempo.

O nome "análise de variância" é comumente abreviada por "ANOVA", que vem da terminologia correspondente em inglês, "ANalysis Of VAriance".

13.2 Exemplo

Para ilustrar a técnica, vamos usar o seguinte exemplo. Seis métodos de ensino diferentes foram aplicados a grupos distintos de 30 crianças cada. Após o período experimental, todas as crianças foram avaliadas através de um exame para avaliar a eficácia dos métodos. Um resumo dos dados observados é dado na tabela 13.1.

Tabela 13.1

Estimador	Método					
	1	2	3	4	5	6
$\bar{x}_i$	75	72	76	79	82	72
s_i^2	173,2	168,7	170,1	169,8	172	167,6

Deseja-se saber se há evidência de que algum dos métodos resulte em melhor aproveitamento dos alunos. Para isto, vamos comparar as notas obtidas pelos alunos dos diversos grupos. Vamos representar por μ_1 a nota média teórica dos alunos submetidos ao método 1, por μ_2 a nota média dos alunos submetidos ao método 2, e assim sucessivamente para todos os métodos.

Como descrevemos acima, para saber se um dos métodos dá resultado diferente dos demais, poderíamos comparar as notas médias, duas a duas, usando um teste estatístico para comparação de um par de médias. Ou seja, poderíamos testar $H_0 : \mu_1 = \mu_2$ contra a hipótese alternativa $H_a : \mu_1 \neq \mu_2$, depois testar $H_0 : \mu_1 = \mu_3$ contra $H_a : \mu_1 \neq \mu_3$, e assim sucessivamente, até termos testado todas as hipóteses da forma $H_0 : \mu_i = \mu_j$.

Como há seis grupos, o número de testes necessário para verificar todas estas hipóteses é igual a 15.

Alternativamente, vamos usar análise de variância para testar

$$H_0 : \mu_1 = \mu_2 = \mu_3 = \mu_4 = \mu_5 = \mu_6 \tag{13.1}$$

contra a hipótese alternativa de que pelo menos uma das médias teóricas μ_i é diferente das demais. Se H_0 não for rejeitada, conclui-se que não há evidência de que algum dos métodos dê resultado diferente dos demais, e a análise está concluída. Se H_0 for rejeitada podemos decidir, por exemplo, testar $H_0 : \mu_1 = \mu_2 = \mu_3$ e $H_0 : \mu_4 = \mu_5 = \mu_6$ separadamente, e assim por diante.

13.3 Metodologia de análise de variância

13.3.1 Noção intuitiva sobre o método

Uma pergunta que surge quando começamos a estudar análise de variância é: se desejamos comparar médias, por que o nome do método se refere à variância? Acontece que, de fato, para comparar as médias, vamos executar um teste sobre variâncias.

Considere a figura 13.1, na qual vemos a distribuição de X em três grupos independentes. Podemos claramente distinguir entre observações provenientes destas distribuições, já que há baixa probabilidade associada a regiões em que as distribuições se superpõem.

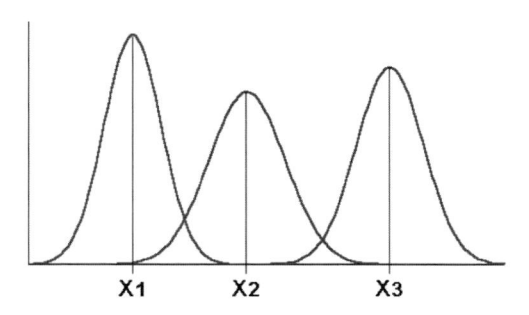

FIGURA 13.1. Três distribuições distintas.

Considere agora a figura 13.2, em que a distribuição de X nos mesmos três grupos é mostrada. Note que a média de X em cada grupo continua a mesma, mas suas variâncias mudaram em relação à situação descrita na figura 13.1.

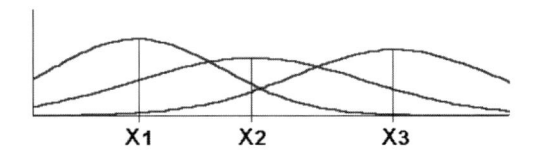

FIGURA 13.2. Três distribuições com as mesmas médias, mas variâncias maiores que as da figura anterior.

Isto significa que, para decidir se podemos distinguir observações provenientes de diferentes grupos, não basta apenas diferenciar suas médias. É preciso comparar a variabilidade existente *entre* os grupos, relativa à variabilidade *dentro* de cada grupo.

De fato, se a variabilidade entre os grupos for pequena comparada à variabilidade dentro de cada grupo (como na figura 13.2), fica difícil distinguir observações provenientes de diferentes grupos. Por outro lado, se a variabilidade entre os grupos for grande, comparada à variabilidade dentro de cada grupo (como na figura 13.1), existe uma chance grande de poder distinguir observações de diferentes grupos.

13.3.2 Estimativas das variâncias

Para comparar a variabilidade entre os grupos com a variabilidade dentro dos grupos, precisamos de estimativas das variâncias entre os grupos S_e^2 e dentro dos grupos S_d^2.

Dadas observações independentes $x_1, x_2, \ldots, x_n$ de uma variável X, o estimador não-viciado para a variância de X, s^2, pode ser escrito como

$$\begin{aligned}
s^2 &= \frac{1}{n-1} \sum_{i=1}^{n} (x_i - \bar{x})^2 & (13.2) \\
&= \frac{1}{n-1} \sum_{i=1}^{n} \left(x_i^2 - 2x_i\bar{x} + \bar{x}^2 \right) \\
&= \frac{1}{n-1} \left(\sum_{i=1}^{n} x_i^2 - 2\bar{x} \sum_{i=1}^{n} x_i + n\bar{x}^2 \right) \\
&= \frac{1}{n-1} \left(\sum_{i=1}^{n} x_i^2 - 2\bar{x} n \bar{x} + n\bar{x}^2 \right) \\
&= \frac{1}{n-1} \left(\sum_{i=1}^{n} x_i^2 - n\bar{x}^2 \right) & (13.3) \\
&= \frac{1}{n-1} \left\{ \sum_{i=1}^{n} x_i^2 - \frac{1}{n} \left(\sum_{i=1}^{n} x_i \right)^2 \right\}, & (13.4)
\end{aligned}$$

onde a forma (13.2) é a mais conhecida, a (13.3) é uma das formas alternativas mais usadas, e ainda pode-se usar (13.4).

O conjunto de dados de interesse tem k grupos, com médias $\bar{x}_1, \bar{x}_2, \ldots, \bar{x}_k$ e estimadores de variância $s_1^2, s_2^2, \ldots, s_k^2$. Suponha por simplicidade que todos os grupos contenham o mesmo número de observações, n. Esta suposição está sendo feita para facilitar o entendimento das fórmulas que serão apresentadas. Na prática, todos os programas computacionais estatísticos calculam a análise de variância, portanto o leitor não precisa se preocupar em memorizar as fórmulas, apenas em entendê-las.

A variância entre os grupos mede os desvios entre os grupos. Ela é calculada usando os desvios das médias dos grupos $\bar{x}_1, \bar{x}_2, \ldots, \bar{x}_k$ em torno da média total. Especificamente, a expressão para o estimador da variância entre os grupos é dada por:

$$s_e^2 = \frac{n}{k-1}\left\{\sum_{i=1}^{k}\bar{x}_i^2 - \frac{1}{k}\left(\sum_{i=1}^{k}\bar{x}_i\right)^2\right\}, \qquad (13.5)$$

que é uma expressão parecida com (13.4), usando $\bar{x}_i$ em vez de x_i. O número de graus de liberdade (veja definição de graus de liberdade no capítulo 10) associado a este estimador é $k-1$.

A variância dentro dos grupos é uma medida que representa a variação global contida na amostra. O estimador da variância global é a média aritmética dos estimadores de variância de cada grupo, $s_1^2, s_2^2, \ldots, s_k^2$. Supondo que todos os grupos tenham o mesmo tamanho n, o estimador da variância dentro dos grupos fica:

$$s_d^2 = \frac{1}{k}\sum_{i=1}^{k} s_i^2. \qquad (13.6)$$

O número de graus de liberdade associado a este estimador é $n(k-1)$, neste caso. Se os grupos não fossem de igual tamanho, o número de graus de liberdade associado seria $N-k$, onde N representa o número total de observações coletadas.

13.3.3 Comparando variâncias: teste F

O teste F foi introduzido por Sir Ronald Aylmer Fisher para comparar variâncias. A idéia básica do teste é a mesma que a de testes para comparar médias, como o teste z e o teste t, porém usa-se a razão das variâncias, e não a sua diferença, como é o caso para testes sobre médias.

A estatística de teste F é simplesmente a razão dos estimadores (13.5) e (13.6) das variâncias entre e dentro dos grupos, ou seja:

$$F = \frac{s_e^2}{s_d^2}.$$

Quando os valores de s_e^2 e s_d^2 estão próximos, o valor de F fica próximo de 1. Indivíduos provenientes dos diferentes grupos podem ser distinguidos quando s_e^2 é estatisticamente maior que s_d^2, o que ocorre para valores de F significativamente maiores que 1. Para saber se um valor obtido de F é significativamente maior que 1, precisamos compará-lo com percentis da sua distribuição.

Sob a hipótese nula H_0 de que as variâncias são iguais, F tem distribuição também chamada F. Esta distribuição foi construída com o objetivo específico de descrever o comportamento probabilístico de razões de estimadores s_e^2, s_d^2 de variâncias σ_e^2, σ_d^2 que, teoricamente, são iguais. A distribuição F tem dois parâmetros, que correspondem aos graus de liberdade de s_e^2 e de

s_d^2, nesta ordem. Na tabela de distribuição F do apêndice, são dados os percentis desta distribuição mais usados na prática.

Portanto, sob $H_0 : \sigma_e^2 = \sigma_d^2$, F tem distribuição F com $(k-1, N-k)$ graus de liberdade.

13.3.4 Exemplo (continuação)

Neste caso, todos os grupos contêm o mesmo número de observações, e podemos calcular as variâncias s_e^2 e s_d^2 diretamente. Temos:

$$\sum_{i=1}^{6} \bar{x}_i = 456, \quad \sum_{i=1}^{6} (\bar{x}_i)^2 = 34734,$$

$k=6$ e $n=30$, portanto a expressão (13.5) para a variância entre os grupos resulta em

$$s_e^2 = \frac{30}{5} \left\{ 34734 - \frac{456^2}{6} \right\} = 468,$$

com 5 graus de liberdade, e a expressão (13.6) para a variância dentro dos grupos fica

$$s_d^2 = \frac{1}{6} 1021,5 = 170,25,$$

com 174 graus de liberdade.

A estatística F neste caso é igual a

$$F = \frac{468}{170,25} = 2,75,$$

e sob a hipótese nula (13.1) de que todas as médias são iguais, F tem distribuição F com $(5, 174)$ graus de liberdade. Consultando a tabela para esta distribuição F, obtemos o percentil de ordem 95%:

$$F_{5,174}(95\%) = 2,21.$$

Portanto, H_0 é rejeitada, e podemos concluir que pelo menos um dos métodos dá resultados diferentes dos dos demais.

13.4 ANOVA em modelos de regressão

13.4.1 Introdução

A análise de variância é muito usada para analisar resultados de ajuste de modelos de regressão linear simples, como os vistos no capítulo 12. Ela é usada para avaliar a qualidade do ajuste obtido.

Imagine que o seguinte modelo de regressão linear simples esteja sendo ajustado:

$$E(Y) = \alpha + \beta X, \tag{13.7}$$

com base em n observações $y_1, \ldots, y_n, x_1, \ldots, x_n$, onde α representa o coeficiente linear, ou intercepto, e β representa o coeficiente angular, ou de regressão.

13.4.2 Decomposição da soma de quadrados totais

A variância de Y é estimada por

$$\frac{1}{n-1} \sum_{i=1}^{n} (y_i - \bar{y})^2. \tag{13.8}$$

Consideramos bom o ajuste do modelo de regressão (13.7) aos dados se, através dele, pudermos melhorar nosso entendimento sobre o comportamento de Y, em particular sua média e sua variância (lembremos que o modelo supõe que Y tenha distribuição normal). Especificamente, o ajuste é considerado bom se for melhor que o ajuste do modelo mais simples em que

$$E(Y) = \alpha, \tag{13.9}$$

que não envolve nenhuma variável explicativa.

Sob o modelo (13.7), a média de Y é dada por

$$E(Y) = \alpha + \beta X,$$

e o ajuste do modelo envolve a minimização da soma de quadrados dos resíduos

$$\sum_{i=1}^{n} \{y_i - (\alpha + \beta x_i)\}^2,$$

ou seja, os estimadores $\hat{\alpha}, \hat{\beta}$ para α, β são escolhidos de tal maneira a tornar os valores preditos $\hat{y}_i = \hat{\alpha} + \hat{\beta} x_i$ as melhores representações possíveis de Y em termos de X. Portanto, para avaliar a qualidade do ajuste, nos resta analisar a variabilidade de Y e a parte da sua variabilidade explicada pela regressão.

Consideramos que o modelo (13.7) representa um ajuste melhor que o do modelo simples (13.9) se puder explicar uma parte significativa da variância de Y. A soma de quadrados no numerador da variância amostral (13.8) pode ser decomposta da seguinte maneira:

$$\sum_{i=1}^{n}(y_i - \bar{y})^2 = \sum_{i=1}^{n}(\hat{y}_i - \bar{y})^2 + \sum_{i=1}^{n}(y_i - \hat{y}_i)^2,$$

$$\text{SQ Total} = \text{SQ Regressão} + \text{SQ Resíduos},$$

onde SQ Total é a soma de quadrados que determina a variância amostral de Y, SQ Regressão é a parte da soma de quadrados correspondente à variância explicada pela regressão e SQ Resíduos é a parte da soma de quadrados não explicada pela regressão.

Os graus de liberdade envolvidos no estimador da variância também ficam decompostos: enquanto a variância amostral, e portanto SQ Total, envolve $n-1$ graus de liberdade, a SQ Regressão envolve 1 grau de liberdade, e a SQ Resíduos envolve $n-2$ graus de liberdade.

A cada soma de quadrados corresponde uma média de quadrados, que nada mais é que a própria soma de quadrados dividida pelos graus de liberdade correspondentes.

13.4.3 Teste F

Usando esta decomposição, podemos verificar se o ajuste dado pelo modelo (13.7) aos dados é melhor que o ajuste do modelo simples (13.9), comparando a variância explicada pela regressão com a variância não explicada. Ou seja, usamos a estatística

$$F = \frac{\text{SQ Regressão}/1}{\text{SQ Resíduos}/(n-2)} \qquad (13.10)$$

para testar a hipótese nula de que o modelo (13.7) não dá ajuste melhor que o modelo simples (13.9), contra a hipótese alternativa de que o modelo (13.7) dá um ajuste melhor. Como o modelo simples (13.9) corresponde a um caso particular do modelo (13.7) em que fixou-se $\beta = 0$, podemos escrever as hipóteses envolvidas neste teste como:

$$H_0 : \beta = 0 \quad versus \quad H_a : \beta \neq 0. \qquad (13.11)$$

Da seção 13.3.3, temos que F dada por (13.10) tem, sob H_0, distribuição F com $(1, n-2)$ graus de liberdade.

Intuitivamente, com base neste teste concluímos que o modelo de regressão (13.7) ajusta bem os dados sempre que a porção da variabilidade de Y explicada pela regressão for significativamente maior que a não explicada.

13.4.4 Tabela de ANOVA

A apresentação das estatísticas envolvidas na análise de variância é tradicionalmente feita sob a forma de uma tabela, como a que se segue:

	gl	SQ	MQ	F	valor p
Regressão	1	SQ Reg	MQ Reg	MQReg/MQRes	
Resíduos	$n-2$	SQ Res	MQ Res		
Total	$n-1$	SQ Total			

13.4.5 Medida de qualidade do ajuste: R^2

Como medida de qualidade do ajuste que o modelo (13.7) dá aos dados, usamos

$$R^2 = \frac{\text{SQ Regressão}}{\text{SQ Total}} = 1 - \frac{\text{SQ Resíduos}}{\text{SQ Total}},$$

ou seja, o porcentual da variância total dos dados explicada pela regressão. Quanto mais próximo de 1 estiver R^2, melhor é o ajuste.

13.4.6 Equivalência do teste t e teste F no modelo com apenas uma variável

Sob o modelo de regressão (13.7), o teste t feito para testar as hipóteses (13.11) é equivalente ao teste F. De fato, neste caso pode ser demonstrado que as estatísticas t e F envolvidas nestes testes estão relacionadas da seguinte maneira:

$$F = t^2.$$

Portanto, o valor p obtido com os dois testes é exatamente o mesmo nestes casos.

13.4.7 Extensão para modelos de regressão linear múltipla

Considere agora um modelo de regressão linear múltipla, ou seja, que envolva mais de uma variável explicativa, como

$$E(Y) = \alpha + \beta_1 X_1 + \beta_2 X_2 + \ldots + \beta_k X_k. \tag{13.12}$$

A extensão do que foi visto para modelos de regressão linear múltipla é direta, com algumas ressalvas. Entre elas estão os pontos a seguir.

A decomposição da soma de quadrados totais é feita da mesma maneira, mas não a dos graus de liberdade. O número de graus de liberdade de SQ Regressão é igual ao número de parâmetros usados para representar efeitos das variáveis explicativas. Se as variáveis explicativas X_1, X_2, X_3 forem contínuas, a cada uma delas corresponde um coeficiente a ser estimado, e portanto SQ Regressão envolve três graus de liberdade. Uma variável qualitativa pode envolver mais que um parâmetro quando for substituída por um conjunto de variáveis indicadoras das categorias. O número de graus de liberdade de SQ Resíduos é sempre igual ao de SQ Total, menos o de SQ Regressão.

O teste F envolvido na análise de variância ainda serve para verificar a hipótese de que o ajuste do modelo é bom, mas a hipótese nula agora é a de que *todos* os parâmetros representando efeitos das variáveis explicativas são iguais a zero. De fato, o modelo simples continua sendo (13.9), e portanto representa um caso particular do modelo ajustado (13.12) obtido quando fixa-se $\beta_1 = \beta_2 = \ldots = \beta_k = 0$. Ou seja, neste caso o teste F compara a hipótese nula

$$H_0 : \beta_1 = \beta_2 = \ldots = \beta_k = 0$$

com a hipótese alternativa de que pelo menos um β_i é diferente de zero.

Já podemos perceber intuitivamente que não há mais equivalência entre os testes F envolvido na ANOVA e o teste t para um coeficiente β_i, em geral.

A tabela de ANOVA é apresentada exatamente no mesmo formato, com os graus de liberdade adequados.

A fórmula para R^2 continua a mesma, mas existem formas desta estatística que são ajustadas para levar em consideração o fato de existirem mais variáveis no modelo. De fato, quanto maior o número de variáveis envolvidas, maior é a chance de se obter SQ Regressão alta, relativamente a SQ Resíduos, por acaso. É como se cada variável explicasse uma porção bem pequena da variabilidade de Y, mas pelo fato de serem numerosas, as variáveis em conjunto conseguem reduzir significativamente SQ Resíduos. Quando isto acontece, obtemos como resultado uma regressão que não necessariamente tem uma interpretação razoável. Por isso, recomenda-se o uso do R^2 ajustado em regressões múltiplas.

13.5 Leitura recomendada

Neste capítulo, fornecemos apenas versões simplificadas das fórmulas das estatísticas para facilitar o entendimento. Na prática, pacotes estatísticos e até mesmo planilhas de computador fazem as contas, portanto o leitor não precisa se preocupar com a execução. Caso o leitor deseje aprofundar seu conhecimento, existem diversos livros no mercado que cobrem o tema.

Novamente, Rosner oferece uma boa introdução ao assunto, com aplicação em problemas reais. Todos os livros sobre modelos lineares e modelos de regressão, por exemplo, falam de análise de variância. Uma sugestão é o livro de Searle (1971).

13.6 Referências bibliográficas

[1] Montgomery, D. C., Peck, E. A. & Vining, G. G. (2001). *Introduction to linear regression analysis*. New York: Wiley.

[2] Rosner, B. (1995). *Fundamentals of Biostatistics*, 4a. ed. Duxbury Press.

[3] Searle, S. R. (1971). *Linear models*. New York: Wiley.

14

Bioestatística não-paramétrica

Renée Xavier de Menezes
Raymundo Soares Azevedo

14.1 Motivação

Nos capítulos anteriores foram analisadas situações nas quais as variáveis eram contínuas e com distribuição normal. As propriedades desta distribuição eram então usadas para calcular probabilidades, construir intervalos de confiança e testes de hipótese.

No entanto, muitas variáveis de interesse na prática não satisfazem estas condições, e não se pode usar os métodos baseados na distribuição normal: não são contínuas, sua distribuição é desconhecida, ou ainda sua distribuição é conhecida mas sabidamente não pode ser aproximada por uma distribuição normal.

Existem métodos estatísticos que não fazem suposições sobre a distribuição da variável (ou variáveis) em estudo. Estes métodos são referidos como *métodos não-paramétricos*.

O objetivo do presente capítulo é introduzir os métodos não-paramétricos mais utilizados na prática. Veremos testes estatísticos não-paramétricos, equivalentes aos testes paramétricos vistos no capítulo 10 e também um coeficiente de correlação não-paramétrico.

14.2 Postos

Para poder lidar com variáveis qualitativas ordinais, os métodos estatísticos não-paramétricos não podem usar diretamente os valores observados das variáveis que estão sendo analisadas. A maneira encontrada de usar informação levantada pelas observações sem usar os valores observados diretamente foi a de usar os *postos* das observações.

O *posto* de uma observação é a sua posição relativa às demais observações, quando os dados estão em ordem crescente. Portanto, dá uma idéia da posição relativa da observação, sem usar o valor observado diretamente.

Os postos correspondentes às observações $X_1, X_2, \ldots, X_n$ de uma variável X são calculados da seguinte maneira:

- coloca-se as observações em ordem crescente, obtendo $X_{(1)} \leq X_{(2)} \leq \ldots \leq X_{(n)}$. Portanto, $X_{(1)}$ representa a menor observação, $X_{(2)}$ representa a segunda menor observação, e assim por diante, até $X_{(n)}$, que representa a maior observação;

- associa-se valores às observações correspondendo às suas posições relativas na amostra. A $X_{(1)}$ associa-se o valor 1; a $X_{(2)}$, o valor 2, e assim por diante, até $X_{(n)}$ com o valor n;

- se todas as observações forem distintas, isto é, se $X_i \neq X_j$ para quaisquer i, j, os postos $R_1, R_2, \ldots, R_n$ são iguais aos valores associados às observações no passo anterior. Porém, observações iguais devem ter postos iguais. Para observações iguais, associa-se postos que são todos iguais à média de suas posições relativas na amostra.

Imagine por exemplo que $X_{(2)} = X_{(3)}$. Então os postos que ambas observações recebem são iguais à média entre 2 e 3, suas posições relativas caso não houvesse igualdade. Ou seja, seus postos são iguais a $(2+3)/2 = 2,5$. Imagine agora que $X_{(5)} = X_{(6)} = X_{(7)}$. Então os postos destas observações são iguais a $(5+6+7)/3 = 6$.

14.3 Teste de Mann-Whitney

14.3.1 Introdução

Este teste é o equivalente não-paramétrico do teste t não-pareado, ou seja, é usado para comparar duas amostras independentes de uma determinada variável. A única suposição que se faz sobre a variável em estudo é que ela seja ordenável. É possível inclusive utilizar variáveis semi-quantitativas, muito comuns em medicina, como, por exemplo, uma escala em número de "cruzes".

Vamos imaginar então que a variável X tenha sido registrada para todos os indivíduos nos grupos A e B, cada qual com n_A e n_B indivíduos, respectivamente. Supõe-se que os indivíduos sejam independentes entre si, ou seja, as observações de X nos dois grupos sejam independentes; a condição de independência pode ser violada se, por exemplo, os indivíduos são parentes ou se as amostras A e B são medidas repetidas nos mesmos indivíduos. Deseja-se comparar essas observações.

A hipótese nula H_0 é a de que os grupos não são estatisticamente diferentes, e a hipótese alternativa H_a é a de que os grupos são diferentes. Portanto, o teste é bicaudal.

14.3.2 Noção intuitiva sobre o teste

A idéia do teste é substituir as observações por seus postos, definidos na seção 14.2. Ordena-se o conjunto completo de dados observados não importando se o dado é proveniente do grupo A ou B, determinando assim o posto de cada observação em relação a todas as demais. Depois, calcula-se a soma dos postos de cada grupo.

Se as observações dos dois grupos forem provenientes da mesma população, ou seja, se não forem estatisticamente diferentes, as somas dos postos em cada grupo devem ficar próximas. Se, no entanto, as observações dos grupos vierem de populações distintas, observações de um grupo podem tender a ser maiores que as do outro grupo. Portanto, a soma de postos de um grupo pode ser substancialmente maior que a do outro grupo.

14.3.3 Cálculo da estatística de teste

Para calcular a estatística de teste, procede-se da seguinte maneira:

• cria-se uma variável que indique o grupo a que pertence cada observação;

• ordena-se o conjunto de dados inteiro, pelo valor observado da variável X;

• calcula-se os postos das observações (veja seção 14.2);

• calcula-se as somas dos postos R_A e R_B das observações em cada grupo.

Note que não são comparadas medidas de posição tradicionais dos grupos, tais como as médias e as medianas, mas sim os postos das observações. Por isso, não escrevemos a hipótese nula como sendo de que as médias (ou as medianas) sejam iguais.

14.3.4 Teste para amostras pequenas

Se pelo menos um dos grupos contiver até dez observações, o valor crítico do teste deve ser obtido da tabela da distribuição das somas de postos (veja apêndice). Portanto, neste caso não é preciso calcular U_A, U_B (descritos adiante, na seção 14.3.5).

Para usar a tabela, proceda da seguinte maneira:

• localize nas colunas o valor do nível de significância desejado α e o tamanho do menor grupo (o menor valor entre n_A e n_B);

• localize nas linhas o tamanho do outro grupo (o maior);

• encontre o intervalo dado no cruzamento da linha e coluna;

• rejeite H_0 se os valores de R_A, R_B estiverem fora do intervalo fornecido pela tabela.

14.3.5 Forma assintótica do teste

Se ambos os grupos têm pelo menos dez observações, ou seja, se $n_A, n_B \geq 10$, a distribuição da estatística de teste pode ser aproximada por uma distribuição normal. Precisamos apenas padronizar a variável (tornar sua média zero e sua variância 1) para usar os percentis da normal padrão na aplicação do teste.

Para aplicar o teste com nível de significância α na sua forma assintótica, procedemos da seguinte maneira:

- calcula-se as estatísticas padronizadas U_A e U_B, como indicado abaixo:

$$U_A = n_A n_B + \frac{n_B(n_B+1)}{2} - R_B,$$

$$U_B = n_A n_B + \frac{n_A(n_A+1)}{2} - R_A;$$

- determina-se U como o menor entre U_A e U_B;
- calcula-se a média e a variância de U, dadas por:

$$E(U) = \frac{n_A n_B}{2}, \quad \mathrm{var}(U) = \frac{n_A n_B (n_A + n_B + 1)}{12}.$$

- calcula-se a variável padronizada Z_U, dada por:

$$Z_U = \frac{U - E(U) - 0,5}{\sqrt{\mathrm{var}(U)}},$$

onde foi feita também uma correção para continuidade, que corresponde ao valor $-0,5$[1], porque a soma de postos é uma variável discreta, mas sua distribuição está sendo aproximada por uma distribuição contínua;

- compara-se o valor absoluto de Z_U com o percentil de ordem $1 - \alpha/2$ da distribuição normal padrão.

14.3.6 Exemplo

Considere um estudo hipotético, no qual pacientes diabéticos são classificados em dois grupos: pacientes com colesterol sérico menor ou igual a 250 mg/dL (normocolesterolêmicos, grupo Nc) e pacientes com colesterol sérico maior que 250 mg/dL (hipercolesterolêmico, grupo Hc). Surge uma pergunta: há diferença entre estes dois subgrupos quanto à intensidade da cetonúria quando ocorre uma descompensação cetoacidótica? Para investigar esta hipótese, a intensidade da cetonúria, medida utilizando-se fita

---

[1] A discussão sobre correções para a continuidade foge ao escopo deste capítulo. Para mais detalhes, veja a página 126 de Conover (1999).

de múltiplas análises, cujos resultados são expressos em número de cruzes (de uma a quatro), foi levantada para nove pacientes no grupo Nc e nove pacientes no grupo Hc (veja tabela 14.1).

Tabela 14.1. Cetonúria de 9 pacientes (cruzes)

Grupo Nc	Cetonúria	Grupo Hc	Cetonúria
pac. 1	+	pac. 10	++++
pac. 2	+++	pac. 11	++
pac. 3	+	pac. 12	++++
pac. 4	++	pac. 13	+++
pac. 5	++++	pac. 14	+
pac. 6	+	pac. 15	+++
pac. 7	++	pac. 16	++
pac. 8	++	pac. 17	+
pac. 9	+	pac. 18	+++

Agregamos todas as observações, ordenamos e associamos uma ordenação seqüencial e arbitrária a elas, desconsiderando aquelas que são iguais. Determinamos então os postos, como indicado na seção 14.2 (veja tabela 14.2).

Tabela 14.2. Determinando os postos

Paciente	Cetonúria	Grupo	Posto	Ord. arbitrária
pac. 1	+	Nc	3,5	1
pac. 3	+	Nc	3,5	2
pac. 6	+	Nc	3,5	3
pac. 9	+	Nc	3,5	4
pac. 14	+	Hc	3,5	5
pac. 17	+	Hc	3,5	6
pac. 4	++	Nc	9	7
pac. 7	++	Nc	9	8
pac. 8	++	Nc	9	9
pac. 11	++	Hc	9	10
pac. 16	++	Hc	9	11
pac. 18	+++	Hc	13,5	12
pac. 2	+++	Nc	13,5	13
pac. 13	+++	Hc	13,5	14
pac. 15	+++	Hc	13,5	15
pac. 5	++++	Nc	17	16
pac. 10	++++	Hc	17	17
pac. 12	++++	Hc	17	18

Como ambos os grupos têm menos que dez observações, aplicamos o teste sobre as somas dos postos em cada grupo diretamente (veja seção 14.3.4).

A soma dos postos das observações do grupo Nc é igual a 71,5, e a soma dos postos das observações do grupo Hc é igual a 99,5.

Consultando a tabela do apêndice para as somas de postos, vemos que, para $\alpha = 0,10$, o intervalo dos postos é [66; 105], que já inclui os valores observados. Portanto, a hipótese de que as observações dos dois grupos vêm de uma mesma população não é rejeitada, ou seja, os dois grupos não são distinguíveis quanto à intensidade da cetonúria quando ocorre a descompensação cetoacidótica.

14.4 Teste de Wilcoxon

14.4.1 Introdução

O teste de Wilcoxon é o equivalente não-paramétrico ao teste t pareado, ou seja, é aplicado para testar a hipótese de não haver diferença estatisticamente significativa em dados pareados. O teste pode ser aplicado a qualquer variável que seja ordenável, podendo ser quantitativa ou qualitativa.

O tipo de estudo típico a que este teste se aplica geralmente envolve uma variável X, medida no mesmo indivíduo em dois momentos diferentes. Entre as medições, uma intervenção (tal como um tratamento ou um intervalo de tempo) pode ser aplicada. O objetivo do estudo é saber se a intervenção afetou as respostas. Para isto, calcula-se a diferença entre a medição final e a medição inicial para cada indivíduo.

A hipótese nula H_0 é a de que a intervenção não tem efeito estatisticamente significativo sobre as medições, e a hipótese alternativa H_a é a de que a intervanção tem efeito estatisticamente significativo. Note que, como este efeito pode ser ou de aumentar ou de diminuir as medições, o teste é bicaudal.

14.4.2 Noção intuitiva sobre o teste

Se a intervenção não teve efeito sobre as respostas, algumas diferenças observadas podem ser positivas e outras negativas, mas espera-se que tenham grandezas absolutas comparáveis.

A idéia do teste é testar se as diferenças positivas são maiores ou menores, em grandeza absoluta, que as diferenças negativas. Para isto, ordena-se as diferenças encontradas de acordo com seu valor absoluto (isto é, ignorando seu sinal), e compara-se a soma dos postos correspondentes às diferenças positivas com a soma dos correspondentens às diferenças negativas.

14.4.3 Cálculo da estatística de teste

A estatística de teste é calculada da seguinte maneira:

• para cada indivíduo, calcula-se a diferença entre a medição após a intervenção, X_{final}, e a medição antes da intervenção, X_{inicial}, obtendo

$$d = X_{\text{final}} - X_{\text{inicial}};$$

• desconsidera-se, daqui por diante, no cálculo da estatística de teste, indivíduos com diferença d igual a zero;

• ordena-se os indivíduos segundo o valor absoluto das suas diferenças, $|d|$, e calcula-se os postos R (veja seção 14.2) correspondentes aos indivíduos usando esta ordenação;

• calcula-se a soma dos postos correspondentes a indivíduos com diferenças positivas, ou seja, $d > 0$, obtendo S_+, e a soma dos postos correspondentes a indivíduos com diferenças negativas, ou seja, $d < 0$, obtendo S_-;

• a estatística de teste W é igual a uma das somas de postos, S_+ ou S_-, sendo a escolha arbitrária e os resultados obtidos com cada uma completamente equivalentes.

14.4.4 Teste para amostras pequenas

Se o número de indivíduos com diferença d não nula for inferior a 16, compara-se o valor encontrado para a estatística de teste W com percentis de sua distribuição teórica, que está tabulada (veja tabela no apêndice).

O uso da tabela é muito simples: basta localizar nas colunas o nível de significância α desejado, e nas linhas o número de indivíduos observados com diferenças d não nulas. No cruzamento da linha e da coluna, é dado um intervalo para W. Se W estiver dentro do intervalo, a hipótese nula H_0, que representa ausência de efeito da intervenção sobre a medição de X, não é rejeitada. Se W estiver fora do intervalo, conclui-se que há evidência estatística de que a intervenção tenha efeito sobre a medição de X, com nível de significância α.

14.4.5 Forma assintótica do teste

Se o número de indivíduos com diferença d não nula for igual a pelo menos 16, a estatística de teste tem distribuição aproximadamente normal. Portanto, como feito na seção 14.3.5, basta padronizar a variável (tornar sua média zero e sua variância 1) para usar os percentis da normal padrão na aplicação do teste.

Para aplicar o teste com nível de significância α na sua forma assintótica, procedemos da seguinte maneira:

- calcula-se a média e a variância de W, dadas por:

$$E(W) = \frac{n(n+1)}{4}, \quad \text{var}(W) = \frac{n(n+1)(2n+1)}{24},$$

onde n representa o número de indivíduos com diferença d não nula;

- calcula-se a variável padronizada Z_W, dada por:

$$Z_W = \frac{W - E(W) - 0,5}{\sqrt{\text{var}(W)}},$$

onde foi feita também uma correção para continuidade, porque a soma de postos é uma variável discreta, mas sua distribuição está sendo aproximada por uma distribuição contínua;

- compara-se o valor absoluto de Z_W com o percentil de ordem $1 - \alpha/2$ da distribuição normal padrão.

14.4.6 Exemplo

Imagine, como um exemplo irreal (apenas para ilustrar a operacionabilidade do teste), que foi planejado um novo tratamento que pode ser usado para qualquer tipo de câncer, e que teve sua eficácia testada por amostras de tecido retirado da área afetada, antes e depois do tratamento. Para cada amostra, o porcentual de células tumorais foi calculado (veja tabela 14.3). Deseja-se saber se o tratamento afetou o porcentual de células tumorais encontrado.

Tabela 14.3. Porcentual encontrado de células tumorais, por tipo de célula, antes e depois do tratamento

Origem da célula	% antes	% depois	d	Posto
Pulmão	90	85	5	4
Fígado	94	90	4	3
Laringe	78	80	-2	2
Intestino	79	70	9	5
Cérebro	84	84	0	–
Pele	75	65	10	6,5
Linfonodo	74	63	11	8
Pâncreas	99	89	10	6,5
Osso	72	73	-1	1

Calculando-se as diferenças entre as medições, postos são associados às diferenças não nulas, levando-se em consideração seus valores absolutos (veja tabela 14.3).

A soma dos postos correspondentes a diferenças positivas é igual a 33, e a soma dos postos correspondentes a diferenças negativas é igual a 3.

Como o número de observações com diferença não nula é igual a 8, precisamos comparar os valores observados com os da tabela da distribuição exata de W. Para $\alpha = 0,05$, encontramos o intervalo $[3; 33]$, que inclui os valores observados. Portanto, a rigor não podemos rejeitar a hipótese de ausência de efeito do tratamento, mas o resultado está na fronteira da região de aceitação.

14.4.7 Quando a discriminação é baixa

Pode acontecer de o número total de indivíduos no estudo N ser alto, mas a maior parte das diferenças d ser nula, resultando num número pequeno n de indivíduos cujas diferenças contribuem para a estatística de teste W. Nestes casos, a conclusão do teste é a mesma que se apenas n indivíduos tivessem sido observados. O pesquisador deve ter, portanto, cautela ao analisar os resultados, levando também em consideração as observações que não contribuíram para W. Esta é uma limitação do teste: o estabelecimento definitivo de técnicas para contornar estas situações ainda é um tema em aberto para os pesquisadores da área.

14.5 Coeficiente de correlação de Spearman

14.5.1 Introdução

Quando pelo menos uma das variáveis, X ou Y, entre as quais deseja-se calcular uma medida de associação, é categórica ou tem distribuição que não pode ser aproximada por uma normal, não se pode usar o coeficiente de correlação de Pearson (veja capítulo 12). Se X e Y são ordenáveis, a alternativa mais comumente utilizada é o *coeficiente de correlação de Spearman*, aqui representado por r_s. Como o coeficiente de correlação de Pearson, ele nos dá uma estimativa do grau de associação entre as duas variáveis.

14.5.2 Apresentação intuitiva do coeficiente

Calcula-se este coeficiente da seguinte maneira: ordena-se as observações de acordo com seus valores de X, e associa-se a cada observação um posto (veja seção 14.2 para o cálculo os postos). A esta nova variável dá-se o nome de "posto-x". Faz-se o mesmo com os dados ordenados de acordo com os valores de Y, obtendo-se a variável "posto-y". O coeficiente de correlação de Spearman, r_s, nada mais é que o coeficiente de correlação de Pearson, calculado entre posto-x e posto-y.

14.5.3 Exemplo

Para exemplificar o cálculo de r_s, considere um estudo fictício feito para analisar a relação entre o descoramento de mucosas (medido em cruzes - quanto maior o descoramento, maior o número de cruzes) e a determinação de hemoglobina por método de química seca (fita reagente com gabarito de cores dividido em categorias) (veja dados na tabela 14.4). A idéia é saber se o grau de descoramento pode nos dar uma idéia do grau de anemia do paciente. Nossa hipótese é a de que quanto menor a concentração de hemoglobina, mais descoradas estão as mucosas. Portanto, nossa expectativa é a de encontrar uma correlação inversa entre o descoramento e a medida de hemoglobina.

Tabela 14.4. Determinação de hemoglobina por método de química seca

Paciente	Descoramento	Hemoglobina (g/dl)
pac. 1	++	II
pac. 2	+++	I
pac. 3	+	III
pac. 4	++++	I
pac. 5	+	IV
pac. 6	+++	II
pac. 7	0	V
pac. 8	++	I
pac. 9	++	IV

Classificação da hemoglobina: I (5,0-7,4); II (7,5-9,0); III (9,1-11,0); IV (11,1-13,0); V (13,1-15,0).

Tabela 14.5. Dados preparados para calcular coeficiente de correlação de Spearman

Paciente	Descoramento	Hb	Posto-x	Posto-y
pac. 2	+++	I	7,5	2
pac. 8	++	I	5	2
pac. 4	++++	I	9	2
pac. 1	++	II	5	4,5
pac. 6	+++	II	7,5	4,5
pac. 3	+	III	2,5	6
pac. 5	++	IV	5	7,5
pac. 9	+	IV	2,5	7,5
pac. 7	0	V	1	9

Depois de ordenar o conjunto de dados de acordo com cada uma das variáveis e calcular os postos, obtemos a tabela 14.5. Daí basta calcular o coeficiente de correlação de Pearson entre posto-x e posto-y, obtendo $r_s = -0,79825$.

14.5.4 Teste de significância de r_s

Para tamanhos de amostra $n \geq 10$, a estatística de teste

$$t_s = \frac{r_s\sqrt{n-2}}{\sqrt{1-r_s^2}}$$

tem distribuição t-Student com $n-2$ graus de liberdade, sob a hipótese nula $H_0 : r_s = 0$.

14.5.5 Exemplo (continuação)

Calculando t_s para o nosso exemplo (veja a seção 14.5.3), obtemos $t_s = -3,51$. Para testar a hipótese nula $H_0 : r_s = 0$, que representa ausência de correlação entre o grau de descoramento das mucosas e a concentração de hemoglobina, contra a alternativa $H_a : r_s \neq 0$ com nível de significância de 0,05, comparamos o valor absoluto de t_s com o percentil de ordem 0,975 da distribuição t-Student com 9-2=7 graus de liberdade, que é 2,36. Como $3,51 > 2,36$, rejeitamos a hipótese nula.

Também podemos calcular o valor p associado a este teste. Ele é dado pela probabilidade de se obter um valor para t_s tão ou mais extremo que o observado, sob a hipótese nula. Ou seja:

$$p = P\{T \leq -3,51|H_0\} + P\{T \geq 3,51|H_0\},$$

onde T é a variável aleatória representando a estatística de teste. Como sob H_0 ela tem distribuição t-Student com 7 graus de liberdade, essas probabilidades podem ser calculadas usando a tabela desta distribuição. Como a distribuição t-Student é simétrica, podemos escrever

$$p = 2 \times P\{T \geq 3,51|H_0\} = 0,00991,$$

o que significa que a hipótese nula seria rejeitada mesmo se um nível de significância de 0,01 tivesse sido usado.

14.6 Comentários

14.6.1 Poder dos testes

Testes não-paramétricos podem ser aplicados a dados com distribuição normal. Portanto, os resultados de testes paramétricos e não-paramétricos podem ser comparados, nesses casos.

Através deste tipo de comparação, conclui-se que testes não-paramétricos têm, em geral, menor poder[2] que seus correspondentes paramétricos. Ou seja, há casos em que o teste paramétrico rejeita a hipótese nula H_0, mas o teste não-paramétrico não a rejeita. Este é o preço pago por se fazer suposições mais fracas sobre a variável analisada (no teste paramétrico, supõe-se que a variável tenha uma certa distribuição, enquanto no teste não-paramétrico supõe-se apenas que a variável seja categórica ordinal).

14.6.2 Observações

Frank Wilcoxon (1892-1965) tornou-se conhecido por seu trabalho em estatística não-paramétrica, em particular por ter desenvolvido os dois testes vistos neste capítulo: o aqui chamado de "teste de Mann-Whitney" tem uma versão equivalente desenvolvida por Wilcoxon, referido na literatura como "teste da soma de postos de Wilcoxon"; e o que denominamos neste capítulo de "teste de Wilcoxon" é também encontrado na literatura especializada como "teste de postos com sinais de Wilcoxon".

14.7 Leitura recomendada

Em português, o livro de Noether (1983) é uma boa referência para uma introdução aos métodos básicos de estatística com uma abordagem não-paramétrica.

Rosner (1995) apresenta ainda testes não vistos aqui, como o teste do sinal (que também é usado para dados pareados) e o método de Kruskal-Wallis, uma alternativa não paramétrica à análise de variância (veja capítulo 13).

Para o leitor que deseja se aprofundar mais no estudo de métodos não-paramétricos, o livro de Conover (1999) é uma boa opção.

14.8 REFERÊNCIAS BIBLIOGRÁFICAS

[1] Conover, W. J. (1999). *Practical nonparametric statistics*, 3rd ed. New York: Wiley.

[2] Noether, G. E. (1983). *Introdução à Estatística: uma abordagem não-paramétrica*, 2a. ed. Editora Guanabara Dois.

[3] Rosner, B. (1995). *Fundamentals of Biostatistics*, 4a. ed. Duxbury Press.

---

[2] Veja capítulo de Inferência e raciocínio médico.

15

Métodos para contagens

Renée Xavier de Menezes

15.1 Introdução

15.1.1 Motivação

Até a década de 1970, boa parte da teoria estatística usada em aplicações partia do princípio de que as variáveis eram contínuas e, se possível, tinham distribuição normal. O motivo para isto é que podia-se lançar mão de uma série de resultados referentes à distribuição normal, que simplificavam os cálculos envolvidos. Resultados correspondentes usando distribuições não-normais ou não existiam ou se referiam a problemas específicos.

Nesta época, era prática comum analisar variáveis não-normais como se na verdade tivessem distribuição normal, baseado no Teorema Central do Limite[1]. Para que a aplicação do teorema seja válida, é necessário que o número de observações seja suficientemente grande. Problemas tipicamente ocorriam, portanto, quando o número de observações não era grande o suficiente.

Avanços computacionais levaram à pronta disponibilização de métodos de análise específicos para variáveis não-normais, antes proibitivamente trabalhosos, além de incentivar mais pesquisas nestas áreas.

Um grupo importante de métodos foi desenvolvido para tratar problemas em que a variável dependente[2] representa uma contagem, compondo hoje a caixa básica de ferramentas de análise estatística de dados biomédicos. Os métodos mais comuns para analisar este tipo de variável serão vistos neste capítulo.

No restante desta seção, apresentaremos os exemplos que servirão para ilustrar os métodos que serão vistos nas demais seções, e introduziremos a motivação prática para se usar cada um dos métodos.

---

[1] Veja capítulo 10.
[2] Veja capítulo 12.

15.1.2 Exemplos

Exemplo 1:[3] Deseja-se saber se o número de pacientes que chega a um hospital é aproximadamente o mesmo, em todos os dias da semana. Esta é uma informação importante para o administrador do hospital, que pode considerar realocação de funcionários caso, em dias específicos da semana, o hospital receba mais pacientes que em outros. Em uma determinada semana, o número de pacientes chegando ao hospital por dia da semana foi registrado. Há evidência de que algum dia receba mais pacientes que outro?

Dia da semana	Dom.	Seg.	Ter.	Qua.	Qui.	Sex	Sáb.
Num. pacientes	36	20	17	22	21	26	33

Exemplo 2: O efeito de uma droga está sendo testado em um estudo prospectivo, ou seja, pacientes são selecionados para participar do estudo, e registra-se sua evolução. Para saber se a droga tem efeito, alguns dos pacientes selecionados recebem a droga, outros recebem um placebo. O pesquisador encarregado do estudo seleciona aleatoriamente os pacientes que receberão a droga, com a mesma chance para todos os pacientes de receber a droga. Aos demais pacientes, é aplicado o placebo. O estudo é duplo-cego, o que quer dizer que nem o paciente nem o médico que atende o paciente sabem o que está sendo usado em cada caso.

Dos 56 pacientes que receberam a droga, 48 apresentaram melhora, enquanto dos 51 que receberam o placebo, 38 apresentaram melhora. Com base nesses dados, pode-se dizer que os pacientes que receberam a droga apresentaram em média melhor evolução que os que receberam o placebo?

Exemplo 3: Em um experimento de cruzamento de plantas, Mendel obteve 120 flores magenta com estigma verde, 48 flores magenta com estigma vermelho, 36 flores vermelhas com um estigma verde e 13 flores vermelhas com estigma vermelho. A teoria mendeliana prevê que a proporção de flores seria 9:3:3:1. O resultado experimental é compatível com a teoria?

Exemplo 4:[4] Deseja-se investigar a relação entre alta ingestão de sal e a ocorrência de morte por doença cardiovascular (DCV). Para isto, um estudo é feito entre homens com idades de 50 a 54 anos habitantes de uma região, e que vieram a óbito num certo mês. Os investigadores incluem no estudo aproximadamente o mesmo número de homens que morreram por DCV que de homens que morreram por outras causas. Então, um parente próximo de cada indivíduo é questionado sobre a quantidade de sal que a

---
[3] Adaptado de Noether, 1983, p. 89.
[4] Rosner, 1995, p. 370.

pessoa costumava consumir. Os dados observados estão na tabela abaixo.

Causa de óbito	Teor de sal na dieta		Total
	Alto	Baixo	
DCV	5	30	35
Outras causas	2	23	25
Total	7	53	60

15.1.3 Visão geral dos métodos para analisar contagens

Chamamos de *contagens* variáveis que representam o número de eventos observados: o número de casos de uma doença e o número de bebês nascidos vivos, por unidade de tempo, são exemplos de contagens.

Uma variável aleatória representando uma contagem difere de uma variável que tem distribuição normal por dois motivos: (i) porque toma apenas valores não-negativos; e (ii) porque toma apenas valores inteiros $(0, 1, 2, \ldots)$, enquanto a variável com distribuição normal pode tomar qualquer valor real.

Como toda análise, a análise de dados que contêm contagens passa por várias etapas. Primeiro, é necessário testar hipóteses de interesse sobre cada variável isoladamente, fazendo análises univariadas. Depois, considerando as hipóteses comprovadas ou não, pode haver interesse em ajustar modelos multivariados, que levam em consideração o efeito de mais de uma variável sobre a variável de resposta.

Os testes mais comumente usados na prática para analisar variáveis que representam contagens serão vistos aqui. Outros também úteis neste tipo de problema são apresentados em outros capítulos, como o teste para comparar proporções, descrito no capítulo 11.

Primeiro veremos o teste qui-quadrado, muito usado para analisar tabelas de contagens. Este teste só deve ser usado quando o número de casos observados for suficientemente grande. Para tabelas com apenas duas linhas e duas colunas, é recomendável efetuarmos uma correção na estatística de teste (veja seção 15.2.9)

Uma descrição geral das restrições ao uso do teste qui-quadrado é dada na seção 15.2.8. Caso o teste não possa ser aplicado, e a tabela a ser analisada tenha duas linhas e duas colunas, as alternativas incluem usar o teste exato de Fisher (veja seção 15.3) e comparar as proporções observadas através de um teste paramétrico ou não-paramétrico.

15.2 Teste qui-quadrado

Nesta seção, apresentaremos o teste qui-quadrado intuitivamente através de um exemplo, depois veremos sua definição formal e outros detalhes importantes na sua aplicação, como restrições ao seu uso. O leitor que desejar ter apenas uma visão geral do teste, sem entrar nos detalhes envolvidos em diferentes aplicações, pode passar direto à seção 15.2.10.

15.2.1 Exemplo 1 (continuação)

Vamos primeiro introduzir o teste qui-quadrado com a ajuda de um exemplo, e apresentá-lo formalmente na seção 15.2.2. Sugerimos que o leitor tente entender o mecanismo do teste intuitivamente, abstraindo-se dos detalhes técnicos que serão vistos no restante deste capítulo.

Gostaríamos de saber se o número de pacientes que o hospital recebeu durante uma semana é condizente com a hipótese de que, em média, o mesmo número de pacientes chega ao hospital, todos os dias da semana. Ou seja, se a probabilidade de um paciente chegar em um dia particular da semana é a mesma, para todos os dias da semana. Para isto, vamos comparar os números observados com o que se esperaria observar, caso esta hipótese fosse verdadeira.

Se representarmos por

$$\pi_j = P\{\text{um paciente chegar no dia } j\}, \quad \text{para } j = 1, 2, \ldots, 7,$$

com $j = 1$ correspondendo ao domingo, $j = 2$ correspondendo à segunda, e assim por diante, a hipótese nula de que a probabilidade de um paciente chegar é a mesma em todos os dias da semana pode ser expressa matematicamente por:

$$H_0: \pi_1 = \pi_1 = \pi_2 = \pi_3 = \pi_4 = \pi_5 = \pi_6 = \pi_7 = 1/7,$$

ou mais resumidamente por:

$$H_0: \pi_j = \pi, \quad j = 1, 2, \ldots, 7.$$

Este tipo de hipótese é conhecido na literatura como hipótese de *homogeneidade*, por supor que as probabilidades $\{\pi_j\}$ são homogêneas ao longo dos dias da semana.

Se o mesmo número total de pacientes, 175, tivesse chegado ao hospital naquela semana, e exatamente $1/7$ deles tivesse chegado a cada dia, teríamos observado $175/7 = 25$ pacientes por dia.

Para comparar os dados observados com o que se esperaria sob a hipótese nula, para cada dia da semana calculamos:

$$\frac{(\text{número observado} - \text{número esperado})^2}{\text{número esperado}},$$

e depois somamos os valores calculados para todos os dias. Ou seja:

$$\frac{(36-25)^2}{25} + \frac{(20-25)^2}{25} + \frac{(17-25)^2}{25} + \frac{(22-25)^2}{25}$$
$$+ \frac{(21-25)^2}{25} + \frac{(26-25)^2}{25} + \frac{(33-25)^2}{25} = 11,52,$$

o que nos dá a estatística de teste qui-quadrado, representada aqui por χ^2.

Se os dados observados forem compatíveis com a hipótese de homogeneidade, as diferenças calculadas não serão grandes. Para decidir se esta diferença é grande ou não, compara-se a estatística de teste calculada com a distribuição qui-quadrado com 7-1=6 graus de liberdade. Usando um nível de significância de 5%, achamos o valor crítico correspondente da tabela da distribuição qui-quadrado[5], que é igual a 12,59; ou seja: rejeita-se a hipótese nula se o valor da estatística de teste for maior que 12,59. Neste caso, portanto, não se rejeita a hipótese nula, o que leva à conclusão de que os dados observados são compatíveis com a hipótese de homogeneidade, com nível de significância de 5%.

Note que, como as diferenças são tomadas ao quadrado, não importa a direção em que elas são observadas, mas sim sua magnitude. Por exemplo, neste caso uma observação igual a 21 tem a mesma contribuição que uma igual a 29: ambas contribuem para o cálculo com 16/25. Isto significa que a hipótese alternativa é a de que $\pi_j \neq \pi$, para pelo menos um dia da semana j. A divisão pelo número esperado, e_i, garante certas propriedades estatísticas, como a distribuição aproximada da estatística de teste.

15.2.2 Definição formal do teste para tabelas $2 \times k$

Agora que já vimos intuitivamente como executar um teste qui-quadrado, vamos defini-lo formalmente para o mesmo tipo de dado que o do exemplo na seção 15.2.1, em que a variável de interesse está classificada em k níveis ou categorias, e deseja-se testar a hipótese de homogeneidade. Na seção 15.2.4, vamos generalizá-lo para outros casos comuns na prática.

Vamos representar os dados observados por

$$o_1, o_2, \ldots, o_k,$$

onde o_i representa a contagem registrada para a categoria i. O total de casos observados é fixo e representado por $N = o_1 + o_2 + \ldots + o_k$.

Vamos representar por $(\pi_1, \pi_2, \ldots, \pi_k)$ a distribuição de probabilidades de uma contagem ser observada em uma das categorias sob a hipótese nula

---

[5] Veja o apêndice, distribuição qui-quadrado na seção i.3.

H_0, ou seja,

$\pi_j = P\{\text{uma contagem ser observada na categoria } j|H_0\}$, j=1,2,...,k.

As contagens esperadas definidas por H_0 são representadas por

$$e_1, e_2, \ldots, e_k,$$

onde $e_j = N\pi_j$ representa a contagem esperada para a categoria j. Note que $e_1 + e_2 + \ldots + e_k = N$.

Os dados do problema (observados e esperados) podem ser resumidos numa tabela da forma:

Nível da variável	Número observado	Número esperado
1	o_1	e_1
2	o_2	e_2
$\vdots$	$\vdots$	$\vdots$
k	o_k	e_k

Esta tabela tem 2 colunas e k linhas, por isso é comumente referida no jargão de análise de dados como uma tabela $2 \times k$.

É comum expressar a hipótese nula em termos das probabilidades esperadas $\pi_1, \pi_2, \ldots, \pi_k$ de se observar um caso em cada categoria, como na seção 15.2.1. Neste caso, para calcular a contagem esperada e_i basta multiplicar a probabilidade π_i pelo total da amostra, N; ou seja: $e_i = N\pi_i$.

A estatística qui-quadrado é dada por:

$$\chi^2 = \frac{(o_1-e_1)^2}{e_1} + \frac{(o_2-e_2)^2}{e_2} + \ldots + \frac{(o_k-e_k)^2}{e_k}. \qquad (15.1)$$

Quando as freqüências observadas o_i estão próximas às esperadas e_i, o valor de χ^2 será baixo. Quando houver muita disparidade entre os valores dos o_i e dos e_i, o valor de χ^2 será alto. É intuitivo portanto que se rejeite a hipótese nula para valores altos de χ^2.

Sob a hipótese nula de homogeneidade, a estatística χ^2 tem distribuição qui-quadrado com $k-1$ graus de liberdade. Já vimos que é natural que a hipótese nula seja rejeitada quando o valor calculado de χ^2 for alto. De fato, o teste com nível de significância de $\alpha\%$ consiste em rejeitar H_0 quando χ^2 for maior que o percentil de ordem $\alpha\%$ da distribuição qui-quadrado com $k-1$ graus de liberdade.

É fácil ver o porquê de se ter $k-1$ graus de liberdade neste caso. De fato, como o total N de observações está fixo, ao conhecermos $k-1$ das contagens $o_1, \ldots, o_k$, a restante fica automaticamente determinada.

Como a estatística χ^2 terá valores altos sempre que pelo menos alguns dos termos $(o_i - e_i)^2/e_i$ forem grandes, não importando quais nem em que direção a diferença é observada, o teste qui-quadrado é bicaudal, ou seja, a hipótese nula é rejeitada quando a distribuição de probabilidades das contagens for diferente de $(\pi_1, \pi_2, \ldots, \pi_k)$.

15.2.3 Exemplo 2 (continuação)

Os dados do problema podem ser arrumados numa tabela como a abaixo. Isto vai facilitar a ilustração da aplicação do teste.

Estímulo	Resposta Melhora	Não-melhora	Totais
Droga	48	8	56
Placebo	38	13	51
Totais	86	21	107

Neste caso, a hipótese nula H_0 é a de que a evolução de cada paciente é independente de ele ter usado droga ou placebo. Ou seja, de que a droga teve efeito igual ao do placebo. Este é um exemplo típico com o qual se pretende testar se há associação entre o tipo de estímulo (droga ou placebo) e a resposta (melhora ou não), sendo a hipótese nula a de não-associação. Em jargão de análise de dados, é comum dizer que neste tipo de exemplo deseja-se testar a independência das linhas e colunas da tabela, ou que se deseja testar associação entre as variáveis.

Para calcular as contagens esperadas, imaginamos que os totais das linhas e colunas da tabela observada estão fixos. Se a droga e o placebo tiverem o mesmo efeito, e se cada paciente receber ou não a droga aleatoriamente, a chance de um paciente receber a droga e apresentar melhora é igual ao produto das probabilidades marginais de receber a droga e de apresentar melhora. Como os totais de cada linha e de cada coluna estão fixos, as probabilidades necessárias para os cálculos são as observadas. Neste caso:

$$P\{\text{Apresentar melhora}|H_0\} = 86/107, \quad P\{\text{Receber droga}|H_0\} = 56/107,$$

e, similarmente, as probabilidades de não apresentar melhora e de receber placebo podem ser calculadas. Note que a notação usada indica que as probabilidades calculadas estão baseadas na hipótese nula H_0.

Sob a hipótese nula, a evolução do paciente é independente de ele ter recebido droga ou não, o que se traduz matematicamente como a evolução do paciente ser independente do fato de ele ter usado a droga ou não. Isto quer dizer que, para cada paciente, podemos escrever:

$$\begin{aligned} &P\{\text{Receber droga e apresentar melhora}|H_0\} \\ =\ &P\{\text{Receber droga}|H_0\} \times P\{\text{Apresentar melhora}|H_0\} \\ =\ &(86 \times 56)/107^2, \end{aligned}$$

e o mesmo vale para probabilidades envolvendo os outros eventos.

Portanto, a proporção de pacientes que se esperaria em cada casela da tabela é igual ao produto das proporções das linha e coluna correspondentes, e o número esperado de pacientes na mesma casela é igual à proporção multiplicada pelo total geral (107):

$$e_{ij} = \text{proporção na linha } i \times \text{proporção na coluna } j \times 107.$$

Por exemplo, tome a casela de pacientes que receberam droga e apresentaram melhora. A proporção de pacientes que receberam droga é 56/107, e a de pacientes que apresentaram melhora é 86/107. A proporção esperada de pacientes que receberam droga e apresentaram melhora é de $(56 \times 86)/107^2$, e o número esperado de pacientes que receberam droga e apresentaram melhora é

$$\frac{56 \times 86}{107^2} \times 107 = \frac{56 \times 86}{107} = 45.$$

Fazendo-se o mesmo para as demais caselas, obtemos a seguinte tabela de números esperados de pacientes, sob a hipótese de que a droga não tem efeito diferente do efeito do placebo:

	Resposta		
Estímulo	Melhora	Não-melhora	Totais
Droga	$(86 \times 56)/107 = 45$	$(21 \times 56)/107 = 11$	56
Placebo	$(86 \times 51)/107 = 41$	$(21 \times 51)/107 = 10$	51
Totais	86	21	107

A estatística χ^2 é calculada comparando-se as caselas das duas tabelas. Neste caso, ela fica:

$$\chi^2 = \left[\frac{(48-45)^2}{45}\right] + \left[\frac{(38-41)^2}{41}\right] + \left[\frac{(8-11)^2}{11}\right] + \left[\frac{(13-10)^2}{10}\right] = 2,124.$$

Para calcular o número de graus de liberdade correspondente a este problema, basta que se lembre que tanto os totais das linhas quanto os totais das colunas estão fixos. Desta forma, ao se conhecer uma das contagens da tabela, as demais ficam determinadas. Por isso, há apenas um grau de liberdade.

Comparando-se o valor de χ^2 com o valor crítico de 5% da tabela da distribuição qui-quadrado com 1 grau de liberdade, 3,84, concluímos que o efeito da droga não é estatisticamente diferente do efeito do placebo, com nível de significância 5%.

Uma maneira alternativa de verificar se há diferença estatística entre os pacientes que receberam a droga e os que receberam placebo é comparar as proporções de melhora nos dois grupos. O teste para comparar proporções está descrito no capítulo 10.

15.2.4 Extensão para tabelas $m \times k$

O teste qui-quadrado compara dois perfis, ou duas tabelas. Em geral, um deles corresponde a um perfil observado, e o outro a um perfil esperado segundo uma certa hipótese. É possível aplicar o mesmo teste a tabelas com mais de duas linhas e mais de duas colunas, ou seja, $m \times k$, para $m, k > 2$, desde que as suposições acima sejam razoáveis no contexto estudado.

15.2.5 Distribuição da estatística χ^2

Para grandes amostras, a distribuição da estatística χ^2 dada por (15.1) pode ser aproximada por uma distribuição qui-quadrado com um número d de graus de liberdade.

O conceito de graus de liberdade foi introduzido no capítulo 10. O número de graus de liberdade em cada exemplo depende da hipótese nula que está sendo testada. Quando esta é a hipótese de homogeneidade e a variável de interesse tem k categorias como no exemplo 1, o total de casos observados é fixo e o número de graus de liberdade fica igual a $k-1$.

Quando a tabela observada é $m \times k$, a hipótese nula é a de independência de linhas e colunas, e os totais tanto das linhas quanto das colunas estão fixos, basta usar a fórmula $(m-1) \times (k-1)$.

Note, por exemplo, que isto significa que se o teste qui-quadrado for aplicado a uma tabela 2×2, o número de graus de liberdade da estatística χ^2 calculada será igual a $(2-1) \times (2-1) = 1$. De fato, mantendo-se fixos os 4 totais (2 das linhas e 2 das colunas) em uma tabela deste tipo, basta que se conheça uma das casas para que o restante seja determinado. Ou seja, apenas uma casela está livre para variar, as outras sendo determinadas usando a casela livre e os totais fixos, o que dá um grau de liberdade.

Um raciocínio análogo pode ser usado para verificar que, em uma tabela $m \times k$, mantendo-se os totais das linhas e colunas fixos, há $(m-1) \times (k-1)$ caselas livres para variar, e portanto este é o número de graus de liberdade.

O efeito do número de graus de liberdade é o de deslocar a massa principal de probabilidade da distribuição. Ao contrário da normal, que é simétrica em torno de sua média, a distribuição qui-quadrado é assimétrica para a esquerda, especialmente para valores baixos dos graus de liberdade (veja figura 15.1). À medida que o número de graus de liberdade aumenta, a forma da distribuição vai perdendo sua assimetria.

Em um teste qui-quadrado com nível de significância de $\alpha\%$, compara-se o valor da estatística χ^2 com o valor crítico de $\alpha\%$ obtido da distribuição qui-quadrado adequada. Se o valor calculado da estatística for maior que o valor crítico, rejeita-se a hipótese nula. Imagine, por exemplo, que se tenha 4 graus de liberdade, e que se deseja usar níveis de confiança 5% e 1%. A distribuição qui-quadrado correspondente, bem como os valores críticos, estão dados na figura 15.2.

Este valor crítico do teste pode ser obtido através de uma tabela da

328 Métodos Quantitativos em Medicina

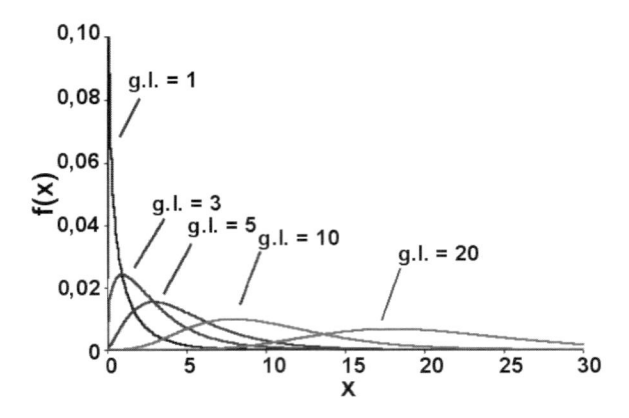

FIGURA 15.1. Distribuições de qui-quadrado com diferentes graus de liberdade.

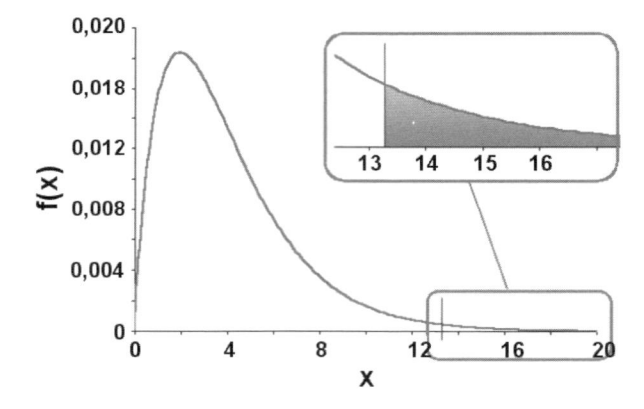

FIGURA 15.2. Função de densidade da distribuição qui-quadrado com 4 graus de liberdade, evidenciando a área sob a cauda superior, com 1% de probabilidade; ou seja, a área a partir do percentil de ordem 99%.

distribuição qui-quadrado (veja tabelas no apêndice) ou diretamente do computador, sendo comumente fornecido por diversos pacotes estatísticos e até por planilhas de trabalho.

15.2.6 Exemplo 3 (continuação)

Neste exemplo, a hipótese testada não é nem de homogeneidade nem de independência entre linhas e colunas. O teste qui-quadrado é facilmente aplicado.

Arrumando os dados observados em uma tabela, temos:

	Cor da flor		
Cor do estigma	Magenta	Vermelha	Total
Verde	120	36	156
Vermelho	48	13	61
Total	168	49	217

Sob a hipótese nula de que as mesmas 217 flores tenham sido observadas, agora com uma proporção esperada de flores 9:3:3:1, esperaria-se observar a seguinte tabela:

	Cor da flor		
Cor do estigma	Magenta	Vermelha	Total
Verde	$(9/16) \times 217 = 122$	$(3/16) \times 217 = 41$	163
Vermelho	$(3/16) \times 217 = 41$	$(1/16) \times 217 = 14$	54
Total	163	54	217

Note que, neste exemplo, os totais das linhas e colunas não foram fixos, e de fato eles são diferentes na tabela de contagens esperadas, comparados com os da tabela de contagens observadas. Com apenas o total geral fixo, 217, a estatística de teste neste caso tem 3 graus de liberdade (há 4 contagens observadas, e um grau de liberdade é perdido pelo total geral estar fixo).

A estatística calculada é $\chi^2 = 1,912$ que, comparada com 7,81, que é o percentil de ordem 95% da distribuição qui-quadrado com 3 graus de liberdade, nos leva a concluir que os dados observados são compatíveis com a hipótese nula, com nível de significância de 5%.

15.2.7 Observações sobre análises de tabelas 2 × 2

Quando a tabela de contagens observadas tem duas linhas e duas colunas, os totais das linhas e colunas estão fixos e todas as contagens esperadas e_i são maiores ou iguais a 5, recomenda-se o uso da correção de Yates (veja seção 15.2.9) para calcular a estatística χ^2. A grande maioria dos pacotes estatísticos calcula tanto a estatística χ^2 tradicional quanto a forma com a correção de Yates.

Tabelas 2 × 2 podem também ser analisadas de outras maneiras. Considere novamente o exemplo 2. Pode haver interesse em testar se a proporção de melhora é a mesma nos dois grupos, dado que o paciente tomou droga ou placebo. Neste caso, os totais das linhas estão fixos, mas não os totais das colunas. É como se fosse observada uma binomial para cada tratamento (droga ou placebo). Para comparar as proporções de melhora nos dois tratamentos, basta que se note que a proporção observada é a média aritmética de uma variável indicadora de melhora. Seu desvio-padrão amostral pode ser calculado, e se o tamanho da amostra for grande o suficiente, um teste Z pode ser usado para comparar as proporções em questão (veja o capítulo 10).

Ocorre que o teste para comparar proporções neste caso é equivalente ao teste qui-quadrado. Para vermos isto, vamos usar a notação introduzida na seção 15.2.2 e verificar que, se denotarmos a categoria 1 por sucesso e a categoria 2 por fracasso, as contagens observadas e esperadas podem ser expressas como:

$$o_1 = k, \quad o_2 = N - k, \quad e_1 = Np, \quad e_2 = N(1-p),$$

onde $N = o_1 + o_2$ como antes, k representa o número observado de sucessos, e a hipótese nula que está sendo testada é se a probabilidade de sucesso é igual a p. Portanto, a estatística envolvida no teste qui-quadrado fica:

$$\begin{aligned} \chi^2 &= \frac{(o_1 - e_1)^2}{e_1} + \frac{(o_2 - e_2)^2}{e_2} \\ &= \frac{(k - Np)^2}{Np} + \frac{(N - k - N + Np)^2}{N(1-p)} \\ &= \frac{(k - Np)^2}{Np} + \frac{(Np - k)^2}{N(1-p)} \\ &= \frac{(k - Np)^2}{N} \left(\frac{1}{p} + \frac{1}{(1-p)} \right) \\ &= \frac{(k - Np)^2}{Np(1-p)}, \end{aligned}$$

que é exatamente igual ao quadrado da estatística Z usada para comparar proporções. Existe um resultado probabilístico que diz que, se a variável aleatória Z tem distribuição normal, então a distribuição de Z^2 é qui-quadrado. Portanto, o teste qui-quadrado é equivalente ao teste Z para comparar as duas proporções.

Caso pelo menos uma das contagens esperadas seja menor que 5, não se deve usar o teste qui-quadrado porque a distribuição da estatística χ^2 não é bem aproximada pela distribuição qui-quadrado. Nestes casos, deve-se usar o teste exato de Fisher que, apesar de potencialmente mais trabalhoso, dá resultados exatos, como o próprio nome indica. Este teste será visto na seção 15.3.

15.2.8 Observações sobre análises de tabelas $m \times k$, $k > 2$

A correção de Yates não é usada geralmente para tabelas com mais de duas linhas e/ou mais de duas colunas, pois empiricamente ela parece não ajudar na aproximação da distribuição da estatística de teste pela distribuição qui-quadrado.

A aproximação da distribuição da estatística χ^2 por uma distribuição qui-quadrado só é válida quando cada uma das contagens esperadas for maior ou igual a 5. Caso isto não se verifique, recomenda-se o uso de outras técnicas, como testes não-paramétricos (veja o capítulo 14).

15.2.9 Correção de Yates para a estatística χ^2

A correção de Yates deve ser usada sempre que a tabela analisada tiver duas linhas e duas colunas. Vamos representar as contagens observadas por $o_{11}, o_{12}, o_{21}, o_{22}$, e as esperadas por $e_{11}, e_{12}, e_{21}, e_{22}$, de tal maneira que a tabela observada seja:

	Variável A	
Variável B	Nível 1	Nível 2
Nível 1	o_{11}	o_{12}
Nível 2	o_{21}	o_{22}

Uma tabela similar pode ser montada para as contagens esperadas.

A fórmula corrigida consiste em subtrair de cada diferença em valor absoluto $|o_i - e_i|$ o valor $1/2$, e proceder daí em diante normalmente. A estatística corrigida fica:

$$\chi^2 = \frac{(|o_{11} - e_{11}| - 1/2)^2}{e_{11}} + \frac{(|o_{12} - e_{12}| - 1/2)^2}{e_{12}}$$
$$+ \frac{(|o_{21} - e_{21}| - 1/2)^2}{e_{21}} + \frac{(|o_{22} - e_{22}| - 1/2)^2}{e_{22}}.$$

O teste é aplicado normalmente.

15.2.10 Resumo

Vamos esquematizar os passos que devem ser seguidos para aplicar o teste qui-quadrado com nível de significância de $\alpha\%$, supondo que os dados estejam arranjados em uma tabela com m linhas e k colunas ($m \times k$).

1) Definir a hipótese nula a ser testada, e com esta os totais marginais que serão fixos. As hipóteses mais comuns na prática são:

1.1) Hipótese de homogeneidade: os totais das colunas são fixos.

1.2) Hipótese de não-associação entre linhas e colunas: tanto os totais das colunas quanto os das linhas são fixos.

332   Métodos Quantitativos em Medicina

2) Calcular o número de graus de liberdade g, baseado na hipótese nula escolhida. Para as hipóteses em **1)**, as fórmulas são:

2.1) Hipótese de homogeneidade: em geral, só há uma coluna de dados observados e $g = m - 1$.

2.2) Hipótese de não-associação entre linhas e colunas: $g = (m-1)(k-1)$.

3) Construir a tabela de contagens esperadas.

4) Calcular a estatística χ^2.

5) Conclusão do teste: a hipótese nula definida em **1)** é rejeitada se χ^2 for maior que o valor crítico de $\alpha\%$ da distribuição qui-quadrado com g graus de liberdade.

15.3   Teste exato de Fisher

15.3.1   Exemplo 4 (continuação)

Para testar se a causa de óbito (classificada como sendo DCV ou não) está ou não relacionada ao teor de sal da dieta, gostaríamos de fazer um teste qui-quadrado. Mantendo-se os totais das linhas e colunas fixos e calculando-se as contagens observadas como na seção 15.2.3, obtemos a seguinte tabela:

Causa de óbito	Teor de sal na dieta Alto	Baixo	Total
DCV	4	31	35
Outras causas	3	22	25
Total	7	53	60

Note que há uma contagem esperada que é menor que 5. Neste caso, o teste qui-quadrado não é recomendado. Precisamos encontrar uma maneira alternativa de saber se esta tabela é condizente com a hipótese nula de que alta ingestão de sal e óbito por DCV não estão relacionados.

Uma alternativa é calcular exatamente a probabilidade de se observar tabelas tão ou mais extremas que esta, sob a hipótese nula. Vamos primeiro ver como construir tabelas mais extremas que esta, e depois ver como calcular a probabilidade associada a cada tabela.

Como os totais das linhas e colunas estão fixos, não é difícil calcular as tabelas mais extremas que esta: elas são encontradas diminuindo-se a casela com a menor contagem (a que corresponde a óbito por outras causas e a alto teor de ingestão de sal) gradativamente de uma unidade, até que esta contagem chegue a zero. Com os totais parcias fixos, o resto da tabela é facilmente determinado. A tabela observada e as mais extremas ficam então:

5	30		6	29		7	28
2	23		1	24		0	25

Agora precisamos calcular a probabilidade associada a cada tabela. Vamos representar as contagens em cada tabela pelas letras a, b, c, d, da seguinte maneira:

	Teor de sal na dieta		
Causa de óbito	Alto	Baixo	Total
DCV	a	b	$a+b$
Outras causas	c	d	$c+d$
Total	$a+c$	$b+d$	N

A probabilidade exata de cada tabela ocorrer é dada por:

$$P\{a,b,c,d\} = \frac{(a+b)!(c+d)!(a+c)!(b+d)!}{N!a!b!c!d!}.$$

Vale lembrar que $0! = 1$ por definição. Não veremos aqui como esta probabilidade foi encontrada. Para o leitor interessado em mais detalhes, recomendamos Rosner (1995, pp. 370-377) e Agresti (1990, pp. 60-64).

Como $N, a+b, c+d, a+c, b+d$ estão fixos, com apenas uma casela podendo variar, podemos representar cada tabela diferente por uma simples contagem. Vamos usar a contagem a; ou seja, vamos escrever $P\{a\}$ simplesmente para representar $P\{a,b,c,d\}$.

Calculando as probabilidades para as tabelas calculadas, temos:

$$P\{5\} = 0,252, \quad P\{6\} = 0,105, \quad P\{7\} = 0,017.$$

Somando-se todas estas probabilidades, ficamos com 0,375, que corresponde ao valor p do teste exato de Fisher. Portanto, não se rejeita a hipótese nula de que não haja associação entre alta ingestão de sal e óbito por DCV.

15.3.2 Definição formal

Considere um exemplo em que os dados estão sob a forma de uma tabela 2×2 e deseja-se testar se a variável representada nas linhas é independente da representada nas colunas.

15.4 Modelos de regressão para contagens

Vamos ver brevemente o tipo de modelo de regressão que deve ser usado em análises multivariadas em que a variável de resposta é uma contagem. Para maiores detalhes, o leitor pode consultar o capítulo 5 de Agresti (1990).

Considere novamente o exemplo 1, e imagine que estão agora disponíveis tabelas de dados como a analisada por mês do ano, permitindo uma análise que inclua uma chamada componente *sazonal*, isto é, uma componente que leve em consideração a época do ano em que se está. Um dos motivos pelos quais ela pode não se verificar é que, durante o verão, as pessoas viajam mais nos finais de semana que em outras épocas do ano.

Para analisar estes dados, poderíamos montar uma tabela para cada mês e verificar se a hipótese de homogeneidade continua sendo válida, ao longo do ano. Note, entretanto, que isto envolveria uma série de testes, cada um com conclusões independentes dos demais.

Suponha agora que, além do mês do ano, seja levantada também a temperatura média a cada semana. Existem estudos que demonstram que o número de chegadas a um hospital aumenta quando a temperatura cai. Considerando-se conjuntamente meses do ano e temperatura média, levaríamos em consideração fatores ambientais e sociais (como épocas de férias escolares) ao mesmo tempo.

Ainda que se possa categorizar a temperatura, gerando então uma subtabela para cada classificação, a análise do problema usando apenas testes de homogeneidade está ficando cada vez mais complexa. Não só o número de testes que devem ser feitos aumentou, como também a subdivisão dos dados de acordo com as categorias das novas variáveis cria um novo problema: cada subtabela tenderá a ter um número menor de observações, ao ponto de, em alguns casos, o teste qui-quadrado não poder ser usado. Também o tipo de conclusão que se tira com essa linha de análise é limitado: podemos apenas dizer que, para uma certa combinação de mês do ano e categoria de temperatura, a hipótese de homogeneidade se confirma ou não. Mas não é possível tirar conclusões gerais, tais como dizer se a temperatura afeta o número de pacientes, ou se a época do ano tem efeito estatisticamente significativo no número de pacientes. De fato, a melhor maneira de proceder neste caso é fazer uma análise multivariada.

Uma das ferramentas estatísticas mais usadas de análise multivariada é a regressão. Quando a variável dependente, ou variável de resposta, tem distribuição normal, o tipo de modelo de regressão recomendado é o chamado modelo de regressão linear (veja capítulo 12).

Quando a variável dependente é uma contagem, porém, a suposição de normalidade não se verifica em geral, e portanto um modelo de regressão linear normal não é adequado. De fato, o modelo de regressão linear supõe que a variável dependente e (por conseqüência) os erros tenham distribuição normal, o que pode não se verificar neste caso, principalmente se a quantidade de dados não for muito grande. Em decorrência disto, testes de hipótese e intervalos de confiança feitos usando as estimativas do modelo ajustado (por exemplo, para os parâmetros estimados, e até o teste F da análise de variância que compara as somas de quadrados dos resíduos e da regressão) não são válidos. Outro problema é que o modelo ajustado pode levar a valores preditos negativos, especialmente quando uma extrapolação é feita para gerar predições fora do intervalo em que os valores da variável independente foram observados.

O tipo de modelo de regressão mais adequado neste caso é o chamado *modelo de regressão log-Poisson*. Este modelo de regressão, como o próprio nome indica, supõe que a variável dependente tenha distribuição Poisson, e modela o logaritmo desta variável como uma combinação linear das variáveis explicativas. Desta forma, testes de hipótese e intervalos de confiança gerados são corretos, e predições são sempre positivas.

Considerando-se apenas o conjunto de valores que uma contagem pode assumir, pode-se notar que é o mesmo sobre o que uma variável aleatória com distribuição Poisson toma valores. Assim, parece razoável que esta distribuição seja associada à distribuição dos erros no modelo de regressão.

Modelos de regressão log-Poisson estão implementados em diversos pacotes estatísticos.

15.5 Referências bibliográficas

[1] Agresti, A. (1990). *Categorical Data Analysis*. New York: Wiley.

[2] Noether, G. E. (1983). *Introdução à Estatística: uma abordagem não-paramétrica*, 2a. ed. Editora Guanabara Dois.

[3] Rosner, B. (1995). *Fundamentals of Biostatistics*, 4a. ed. Duxbury Press.

16

Medidas de risco e regressão logística

Maria do Rosário Dias de Oliveira Latorre

16.1 Medidas de risco

16.1.1 Introdução

Os estudos epidemiológicos analíticos são realizados com o objetivo de testar hipóteses etiológicas. Estes estudos podem ser observacionais ou experimentais, porém neste capítulo serão apresentadas as medidas de risco que estimam-se a partir dos estudos observacionais. Os estudos observacionais podem ser transversais, de coorte ou caso-controle, possibilitando, também, que se façam combinações dos mesmos. Há, ainda, o estudo ecológico, que não será examinado aqui. Resultados de um estudo epidemiológico para um determinado fator de exposição são geralmente resumidos em tabelas de contingência, ou de contagens, como a tabela 16.1.

Tabela 16.1. Apresentação dos resultados de um estudo epidemiológico

Exposição	Doença presente	Doença ausente	Total
presente	a	b	n_1
ausente	c	d	n_2
Total	m_1	m_2	N

Nos estudos transversais parte-se de uma amostra representativa da população em estudo (N) e pode-se estimar não somente a prevalência (m_1/N) de determinado evento, como, também, estudar a associação entre vários fatores de interesse e a doença em questão. Tem-se a oportunidade, ainda, de estimar-se algumas medidas de risco. A primeira delas é a razão de prevalências (RP) que mede qual a prevalência da doença no grupo dos expostos em relação à prevalência no grupo não exposto [$RP = (a/m_1)/(b/m_2)$]. Quando a RP é próxima a um, indica que a presença do fator em questão não aumenta a prevalência da doença em estudo. A RP só é possível de ser calculada em estudos transversais.

Outra medida é o risco relativo RR que mede quantas vezes o risco de um indivíduo exposto é mais alto (ou baixo) em relação ao não exposto ao fator em questão, RR = $(a/n1)/(c/n2)$. O fato de o RR ser próximo a um indica que a presença do fator em estudo não aumenta o risco de um indivíduo ter a doença.

Por último, outro estimador que expressa risco é a razão de chances, também conhecida como *odds ratio* (OR). Ela avalia a relação entre a chance de um indivíduo exposto ter a doença, comparado com a do não exposto, OR = $(a/b)/c/d) = (ad)/(bc)$. Essa medida também é chamada de razão dos produtos cruzados. A OR é uma boa estimativa do RR somente quando a doença é rara, como no caso do câncer.

Para ilustrar as técnicas apresentadas neste capítulo será utilizado o banco de dados de Tanaka (2000), que, em sua dissertação de mestrado analisou os fatores de risco para osteoporose em homens com 50 anos e mais. Na tabela 16.2 a população de estudo está descrita segundo a presença de osteoporose e tabagismo. O RR estimado é (14/33)/(36/147)=1,73 e a OR = $(14 \times 111)/(19 \times 36) = 2,27$, observando-se que a OR é maior que o RR.

Tabela 16.2. Número e porcentagem de homens, segundo presença de osteoporose e tabagismo

Tabagismo	Osteoporose		Total
	sim	não	
Sim	14 (42)	19 (58)	33 (100)
Não	36 (25)	111 (75)	147 (100)
Total	50 (28)	130 (72)	180 (100)

Um outro tipo de estudo observacional é o de coorte. Na forma mais simples desse delineamento, seleciona-se uma amostra de indivíduos expostos a determinado fator n_1 e outra de indivíduos não expostos n_2, ambos livres da doença, e acompanham-se os dois grupos por determinado período de tempo, ao final do qual verifica-se quantos indivíduos adoeceram. Esse é o melhor tipo de delineamento para se estudar causalidade, pois é garantido que a exposição antecedeu a doença. Nos estudos de coorte as medidas de risco mais utilizadas são o RR e a razão de falhas (ver capítulo 17). Em estudos onde o tempo de seguimento é curto, também se utiliza a OR.

Por último, têm-se os estudos do tipo caso-controle, em que o processo de amostragem é definido a partir de indivíduos doentes (m_1) e seus correspondentes controles de não doentes (m_2). Muitas vezes os controles são pareados segundo variáveis que seguramente têm uma influência no risco da doença, como sexo e idade, e podem ser escolhidos na mesma instituição em que foram atendidos os casos (para garantir a comparabilidade no que se refere ao acesso ao serviço), ou entre os moradores da mesma área dos casos (para garantir a comparabilidade dos aspectos socioeconômicos), ou, ainda, entre familiares (para garantir a comparabilidade dos aspectos hereditários). Os estudos caso-controle fornecem somente a OR como medida de risco.

Caso o fator em estudo tenha três ou mais categorias (tabela 16.3), deve-se particionar a tabela de contingência em duas ou mais tabelas (número de tabelas=número de categorias-1), conforme apresentado nas tabelas 3A e 3B, tomando como referência a categoria de menor risco. Os cálculos das medidas de risco são feitos de acordo com as fórmulas já apresentadas.

Tabela 16.3. Apresentação dos resultados de um estudo epidemiológico (fator com três categorias)

Exposição	Doença presente	ausente	Total
E1	a	b	n_1
E2	c	d	n_2
E3	e	f	n_3
Total	m_1	m_2	N

Tabela 16.3A

Exposição	Doença presente	ausente	Total
E1	a	b	n_1
E3	e	f	n_3
Total	m_1	m_2	N

Tabela 16.3B

Exposição	Doença presente	ausente	Total
E2	c	d	n_2
E3	e	f	n_3
Total	m_1	m_2	N

Para exemplificar esta situação, a tabela 16.4 apresenta os resultados referentes à faixa etária e à presença de osteoporose. Assumindo como a faixa etária de menor risco para osteoporose a de 50 a 59 anos, particiona-se esta tabela em duas outras, tendo como categoria de referência a faixa etária de 50 a 59 anos. O risco de um homem entre 60 e 69 ter osteoporose é 1,27 vezes o de um homem na faixa etária de 50 a 59 anos, passando para 2,33 quando a faixa etária é a de 70 anos e mais. Ao se analisar a chance, verifica-se que quando se compara a faixa etária de 60 a 69 com a de 50 a 59, a OR é igual a 1,36, passando para 3,52 nos homens de 70 anos e mais.

Novamente aqui, as OR's são sempre superiores aos RR.

Na análise de fatores de risco para a presença de alguma doença (ou outro evento de interesse) deve-se analisar cada variável separadamente através de tabelas de contingência, conforme apresentado nas tabelas 16.1 ou 16.3. Além da análise das medidas de risco, pode ser calculado o teste de associação pelo χ^2 ou Fisher (ver capítulo 15). Por outro lado, devem ser consideradas não só as variáveis de interesse na pesquisa, mas todas aquelas que possam interferir nas análises por estarem relacionadas tanto ao fator em estudo quanto à doença. Estas são consideradas variáveis de confusão e devem ser incorporadas ao estudo e controladas na análise. Neste caso, a análise conjunta dos fatores de risco, ajustada pelas variáveis de confusão, pode ser feita através da análise de regressão logística múltipla.

Tabela 16.4. Número e porcentagem de homens, segundo presença de osteoporose e faixa etária

Faixa etária	Osteoporose sim No. (%)	Osteoporose não No. (%)	Total No. (%)
50 - 59	15 (20)	59 (80)	74 (100)
60 - 69	18 (26)	52 (74)	70 (100)
70 e mais	17 (47)	19 (53)	36 (100)
Total	50 (28)	130 (72)	180 (100)

Tabela 16.4A

	sim	não	
60-69	18	52	70
50-59	15	59	74

$$\mathrm{RR} = (18/70)/(15/74) = 1,27$$
$$\mathrm{OR} = (18 \times 59)/(52 \times 15) = 1,36$$

Tabela 16.4B

	sim	não	
70 e mais	19	17	36
50-59	15	59	74

$$\mathrm{RR} = (17/36)/(15/74) = 2,33$$
$$\mathrm{OR} = (17 \times 59)/(19 \times 15) = 3,52$$

16.2 Regressão logística

16.2.1 Introdução

Na análise de regressão logística, a variável dependente (Y, que é a variável de interesse) é dicotômica. A extensão deste modelo para os casos em que a variável dependente tem três ou mais categorias não será vista neste capítulo.

O objetivo, neste tipo de análise, é escrever Y como uma função matemática conhecida de várias outras variáveis $X_1, X_2, \ldots, X_k$ ($Y = f(X_i)$, $i = 1, 2, \ldots, k$), sejam elas qualitativas ou quantitativas. O exemplo a seguir ilustra esta situação (tabela 16.5). Ao fazer o diagrama de dispersão entre Y = presença de osteoporose e X_1 = idade, não se obtém uma função, mas sim, 14 pontos (figura 16.1).

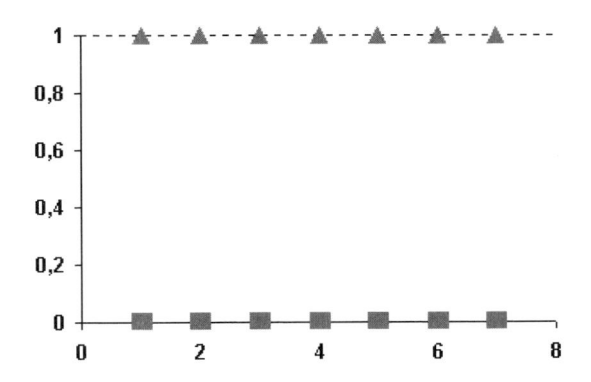

FIGURA 16.1. Diagrama de dispersão entre presença de osteoporose e faixa etária.

Tabela 16.5. Número e porcentagem de homens, segundo presença de osteoporose e faixa etária

Faixa	Osteoporose Sim	Não	Total	p (% de sim)
50 - 54	8	34	42	0,19
55 - 59	7	25	32	0,22
60 - 64	8	32	40	0,20
65 - 69	10	20	30	0,29
70 - 74	4	7	11	0,36
75 - 79	7	6	13	0,54
80 - 89	6	6	12	0,50
Total	50	130	180	0,28

O gráfico que pode descrever uma função é proporcionado pela distribuição da probabilidade de ter osteoporose, $P\{Y = 1\}$, em função da idade (figura 16.2).

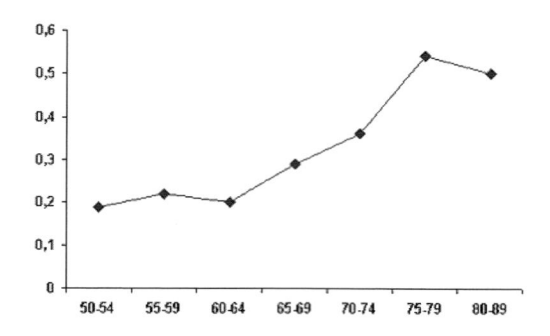

FIGURA 16.2. $P\{Y = 1\}$, segundo faixa etária.

Esta curva em forma de "S" (figura 16.2) é conhecida como função logística e é escrita como:

$$P\{Y = 1\} = p = \frac{1}{1 + e^{-f(x)}}.$$

Quando a $f(x)$ é uma função linear, tem-se que

$$P\{Y = 1\} = p = \frac{1}{1 + e^{-(\beta_0 + \beta_1 x)}}$$

e

$$P\{Y = 0\} = 1 - p = 1 - \frac{1}{1 + e^{-(\beta_0 + \beta_1 x)}} = \frac{e^{-(\beta_0 + \beta_1 x)}}{1 + e^{-(\beta_0 + \beta_1 x)}}.$$

As suposições básicas deste modelo são que Y é uma variável aleatória dicotômica e que os valores de Y são independentes, ou seja, trabalha-se com indivíduos independentes e não com episódios referentes ao mesmo indivíduo.

16.2.2 Estimação dos parâmetros

Na regressão logística é utilizado o método da máxima verossimilhança para estimarem-se os parâmetros β_i. Como o próprio nome indica, o método da máxima verossimilhança fornece os valores para os parâmetros a serem estimados (β_i) que maximizam a probabilidade de se obter o conjunto de dados existente, ou seja, tornam o conjunto de dados mais verossímil. Para se aplicar este método, em primeiro lugar precisa-se definir a função de verossimilhança. Na situação em que a variável dependente é dicotômica e existe uma única variável independente, também dicotômica, tem-se que para os indivíduos $Y_i = 1$, a contribuição para a função de verossimilhança é p, e para aqueles onde $Y_i = 0$, a contribuição é $1 - p$, funções estas descritas na seção 16.2.1.

$$Y = 0, 1 \Rightarrow 1 - p = \frac{e^{-(\beta_0+\beta_1 x)}}{1+e^{-(\beta_0+\beta_1 x)}}, \ p = \frac{1}{1+e^{-(\beta_0+\beta_1 x)}}.$$

Como as observações Y_i são independentes, a função de verossimilhança da amostra inteira é o produto das funções de verossimilhança individuais, isto é:

$$L(\beta) = \Pi_{i=1}^{n} f(Y_i).$$

Do ponto de vista computacional, é mais conveniente maximizar $\ln[L(\beta)]$:

$$\ln[L(\beta)] = \sum_{i=1}^{n} \{y_i \ln(\pi_i) + (1-y_i)\ln(1-\pi_i)\}.$$

Para encontrar os valores dos parâmetros que maximizam a função de verossimilhança, deve-se derivar $\ln[L(\beta)]$ em relação a cada um dos β_i e igualar a zero.

No caso do modelo só com β_0, o logaritmo da função de verossimilhança pode ser calculado por:

$$\ln[L(\beta_0)] = n_1 \ln(n_1) + n_0 \ln(n_0) - n \ln(n),$$

onde n_1 = número de observavções com $Y = 1$, n_0 = número de observações com $Y = 0$ e n = total da amostra.

No exemplo do banco de dados que analisa os fatores de risco para osteoporose, tem-se que:

$$\ln[L(\beta_0)] = 50\ln(50) + 130\ln(130) - 180\ln(180) = -106,351604.$$

Este é o menor valor que a função de máxima verossimilhança atinge para este conjunto de dados.

Normalmente as saídas de computador fornecem não só os valores dos β_i, mas, também, os respectivos erros padrão SE_{β_i}. Os valores dos SE_{β_i} serão utilizados para os testes de hipóteses dos coeficientes ($H_0 : \beta_i = 0$) e para o cálculo dos respectivos intervalos de confiança ($IC_{95\%}(\beta_i) = \beta_i \pm 1,96 \times SE_{\beta_i}$).

A demonstração feita até agora refere-se à função de verossimilhança não condicional que deve ser utilizada em estudos transversais, coorte e caso-controle não pareado. Nos estudos caso-controle e outros onde haja pareamento deve-se fazer as estimativas baseado na função de verossimilhança condicional e, neste caso, no banco de dados deverá existir uma variável que indique o grupo de pareamento.

16.2.3 Testes de hipóteses

Teste da razão de verossimilhança (estatística G)

Este teste é útil para avaliar a significância do modelo geral.

$$H_0 \; : \; \beta_1 = \beta_2 = \ldots = \beta_k = 0$$
$$H_a \; : \; \text{algum } \beta_i \neq 0.$$

A hipótese nula indica que nenhuma das variáveis independentes que estão no modelo são importantes, do ponto de vista estatístico, para predizer a probabilidade de $Y = 1$.

O teste estatístico é feito a partir da estatística *deviance* (sem tradução unânime em português), representada por D:

$$\begin{aligned} D &= -2\left\{\ln[L(\text{modelo reduzido})] - \ln[L(\text{modelo saturado})]\right\} \\ &= -2\ln\left\{\frac{L(\text{modelo reduzido})}{L(\text{modelo completo})}\right\}. \end{aligned}$$

Para se verificar a significância do modelo, compara-se o valor de D com e sem as variáveis independentes na equação. A mudança de D devido à inclusão das variáveis independentes é:

$$\begin{aligned} G &= D\{\text{modelo sem a variável}\} - D\{\text{modelo com a variável}\} \\ &= -2\ln\left\{\frac{L[\text{mod. sem var.}]}{L[\text{mod. saturado}]}\right\} + 2\ln\left\{\frac{L[\text{mod. com var.}]}{L[\text{mod. saturado}]}\right\} \\ &= -2\ln\left\{\frac{L[\text{mod. sem var.}]}{L[\text{mod. com var.}]}\right\}. \end{aligned}$$

A estatística G tem distribuição qui-quadrado com k graus de liberdade (veja capítulo 15), onde k representa o número de β_i na função.

Teste de Wald (baixo poder)

Este teste avalia a significância de cada um dos β_i separadamente, supondo as outras variáveis constantes.

$$H_0 : \; \beta_i = 0, \qquad H_a : \; \beta_i \neq 0$$

$$W_i = \frac{\hat{\beta}_i}{SE_{\beta_i}}$$

onde $W_i \sim N(0,1)$.

Estimativa da razão de chances (OR) a partir do modelo de regressão logística

Sabe-se que a definição de chance (em inglês, *odds*) é

$$\frac{P\{Y=1\}}{P\{Y=0\}} = \frac{p}{1-p}. \qquad (16.1)$$

Utilizando-se o modelo de regressão logística, a razão (16.1) pode ser reescrita como:

$$\frac{1/\left[1-\exp\{\beta_0+\beta_1 X_1+\ldots+\beta_k X_k\}\right]}{\exp\{\beta_0+\beta_1 X_1+\ldots+\beta_k X_k\}/\left[1-\exp\{\beta_0+\beta_1 X_1+\ldots+\beta_k X_k\}\right]}$$
$$= \exp\{\beta_0+\beta_1 X_1+\ldots+\beta_k X_k\}$$
$$\Leftrightarrow \operatorname{logit}(p) = \ln\frac{p}{1-p} = \beta_0+\beta_1 X_1+\ldots+\beta_k X_k.$$

A razão de chances OR (veja definição na seção 16.1.1) é a razão entre a chance dos expostos (por exemplo, $X_1 = 1$) e a chance entre os não expostos ($X_1 = 0$). No caso mais simples em que a variável independente é dicotômica, tem-se:

$$\begin{aligned}
\operatorname{OR}(X_1) &= \frac{p_{X_1=1}/\left[1-p_{X_1=1}\right]}{p_{X_1=0}/\left[1-p_{X_1=0}\right]} \\
&= \frac{\exp\{\beta_0+\beta_1 X_1+\beta_2 X_2+\ldots+\beta_k X_k\}}{\exp\{\beta_0+\beta_2 X_2+\ldots+\beta_k X_k\}} \\
&= \exp\{\beta_0+\beta_1 X_1+\beta_2 X_2+\ldots+\beta_k X_k - [\beta_0+\beta_2 X_2+\ldots+\beta_k X_k]\} \\
&= \exp\{\beta_1\}.
\end{aligned}$$

Portanto, no caso da variável independente ser dicotômica, a estimativa da OR é feita por e^β. O quadro 16.1 mostra a análise da associação entre fumo e presença de osteoporose, utilizando a regressão logística:

Quadro 16.1. Exemplo de saída de computador da regressão logística univariada, tendo a variável independente dicotômica

---

Dependent Variable.. OSTEO1
Beginning Block Number 0. Initial Log Likelihood Function
-2 Log Likelihood 212,70321
* Constant is included in the model.
Beginning Block Number 1. Method: Enter
Variable(s) Entered on Step Number
1.. FUMO
Estimation terminated at iteration number 3 because
Log Likelihood decreased by less than ,01 percent.
-2 Log Likelihood 208,645
Goodness of Fit 180,000
Chi-Square df Significance
Model Chi-Square 4,058 1 ,0440
Improvement 4,058 1 ,0440
——————————- Variables in the Equation ——————————
Variable B S.E. Wald df Sig R Exp(B)
FUMO(1) ,8206 ,4011 4,1868 1 ,0407 ,1014 2,2719
Constant -1,1260 ,1918 34,4661 1 ,0000

No caso da variável independente ser categórica e ter três ou mais categorias, tem-se que definir duas ou mais variáveis indicadoras (número de variáveis indicadoras=número de categorias-1) e acrescentá-las no modelo em bloco. Supondo o exemplo das tabelas 16.4A e 16.4B, tem-se que:

Variável original exposição	Variáveis novas e_1	e_2
E1: 50-59	0	0
E2: 60-69	1	0
E3: 70 e mais	0	1

O logit(p) fica:

$$\text{logit}(p) = \beta_0 + \beta_1 e_1 + \beta_2 e_2 + \ldots + \beta_k X_k$$
$$\Rightarrow \text{OR}(e_1) = e^{\beta_1} \quad \text{e} \quad \text{OR}(e_2) = e^{\beta_2}.$$

O quadro 16.2 apresenta os resultados da análise univariada pela regressão logística da variável faixa etária apresentada na tabela 16.4.

Quadro 16.2. Exemplo de saída de computador da regressão logística univariada, tendo a variável independente com 3 categorias

---

Dependent Variable Encoding:
Original Internal
Value Value
,00000 0
1,00000 1
Parameter
Value Freq Coding
(1) (2)
IDADE2
1,00000 74 ,000 ,000
2,00000 70 1,000 ,000
3,00000 36 ,000 1,000
Beginning Block Number 0. Initial Log Likelihood Function
-2 Log Likelihood 212,70321
* Constant is included in the model.
Beginning Block Number 1. Method: Enter
Variable(s) Entered on Step Number
1.. IDADE2
Estimation terminated at iteration number 3 because
Log Likelihood decreased by less than ,01 percent.
-2 Log Likelihood 204,213
Goodness of Fit 179,999
Chi-Square df Significance
Model Chi-Square 8,490 2 ,0143
Improvement 8,490 2 ,0143
—————————- Variables in the Equation ————————
Variable B S.E. Wald df Sig R Exp(B)
IDADE2 8,5503 2 ,0139 ,1463
IDADE2(1) ,3086 ,3980 ,6012 1 ,4381 ,0000 1,3615
IDADE2(2) 1,2582 ,4417 8,1159 1 ,0044 ,1696 3,5192
Constant -1,3695 ,2892 22,4295 1 ,0000

No caso da variável independente ser quantitativa, a OR é uma função da variável independente (OR = $\exp\{\beta_i \Delta(X_i)\}$).

Ao se desejar verificar o efeito conjunto das variáveis independentes, deve-se fazer a análise múltipla. O quadro 16.3 exemplifica a análise conjunta de tabagismo e faixa etária com a presença de osteoporose. Verifica-se que tanto o tabagismo quanto a faixa etária de 70 anos e mais são fatores de risco independentes para a presença de osteoporose em homens com 50 anos e mais.

Quadro 16.3. Exemplo de saída de computador da regressão logística múltipla, tendo como variáveis independentes tabagismo e faixa etária

Dependent Variable Encoding:
Original Internal
Value Value
,00000 0
1,00000 1
Parameter
Value Freq Coding
(1) (2)
IDADE2
1,00000 74 ,000 ,000
2,00000 70 1,000 ,000
3,00000 36 ,000 1,000
FUMO
1,0000000 33 1,000
2,0000000 147 ,000
Dependent Variable.. OSTEO1
Beginning Block Number 0. Initial Log Likelihood Function
-2 Log Likelihood 212,70321
* Constant is included in the model.
Beginning Block Number 1. Method: Enter
Variable(s) Entered on Step Number
1.. IDADE2
FUMO
Estimation terminated at iteration number 3 because
Log Likelihood decreased by less than ,01 percent.
-2 Log Likelihood 195,613
Goodness of Fit 181,245
Chi-Square df Significance
Model Chi-Square 17,091 3 ,0007
Improvement 17,091 3 ,0007
────────────── Variables in the Equation ──────────────
Variable B S.E. Wald df Sig R Exp(B)
IDADE2 12,6362 2 ,0018 ,2015
IDADE2(1) ,5301 ,4226 1,5736 1 ,2097 ,0000 1,6991
IDADE2(2) 1,6978 ,4865 12,1774 1 ,0005 ,2187 5,4620
FUMO(1) 1,3067 ,4440 8,6620 1 ,0032 ,1770 3,6938
Constant -1,8423 ,3573 26,5923 1 ,0000

16.2.4 Etapas para se fazer modelagem em regressão logística

Durante o planejamento, execução e análise de um estudo em que será utilizada a regressão logística recomenda-se seguir as seguintes etapas:

1. Fazer a seleção das variáveis independentes, não se esquecendo das possíveis variáveis de confusão.

2. Fazer a codificação das variáveis, deixando, sempre que possível, a variável de menor risco com o menor ou maior código.

3. Fazer as tabelas de contingência de todas as variáveis independentes com a variável dependente; é recomendável fazer as estimativas univariadas das OR.

4. Fazer a análise univariada das variáveis independentes e ordená-las segundo ordem decrescente de significância estatística.

5. Fazer a análise múltipla, avaliando a significância do modelo geral, de cada uma das variáveis e do incremento de cada uma delas, através do teste da razão de verossimilhança (estatística G) e do teste de Wald. Não se esquecer de avaliar os possíveis efeitos de confusão entre as variáveis independentes. Na análise múltipla, o processo de modelagem pode ser feito a partir do modelo com todas as variáveis que obtiveram $p < 0,200$ e, a seguir, retira-se uma a uma as variáveis através da significância estatística; ou, então, a partir do modelo mais simples (somente com uma variável), acrescentam-se as outras que obtiveram $p < 0,200$ na análise univariada, uma a uma. Estes procedimentos chamam-se, respectivamente, *stepwise backward selection procedure* e *stepwise forward selection procedure*. A variável permanece no modelo múltiplo se for estatisticamente significativa e/ou for importante para ajuste do modelo e/ou for variável de controle.

16.3 Referências bibliográficas

[1] BARROS, A.J.D. *Modelagem Estatística em Estudos Epidemiológicos. O Modelo logístico.* Dissertação de Mestrado, Instituto de Matemática, Estatística e Ciências da Computação da Universidade Estadual de Campinas. Campinas, 1990

[2] BRESLOW, N.E. & DAY,N.E. *Statistical Methods in Cancer Research*, vol. 1 - the Analysis of Case-Controls Studies. IARC, Lyon, 1980.

[3] CONCATO, J et al. *The risk of determining risk with multivariable models.* Annals of Internal Medicine, 118: 201-10, 1993.

[4] DAWSON-SANDERS, B. & TRAPP, R.G. *Basic & Clinical Bistatistics.* 2nd edition, Appleton & Lange, 1994.

[5] HOSMER, D.W. & LEMESHOW, S. *Applied logistic regression.* John Wiley and Sons, New York, 1989.

[6] KLEINBAUM, D.G., KUPPER, L.L. & MULLER, K.E. *Applied regression analysis and other multivariable methods.* PWS-KENT Publishing company, Boston, second edition, 1988.

[7] KLEINBAUM, D.G. *Logistic regression. A self-learning text.* Springer-Verlag, New York, 1994.

[8] TANAKA, T. *Fatores de risco para osteoporose em fêmur proximal em homens com idade igual ou maior que 50 anos.* Dissertação de mestrado apresentada à Faculdade de Saúde Pública da USP, 2000.

17
Análise de sobrevivência

Maria do Rosário Dias de Oliveira Latorre

17.1 Introdução

Em estudos de coorte ou ensaios clínicos há o acompanhamento de indivíduos durante um período de tempo até a ocorrência de um evento de interesse. Nestes estudos não se quer analisar, simplesmente, a ocorrência deste evento, mas sim, as probabilidades de ocorrência do mesmo ao longo do tempo. O tempo é definido, então, como função de diversas variáveis independentes, e há a possibilidade de se avaliar a sua influência no comportamento do tempo decorrido entre o início da observação e o evento. Há interesse, também, em se verificar o efeito de fatores de risco ou de fatores prognósticos (sejam eles quantitativos ou qualitativos) no tempo de sobrevivência de um indivíduo ou de um grupo, bem como definir as probabilidades de sobrevida em diversos momentos no seguimento do mesmo. sobrevivência, no presente trabalho, é considerado o tempo desde a entrada do indivíduo no estudo, até a ocorrência do evento de interesse (falha) ou até a censura (observação incompleta causada pela perda de acompanhamento, término do estudo etc.).

Em estudos de sobrevida as pessoas são acompanhadas a partir de um momento, como, por exemplo, o diagnóstico da doença, a realização de uma cirurgia ou o nascimento. Geralmente, as pessoas são incluídas no estudo em diferentes tempos do ano calendário (figura 17.1), porém, na análise, todos os indivíduos têm seu tempo de sobrevivência contado a partir da entrada no estudo, que é considerado como tempo zero (figura 17.2). Os inícios são, portanto, truncados à esquerda, ou seja, a observação de cada indivíduo começa a partir de determinado momento, sem levar em conta o que aconteceu no passado. Uma grande vantagem nesta estratégia é que não é necessário esperar que todos os indivíduos apresentem o evento de interesse - como, por exemplo, o óbito - para se fazer a análise; aqueles indivíduos que não apresentaram falha ao término do estudo são considerados com censura.

O indivíduo é seguido até uma (ou mais) mudança(s) de estado (também denominado compartimento). O esquema mais simples de estudo é aquele

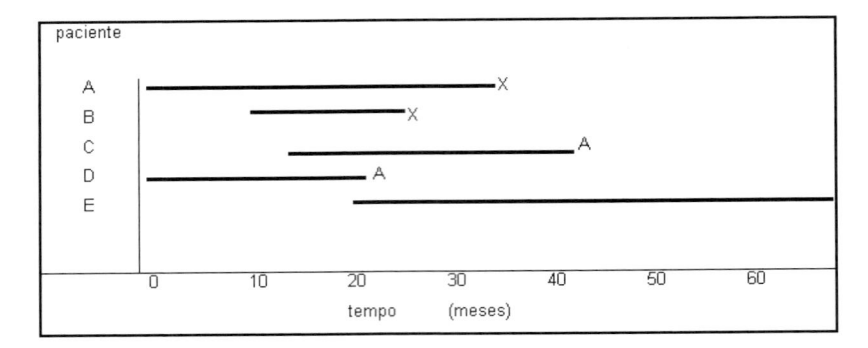

FIGURA 17.1. Tempos de sobrevivência observados, situados no tempo real.

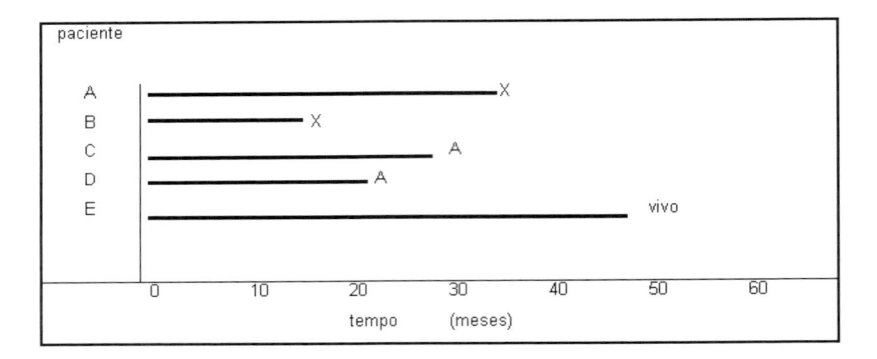

FIGURA 17.2. Tempos de sobrevivência como considerados na análise.

em que o indivíduo é acompanhado até a ocorrência de apenas um evento de interesse, como, por exemplo, do início da doença até o óbito.

No entanto, pode haver interesse em estudar o tempo até a ocorrência de diversas mudanças de estado, como cura e/ou recuperação, recorrência ou óbito. Os compartimentos que descrevem os diversos "estados de saúde" (ou "de doença") obedecem a um processo de Markov finito, onde os estados são considerados etapas transitórias, com exceção do óbito que é considerado um estado absorvente, pois uma vez atingido esse estado a pessoa ali permanece.

Um esquema diferente é aquele em que o desfecho de interesse pode ser classificado em diversas categorias, geralmente diferentes causas de óbito. Para esse tipo de análise é introduzida a metodologia de riscos competitivos, que são modelos que envolvem a teoria de cadeias markovianas. Quando se trabalha com riscos competitivos, os tempos de sobrevivência para cada uma das causas formam um sistema, em que cada um deles é uma variável aleatória.

À medida que os modelos se tornam mais complexos, ou seja, com os indivíduos podendo ocupar diversos compartimentos no tempo (processo de Markov de nascimento-imigração-morte), é necessário se aplicar o modelo de intensidade multiplicativa que foi introduzido por Aalen.

Em estudos onde há seguimento pode ocorrer que alguns indivíduos não sejam observados até a ocorrência da falha, ou seja, têm seu tempo de observação incompleto. Esse tipo de perda no tempo de observação é denominado censura. Isso pode ocorrer quando os indivíduos permanecem sem mudança de estado (falha) ao término do estudo, falecem por causas não relacionadas com a doença de interesse, abandonam o estudo ou são perdidos de observação. Por vezes a cura e/ou recuperação também podem ser consideradas censuras na observação. Uma suposição importante é a de que os indivíduos censurados em determinado tempo t são representativos de todos os indivíduos que estavam sujeitos ao risco de ter falha em t.

17.2 Funções que definem o tempo de sobrevivência

O tempo, em análises de sobrevivência, é uma variável aleatória contínua T não negativa ($T > 0$). As funções que definem a distribuição do tempo de sobrevivência são: a função densidade de probabilidade $f(t)$ - e sua respectiva função de distribuição acumulada $F(t)$ - a função distribuição de probabilidade de sobrevivência acumulada $S(t)$ e a função de falha $h(t)$ - com sua função de falha acumulada $H(t)$.

A função densidade de probabilidade $f(t)$ é definida como:

$$f(t) = \lim_{\Delta t \to 0} \frac{1}{\Delta t} P\{\text{óbito entre } t \text{ e } t + \Delta t\}. \qquad (17.1)$$

A sua função acumulada é a função distribuição acumulada $F(t)$, definida como:

$$F(t) = P\{T \leq t\} = \int_0^t f(s)ds. \qquad (17.2)$$

A partir da função distribuição acumulada define-se a função de probabilidades de sobrevivência acumulada $S(t)$ - muitas vezes denominada, simplesmente, de taxa de sobrevivência - que estima a probabilidade de não ocorrer a falha do tempo zero até o tempo t:

$$S(t) = \exp\left\{-\int_0^t h(s)ds\right\} = \exp\left\{-H(t)\right\} \qquad (17.3)$$

A função de falha ou função de risco (em inglês, *hazard function*), $h(t)$, também conhecida como força instantânea de mortalidade ou taxa instantânea de óbito em um período curto de tempo, dado que o indivíduo estava vivo até o instante t, é definida por:

$$h(t) = \frac{f(t)}{S(t)}. \tag{17.4}$$

Por último, define-se a função de falha acumulada $H(t)$:

$$H(t) = \int_0^t h(s)ds.$$

Observa-se que todas as funções apresentadas relacionam-se entre si. Portanto basta que se conheça apenas uma, para que todas as outras sejam estimadas. É importante lembrar que essas funções são, conceitualmente, medidas instantâneas no tempo. Isso implica que, em determinado momento, apenas um evento pode ocorrer, ou seja, não há empates. No caso de existirem muitos empates, isto é, mais de um evento em um pequeno intervalo de tempo, há pequenas variações nos estimadores e os dados são trabalhados não individualmente, mas em grupos.

Normalmente, em estudos de sobrevivência, as funções de maior interesse são a de probabilidade de sobrevivência acumulada $S(t)$ e a de falha $h(t)$, havendo diversas maneiras de se estimá-las, como será descrito a seguir.

17.3 Alguns estimadores das funções de sobrevivência

Uma suposição simples é a de que a função de falha é constante no tempo. Nesse caso, pode-se presumir que $h(t)$ é uma constante h e tem-se, por 17.3, que $S(t) = \exp(-ht)$.

Pode-se supor que $f(t)$, ou quaisquer outras das funções, tenha uma distribuição conhecida. Essa suposição pode basear-se na aparência do gráfico ou em questões teóricas. Duas das distribuições mais utilizadas em análises de sobrevivência são a exponencial e a Weibull. A distribuição exponencial tem função de densidade, função de distribuição acumulada e função de falha dadas por

$$f(t) = \lambda \exp(-\lambda t), \quad t > 0,$$

$$S(t) = \exp(-\lambda t), \quad t > 0,$$

e

$$h(t) = \lambda, \quad t > 0,$$

respectivamente. Já a distribuição Weibull tem função de densidade, função de distribuição acumulada e função de falha dadas por

$$f(t) = \lambda\beta(\lambda t)^{\beta-1}\exp\left\{-(\lambda t)^{\beta}\right\}, \quad t > 0,$$

$$S(t) = \exp\left\{-(\lambda t)^{\beta}\right\}, \quad t > 0,$$

e

$$h(t) = \lambda\beta(\lambda t)^{\beta-1}, \quad t > 0,$$

respectivamente.

Por outro lado, ao se trabalhar com um método estatístico em análise de sobrevivência, propõem-se estimadores para cada uma das funções de sobrevivência, os quais são computados a partir de um conjunto de dados. Há diversos desses métodos e não se pretende esgotá-los neste capítulo. Serão apresentados, a seguir, apenas as funções de análise de sobrevivência para a tábua de vida atuarial (com e sem censura), para o método de Kaplan-Meier e para o modelo de Cox (com e sem variável tempo-dependente).

17.4 Tábua de vida atuarial (dados completos)

Os estudos envolvendo a tábua de vida demográfica iniciaram-se no século XVII com Edmund Halley. Nesse modelo todas as observações são completas (isto é, não existe censura) e seu objetivo é fornecer o padrão de sobrevivência de indivíduos de um grupo, sujeitos a coeficientes de mortalidade específicos por idade (ou faixa etária). Através dessa técnica, o tempo de seguimento é dividido em intervalos de tempo (ou de idade) fixos. Em cada intervalo x, tem-se:

d_x : número de óbitos que ocorreram no intervalo x,
l_x : número de pessoas expostas ao risco de morrer no início do intervalo x,
q_x : probabilidade de morrer no intervalo x, e
p_x: probalidade de sobreviver no intervalo x,
onde

$$q_x = \frac{d_x}{l_x} \quad \text{e} \quad p_x = 1 - q_x.$$

A partir dessas definições estimam-se as funções de sobrevivência:

$$S(t) = \Pi_{x=0}^{t-1} p_x = \Pi_{x=0}^{t-1} \frac{l_x - d_x}{l_x} \qquad (17.5)$$

e

$$h(t) = \frac{d_x}{l_x - d_x/2} \qquad (17.6)$$

dado que $T > t_{x-1}$.

A partir da tábua de vida para dados completos (demográfica) pode-se estimar a esperança de vida e, neste caso, é necessário fazer uma correção na estimativa do q_x:

$$_n q_x = \frac{n_x M_x}{1 + a_x n_x M_x}$$

onde a_x representa o fator de separação na faixa etária x, dado por:

$$a_x = \begin{cases} 0,8 & \text{para } x < 1 \text{ano} \\ 0,7 & \text{para } x \text{ de 1 a 4 anos} \\ 0,5 & \text{para } x \text{ a partir de 5 anos} \end{cases}.$$

M_x representa o coeficiente de mortalidade específico para a faixa etária x; e n_x representa o número de indivíduos na faixa etária x.

17.5 Tábua de vida atuarial (dados incompletos)

Somente nas décadas de 1950 e 1960 é que o conceito de censura foi incorporado na tábua de vida atuarial. Nessa tábua de vida o tempo também é dividido em intervalos fixos, e a probabilidade de óbito é calculada para cada um dos intervalos. Na tábua de vida atuarial com dados incompletos, isto é, na presença de censura, é feito um pequeno ajuste no número de pessoas expostas ao risco no início do período x, diminuindo-se metade das censuras do total de expostos ao risco no início do período. Nesse caso supõe-se que as censuras ocorreram uniformemente durante o período x, e o número de indivíduos expostos corrigidos pela censura (l_x^*) é:

$$l_x^* = l_x - \frac{w_x + u_x}{2}$$

onde:

$w_x =$ número de pessoas que terminaram o estudo vivas, no intervalo x;
$u_x =$ número de pessoas perdidas de observação.

As fórmulas das funções de sobrevivência permanecem as mesmas, porém o número de expostos ao risco no início do período x é l_x^*, e $q_x^* = \frac{d_x}{l_x^*}$ e $p_x^* = 1 - q_x^*$. Sendo assim, as funções podem ser reescritas como:

$$S(t) = \Pi_{x=0}^{t-1} p_x^* = \Pi_{x=0}^{t-1} \frac{l_x^* - d_x}{l_x^*}$$

e

$$h(t) = \frac{d_x}{l_x^* - d_x/2}, \quad T > t_{x-1}.$$

Para exemplificar esta situação, vamos supor que um grupo de 150 pacientes com câncer de estômago (dados hipotéticos) tenha sido seguido por um ano. A tabela 17.1 apresenta o cálculo da probabilidade de sobrevivência acumulada, $S(t)$, neste período.

Tabela 17.1. Exemplo do cálculo da probabilidade de sobrevivência acumulada

tempo	l_x	d_x	u_x	w_x	l_x^*	q_x^*	p_x^*	$S(x)$
0-1	150	20	7	8	142,5	0,14	0,86	0,86
2-3	115	17	3	2	112,5	0,15	0,85	0,73
4-6	93	12	1	5	90,0	0,13	0,87	0,63
7-10	75	16	4	7	69,5	0,23	0,77	0,49
11-12	48	19	1	2	46,5	0,41	0,59	0,29

Observa-se que, após um ano de seguimento, a probabilidade de um paciente com câncer de estômago estar vivo é de 29% (figura 17.3).

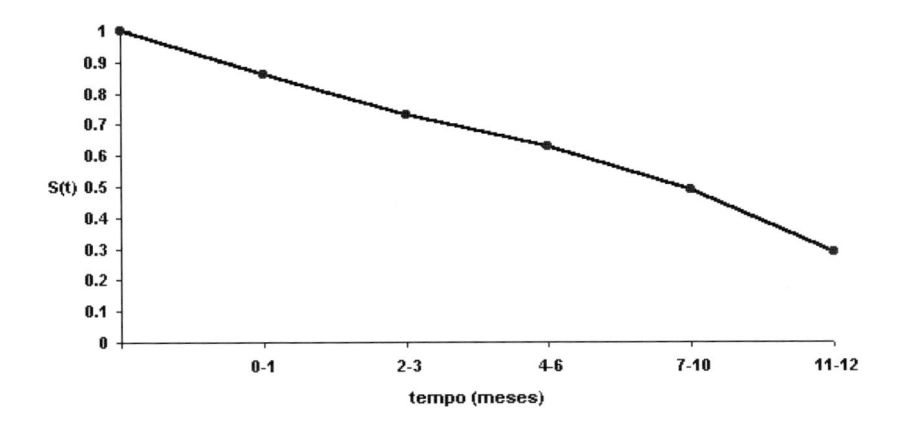

FIGURA 17.3. Probabilidade de sobrevivência acumulada $S(t)$ ao longo de 1 ano.

17.6 Método de Kaplan-Meier

O método de Kaplan-Meier é um caso particular da tábua de vida onde a divisão de tempo não é arbitrária, mas determinada sempre que aparece uma falha (por exemplo, o óbito). Nessa situação, o número de falhas em cada intervalo deve ser 1.

Esse é um método não paramétrico e para calcular os estimadores, primeiramente, deve-se ordenar os tempos de sobrevida em ordem crescente ($t_1 \leq t_2 \leq \ldots \leq t_n$). Os sobreviventes ao tempo t, l_t, são estimados por:

$$l_t = l_0 p_t = l_0 \frac{n_j^* - 1}{n_j^*}$$

onde n_j^* representa o número de sobreviventes no instante t_j, ajustados pela censura, ou seja, os pacientes censurados entram no cálculo da função de probabilidade de sobrevivência até o momento de serem considerados como perda.

A suposição importante nas censuras é que os indivíduos que foram censurados no tempo t são representativos de todos os indivíduos que estavam sujeitos ao risco de morrer em t.

Define-se a função $S(t)$ através de um estimador que é conhecido como o estimador produto limite de Kaplan-Meier, pois é o limite do produto dos termos até o tempo t:

$$p_j = P\{T > t_j | T > t_{j-1}\} = \frac{l_j - i}{l_j}$$

onde i indica se o evento observado foi uma falha ($i = 1$) ou se a observação foi censurada ($i = 0$). Então

$$S(t) = \Pi_{j=0}^{t} p_j.$$

No caso de haver empate, o maior valor de i é utilizado na fórmula, como por exemplo, se $t_2 = t_3 = t_4$, tem-se $p_{t_2} = p_{t_3} = p_{t_4} = (l_2 - 4)/l_2$.

Na comparação das curvas de sobrevivência acumulada entre diferentes categorias de uma mesma variável, recomenda-se utilizar o teste log-rank, que se baseia no confronto entre os eventos observados em cada categoria e aqueles esperados. A diferença entre as falhas observadas e as esperadas é avaliada pelo teste do qui-quadrado.

Para exemplificar o cálculo das probabilidades de sobrevivência acumuladas, vamos supor que estivessem sendo acompanhados 20 pacientes com câncer de estômago, ao longo de 60 meses, sendo 10 mulheres e 10 homens. Os pacientes foram seguidos da data do diagnóstico até a ocorrência do óbito ou até a censura (perda de seguimento ou vivo ao final do estudo). A tabela 17.2 apresenta estes pacientes.

Tabela 17.2. Acompanhamento de 20 pacientes com câncer de estômago, ao longo de 60 meses

Pac.	Sobrev. (meses)	Sexo	Condição de saída	Pac.	Sobrev. (meses)	Sexo	Condição de saída
1	7	F	O	11	30	M	O
2	9	F	O	12	34	M	O
3	12	F	O	13	37	M	O
4	12	F	O	14	39+	M	C
5	19+	M	C	15	41+	F	C
6	23	F	O	16	45+	F	C
7	24	F	O	17	56	M	O
8	24+	F	C	18	57+	M	C
9	24	M	O	19	60	M	O
10	29+	M	C	20	60+	F	C

O: óbito   C: censura   +: censura

A tabela 17.3 apresenta o cálculo das probabilidades de sobrevivência acumulada para esta amostra. Observa-se que elas são semelhantes para ambos os sexos (teste de log-rank dá $p = 0,4441$).

Tabela 17.3. Exemplo do cálculo de $S(t)$ para dois subgrupos da amostra

Grupo 1: Sexo feminino

Instante	Status	$S(t)$	Erro padrão	Num. eventos
início		1,0000		
7	1	0,9000	0,0949	1
9	1	0,8000	0,1265	2
12	1			3
12	1	0,6000	0,1549	4
23	1	0,5000	0,1581	5
24	1	0,4000	0,1549	6
24	0	0,4000		6
41	0	0,4000		6
45	0	0,4000		6
60	0	0,4000		6

Total de casos: 10   Censuras: 4 (40,00%)   Eventos: 6

Grupo 2: Sexo masculino

Instante	Status	$S(t)$	Erro padrão	Num. eventos
início		1.0000		
19	0			0
24	1	0,8889	0,1048	1
29	0			1
30	1	0,7619	0,1479	2
34	1	0,6349	0,1692	3
37	1	0,5079	0,1767	4
39	0			4
56	1	0,3386	0,1816	5
57	0			5
60	1	0,0000	0,0000	6
Total de casos: 10		Censuras: 4 (40,00%)		Eventos: 6

Comparação das distribuições de sobrevivência por sexo: Estatística logrank = 0,59; Graus de liberdade=1; p=0,4441.

A figura 17.4 representa as curvas de probabilidade de sobrevivência acumulada calculadas na tabela 17.2.

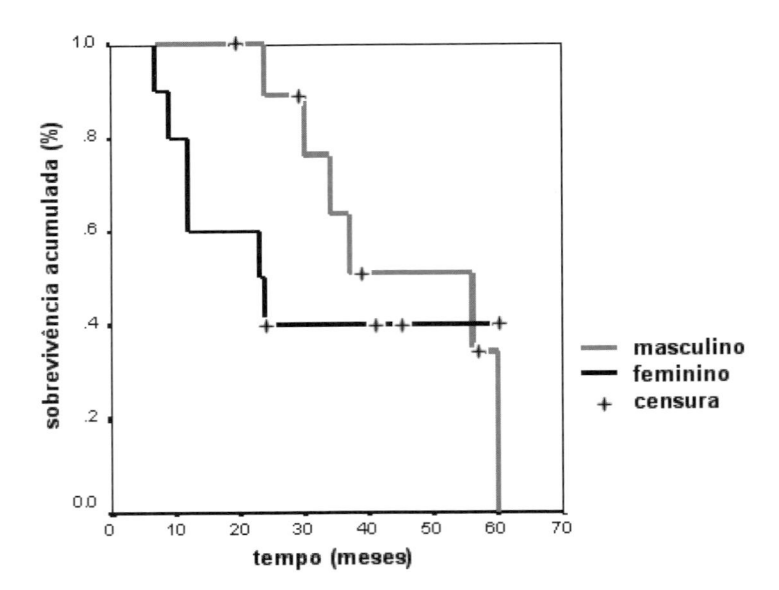

FIGURA 17.4. Curvas de probabilidade de sobrevivência acumulada $S(t)$ por sexo, calculadas pelo método de Kaplan-Meier.

Observa-se que após 60 meses de seguimento, a probabilidade de sobrevida para ambos os sexos foi semelhante ($p = 0,4441$).

17.7 Modelo de riscos proporcionais de Cox

17.7.1 Introdução

Cox propôs um modelo de regressão semi-paramétrico para estimar o efeito conjunto das covariáveis X_i ($i = 1, 2, \ldots, k$), também conhecido como modelo de riscos proporcionais, regressão de Cox ou modelo de Cox. Esse é um modelo útil em estudos de fatores de risco ou prognósticos, pois avalia o efeito conjunto das variáveis independentes no tempo de sobrevivência de um indivíduo. Nele a função de falha $h(t)$ (conhecida em inglês como *hazard ratio*) é escrita em termos das covariáveis:

$$h(t|X_1, X_2, \ldots, X_k) = H_0(t) \exp\{\beta_1 X_1 + \beta_2 X_2 + \ldots + \beta_k X_k\} \quad (17.7)$$

onde $H_0(t)$ é a parte não paramétrica do modelo e, em estudos onde o objetivo é estimar fatores prognósticos, não há interesse em defini-la (pois é comum a todos os indivíduos). Se houver interesse em estimá-la, geralmente supõe-se que ela tenha uma distribuição exponencial ou Weibull. Os coeficientes de regressão $\{\beta_i\}$ são estimados pelo método da máxima verossimilhança parcial.

Ao dividirem-se os dois lados da equação 17.7 por $H_0(t)$, obtém-se a a função dos riscos relativos HR_i (em inglês, *hazard ratio function*) ou índice prognóstico (*prognostic index* em inglês), definido por:

$$HR_i = \frac{h(t|X_1, \ldots, X_k)}{H_0(t)} = \exp\{\beta_1 X_{1i} + \beta_2 X_{2i} + \ldots + \beta_k X_{ki}\} \quad (17.8)$$

onde $X_{1i}, X_{2i}, \ldots, X_{ki}$ representam as variáveis independentes observadas para o indivíduo i.

Essa razão fornece a relação entre a função de falha de um indivíduo do estudo comparada à de um indivíduo cuja função de falha é $H_0(t)$ (ou seja, com um indivíduo para quem $X_1 = X_2 = \ldots = X_k = 0$).

Esta fórmula também é útil para estimar o razão de falhas HR para cada uma das variáveis independentes X_i, supondo todas as outras X_j, $j \neq i$ como constantes. Essa razão compara as funções de falhas de duas categorias de uma determinada variável.

Para uma específica variável independente, por exemplo dicotômica (isto é, X_i pode assumir apenas dois valores: 0 - ausência e 1 - presença), pode-se escrever o modelo de Cox (17.8) da seguinte maneira:

$$X_i = 1 \Rightarrow h(t|X_1,\ldots,X_k) = \exp\left\{\beta_i + \sum_{j\neq i}\beta_j X_j\right\}$$

$$X_i = 0 \Rightarrow h(t|X_1,\ldots,X_k) = \exp\left\{\sum_{j\neq i}\beta_j X_j\right\}.$$

Dividindo-se estas duas funções tem-se a razão das funções de falhas (HR– hazard ratio):

$$HR(X_i) = \exp\{\beta_i\}.$$

Utilizando os dados da tabela 17.2, o quadro a seguir apresenta uma saída de computador com a estimativa da HR. Verifica-se que HR=0,6445 (p=0,4528; $IC_{95\%}(HR) = [0,2048; 2,0288]$).

Events Censored
12 8 (40%)
Beginning Block Number 0. Initial Log Likelihood Function
-2 Log Likelihood 56.732
Beginning Block Number 1. Method: Enter
Variable(s) Entered at Step Number 1..
SEXO
Coefficients converged after 3 iterations.
-2 Log Likelihood 56.172
Chi-Square df Sig
Overall (score) .572 1 .4494
Change (-2LL) from
Previous Block .560 1 .4544
Previous Step .560 1 .4544
─────────── Variables in the Equation ───────────
Variable B S.E. Wald df Sig R
SEXO -.4392 .5851 .5636 1 .4528 .0000
95% CI for Exp(B)
Variable Exp(B) Lower Upper
SEXO .6445 .2048 2.0288

Uma das suposições do modelo de Cox é a de que a função de razão de falhas para uma específica variável $HR(X_i)$ é constante durante o tempo de seguimento. Porém em alguns estudos, principalmente em seguimentos longos, isso não acontece. Uma variável é considerada tempo-dependente quando seu valor muda durante o período do estudo, como, por exemplo, a idade do paciente, a dose do medicamento ou o valor da pressão arterial. Ou ainda uma terapêutica, mesmo que constante no tempo, pode ser perigosa apenas nos primeiros meses de tratamento. Isso é particularmente importante em seguimentos longos, como o que ocorre na maioria das doenças crônicas.

Para se verificar se a razão de falhas de uma específica variável é proporcional no tempo, deve-se estratificar o grupo de pacientes de acordo com as suas categorias. Sob a hipótese de que as $h(t)$ são proporcionais, ao longo do tempo, deve-se estratificar o grupo de pacientes de acordo com sua categoria sob a hipótese de que os riscos são proporcionais, os gráficos de $ln(-ln(S(t)))$ em relação ao tempo, para cada uma das categorias de uma específica variável X_i, devem ser paralelos, e a distância entre as curvas é β_i. Alguns autores propõem métodos para comparação dessas curvas. Porém outros comentam que essa comparação pode ser feita visualmente. Na prática, a comparação visual é muito utilizada, a não ser que se disponha de um software que faça o teste estatístico.

A figura 17.5 apresenta as curvas do $\ln(-\ln(S(t)))$ para o exemplo da tabela 17.2. Observa-se que as falhas são proporcionais ao longo do seguimento.

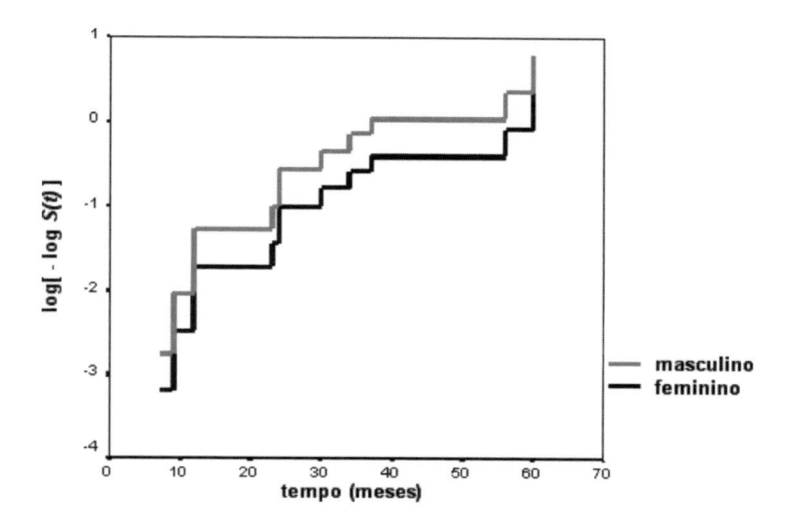

FIGURA 17.5. Gráfico de $\ln[-\ln S(t)]$ para avaliar a proporcionalidade das falhas.

17.7.2 Variável dependente do tempo

Há várias formas de se analisar, no modelo proposto por Cox, uma variável cuja função de falha não seja proporcional no tempo. Deve-se, para isso, incorporar uma função do tempo associado à essa variável. As equações mais utilizadas são as que incorporam o tempo, ou seu logaritmo, como uma função linear da covariável na equação de regressão:

$$h(t; X_1) = H_0(t) \exp\{(\alpha_1 + \alpha_2 t)X_1\}, \quad (17.9)$$
$$h(t; X_1) = H_0(t) \exp\{(\alpha_1 + \alpha_2 \log t)X_1\}. \quad (17.10)$$

A extensão do modelo de taxas proporcionais de Cox dada pelas fórmulas (17.9) e (17.10) é denominada de modelo de Cox com variável dependente do tempo, e este modelo é o mais utilizado para analisar variáveis que não têm suas funções de falha proporcionais no tempo, provavelmente pela menor dificuldade de sua interpretação.

17.8 Referências bibliográficas

[1] COX, D.R. *Regression models and life tables (with discussion)*. J. R. Stat. Soc., Series B, 34: 187-220, 1972.

[2] CROLEY, J. & BRESLOW, N. *Statistical analysis of survival data*. Assoc. Rev. Public Health, 5: 385-411, 1994.

[3] DAWSON-SANDERS, B. & TRAPP, R.G. *Basic & Clinical Bistatistics*. 2nd edition, Appleton & Lange, 1994.

[4] HARRIS, E.K. & ALBERT, A. *Survivorship analysis for clinical studies*. New York, Marcel Dekker Inc, 1991.

[5] LEE, E.T. *Statistical methods for survival data analysis*. 2nd ed. New York, John Wiley & Sons INC, 1992.

[6] SANTOS, J.L.F.; LEVY, M.S.F. & SZMRECSÁNYI, T. *Dinâmica da população - teoria, métodos e técnicas de análise*. Biblioteca Básica de Ciências Sociais - vol.3, São Paulo, T.A. Queiroz , Editor, Ltda, 1980.

18

Séries temporais em biomedicina

Koichi Sameshima
Luiz Antonio Baccalá

18.1 Introdução

Quase todos os sistemas biológicos apresentam comportamentos dinâmicos em que parâmetros biofísicos, fisiológicos ou populacionais se alteram no tempo. A observação e análise desses parâmetros costumam fornecer subsídios importantes seja na caracterização de sistemas biológicos, seja na elucidação da fisiopatologia de doenças. Em problemas de saúde pública ou prática clínica é possível valer-se do estudo e da observação temporal de uma ou mais medidas de parâmetros de interesse. Denomina-se série temporal a seqüência de medidas realizadas em intervalos regulares ou não de um dado parâmetro ao longo do tempo.

Registros de eletroencefalograma, eletrocardiograma, fluxo respiratório e pressão arterial são alguns exemplos de medidas seqüenciais no tempo e correspondem a séries temporais, as quais têm comprovada importância na prática clínica sendo portanto amplamente utilizadas. A monitoração temporal de funções vitais em unidades de terapia intensiva é de fundamental importância para avaliar a evolução dos pacientes, bem como para detecção de situações de emergências clínicas como parada cárdio-respiratória alertando o corpo clínico, além de rotineiramente desempenhar papel importante em procedimentos diagnósticos em diversas especialidades médicas.

Outro exemplo importante de séries temporais provém de serviços de vigilância epidemiológica que mantêm registros contínuos dos números de casos notificados de doenças infecto-contagiosas. Várias doenças são de notificação compulsória e seus dados de incidências são coletados em intervalos regulares pré-estabelecidos — por exemplo semanalmente — sendo de suma importância em saúde pública. A monitoração do padrão temporal de incidência permite detectar flutuações sazonais e abruptas (epidemias) alertando os agentes de saúde para eventuais surtos de doenças infecto-contagiosas como a malária, sarampo, meningite meningocócica, dengue etc. (vide figura 18.1). Note que o estudo da flutuação de diversas doenças e sua correlação sazonal com outros fatores permitem realizar previsões ou até mesmo estabelecer relações de causa e efeito. Essas informações provenientes da análise de séries temporais podem abrir a perspectiva de se introduzir medidas preventivas para evitar as doenças. Por fim, o estudo de séries temporais pode fornecer subsídios para uma melhor compreensão da própria dinâmica do sistema considerado e, assim, elucidar os mecanismos biológicos neles envolvidos.

Ao estudo do comportamento de medidas seqüenciais de um parâmetro ao longo do tempo dá-se o nome de análise de séries temporais que objetiva caracterizar a evolução temporal dos fenômenos biológicos subjacentes ou aparentes das medidas realizadas. Este é um tópico bastante extenso e pode-se encontrar uma vasta literatura, seja na matemática ou na estatística. Por essa razão, aqui abordaremos apenas alguns aspectos essenciais/introdutórios que ilustram o tipo de informação que se pode extrair da análise de séries temporais.

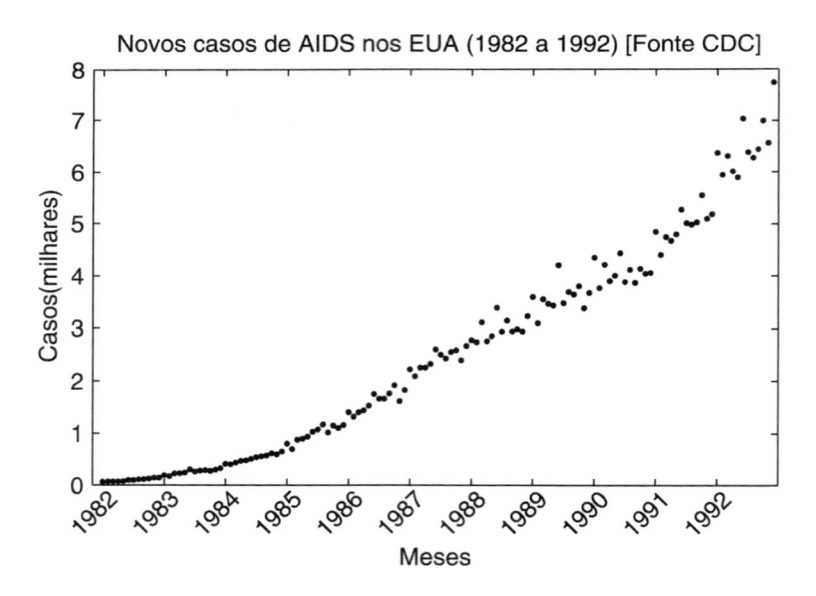

FIGURA 18.1. Incidência mensal de novos casos de AIDS nos EUA no período de janeiro de 1982 a dezembro de 1992 (Fonte CDC, Atlanta).

Mesmo sem o uso de formalismo matemático pode-se inferir a tendência de evolução de incidência de uma doença extrapolando os dados do gráfico da figura 18.1, que ilustra como o número de novos casos da AIDS evoluiu no período de 1982 a 1992 nos EUA. Neste caso, a extrapolação gráfica é na realidade um expediente que permite prever o comportamento da seqüência temporal de incidências a partir de observações passadas. Prever o futuro de um conjunto de medidas com base em valores passados por instrumentos estatísticos rigorosos de inferência é um dos objetivos centrais da análise de séries temporais. A classificação de comportamentos dinâmicos de um sistema biológico considerando, por exemplo, a existência ou não de ritmos característicos é também um dos objetivos do estudo de séries temporais.

18.2 Conceitos fundamentais

Em sentido amplo, o estudo de séries temporais envolve a caracterização e/ou classificação de formas de onda no tempo para várias finalidades. Esta descrição vale-se do conceito matemático de função, ou seja, faz-se corresponder os valores medidos aos instantes em que são medidos. Pode-se representar esta correspondência por meio de gráficos (ou traçados) e tabelas (vide tabela 18.1).

É usual classificar evolução temporal de dados segundo o tipo de representação. No caso, por exemplo, de pressão arterial, o registro do valores se dá continuamente - trata-se do chamado tempo contínuo. Em contraposição, existem variações temporais anotadas em intervalos regulares que dão lugar a representações de dados em tempo discreto. Uma nomenclatura usual é denominar de sinais as evoluções de medidas em tempo contínuo e de séries temporais aquelas de tempo discreto. Com o advento de computadores digitais, esta distinção perdeu um pouco do seu sentido, pois, sob certas condições, pode-se representar fidedignamente sinais de tempo contínuo por amostras em tempo discreto. Aqui usaremos o termo sinal como sinônimo de série temporal. Note-se que a tendência atual de substituição de aparelhos de EEG tradicionais por equipamentos digitais é possível graças ao fato de não haver perda de informação na representação da evolução temporal quando dados de tempo contínuo são amostrados em intervalos regulares suficientemente próximos.

Uma outra classificação útil diz respeito à previsibilidade de séries temporais, ou seja, séries podem ser determinísticas ou aleatórias conforme seu comportamento seja ou não previsível. Seqüências de números que podem ser obtidas segundo uma lei exata a partir de observações anteriores constituem séries determinísticas.

> **Exemplo 1: série temporal com tendência** - Em 1934 Gause quantificou o crescimento populacional de três colônias do protozoário *Paramecium aurelium* e registrou o crescimento de cada colônia (tabela 18.1).
>
> As três colônias apresentaram uma tendência de crescimento exponencial nos primeiros dez dias de evolução, a qual é essencialmente determinística (figura 18.2).

368 Métodos Quantitativos em Medicina

Tabela 18.1. Contagens de crescimento populacional de três colônias do protozoário *Paramecium aurelium*

Dias	Colônia 1	Colônia 2	Colônia 3
0	2	2	2
2	17	15	11
3	29	36	37
4	39	62	67
5	63	84	134
6	185	156	226
7	258	234	306
8	267	348	376
9	392	370	485
10	510	480	530
11	570	520	650
12	650	575	605
13	560	400	580
14	575	545	660
15	650	560	460
16	550	480	650
17	480	510	575
18	520	650	525
19	500	500	550

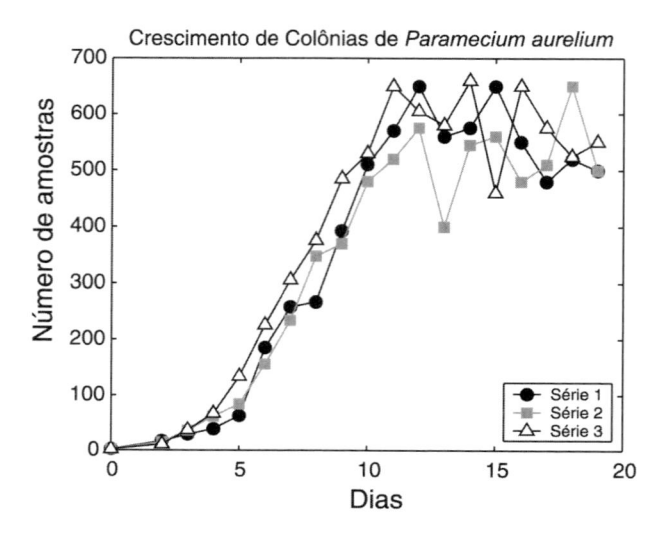

FIGURA 18.2. Padrão de crescimento em três colônias de *Paramecium aurelium* estudado por Gause em 1934.

Com o passar do tempo, se o fluxo de nutrientes não for constante e garantido, ou se houver contaminação do ambiente por outros microrganismos, as séries podem passar a ter um comportamento errático explicável probabilisticamente.

18.2.1 Decomposição espectral

Um tipo importante de paradigma em séries temporais é aquele em que se observam fenômenos intrinsecamente periódicos, como é, por exemplo, pressão arterial de um paciente em repouso. Uma forma de descrever o paradigma da periodicidade envolve a decomposição desses fenômenos por funções senoidais e cossenoidais que são periódicas. Essa abordagem se deve a um resultado matemático fundamental devido a Joseph Fourier que garante que se pode decompor quaisquer sinais periódicos, $f(m)$, de período T (por exemplo, figura 18.3), de modo arbitrariamente preciso (à medida que N aumenta) por um somatório de senos e cossenos:

$$\hat{f}_N(k) = \sum_{n=0}^{N} A(n) \cos(\frac{2\pi n}{T} k) + B(n) \text{sen}(\frac{2\pi n}{T} k) \qquad (18.1)$$

em que

$$A(n) = \frac{1}{T} \sum_{m=k}^{k+T} f(m) \cos(\frac{2\pi n}{T} k) \qquad (18.2)$$

e

$$B(n) = \frac{1}{T} \sum_{m=k}^{k+T} f(m) \text{sen}(\frac{2\pi n}{T} k).$$

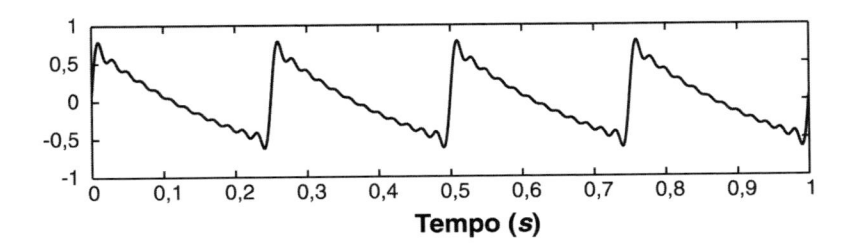

FIGURA 18.3. Exemplo de série temporal periódica.

Exemplo 2: Para ilustrar o resultado de Fourier, considere um gráfico periódico da figura 18.3 em que o padrão se repete quatro vezes a cada segundo. À freqüência de repetição do padrão dá-se o nome de freqüência fundamental - neste caso, 4 Hz. Para fins de ilustração traça-se o gráfico dos valores de $S^2(n) = A^2(n) + B^2(n)$ na figura 18.4 entre 0 a 19 Hz. Note como $S^2(n)$ é uma função de valores discretos em freqüência e somente não é nula em freqüências múltiplas inteiras da fundamental.

Felizmente, este tipo de resultado pode ser generalizado mesmo para séries sem periodicidade estrita e também para o caso aleatório. Nestes casos, a representação do sinal no domínio da freqüência possui uma diferença importante: a generalização da função $S(n)$ se espalha por um contínuo de freqüências em vez de ficar confinada a um conjunto discreto de freqüências (a fundamental e suas harmônicas) como no caso de uma série periódica (figura 18.4).

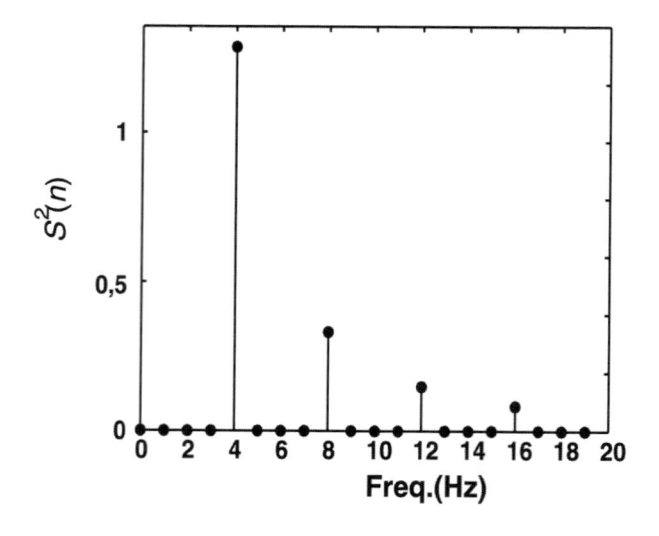

FIGURA 18.4. Os componentes espectrais da série temporal periódica, exemplo da figura 18.3, estão discretamente distribuídos ao longo da freqüência.

À generalização da equação 18.2 chamamos de espectro de freqüências de um sinal. No caso de dados com variação ainda que parcialmente aleatória, o espectro tem de ser interpretado probabilisticamente. Neste caso, a área total sob a curva do espectro representa a variância dos dados da série temporal, e a área sob um dado trecho do espectro, a parte da variância do processo contribuída por freqüências naquele intervalo.

18.2.2 Filtragem

Comumente na prática, ao analisar séries temporais, é preciso submetê-las a diversos tipos de transformações. O tipo mais comum é a filtragem que consiste na supressão total ou parcial de componentes de freqüência de um dado sinal. Operações deste tipo são importantes porque a coleta de dados está sujeita a interferências que precisam ser suprimidas.

Exemplo 3: supressão de 60Hz - Freqüentemente, devido a aterramento inadequado de equipamentos biomédicos, a rede de alimentação elétrica pode induzir sinais de 60 Hz que aparecem somados a sinais neuro-elétricos (figuras 18.5a e 18.6). O processamento do sinal $x(k)$ por um filtro adequado, por exemplo, por meio da transformação dada pela expressão, válida para sinal amostrado a 256 Hz,

$$y(k) = 0,5827x(k) - 0,1085x(k-1) + 0,5827x(k-2) \quad (18.3)$$

em que cada amostra do sinal filtrado $y(k)$ é obtida a partir da soma de amostras devidamente ponderadas do sinal $x(k)$, resultando na supressão do efeito da interferência de 60 Hz, como mostram as figuras 18.5b e 18.7. Isto, em geral, facilita a análise e a visualização do sinal de interesse.

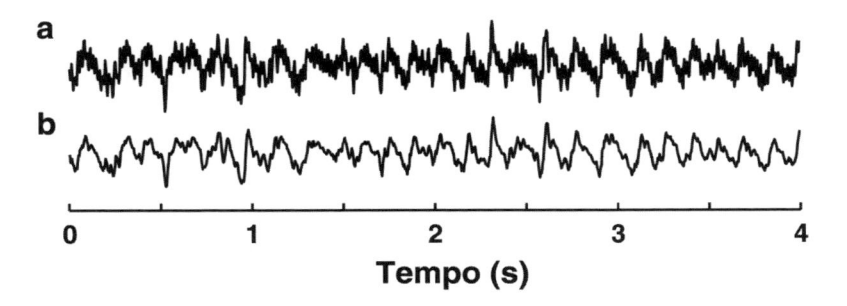

FIGURA 18.5. (a) Registro de ritmo teta de 4 segundos obtido em rato com sobreposição do ruído de 60 Hz (amostragem realizada a 256 Hz). (b) O mesmo sinal após filtragem do ruído de 60 Hz por meio da expressão 18.3. Note que o ruído de alta freqüência (60 Hz), que se sobrepõe ao ritmo teta de baixa freqüência (aproximadamente 7 Hz), prejudica a visualização detalhada de flutuações de menor amplitude, que somente é possível após a filtragem. Embora seja possível visualizar grosseiramente a oscilação periódica do ritmo teta, o ruído de 60 Hz não permite determinar com precisão a periodicidade e a amplitude da oscilação.

Observação 1. *O filtro representado pela equação (18.3) é implementado em termos de amostras de sinal (portanto em tempo discreto). Filtros de tempo contínuo são parte integrante de muitos equipamentos que são implementados pelo uso de circuitos eletrônicos analógicos específicos.*

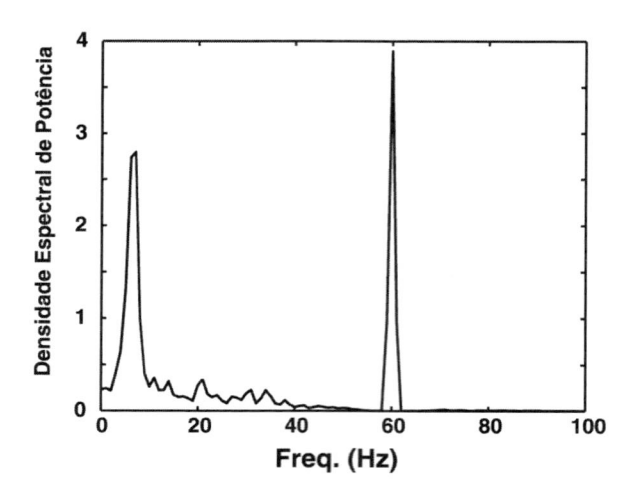

FIGURA 18.6. Densidade espectral do sinal antes da filtragem digital do ruído de 60Hz.

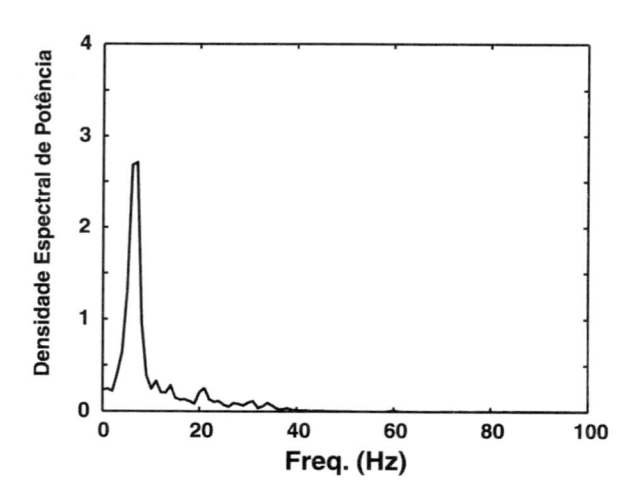

FIGURA 18.7. Densidade espectral de potência do sinal após a filtragem.

18.3 Casos de análise de séries temporais

18.3.1 Caso 1: Determinando freqüência característica de um sinal

Um aspecto importante na caracterização de um sinal diz respeito a sua periodicidade. Os sinais da figura 18.8 provêm da medida do potencial de campo local no cérebro de rato e apresenta um episódio longo (10 segundos são mostrados nessa figura) denominado ritmo θ. Este ritmo característico aparece na fase do sono dessincronizado do rato, também conhecido como sono REM ("*rapid eye movement*" ou movimento ocular rápido), em que o ser humano vivencia o sonho.

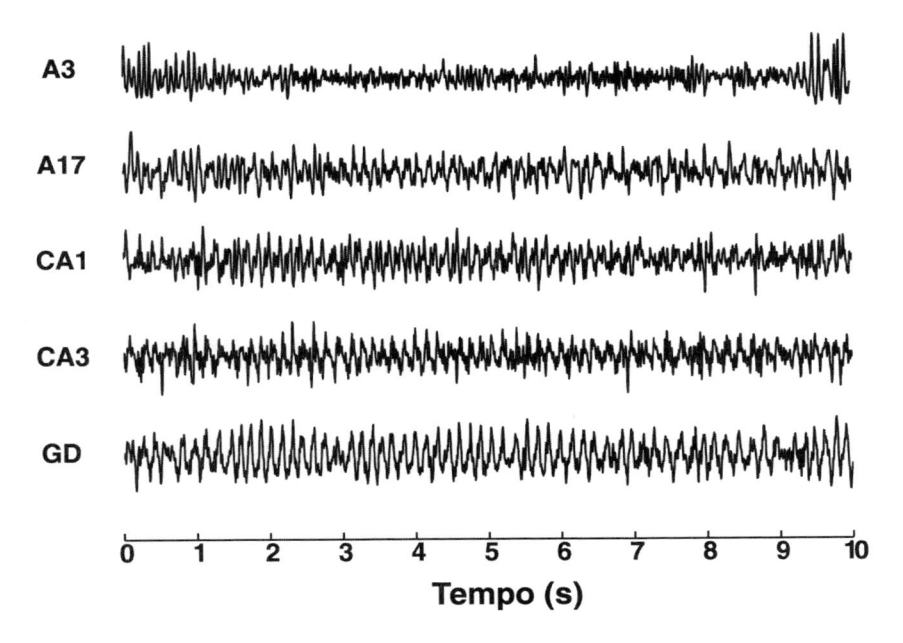

FIGURA 18.8. Registro eletroscilográfico de 10 segundos de duração obtido por meio de implantes crônicos de elétrodos corticais (A3 e A17, áreas somestésica e visual de Brodmann, respectivamente) e no hipocampo (campos CA1 e CA3, e giro denteado, GD) obtidos durante o sono dessincronizado (sono REM) de ratos. Note-se o padrão de oscilação bastante regular, mais evidente nos registros hipocampais (CA1, CA3 e GD), na freqüência de aproximadamente 7 Hz.

Uma abordagem heurística (por método de visualização), que prescinde de técnicas de análise séries temporais para determinar a freqüência característica do ritmo teta, poderia consistir no exame do traçado do sinal medindo-se o intervalo entre picos sucessivos do sinal. Este tipo de procedimento é ainda hoje correntemente adotado por muitos eletroencefalografistas.

Uma alternativa a este tipo de abordagem faz uso de análise de Fourier, pela generalização adequada da equação 18.1 (figura 18.9). Neste caso a freqüência característica f_o (fundamental) corresponde àquela freqüência em que o espectro é máximo, ou seja, maximiza $|X(f)|^2$.

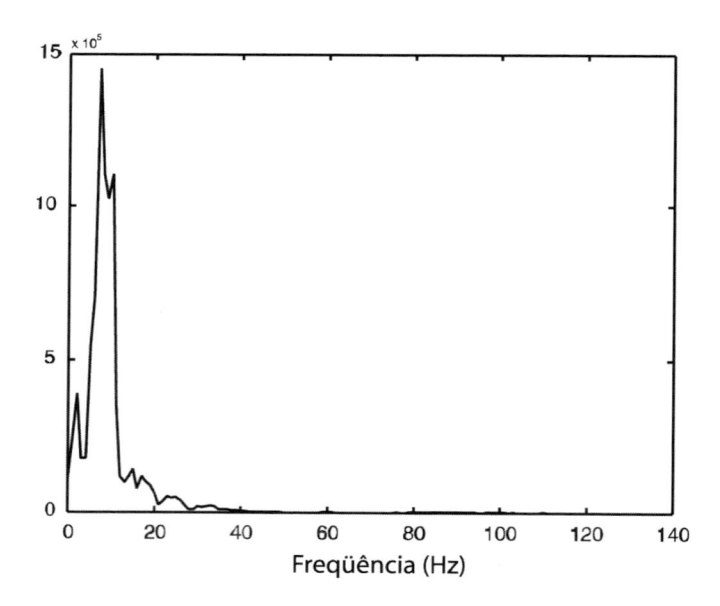

FIGURA 18.9. Exemplo de estimativa do espectro do sinal de CA3 da figura 18.8 que assume valores num contínuo de freqüências.

Para dar-se uma idéia da qualidade do resultado comparativo entre os procedimentos heurístico e o baseado em análise de Fourier, simulou-se 100 sinais (por meio de um modelo probabilístico do sinal CA3 da figura 18.8) e usou-se uma rotina computacional que simula o método visual sobre cada sinal simulado. Repetiu-se o procedimento calculando $|X(f)|^2$ para os mesmos sinais simulados. Uma comparação entre as duas abordagens pode ser apreciada nos histogramas (figuras 18.10a e b) em que é possível notar menor dispersão quando se usa o procedimento baseado na análise de Fourier. Conclui-se que a adoção da análise de Fourier é preferível ao método visual por proporcionar maior precisão em suas estimativas.

Como se viu no estudo deste caso, a análise de Fourier é um procedimento mais confiável do que a mera inspeção visual, ainda que cuidadosa, e hoje ela é de uso extremamente difundido já que a maioria dos pacotes estatísticos a implementam de forma computacionalmente eficiente com o algoritmo FFT (*fast Fourier transform*).

Apesar do melhor desempenho da FFT, em alguns (muitos) casos, o

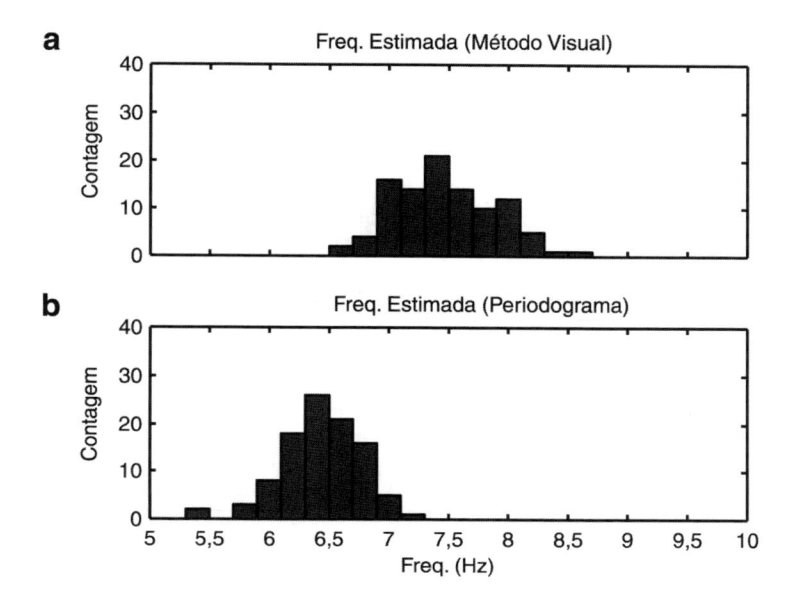

FIGURA 18.10. Resultados de desempenho por método visual (a) e por periodograma (b) mostrados em histograma de contagem realizada por meio de uma simulação, utilizando modelo probabilístico de um sinal aproximadamente periódico.

seu uso requer cuidados analíticos especiais. Por exemplo, freqüentemente sinais experimentais possuem variações lentas no seu valor médio cujo efeito é discutido no próximo caso.

18.3.2 Caso 2: Para realizar análise de Fourier é necessário destendenciar os dados

Os sinais do caso anterior serão usados para ilustrar o efeito que variações de linha de base têm sobre estimativas da freqüência. Para simular uma alteração lenta da linha de base adicionamos uma **tendência** linear (figura 18.11a) aos sinais do exemplo anterior e calculamos o histograma correspondente de estimativa freqüência característica (figura 18.11b) em que se pode ver que a máxima freqüência do espectro foi deslocada para baixo na maioria das estimativas.

O que se depreende deste exemplo é que uma caracterização de freqüência adequada de um sinal depende da extração de tendências que este possa ter.

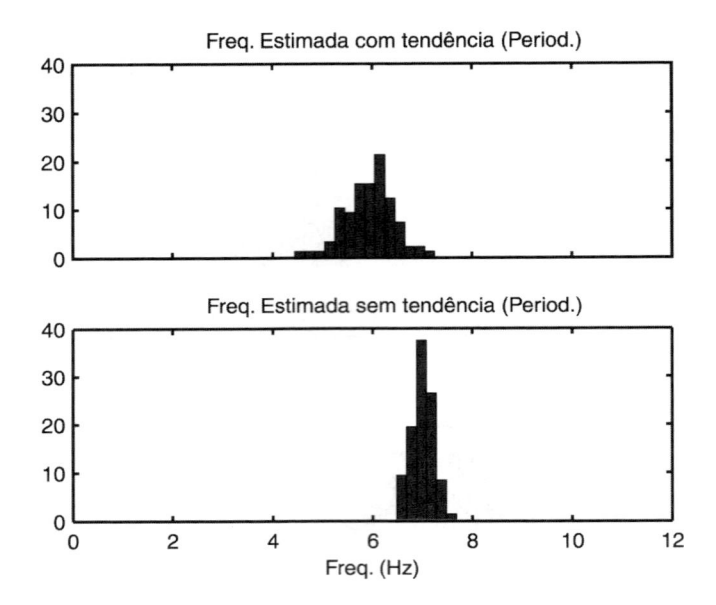

FIGURA 18.11. Histogramas de resultados de determinação da freqüência pelo método de periodograma (utilizando FFT) de um sinal com (a) e sem (b) tendência, utilizando o mesmo modelo de simulação probabilístico da figura anterior.

Isso geralmente é feito com o auxílio de uma regressão (no mínimo) linear do sinal em relação ao tempo, ou seja, ajusta-se uma reta

$$z(k) = ak + b$$

ao sinal $y(k)$ minimizando o erro quadrático médio dado por

$$\varepsilon^2 = \frac{1}{N} \sum_{k=1}^{N} (y(k) - z(k))^2$$

analogamente ao que é feito no capítulo 12. A análise de Fourier então é realizada sobre o resíduo

$$x(k) = y(k) - z(k).$$

Observação 2. *A figura 18.11b mostra o histograma das freqüências características estimadas após a extração da tendência. Nela se observa o retorno do histograma à região correta.*

O procedimento de análise espectral discutido até agora é bastante efetivo quando a maior parte da energia do sinal é essencialmente periódica.

18.3.3 Caso 3: Comparação entre séries de incidência de melanoma e de número de manchas solares

O crescimento do buraco da camada de ozônio sobre o Pólo Sul tem chamado a atenção de leigos e cientistas em todo o mundo pela implicação direta que o aumento de raios ultravioletas (UV) tem sobre a incidência de câncer de pele. A intensidade de raios UV que recebemos na terra também depende do nível da atividade solar. Veja os seguintes dados do número de manchas solares observados nos anos de 1936 a 1972 (figura 18.12) e de incidência anual de casos de melanoma (ajustado por idade por 100 mil habitantes) no estado americano de Connecticut[1] (Andrews e Herzberg, 1985) no mesmo período (figura 18.13).

Pelo registro que se tem desde 1749, sabe-se que o número de manchas solares flutua com periodicidade de aproximadamente 11 anos, que também pode ser constatado pela análise visual da figura 18.12. Sabe-se também que o número de manchas solares cresce com o aumento da atividade do Sol, e vice-versa.

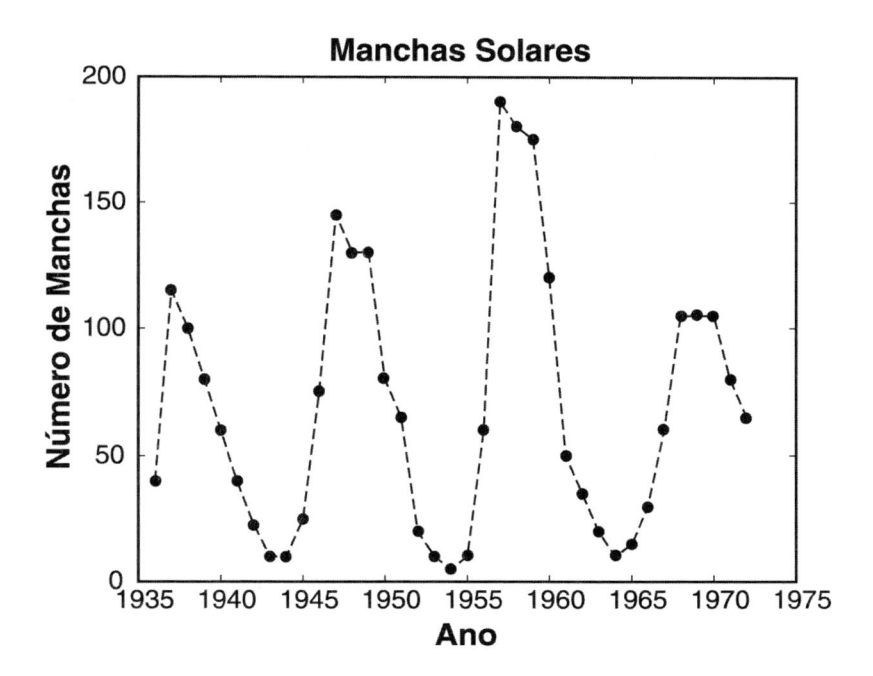

FIGURA 18.12. Número de manchas solares observados no período de 1936 a 1972. Seu padrão de flutuação é nitidamente periódico.

---

[1] Tanto os dados sobre as manchas solares quanto os de incidência de melanoma estão disponíveis em http:lib.stat.cmn.edu/datasets/andrews/, acessado em Julho/2002.

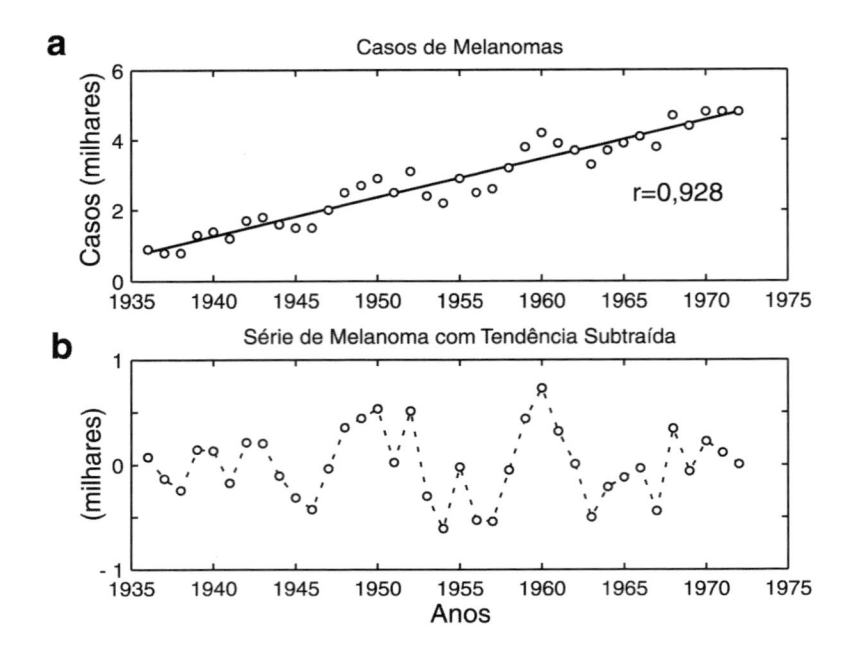

FIGURA 18.13. a) Série temporal dos dados de incidência de melanoma no estado de Connecticut (EUA) nos anos de 1936 a 1972. b) Dados da incidência de melanoma destendenciados linearmente. Não se observa periodicidade evidente.

Exemplo 4 - Na figura 18.13a, nota-se que a incidência de melanoma apresenta tendência de crescimento linear no período considerado. O traçado em linha, correspondente à reta de regressão obtida pelo método dos mínimos quadrados, é expressa pela equação

$$f(k) = 0,1103k - 212,70.$$

Com alto valor de coeficiente de correlação, $r = 0,928$, nível de significância menor que 0,001 (vide capítulo 12), pode-se afirmar que a incidência de melanoma cresceu linearmente no período entre 1936 e 1973. De fato isso está ocorrendo. Quais explicações seriam plausíveis para essa tendência de crescimento da incidência de melanoma? Nota-se também que a incidência de melanoma flutua ao redor dessa reta de regressão. Para se caracterizar melhor essa oscilação, removeu-se a tendência linear da série temporal original subtraindo os valores correspondentes à reta de regressão, resultando na série mostrada na figura 18.13b.

À primeira vista, o padrão de flutuação ou da sua periodicidade não fica evidente somente pela observação da série desse exemplo; porém, quando se sobrepõe à série de manchas solares fazendo-se normalização de ambas as séries, ou seja, subtraindo-se a média e dividindo-se pelo desvio-padrão, como abaixo

$$\widetilde{y}(k) = \frac{y(k) - \widehat{\overline{y}}}{\widehat{s}_y}$$

obtém-se o gráfico da figura 18.14.

Séries destendenciadas

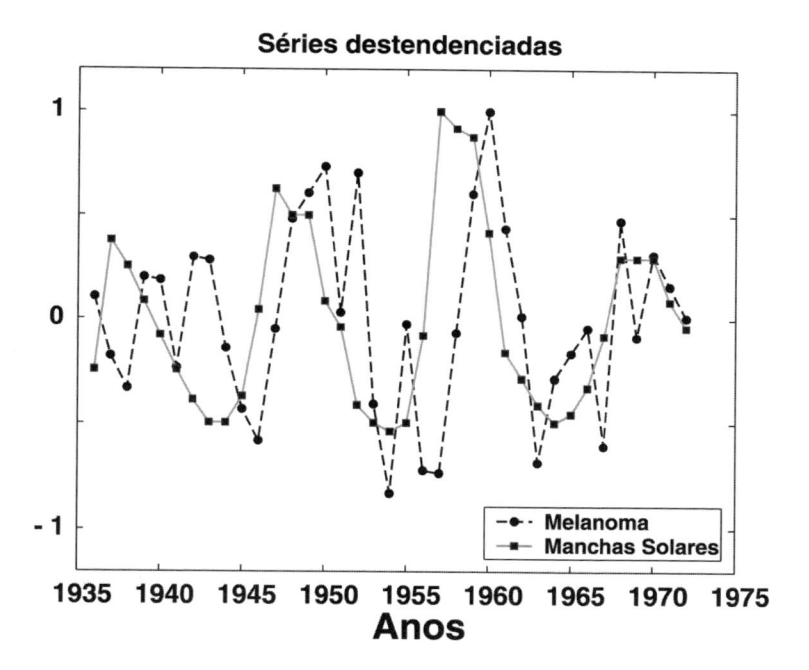

FIGURA 18.14. Sobreposição dos dados de incidência de melanoma e número de manchas solares após normalização dos dados. A relação temporal entre os dois parâmetros fica mais evidente com esse procedimento de análise.

Pode-se perceber que os picos do número de manchas solares precedem os picos da incidência de melanoma destendenciada, mas é difícil precisar a latência entre as duas séries temporais.

O método mais direto para se determinar a defasagem de duas séries temporais periódicas é pelo cálculo da função de correlação cruzada (figura 18.15a). Traçando-se um diagrama de dispersão (figuras 18.15b e c) pode-se verificar como as duas séries temporais estão organizadas no tempo.

O maior valor absoluto da função de correlação cruzada ocorre para lapso de dois anos à direita da origem, que corresponde exatamente ao período

380   Métodos Quantitativos em Medicina

em que a maior atividade solar determinada pelo alto número de manchas precede o pico de incidência de melanoma. Ademais, as duas séries temporais destendenciadas apresentam flutuação periódica na mesma freqüência.

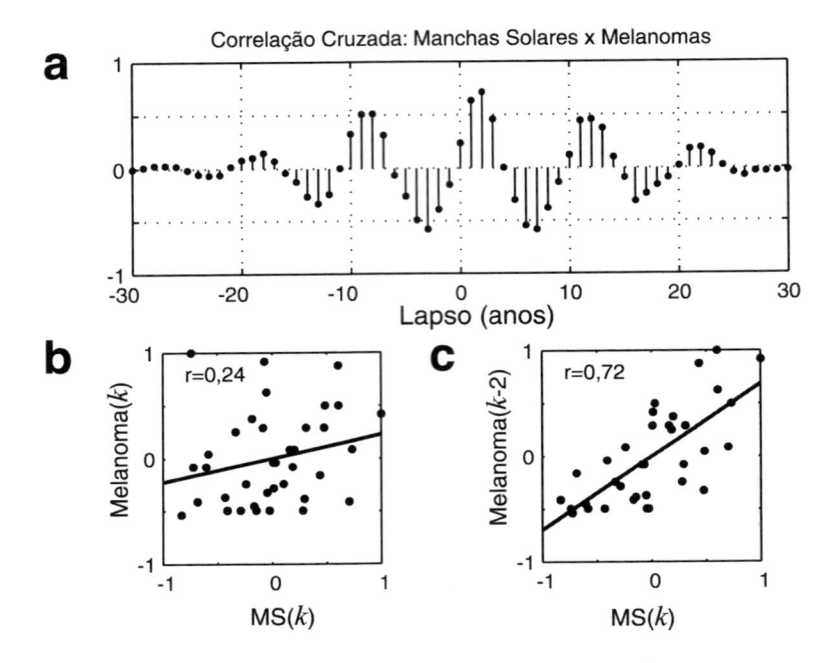

FIGURA 18.15. (a) Função de correlação cruzada normalizada entre manchas solares e incidência de melanoma. Observe que o pico de maior magnitude entre as duas variáveis está deslocado em dois anos para a direita da origem, indicando maior correlação quando as manchas solares são comparadas com a incidência de melanoma registrada dois anos depois. (b) Diagrama de dispersão dos dados de incidência de melanoma e número de manchas solares do mesmo ano. Não se observa nenhuma orientação na distribuição dos pontos, de fato o coeficiente de correlação é baixo, $r = 0,24$, e o coeficiente angular da reta de regressão não é estatisticamente diferente de zero. (c) Por outro lado, quando se visualiza os dados de manchas solares, abscissa, com dados de melanoma de dois anos posteriores, ordenada, observa-se que o coeficiente de correlação atinge o máximo, $r = 0,72$, que também pode ser constatado em (a). Adicionalmente, o coeficiente angular é positivo e significativamente diferente de zero, indicando que existe uma correlação positiva entre as duas variáveis com lapso de dois anos.

Observação 3. *Uma forma de avaliar a correlação cruzada entre duas séries faz uso de*

$$\widehat{R}_{xy}(m) = \frac{1}{N} \sum_{k=1}^{N-m} (x(k\Delta t) - \hat{\mu}_x)(y((k+m)\Delta t) - \hat{\mu}_y) \qquad (18.4)$$

em que

$$\hat{\mu}_x = \frac{1}{N} \sum_{k=1}^{N} x(k\Delta t)$$

e

$$\hat{\mu}_y = \frac{1}{N} \sum_{k=1}^{N} y(k\Delta t),$$

cuja principal propriedade é medir o grau de similaridade entre $x(k)$ e $y(k)$ após o deslocamento desta no tempo.

18.3.4 Caso 4: Função de autocorrelação, comparando um sinal consigo mesmo

A exemplo do que se faz calculando a correlação cruzada, é possível determinar uma função similar,

$$\widehat{R}_{xx}(m) = \frac{1}{N} \sum_{k=1}^{N-m} (x(k\Delta t) - \hat{\mu}_x)(x((k+m)\Delta t) - \hat{\mu}_x) \qquad (18.5)$$

em que se toma $y = x$ na equação 18.4, que mede a semelhança de um sinal consigo mesmo. A equação 18.5 é uma forma de avaliar a chamada autocorrelação de um sinal. Observe que $R_{xx}(0)$ nada mais é que a variância do conjunto de dados da série.

Observação 4. *Note que, para um sinal estritamente periódico, $R_{xx}(m)$ também varia periodicamente com o deslocamento $m\Delta t$, sendo que $R_{xx}(m)$ se torna máxima e positiva quando o sinal volta a ser igual a si mesmo.*

Exemplo 5 - Para efeito de ilustração calculamos a autocorrelação da onda teta, figura 18.16, dado pelo potencial de campo do sinal obtido no giro denteado (GD) da figura 18.8. Note que o primeiro máximo positivo de $R_{xx}(m)$ (sem contar o deslocamento $m = 0$) ocorre quando o sinal está deslocado em relação a si mesmo cerca de 0,150 ms, o que corresponde a uma freqüência característica do sinal de aproximadamente 6,7 Hz, consistente com as medidas feitas usando espectro no estudo do caso 1.

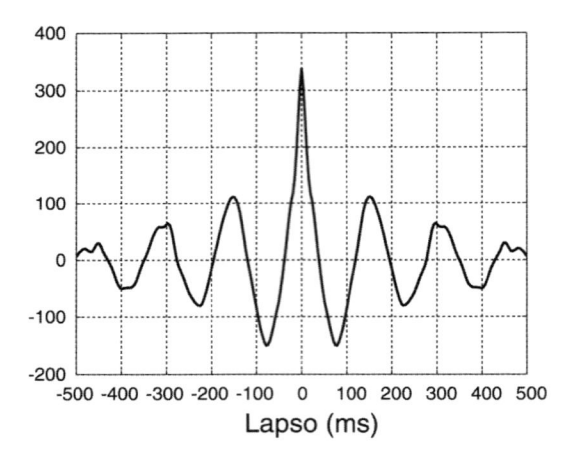

FIGURA 18.16. Função de autocorrelação do sinal neuroelétrico do ritmo teta, da figura 18.8, obtido a partir de elétrodo cronicamente implantado no giro denteado (GD) do rato. Note que, contrastando com a função de correlação cruzada em que se compara dois sinais ou séries temporais diferentes, a função de autocorrelação é simétrica em relação à origem, ou seja, é uma função par. Observe que além do maior pico na origem, ou seja, no lapso nulo, ocorrem vários picos secundários menores. O primeiro deles ocorre para lapso aproximadamente ±150 ms, cujo período corresponde a uma freqüência de aproximadamente 6,7 Hz.

18.3.5 Modelos e predição de séries temporais

Exemplo 6 - O traçado da figura 18.17a, mostra um sinal $x(k)$ cuja função de autocorrelação normalizada (figura 18.17b)

$$\widehat{\rho}_{xx}(m) = \frac{\widehat{R}_{xx}(m)}{\widehat{R}_{xx}(0)}$$

é estatisticamente diferente de zero somente para $m = 0$. Sinais deste tipo são tais que o mínimo deslocamento do sinal em relação a si mesmo é suficiente para que se percam quaisquer semelhanças entre o sinal original $x(k)$, e o sinal deslocado $x(k + m)$. Neste caso, deixam de ser significantes regressões lineares que poderiam ser consideradas a partir do estudo de um gráfico que relacionasse $x(k)$ e $x(k + m)$ (18.18 a e b).

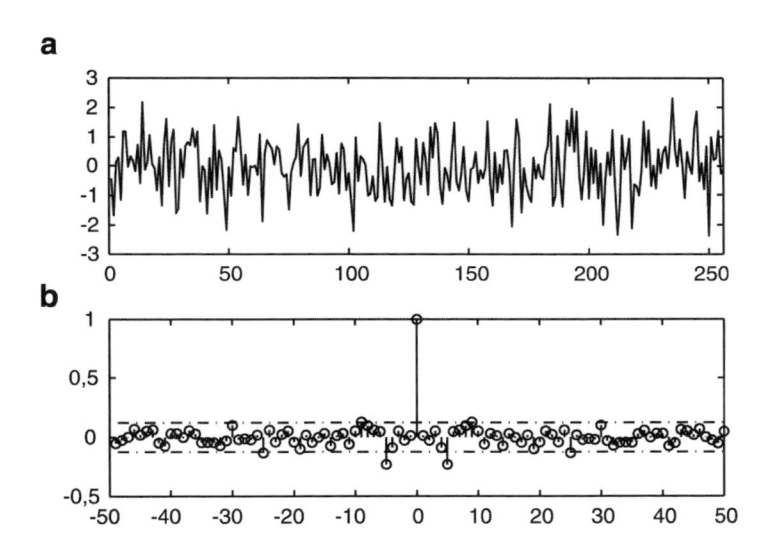

FIGURA 18.17. (a) Exemplo de ruído branco gaussiano matematicamente gerado. (b) Função de autocorrelação normalizada da seqüência em (a) em que se observa amplitude unitária para lapso zero (na origem). As linhas tracejadas horizontais delimitam o intervalo de confiança de 95%, pois de fato observa-se somente 4 valores, além do lapso na origem, com valor de autocorrelação que ultrapassam esse intervalo em 100 possíveis.

Um sinal aleatório, como o do exemplo anterior (figura 18.17a) ao qual idealmente se associa uma função de autocorrelação normalizada $\rho(m) = 0$ para $m \neq 0$, é denominado **ruído branco**, pois sua representação espectral correspondente dá lugar a uma função constante em termos de freqüência,

384   Métodos Quantitativos em Medicina

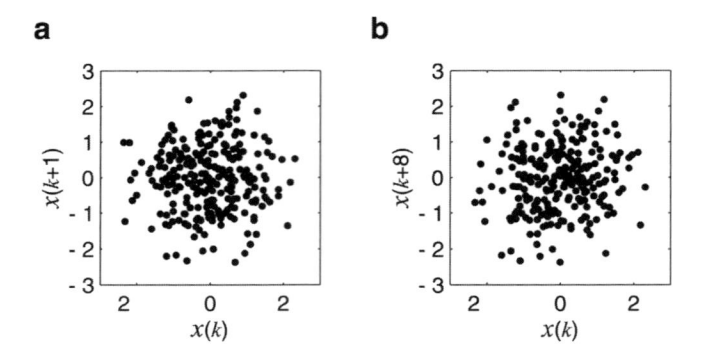

a   **b**

FIGURA 18.18. (a) Diagrama de dispersão da seqüência de ruído branco da figura 18.17a em que se compara a localização do valor presente, $x(k)$, com o valor do passo seguinte, $x(k+1)$. Note que não há orientação preferencial de distribuição dos pontos, indicando que tem distribuição aleatória. Compare com os gráficos da figura 18.15b e c. (b) Diagrama de dispersão com lapso entre os dados da abscissa e ordenada de oito passos, que também indica ausência de organização ou correlação.

cujo valor é igual ao da variância $R_{xx}(0)$ do sinal. O nome branco vem de uma analogia óptica em que a luz branca é decomposta em luzes de todas as cores (freqüências) de intensidades iguais.

Modelos auto-regressivos

Como para muitos sinais, a função de autocorrelação decai de modo relativamente lento na medida em que m aumenta, existe um alto grau de semelhança de um sinal consigo mesmo para valores pequenos de deslocamento. Isto abre a perspectiva de se usarem amostras passadas de um sinal para prever (pelo menos em parte) o comportamento de amostras futuras de um sinal aleatório.

Tal procedimento de predição é conhecido pelo nome de modelamento auto-regressivo. Nele se criam os chamados modelos auto-regressivos que procuram explorar a semelhança residual de um sinal com sua versão deslocada no tempo.

Para tanto, constrói-se um modelo preditor de um sinal $y(k)$ fazendo um ajuste linear a partir de amostras anteriores. Neste caso, o valor predito pelo modelo é dado por uma expressão do tipo

$$\hat{y}(k) = \sum_{i=1}^{p} a_i y(k-i) \qquad (18.6)$$

que é obtido escolhendo a_i de modo a minimizar o erro quadrático médio de predição dado por

$$\varepsilon^2 = \sum_k [y(k) - \hat{y}(k)]^2.$$

O símbolo ^, de $\hat{y}$, na equação 18.6 indica que este é a estimativa.

O valor de p (denominado ordem do modelo) é escolhido de modo que a série de erros de predição $e(k) = y(k) - \hat{y}(k)$ (também dito resíduo) tenha uma função de autocorrelação semelhante ao de um ruído branco, pois isto constitui evidência de que o processo de auto-regressão foi capaz de extrair todas as semelhanças passadas do sinal $y(k)$ consigo mesmo, deixando somente a parte aleatória $e(k)$ que representa exatamente os aspectos imprevisíveis (às vezes chamados de inovações) do sinal.

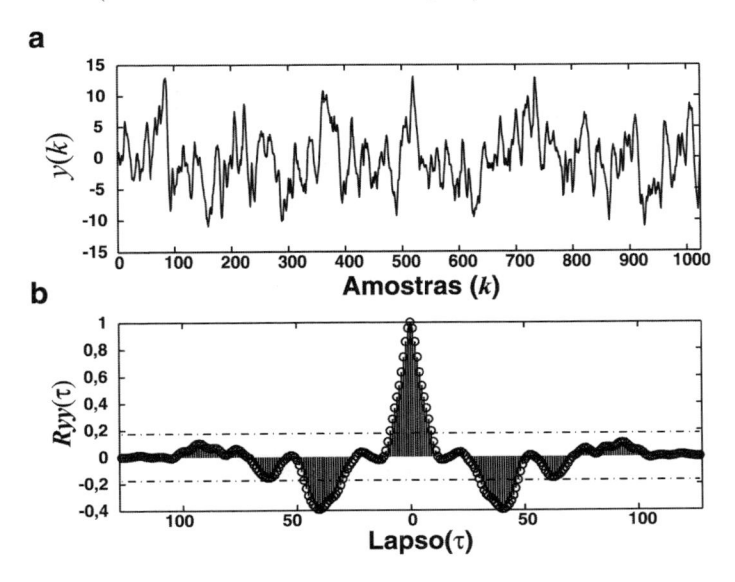

FIGURA 18.19. a) Sinal original com grande similaridade temporal consigo mesmo. b) Função de autocorrelação normalizada do sinal que mostra a semelhança no tempo.

Exemplo 7 - A figura 18.19b mostra a função de autocorrelação de um sinal $y(k)$ (figura 18.19a) que possui muitas semelhanças residuais consigo próprio. As figuras 18.20a, b, c e d mostram as funções de autocorrelação dos resíduos dos modelamentos auto-regressivos para as ordens $p = 1, 2, 3$ e 4, em que fica claro que não se pode extrair mais informação do que com ordem $p = 2$, pois o resíduo neste caso não pode ser distinguido de ruído branco. A figura 18.21 contém uma comparação entre os valores reais das predições feitas a partir de seu passado (+).

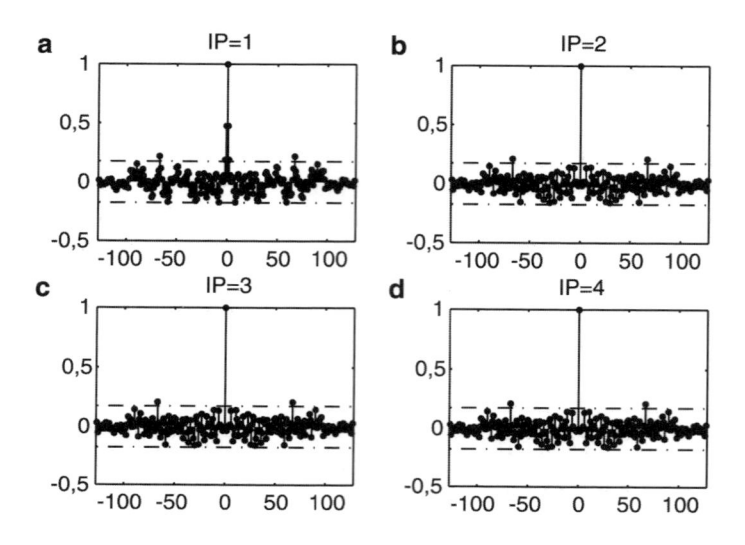

FIGURA 18.20. Funções de autocorrelação normalizadas dos resíduos de modelos de diferentes de ordem (IP) ajustados.

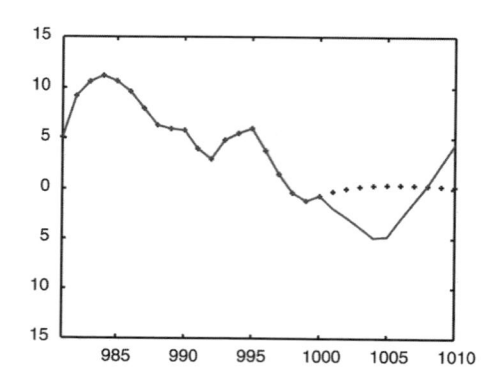

FIGURA 18.21. Predição (+) realizada a partir do tempo, k=1000.

18.4 Considerações finais

Pela extensão do tema e pela multidisciplinaridade que lhe é subjascente, neste capítulo optou-se por usar exemplos para motivar a utilidade e as possibilidades do estudo de séries temporais na caracterização de grandezas úteis na compreensão de fenômenos em biomedicina. Primeiramente, discutiram-se mecanismos objetivos de limpeza de sinais de interferências tais como a filtragem de 60Hz e a extração de linha de base (tendências) que realçam a percepção de aspectos importantes dos sinais de interesse. Procurou-se ainda deixar claro que a análise de séries temporais é um instrumento rigoroso e eficiente para caracterizar parâmetros fisiologicamente importantes, como a freqüência de oscilação do EEG. Além disso, o uso de análise de séries temporais abre novas perspectivas metodológicas para expor mais claramente as inter-relações presentes na evolução temporal de grandezas como a incidência de melanomas e fenômenos naturais a exemplo da atividade solar. Finalmente, ilustrou-se a possibilidade de prever parte do comportamento futuro de uma série temporal ao compará-la consigo mesma.

Espera-se assim que o leitor tenha despertado seu interesse em buscar mais subsídios nas leituras recomendadas a seguir.

18.5 REFERÊNCIAS BIBLIOGRÁFICAS

[1] Chatfield C. *The Analysis of Time Series : An Introduction*. 5th Ed. CRC Press, Boca Raton, 1996. *Texto básico que explica os conceitos fundamentais de forma intuitiva servindo de prelúdio a textos mais avançados.*

[2] Diggle PJ. *Time Series: A Biostatistical Introduction* (Oxford Statistical Science Series, No. 5) Clarendon Press, Londres, 1990. *Livro introdutório com um viés importante de aplicações em problemas biológicos.*

[3] Brockwel PJ, Davis RA. *Introduction to Time Series and Forecasting*. Springer Verlag, 1996. *Livro de conteúdo intermediário que tem a grande vantagem de disponibilizar programa de análise de séries temporais que ajuda na fixação e aplicação dos conceitos.*

19

Delineamento de estudos em medicina

Dirce Maria Trevisan Zanetta

19.1 Introdução

O objetivo deste capítulo é apresentar os diferentes tipos de delineamento de estudos em medicina e mostrar as vantagens e desvantagens de cada um. Existem muitas possibilidades para investigar determinado assunto, e é necessário considerar com cuidado qual a mais adequada. Da mesma forma, ao se ler resultados de estudos, importa avaliar se o tipo de estudo realizado foi apropriado para responder a seus objetivos.

O conhecimento em medicina geralmente começa por uma suspeita de que um fator influi sobre a ocorrência ou a prevenção de determinada doença. Esta suspeita pode surgir da observação clínica, da distribuição da doença em determinado tempo ou lugar, da especulação teórica ou dos resultados de pesquisas laboratoriais. Assim, a observação e descrição de eventos resultam na formulação de hipóteses, que devem ser testadas. Para isso, é necessário considerar que as doenças não ocorrem por acaso, sendo possível identificar os fatores causais (ou de prevenção) através da investigação científica.

Estudos com experimentos laboratoriais permitem que a maioria das variáveis de interesse possam ser controladas (temperatura, umidade do ar, dieta dos animais etc.). Mesmo assim, é impossível controlar todas as condições. Por exemplo, quando todos os ratos de um experimento recebem estreptozina, droga que sabidamente induz diabetes, nem todos vão desenvolver a doença, mesmo que o estudo seja feito com ratos geneticamente semelhantes. Os resultados são afetados por condições complexas, nem sempre perfeitamente compreendidas, denominadas "variação biológica".

Quando os estudos envolvem seres humanos, estes são conduzidos em condições menos controláveis que estudos de pesquisa básica. Por exemplo, os participantes não poderão ser submetidos a uma dieta homogênea, a não ser que o estudo seja de curta duração e os pacientes internados para controle da dieta. Além das variações ambientais e biológicas, devemos considerar os aspectos éticos, que muitas vezes impedem a realização de um estudo ideal. A impossibilidade de submeter uma pessoa a risco ou de não oferecer tratamento com eficácia reconhecida são obstáculos que impedem determinados delineamentos de estudo para avaliar a causa de uma doença, sua prevenção ou tratamento. Não é possível, por exemplo, expor pessoas a quantidades crescentes de pesticida para verificar sua associação com distúrbios neurológicos ou avaliar a eficácia de nova droga para o tratamento de pneumonia, comparando com um grupo controle de pacientes com a doença, que não recebem nenhum tratamento.

19.2 Aspectos importantes para o delineamento de estudos

É fundamental para escolha do melhor estudo e de seu bom delineamento estabelecer no início o seu objetivo e/ou hipótese de forma clara. Quando isso não acontece, corre-se o risco de não coletar dados importantes para a avaliação e terminar com um estudo inconclusivo.

A hipótese vai determinar o tipo de estudo adequado para testá-la. O tempo despendido no planejamento é justificado por melhores resultados. Nesta fase, escolhe-se a população de estudo e define-se o tamanho da amostra, o método de seleção dos participantes, as variáveis importantes que serão medidas, os instrumentos para coleta dos dados, os procedimentos de controle de qualidade das medidas e os métodos laboratoriais e estatísticos que serão utilizados.

A forma como os participantes serão alocados aos grupos de estudo deve ser definida no delineamento, podendo ser aleatória ou não. Os critérios de inclusão no estudo devem ser estabelecidos, lembrando que quanto mais abrangentes, maior a possibilidade de generalizar os resultados. Os critérios de exclusão devem definir claramente as situações que impedem os pacientes de participar do estudo. Em geral, critérios de exclusão definem características que podem dificultar a avaliação adequada do efeito a ser medido no estudo. Por exemplo, um estudo do uso de aspirina em baixas doses e sua associação com diminuição da mortalidade por doença cardiovascular deve excluir pacientes com história de sangramento digestivo ou com intolerância à aspirina, pois isso pode comprometer a ingestão de aspirina e a avaliação de seu efeito.

As medidas a serem realizadas devem caracterizar adequadamente o fator de exposição e o evento em estudo. Em muitas ciências, isso constitui um assunto técnico de instrumentação e de desenvolvimento do aparelho certo para medir algum fenômeno com grau apropriado de precisão. Em medicina, a definição da medida é um pouco mais conceitual, e muitas vezes a escolha apropriada depende de muita atenção. Por exemplo, a avaliação da eficácia de uma intervenção para prevenir dengue deve ser a diminuição de casos de dengue na região e não o grau de conhecimento que as pessoas adquiriram sobre como prevenir a doença. Assim, muitas pessoas podem saber que garrafas vazias guardadas no quintal devem ser viradas para baixo, mas deixam em suas casas as garrafas viradas para cima, com água em seu interior. Como outro exemplo, demonstrar que uma droga hipocolesterolêmica melhora o perfil lipídico não é motivo suficiente para administrá-la aos pacientes. Deve-se demonstrar que ela melhora o que é importante para o paciente, como por exemplo, que diminui o risco de infarto do miocárdio.

É muito importante, na escolha das variáveis a serem medidas, não esquecer o objetivo do estudo, restringindo o número das variáveis ao necessário para avaliar a hipótese que se quer testar. Por outro lado, convém considerar com cuidado as necessidades, para que não fiquem sem medir variáveis importantes.

Outro cuidado é com a precisão e a acurácia das medidas realizadas. A precisão está relacionada à quantidade de erro aleatório que a medida tem. Refere-se à proximidade entre os valores obtidos em um conjunto de medidas feitas por um instrumento (aparelho de laboratório ou questionário, por exemplo). A medida será mais precisa se o instrumento utilizado for mais preciso. Isto irá determinar um desvio padrão menor das medidas e, portanto, uma amostra reduzida será suficiente para avaliar diferenças entre os grupos estudados. Algumas estratégias podem aumentar a precisão das medidas. Podemos citar, por exemplo, a padronização dos métodos de medida, o treinamento e acompanhamento do observador, a automação dos instrumentos e a repetição das medidas.

A acurácia[1] está relacionada à ausência de erro sistemático, ou seja, à medida feita sem viés ou desvio. Refere-se à proximidade dos valores de um conjunto de medidas ao valor que está sendo medido.

Em resumo, a precisão é uma característica interna de um conjunto de medidas, enquanto acurácia está relacionada a um padrão externo. Por exemplo, um esfigmomanômetro mal calibrado, que mede consistentemente a pressão mais elevada do que a real, pode ser muito preciso, mas não vai ser acurado. Medidas com precisão e acurácia diferentes são mostradas na figura 19.1.

19.2.1 Fator de confusão e viés

Uma variável de confusão é aquela que modifica o grau de associação entre duas outras variáves. Para que isso ocorra, ela deve ser associada a cada uma delas, de forma independente da presença da outra. Não controlar seu efeito, no delineamento do estudo ou na análise de seus resultados, pode resultar em observação de associações aparentes nos seus resultados,

---

[1] O termo *acurácia*, aqui, está sendo usado com o mesmo sentido do termo *exatidão*, no capítulo 9.

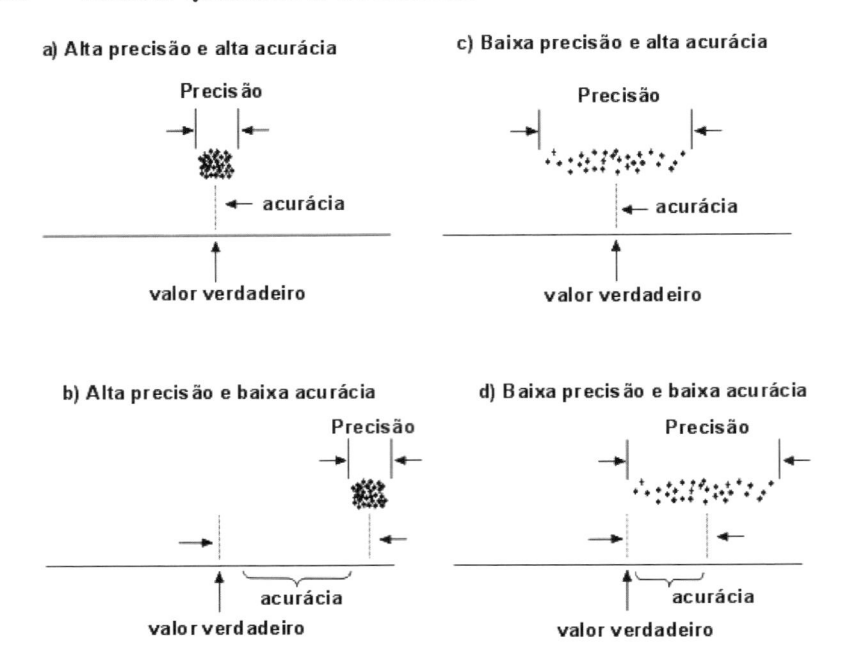

FIGURA 19.1. Combinações possíveis de acurácia e precisão de uma variável.

quando de fato elas não existem, ou ausência de associação, quando ela existe. O estudo da relação causal entre consumo de café e risco de câncer de bexiga pode demonstrar uma falsa associação, se não for controlada a condição de fumante dos pacientes. Conforme mostrado no esquema da figura 19.2, o fumo está associado ao consumo de café e ao risco de câncer de bexiga e pode ser fator de confusão na avaliação da associação destes dois fatores.

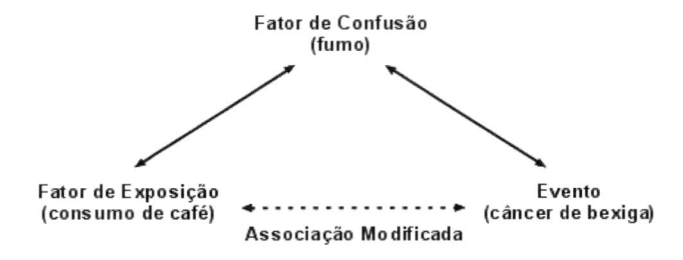

FIGURA 19.2. Variável de confusão: associação com fator de exposição e com evento (flechas com linhas contínuas) modificando a relação medida entre eles (flecha com linha pontilhada).

As variáveis de confusão podem ser controladas na fase de delineamento ou de análise dos dados. Por exemplo, se sexo é variável de confusão para determinada avaliação, pode-se restringir a amostra a participantes do sexo masculino ou fazer o pareamento dos participantes dos grupos controle e de estudo, para que ambos os sexos sejam igualmente representados nos dois grupos. Na análise dos dados, pode-se controlar o efeito da confusão por estratificação ou modelagem estatística. De qualquer forma, seu efeito apenas pode ser evitado se a variável de confusão é conhecida e medida. Isto deve ser considerado no planejamento do estudo.

Existem muitos tipos de vieses que podem interferir na acurácia de medidas. As principais fontes de erro que podem resultar em viés de medida são o observador, o participante e o instrumento de medida.

O viés de seleção dos participantes pode ocorrer quando esta não é feita de forma aleatória, em que todos os membros da população de estudo têm uma chance determinada pela forma de amostragem dos participantes.

O viés de seleção de incidência-prevalência ou viés de Newman decorre da duração da doença e do tempo entre a exposição em estudo e o aparecimento da doença. Dependendo destes tempos, pode-se não incluir no estudo pessoas que já morreram ou que já se recuperaram. Por exemplo, a análise de infarto de miocárdio em um hospital especializado, que recebe encaminhamento de casos, não avaliará os infartos mais leves, cuja evolução clínica não justificou a tranferência do paciente para hospital especializado, e tampouco casos de infarto fulminante, em que os pacientes morreram antes de chegar ao hospital. Os efeitos deste viés podem ter diferentes direções, dependendo da proporção relativa dos pacientes avaliados e não avaliados.

Um viés comum em pacientes internados é o de Berkson, que resulta de taxas diferentes de admissão hospitalar de pessoas com a doença e a característica de estudo e pessoas sem a doença. Um fator importante para este tipo de viés é a mídia. Quando ela alerta para possibilidade de uma determinada associação entre exposição e doença, aumenta a probabilidade de que pessoas com sintomatologia e expostas ao fator procurem atenção médica. Por exemplo, quando a associação entre uso de anticoncepcionais e troboembolismo foi sugerida, aumentou a chance de pacientes que tomavam anticoncepcional procurarem serviço médico por um sintoma que, de outra forma, não as preocuparia. Neste caso, um estudo de caso-controle superestimaria a verdadeira relação, porque a exposição ficou aumentada artificialmente.

Escolhida a amostra de participantes para a realização de um estudo, passa-se à fase de coleta dos dados. Dependendo da forma como esta é feita, pode também incorrer em viés, que chamamos de viés de informação.

Um dos tipos mais comuns é o de lembrança. É mais provável que um paciente se lembre de uma exposição do que uma pessoa não doente, pelo simples fato de ele estar preocupado com a doença.

A pessoa que coleta os dados pode, involuntariamente, ser mais insistente na obtenção de dados sobre a exposição em doentes do que em não doentes. O ideal é que ela não saiba a hipótese testada no estudo para evitar este viés.

O planejamento de um estudo deve considerar a possibilidade de ocorrência de fator de confusão e de viés, para tentar evitá-los, quando possível, ou para determinar a sua abrangência ao analisar os resultados.

Os métodos estatísticos são excelentes para avaliar variáveis aleatórias e lidar com erros aleatórios. Entretanto, nenhum método estatístico pode corrigir de forma eficaz erros sistemáticos. Por isto, é tão importante considerá-los adequadamente no planejamento dos estudos.

19.2.2 Validade interna e externa de um estudo

Dois aspectos importantes a serem considerados na pesquisa clínica são a validade interna e a externa de seus resultados. Um estudo com validade interna é aquele cujos resultados em uma amostra traduzem o que ocorre na população de estudo. Depende basicamente da metodologia empregada no estudo. Para haver validade interna é necessário que os resultados sejam livres de vieses, não influenciados pelo efeito de outras variáveis ou por variáveis de confusão e com precisão estatística.

Validade externa se refere à generalização dos resultados de um estudo para populações maiores ou outras populações. Para isso é necessário julgar quanto os indivíduos do estudo são representativos de uma população maior e quanto o processo de seleção pode simular um processo de escolha aleatória da população. Além do tipo de amostragem, a generalização dos resultados de um estudo pode depender de conhecimentos sobre causa e efeito, componentes genéticos etc.

O esquema de validade interna e externa dos resultados de um estudo é mostrado na figura 19.3. Um estudo hipotético feito em amostra de mulheres residentes em três bairros de São Paulo, com idade entre 20 e 59 anos para avaliar fatores de risco para câncer de mama terá validade interna se seus resultados representarem a população de mulheres desta faixa etária residentes nestes três bairros. A validade externa ocorre se pudermos generalizar estes resultados para mulheres com câncer de mama, de outras idades ou outros locais de residência, por exemplo.

Em uma situação ideal, um estudo deve ter validade interna e capacidade de generalização de seus resultados. Entretanto, muitas vezes é necessário optar entre as duas. Quanto mais restrita for uma população de estudo, menor a possibilidade de generalização de seus resultados. Entretanto, muitas vezes a escolha de população geral impede obter resultados válidos, por exemplo, por dificuldade de seguimento ou da coleta adequada dos dados. Nestes casos, deve-se ter em mente que a validade interna deve ter prioridade sobre a externa, pois não tem sentido generalizar resultados sem validade interna. Por exemplo, para a avaliação de fatores de risco associados a desenvolvimento de câncer e doenças cardiovasculares, foi escolhido acompanhar uma coorte de mulheres enfermeiras americanas, pois acompanhar por muitos anos uma amostra da população geral de mulheres seria

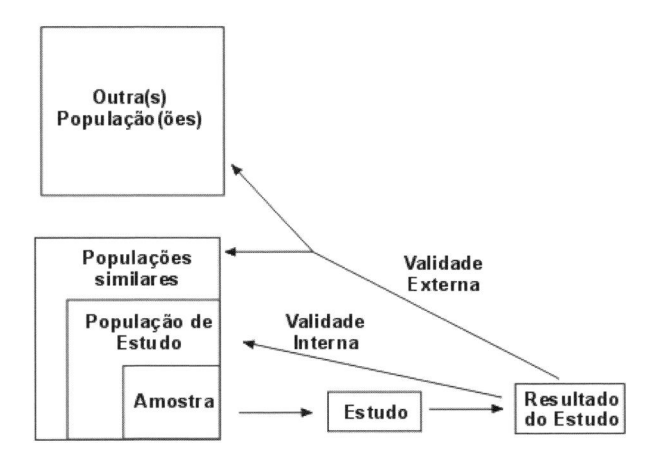

FIGURA 19.3. Esquema de validade interna de resultado de um estudo (que depende da metodologia empregada) e da validade externa (julgamento com base em outros conhecimentos sobre o problema).

inviável, e a acurácia das informações obtidas por questionário enviado por correio seria muito comprometida. Esta população escolhida é mais fácil de ser acompanhada, diminuindo a perda de seguimento, e, sendo profissionais de saúde, a confiabilidade das respostas ao questionário é maior. Para considerar a possibilidade de generalização dos resultados obtidos neste estudo para a população geral de mulheres, deve-se julgar se os aspectos em que as enfermeiras americanas diferem de mulheres não enfermeiras e mulheres de outros países são importantes para não permitir a generalização dos resultados do estudo.

Estudos com voluntários podem comprometer a generalização dos resultados para a população geral, pois já se demonstrou que eles apresentam características diferentes dos não voluntários, sendo, por exemplo, mais preocupados com a saúde.

19.3 Classificação dos tipos de estudos

Existem diversas classificações para os diferentes tipos de estudos. As principais classificam os estudos em prospectivos ou retrospectivos, descritivos ou analíticos e experimentais ou observacionais (figura 19.4).

19.3.1 Estudos prospectivos e retrospectivos

Em estudos prospectivos, o resultado de interesse ainda não ocorreu quando o estudo é iniciado. Um exemplo deste tipo consistiu no estudo de Framingham. Nesta cidade, cerca de 5000 homens e mulheres sem doença cardíaca

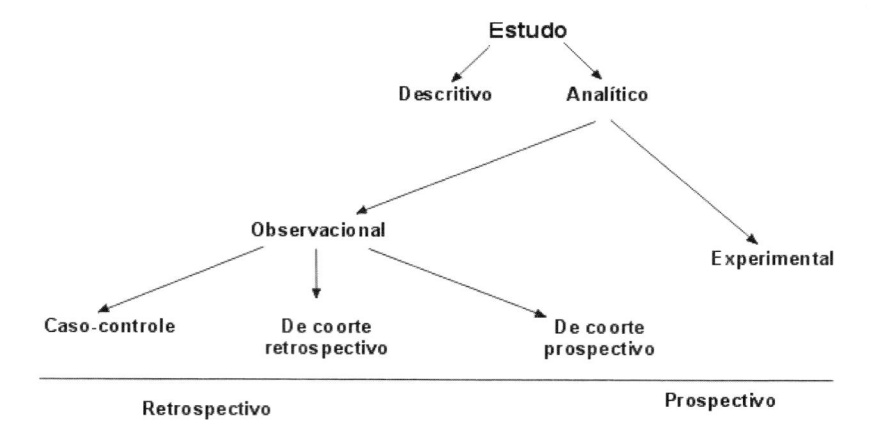

FIGURA 19.4. Tipos de estudo.

e com idade entre 30 e 59 anos começaram a ser acompanhados no início da década de 1950, sendo periodicamente avaliados para registrar o desenvolvimento de eventos cardiovasculares.

O estudo retrospectivo inicia quando os eventos já ocorreram. O investigador coleta informações de registros médicos, certificados de óbitos e outras fontes de dados disponíveis sobre exposição e ocorrência de doenças.

Um exemplo de estudo de coorte retrospectivo consiste na comparação de taxas de mortalidade por câncer em população exposta a um incidente ambiental com material radioativo, 10 anos após o incidente, com aquelas de outra população com características sociodemográficas semelhantes, mas que não foi exposta à irradiação.

Os estudos prospectivos permitem que o investigador defina as variáveis que pretende medir e a forma como serão medidas. A temporalidade dos eventos pode ser bem definida, uma vez que a exposição é medida antes da ocorrência do evento. Entretanto, geralmente são de custo elevado e de longa duração. A necessidade de fazer acompanhamento dos participantes, muitas vezes por um longo período de tempo, possibilita a perda de seguimento, podendo comprometer a validade dos resultados obtidos.

Os estudos retrospectivos dependem de registros realizados antes da concepção do estudo. Têm a vantagem de serem baratos e rápidos. Entretanto, só devem ser considerados quando a fonte de dados é boa. Seu planejamento deve ser feito com cuidado, pois as definições de sintomas e doenças podem ter mudado com o tempo, velhos métodos de diagnóstico podem ter sido substituídos, medidas importantes podem não ter sido registradas para todos os participantes e não existe certeza de que as medidas foram coletadas de forma padronizada. O fato de a coleta dos dados ser feita após a ocorrência, tanto da exposição como da doença, muitas vezes pode dificultar a determinação adequada da temporalidade dos eventos.

19.3.2 Estudos descritivos e analíticos

Estudos descritivos relatam prevalências ou descrevem uma situação que parece anormal. Servem para planejamento de serviços de saúde e, no campo experimental, para gerar hipóteses. São estudos descritivos relato de caso ou de série de casos e estudos transversais, também chamados de prevalência. A medida da pressão arterial de uma amostra selecionada da população permite estimar o número de hipertensos nesta população, informação útil para o bom planejamento do atendimento destes pacientes. O relato de casos ou de série serve para descrever eventos clínicos raros ou com características diferentes das esperadas. A descrição de ocorrência de um evento tromboembólico em uma mulher de 40 anos, logo após o início de uso de anticoncepcional, levou à suspeita que o evento, raro em mulheres em fase pré-menopausa, fosse conseqüência do uso de anticoncepcional. Outros casos foram relatados, reforçando a hipótese, que posteriormente foi testada e confirmada em estudos analíticos.

Os estudos analíticos se caracterizam pela presença de um grupo de estudo e um grupo controle, de referência. A comparação estatística entre os achados nos dois grupos permite as conclusões dos estudos. No delineamento é necessário procurar obter os dois grupos semelhantes em todos os fatores, exceto naquele fator que se pretende estudar. Desta forma, diferenças observadas entre os grupos podem ser interpretadas como devidas ao papel do fator em estudo. Por exemplo, para avaliar se exercício regular diminui a mortalidade por doença coronariana, pode-se comparar um grupo de pessoas que se exercita regularmente com outro de pessoas sedentárias. Entretanto, os dois grupos devem, idealmente, ser semelhantes em outros aspectos que podem influenciar a mortalidade por doença coronariana, como, por exemplo, tipo de dieta, peso corporal, hábitos de fumar etc., para que uma eventual diferença encontrada nos dois grupos possa ser atribuída ao exercício físico.

19.3.3 Estudos experimentais e observacionais

Os estudos podem ser experimentais ou observacionais. Um estudo é experimental quando o investigador tem o controle sobre o fator de exposição a ser estudado. Muitos estudos profiláticos ou terapêuticos são experimentais, pois é o investigador quem determina quem receberá a intervenção profilática ou droga. Quando o investigador não manipula o objeto de estudo, este é então classificado como observacional. São geralmente estudos de exposição a agentes lesivos ou de fatores de risco das doenças. Por motivos éticos, não se pode expor deliberadamente os participantes a fatores de risco. Pessoas que, voluntariamente ou por acaso, estão ou estiveram expostas a esses fatores são, então, estudadas.

19.4 Tipos de delineamento de estudos

Existem diversas formas para medir variáveis e, com essas medidas, tirar conclusões sobre um evento como, por exemplo, se um determinado fator é risco para uma doença ou se um tratamento é benéfico. É importante conhecer as principais características dos delineamentos de estudo mais comuns, não apenas para poder fazer o planejamento adequado de um estudo, mas também para podermos avaliar a literatura médica. Devemos verificar se o tipo de estudo realizado foi adequado a responder à pergunta que se propôs, compreender o tipo de medidas e conclusões que cada estudo permite tirar, avaliar a validade das conclusões e considerar a possibilidade de generalização de seus resultados.

19.4.1 Relato de um caso ou de série de casos

Relato de caso é o tipo mais econômico dos estudos. Consiste na descrição detalhada de um caso, geralmente com a finalidade de sugerir uma hipótese. Muitas vezes é seguido por descrições de outros casos semelhantes ou mesmo de uma série de casos. Entretanto, por mais sugestivos que sejam, o fato de não haver um grupo controle não permite afastar a possibilidade de que o achado se deva apenas ao acaso.

Assim, observação e relato de cinco pacientes jovens e previamente sadios com diagnóstico de pneumonia por *Pneumocystis carinii*, usualmente restrita a idosos ou pessoas imunodeprimidas, fez com que se suspeitasse que eles sofriam de outra doença. Posteriormente esta doença foi identificada com AIDS. Como os cinco pacientes eram homossexuais, suspeitou-se que a doença estava relacionada ao comportamento sexual. Para testar esta hipótese, foram necessários estudos analíticos que avaliassem se o risco de doença era diferente entre indivíduos homossexuais e heterossexuais.

19.4.2 Estudo transversal ou de prevalência

Outro tipo de estudo descritivo é o transversal ou de prevalência. É um tipo de estudo de observação, em que a seleção dos participantes é feita sem considerar se eles são expostos a um fator ou se apresentam o evento de estudo, uma vez que neste estudo tanto a exposição como a doença são determinadas simultaneamente (figura 19.5). Desta forma, não é possível distinguir a temporalidade dos eventos. Por exemplo, se encontramos, em um estudo transversal, que indivíduos com câncer apresentam nível inferior de beta caroteno, precursor de vitamina A, não é possível saber se o beta caroteno diminui antes do aparecimento do câncer (sugerindo papel etiológico) ou se é resultado da doença, por mudança de dieta ou por debilitação geral do paciente.

Como vantagem, estes estudos são rápidos, simples e baratos, pois não requerem seguimento dos participantes. As pessoas são entrevistadas ou

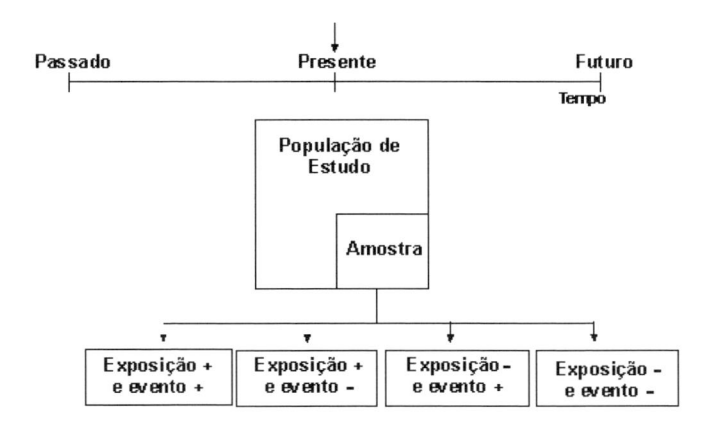

```
           Passado              Presente              Futuro
        ├─────────────────────────┼─────────────────────────┤
                                                        Tempo
                          ┌──────────────┐
                          │ População de │
                          │   Estudo     │
                          │   ┌──────────┤
                          │   │ Amostra  │
                          └───┴──────────┘
          ┌──────────┬──────────┬──────────┬──────────┐
          │Exposição+│Exposição+│Exposição-│Exposição-│
          │e evento +│e evento -│e evento +│e evento -│
          └──────────┴──────────┴──────────┴──────────┘
```

FIGURA 19.5. Esquema de estudo transversal ou de prevalência.

examinadas para determinar se foram expostas ao agente e se apresentam o resultado de interesse. As pessoas não são deliberadamente expostas a agente potencialmente danoso, assim como não é negada terapia de benefício potencial. É bom para sugerir presença de associação, isto é, gerar hipóteses que devem ser testadas em outros estudos analíticos.

As desvantagens incluem o fato de não ser possível assegurar que os fatores de confusão vão estar igualmente distribuídos entre os grupos. Freqüentemente a exposição, a doença ou ambas dependem de lembrança, podendo portanto ter viés na medida. Os grupo podem ter tamanhos amostrais muito diferentes, resultando em perda da eficiência estatística.

19.4.3 Estudo de caso-controle

O estudo de caso-controle caracteriza-se pela comparação de dois grupos selecionados com base na presença ou ausência de doença, para avaliar a freqüência relativa da exposição de interesse nos dois grupos (figura 19.6). É sempre um estudo retrospectivo, pois a seleção dos participantes é feita quando a doença já ocorreu.

A relação entre uso de estrógeno e câncer de endométrio em mulheres, avaliada através de um estudo de caso-controle, deve selecionar um grupo de mulheres com câncer e outro de mulheres sem câncer. Através de questionário ou registro médico, são coletadas as informações sobre freqüência de uso de estrógeno anterior ao diagnóstico de câncer. O objetivo é comparar as freqüências de exposição ao estrógeno nos dois grupos para verificar o seu papel no desenvolvimento de câncer. Para isso, os grupos devem ser os mais semelhantes possíveis, de forma que, se o estrógeno não estiver associado ao câncer, não haja diferença entre êles.

Os pontos principais a considerar, quando se planeja ou se conduz um estudo de caso-controle, são a seleção dos grupos de estudo e as fontes de

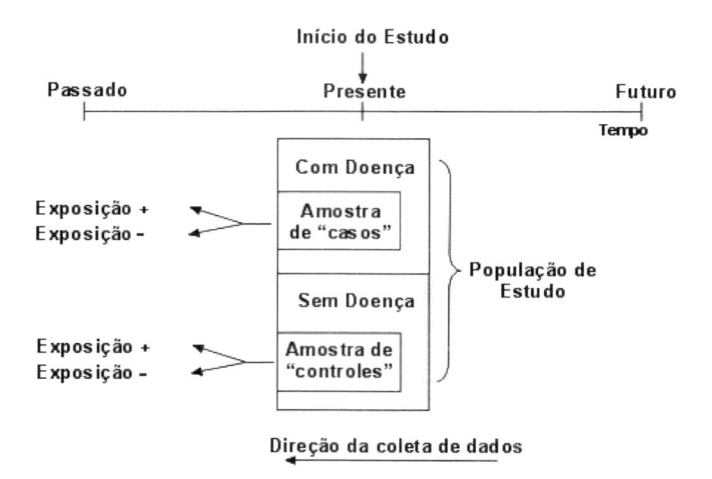

FIGURA 19.6. Esquema de estudo de caso controle.

informação acerca da doença e da exposição.

Pelo fato de selecionar pessoas já doentes para o estudo, é adequado para doenças raras, assim como para avaliar doenças com longo período de latência. Todavia, não é um delineamento eficiente para examinar exposições raras, pois tanto os casos como os controles podem não apresentá-las, não possibilitando a análise de seu efeito.

Permite explorar simultaneamente múltiplas associações com a doença em estudo. Por exemplo, em um estudo de fatores associados a câncer de cólon é possível avaliar associação com exposição pregressa a tipos de dieta, colite ulcerativa, polipose, álcool, cigarro, história familiar etc.

Por ser simples e barato, é útil em estágios iniciais de conhecimento sobre uma relação exposição-doença. Como os grupos podem ser formados com números semelhantes de indivíduos, necessita-se de menos indivíduos para detectar diferenças entre os grupos do que outros delineamentos. A avaliação de fatores de risco para uma doença pouco freqüente necessitaria o acompanhamento de milhares de pessoas para que algumas delas viessem a ficar doentes e permitissem analisar os resultados em um estudo de coorte; enquanto no estudo de caso-controle poucas dezenas de pessoas permitem esta análise.

Entretanto, é o delineamento mais sujeito a viéses metodológicos. É freqüente a classificação errada dos pacientes em expostos e não expostos. Contribuem para isto o viés de lembrança, uma vez que pessoas doentes tem mais probabilidade de se lembrarem de uma exposição por estarem preocupadas e sensíveis ao assunto, e o fato do registro de informação sobre a exposição muitas vezes estar incompleto.

Sendo um estudo retrospectivo, muitas vezes não estão disponíveis dados sobre outros fatores, inclusive de variáveis de confusão sobre o resultado.

19. Delineamento de estudos em medicina 401

Pode também ser difícil estabelecer relação temporal entre exposição e doença.

Para um bom planejamento, é importante definir adequadamente a doença, mediante critérios rígidos de diagnóstico. Os casos incluídos no estudo vão representar a totalidade de casos de uma população hipotética que produziu os selecionados. Esta população deve ser definida segundo os objetivos do estudo e para isso é necessário, na definição dos critérios, estabelecer, além do diagnóstico, a gravidade dos casos a serem incluídos.

A seleção dos controles é a parte mais difícil e crítica deste tipo de estudo. O objetivo, ao selecionar o controle, é escolher aqueles indivíduos que, se ficassem doentes, poderiam ser escolhidos como caso. Isto é, os controles devem representar a população hipotética que gerou os casos e não a população total de não casos. A seleção deve ser feita independentemente da exposição, que é o que vai ser medido no estudo.

As fontes de controles podem ser pacientes internados por outra doença no hospital que deu origem aos casos. Desta maneira, são de fácil identificação, e é mais provável que conheçam antecedentes de exposição do que pessoas saudáveis que queiram participar do estudo e que representem a população que originou os casos.

Os controles podem ser selecionados da população geral, quando os casos são selecionados para representar a população geral definida. Outra fonte consiste em grupos especiais, como amigos, parentes, vizinhos, esposos etc. São indivíduos sadios e mais sensibilizados a participarem. Apresentam maior probabilidade de compartilhar hábitos, nível social etc. com os casos, podendo controlar melhor fatores de confusão. Entretanto, tendem a ter a mesma exposição que os casos, como no estudo de fatores como dieta ou história de fumo.

Quando existem vários casos e controles e o custo de obter informação nos dois grupos é semelhante, deve-se planejar para que o estudo seja feito com dois grupos de igual tamanho, o que melhora a eficiência estatística. Entretanto, quando os casos são raros, ou de custo muito alto, o aumento no número de controles pode aumentar a precisão e, portanto, o poder do estudo. Este aumento é limitado pela relação entre número de casos e de controles. Em geral, não existe vantagem em estudar mais de quatro controles para cada caso, pois, a partir desta relação, o aumento na precisão é muito pequeno.

O procedimento para obter informações da exposição deve ser planejado de forma que seja o mais semelhante para casos e controles. Sempre que possível, a pessoa que coleta informação não deve conhecer a hipótese testada.

Como o estudo compara pessoas já doentes e não doentes, este tipo de estudo não permite medir o risco de doença. A medida obtida por este estudo é o *odds ratio*. Quando os casos são raros, é possível demonstrar que a estimava do *odds ratio* é numericamente muito próxima do risco relativo (veja definição de *odds ratio* e risco relativo no capítulo 16).

19.4.4 Estudo de coorte prospectivo

Uma coorte é um grupo de pessoas que compartilham um atributo. Os estudos acompanham uma coorte de pessoas que não apresentam o evento (em geral a doença de estudo) no início. Existem duas possibilidades de seleção da população de estudo. Na primeira, define-se uma população e, após excluir os indivíduos que apresentam o evento de interesse, são feitas as medidas da exposição em estudo e divididos os indivíduos nos grupos expostos e não expostos. O seguimento é feito por um tempo pré-determinado ou até que este evento ocorra (figura 19.7). Por exemplo, seleciona-se uma coorte a ser seguida, representada por mulheres sem câncer de endométrio (evento) de uma cidade pequena, onde todas são acompanhadas em um único serviço de saúde. São consideradas expostas aquelas que fazem uso de estrógeno, e as que não usam estrógeno são as não expostas. O seguimento destas mulheres vai permitir calcular a incidência de câncer de endométrio nos dois grupos e compará-las, para avaliar se existe associação entre o uso de estrógeno e o desenvolvimento deste tipo de câncer.

Outra possibilidade é selecionar uma população conhecidamente exposta e outra não exposta. Por exemplo, o acompanhamento de uma população que, pela proximidade, esteve exposta a agentes tóxicos liberados no ambiente por uma indústria, comparando-a com outra não exposta, para avaliar a freqüência de ocorrência de câncer em ambas.

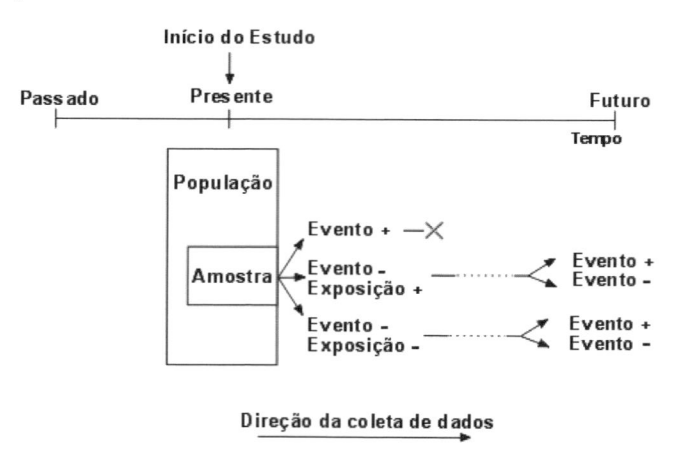

FIGURA 19.7. Esquema de estudo de coorte prospectivo.

É necessário que o acompanhamento das pessoas desde a exposição seja feito por tempo suficiente para avaliar o processo biológico em investigação. Assim, no caso de processos com tempo de indução curto, como ocorre em muitas doenças infecciosas, o acompanhamento pode ser por dias a meses, enquanto nos processos com tempo de indução longo, como é o caso de doença crônicas em geral, temos de acompanhar a coorte por anos ou até mesmo décadas. O tempo de seguimento deve ser definido no início do estudo, com base no conhecimento da história natural da doença.

Os estudos de coorte são indicados para medir a incidência de doenças, identificar determinantes para ocorrência de doença ou a sobrevida associada a ela e identificar fatores associados à sua progressão.

É o único estudo observacional que permite determinar a temporalidade (uma das considerações que devem ser feitas para definir causalidade de uma associação), pois a exposição é determinada antes da ocorrência do evento.

Por permitir a escolha de pessoas expostas e não expostas, este tipo de estudo é indicado para avaliar exposição rara. Não é indicado para doenças ou eventos raros, pois pode acontecer que no final do seguimento não tenham ocorrido casos de doença ou que eles sejam poucos, de tal forma que fique impossível a avaliação adequada de sua relação com a exposição.

Através da comparação das incidências da doença nos grupos exposto e não exposto, é possível calcular o risco relativo da exposição para a doença e a diferença de riscos. É o único meio de avaliar os fatores associados a doenças de evolução rápida e fatal. O acompanhamento de pessoas expostas permite avaliar múltiplos eventos. Por exemplo, se a exposição é hipertensão, é possível avaliar seu papel para a ocorrência de acidente vascular cerebral, infarto do miocárdio, doença renal etc.

Os participantes não são expostos deliberadamente a nenhum risco potencial, uma vez que a exposição não é determinada pelo pesquisador.

Os critérios de elegibilidade para o estudo e de avaliação do resultado podem ser padronizados. Uma vez que a exposição é medida antes da doença, este tipo de estudo minimiza a ocorrência de viés na sua determinação. Podem-se obter dados sobre fatores de confusão potenciais conhecidos. Como os grupos não são formados de forma aleatória, não se pode garantir que fatores de confusão desconhecidos não estejam presentes.

Geralmente, entretanto, são estudos muito caros e de longa duração.

A seleção da população exposta depende da freqüência da exposição. Quando muito freqüente, como no caso do fumo, várias são as populações possíveis. No caso de exposição rara, selecionam-se grupos específicos expostos. Por exemplo, pode-se selecionar pacientes que se submeteram a um tratamento específico ou que residem em um ambiente suspeito de ser deletério etc. Muitas vezes, a coorte não é escolhida pela condição de estar ou não exposta ao fator de estudo, mas pela facilidade de poder obter informações relevantes, confiáveis e de permitir o acompanhamento da coorte sem muitas perdas. É o caso de coortes de médicos, enfermeiras, participantes de seguro de saúde, ou trabalhadores de uma determinada indústria ou companhia.

A seleção do grupo de comparação deve ser feita de forma que os grupos sejam tão semelhantes quanto possível em relação a outros fatores que podem estar relacionados à doença, exceto o fator de exposição em investigação. Se não houver associação entre a exposição e a doença, as taxas de doenças devem ser semelhantes nos dois grupos.

Quando uma população é definida como coorte, seus membros são classificados em expostos e não expostos, e o grupo interno serve para comparação. Por exemplo, uma coorte dos médicos ingleses começou a ser seguida em 1950 por Doll e Hill, para comparar a mortalidade por câncer de pulmão entre fumantes de vários níveis, em comparação a não fumantes. Para coortes que envolvem um grupo de exposição definido, deve ser estabelecido um grupo externo de comparação. Por exemplo, para estudar uma exposição ocupacional, podem ser escolhidos trabalhadores de outros setores para comparação. Ou para o estudo da exposição ao raio X, podem-se comparar médicos radiologistas com médicos de outras especialidades que trabalham no mesmo hospital.

A perda de seguimento é preocupante neste tipo de estudo. Se não for uma perda aletória, isto é, se estiver relacionada à exposição, à doença ou a ambas, pode comprometer a validade dos resultados. Os dados coletados previamente dos participantes, dos quais se perdeu o seguimento, devem ser examinados para verificar se existe alguma diferença sistemática na exposição ou em outros fatores de risco com os que finalizaram o estudo.

Ao contrário da perda de seguimento durante o estudo, os indivíduos que se recusam a participar do acompanhamento de forma geral não interferem com a validade, mas podem limitar a possibilidade de generalizar os resultados. Só haverá viés se a recusa em participar estiver relacionada à exposição ou a outros fatores de risco para a doença. Por exemplo, estudos demonstraram que pessoas que não participam podem diferir das que aceitam participar em muitos aspectos, como nível de motivação e atitudes em relação à saúde, assim como na exposição a outros fatores de risco. Para muitas coortes, é possível obter dados demográficos sobre os participantes e não participantes, o que permite avaliar se existe diferença nestes aspectos.

19.4.5 Estudo de coorte retrospectivo

Tem o mesmo esquema de delineamento do estudo prospectivo, isto é, seleciona-se a coorte a ser seguida sem a doença, formando os grupos exposto e não exposto e acompanha-se para medir e comparar a incidência da doença nos dois grupos. A diferença é que o evento já ocorreu quando o estudo se inicia. Importa que os indivíduos sejam identificados para inclusão no grupo exposto e não exposto sem saber se eles desenvolveram ou não a doença (figura 19.8). Em um estudo retrospectivo para avaliar a associação entre uso de estrógeno e câncer de endométrio, por exemplo, a seleção dos pacientes seria feita com base em registros médicos de uso de estrógeno feitos no passado, sem saber quais as mulheres que vieram a apresentar este câncer. O seguimento, também através dos registros ou de outras fontes de dados disponíveis, mede a incidência de câncer de endométrio nos dois grupos para a comparação.

É um delineamento particularmente útil quando o período de latência da

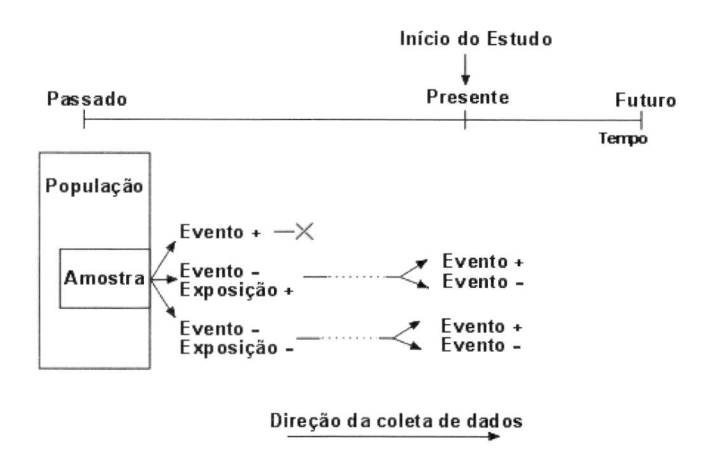

FIGURA 19.8. Esquema de estudo de coorte retrospectivo.

doença é muito longo, requerendo muitos anos para haver número suficiente de casos. Muito utilizado também para avaliação de doenças ocupacionais. É mais barato e rápido que o estudo prospectivo, mas também mais sujeito a viés, pois depende de registros históricos disponíveis e adequados. Não é possível determinar que dados serão coletados, pois depende-se dos já existentes e não é especificado como a informação foi obtida. Sem um protocolo específico, dados como sexo, idade ou outros importantes para a história clínica podem não estar preenchidos para todos os pacientes. Os dados muitas vezes não estão disponíveis nos registros, aumentando a probabilidade de não se poder controlar um fator de confusão. As medidas podem não terem sido feitas na freqüência necessária para o estudo, como dosagens diárias de volume urinário, ou de creatinina sérica, por exemplo.

19.4.6 Estudo de caso-controle aninhado

O estudo de caso-controle aninhado é um estudo de caso-controle, cujos participantes se originam de um estudo de coorte. Neste tipo de estudo, uma coorte de pessoas sem a condição em estudo é definida e acompanhada para verificar a incidência de casos. São coletados dados de exposição dos participantes, mas a medida é feita apenas naqueles selecionados no final do estudo. O grupo de casos será constituído por aqueles incidentes durante o acompanhamento da coorte. O grupo controle pode ser selecionado à medida que os casos vão sendo diagnosticados, escolhendo ao acaso um controle entre aqueles que permanecem sem a doença até aquele momento, ou ao final do seguimento, quando são sorteados todos os controles entre os não doentes (figura 19.9).

Consiste em um delineamento muito bom para variáveis cuja medida é muito cara e pode ser feita no final do estudo. Por exemplo, coleta-se e

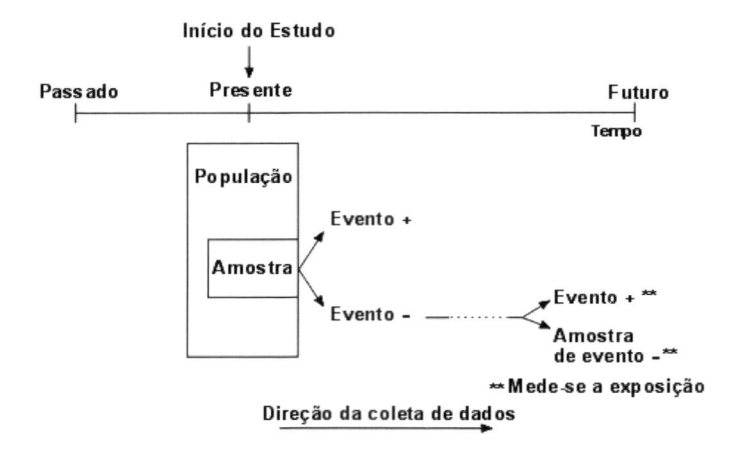

FIGURA 19.9. Esquema de estudo de caso aninhado. A coleta dos dados sobre a exposição é feita no início do estudo e a sua análise é feita somente nos casos (evento +) e em amostra dos controles (evento -).

guarda-se o sangue de todos os membros de uma coorte no início, mas só é feita a dosagem laboratorial de interesse para o sangue daqueles selecionados para o estudo. Em estudo para avaliar se baixos níveis de vitamina A e E eram fator de risco para câncer, utilizaram-se 111 pacientes que desenvolveram câncer durante o seguimento de quase 11000 indivíduos por 20 anos. Foram então sorteados 210 controles, entre aqueles da coorte sem câncer. Foram dosadas as vitaminas no sangue dos 321 pacientes selecionados, coletado no início do estudo e armazenado em freezer. Evitou-se, com este delineamento, realizar o exame no sangue dos outros participantes da coorte (mais de 10000 amostras).

Evita alguns problemas do delineamento do estudo de caso-controle, como a seleção dos controles, pois neste caso é feita na mesma população que produziu os casos.

Com este tipo de estudo, a coleta da informação sobre exposição é feita antes do desenvolvimento da doença, evitando o viés de lembrança e garantindo a possibilidade de determinar temporalidade dos eventos.

19.4.7 Estudos experimentais

A principal característica de um estudo experimental é que a intervenção está sob o controle do investigador. O estudo controlado aleatório é o exemplo mais importante deste tipo de estudo. O investigador determina quem vai participar do estudo e esta seleção pode ser aleatória (figura 19.10).

A alocação dos pacientes nos diversos grupos é parte do protocolo de estudo. O melhor método é a alocação aleatória da exposição ou tratamento. Se a alocação é feita pela escolha do investigador, ele pode, mesmo que

19. Delineamento de estudos em medicina 407

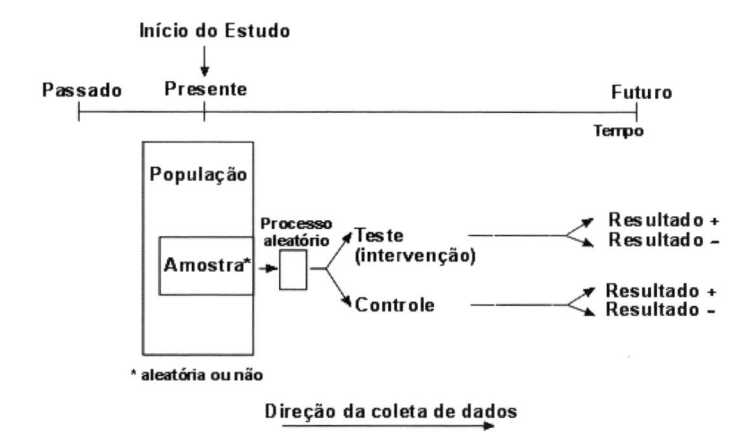

FIGURA 19.10. Esquema de estudo clínico experimental.

inconscientemente, colocar para o tratamento principalmente aqueles pacientes com pior prognóstico, por exemplo. Na alocação aleatória, os grupos controle e de tratamento tendem a ser semelhantes para outros fatores que não a intervenção, o que inclui fatores de confusão conhecidos e aqueles de que se desconhece o efeito. Por exemplo, para estudar a eficácia de uma droga hipocolesterolêmica, é necessário que os grupos sejam semelhantes em sua dieta, peso corporal e quantidade de exercício físico, e é possível controlar a seleção dos indivíduos e sua alocação nos grupos para que isso ocorra. Entretanto, outros fatores não conhecidos podem também intervir na avaliação e somente a alocação aleatória tende a balancear estes outros fatores para que sejam igualmente distribuídos nos grupos de estudo.

Estudos experimentais são geralmente utilizados para avaliar terapêutica e intervenções profiláticas. Uma característica importante deste tipo de estudo é a comparação e, para tanto, é necessário um grupo controle ou de referência. Em estudos terapêuticos, o controle deve ser a terapêutica existente, se houver um tratamento eficaz comprovado por outros estudos. Se não existe tratamento comprovadamente eficaz, a referência pode ser o uso de um placebo, que consiste em um medicamento ou procedimento inerte, que não se possa distinguir do tratamento ativo ou experimental. É importante garantir que os participantes recebam o melhor tratamento disponível, e, para avaliar a eficácia de uma nova droga, é necessário que haja evidências de que ela seja pelo menos igual ao tratamento disponível.

Estudos com novas drogas são, normalmente, feitos em três fases. Os ensaios de fase I são com pequeno número de pacientes, em geral sem grupo controle, para identificar os níveis da droga que são bem tolerados e sem efeitos colaterais graves. Na fase II, também em um grupo pequeno de indivíduos, avalia-se a relação dose-efeito, procurando informações preliminares sobre a eficácia da droga. Planeja-se, então, estudos com grande número de pacientes para os ensaios da fase III, com o objetivo de avaliar eficácia e presença de efeitos colaterais comuns. Com estas evidências as drogas são disponibilizadas no mercado. O uso generalizado possibilita número suficiente de indivíduos para detectar efeitos colaterais incomuns. Sabendo-se da eficácia da droga, são necessários outros ensaios clínicos para comparar sua ação com a de drogas já disponíveis.

Quando o objeto do estudo pode ter avaliação subjetiva de seu efeito, o estudo deve ser cego para o investigador. Isto significa que o investigdor não sabe quem está recebendo o tratamento em estudo ou o placebo. Por outro lado, se a subjetividade pode ocorrer no julgamento da resposta do paciente, deve ser cego para o paciente. Para testar uma nova droga para aliviar dor, por exemplo, idealmente o estudo deve ser duplo-cego, isto é, nem o investigador nem o participante sabem o que cada indivíduo está tomando, placebo ou droga ativa. Para que isso seja possível, o placebo é administrado com a forma e gosto semelhante à droga ativa. O propósito é evitar viéses na avaliação do tratamento tanto pelo participante como pelo investigador. Algumas vezes, como no caso em que o tratamento consiste em um ato cirúrgico, não é possível o cegamento. Neste caso, quando possível, o efeito deve ser avaliado por uma terceira pessoa. O raio X de pacientes operados e não operados, por exemplo, deve ser avaliado por radiologista que não saiba do objetivo do estudo e nem a que grupo pertence cada paciente.

É importante ter um grupo controle, pois algumas vezes o placebo tem efeito terapêutico devido à expectativa do paciente de que ele se beneficiará com o tratamento ou que a doença melhorará. Esta melhora é denominada efeito placebo. Na avaliação de uma droga ineficaz, sem grupo controle, esse efeito poderia sugerir um efeito terapêutico.

É necessário que a avaliação do tratamento seja feita de forma semelhante nos grupos, evitando, por exemplo, que o grupo com a terapia em estudo seja acompanhado de forma mais atenta que o outro. Para isso, deve ser feito um protocolo por escrito no planejamento e este deve ser seguido. Os critérios de aplicação da intervenção, bem como de finalização do estudo devem ser definidos, bem como as situações que, por razões éticas, devem determinar a interrupção do estudo. Estas podem ser a ocorrência de efeitos colaterais adversos ou a demonstração clara de que um tratamento se mostre muito melhor que o controle ou outra droga. Se especificado no protocolo, os resultados podem ser testados durante o estudo, e diferenças grandes e convincentes entre os grupos podem determinar a finalização do estudo antes do originalmente planejado.

Os estudos experimentais têm sido considerados o padrão-ouro dos delineamentos. De fato, seus resultados estão menos sujeitos a viéses e fatores de confusão devido à possibilidade de seleção aleatória dos participantes e de sua alocação ao tratamento. Além disso, o controle da intervenção permite que seja feita de forma homogênea e padronizada no grupo de tratamento. É o melhor delineamento para controlar variáveis de confusão.

Entretanto, alguns detalhes devem ser observados. Deve-se tomar todo o cuidado para garantir que o seguimento seja o mais completo possível. A perda de acompanhamento, se for aleatória nos grupos, não resultará em problemas sérios para a validade do estudo. Entretanto, se a perda decorrer, por exemplo, da melhora dos pacientes, o resultado do estudo será pior que o real, uma vez que pacientes que tenham melhorado não estão sendo analisados como tal. Podem ocorrer desvios em diversas direções, dependendo da perda de seguimento ser por falta de melhora, piora, efeitos colaterais, outros problemas de saúde, ou outras causas não relacionadas ao estudo. É importante tentar obter informações sobre os pacientes que deixaram de fazer acompanhamento, através de busca ativa, como correio, telefone ou mesmo visita domiciliar, o que muitas vezes não é possível.

Outros cuidados necessários são a contaminação e a co-intervenção, que podem interferir nos resultados de interesse. A contaminação ocorre quando o grupo controle também recebe o tratamento, como quando a medicação em estudo está presente em outros medicamentos, ou este está acessível à população (p.ex., no estudo do papel de prevenção de infarto do miocárdio com doses baixas de aspirina), ou outro médico tenha receitado o medicamento para outra finalidade, ignorando o estudo. A co-intervenção pode acontecer quando o grupo experimental é submetido a atos diagnósticos ou terapêuticos que o grupo controle não recebe. Enquanto a contaminação diminui a diferença entre os grupos, por intervir no grupo controle, a co-intervenção aumenta essa diferença. A co-intervenção pode ser evitada com o cegamento do tratamento para o paciente e o pesquisador.

Tanto pacientes que não completam o tratamento, por perda de seguimento ou retirada do estudo, como aqueles que mudam de grupo durante o estudo ou que recebem, durante o estudo, terapia diferente daquela do protocolo são complicações possíveis para este tipo de estudo.

A análise dos resultados deve considerar se o objetivo do estudo é verificar a eficácia de determinada droga ou saber qual o melhor tratamento no momento da prescrição. No primeiro caso, deve-se fazer a análise dos dados de acordo com o tratamento que cada paciente recebeu, desconsiderando o grupo a que foi sorteado no início do estudo. Tais estudos procuram informações do mecanismo determinante dos efeitos. É necessário lembrar que, com esta abordagem, deixa de existir a distribuição aleatória dos grupos e isto deve ser considerado na análise, pois aumenta a possibilidade de viés de seleção dos pacientes e de fatores de confusão para os resultados.

Quando, por outro lado, o objetivo é prescrever o melhor tratamento, a forma apropriada é avaliar os pacientes pela intenção de tratar. Significa que todos pacientes alocados aleatoriamente para um tipo de tratamento devem ser analisados como representantes deste tratamento, mesmo que não o tenham completado ou mesmo que tenham recebido o tratamento do outro grupo. Desta forma, não se desfaz a aleatoriedade dos grupos, garantindo o controle de fatores de confusão. O fator de aderência ao tratamento, importante para a avaliação do resultado de um tratamento, também é considerado. Mesmo não sendo intuitiva, esta é a melhor estratégia para análise dos dados. A conseqüência desta abordagem é que pode existir diminuição das diferenças entre os grupos, atenuando o tamanho do efeito do tratamento (alguns casos que deveriam receber o tratamento não o recebem, enquanto o inverso pode ocorrer no outro grupo, alguns que não deveriam ser tratados o são). Se a "troca entre os grupos" for muito grande, pode ocorrer um resultado falso-negativo nesta abordagem. Isto significa que, se o estudo não mostrar diferença, não poderemos ter certeza se esse achado está influenciado pelos pacientes que "trocaram de grupo" ou se ele é real. Por outro lado, se encontramos diferença podemos ter confiança de que ela de fato existe.

19.4.8 Estudo experimental cruzado (cross-over)

Estudo cruzado ou *cross-over* é um estudo experimental em que os indivíduos, através de alocação aleatória, recebem o tratamento ou a droga de controle. Após esta fase, eles recebem a outra terapia. Desta forma, cada indivíduo é seu próprio controle, pois recebe ambos os tratamentos. Permite, portanto, uma estimativa da diferença entre a droga experimental e a controle com menos possibilidade de desvio por viés ou fator de confusão (figura 19.11).

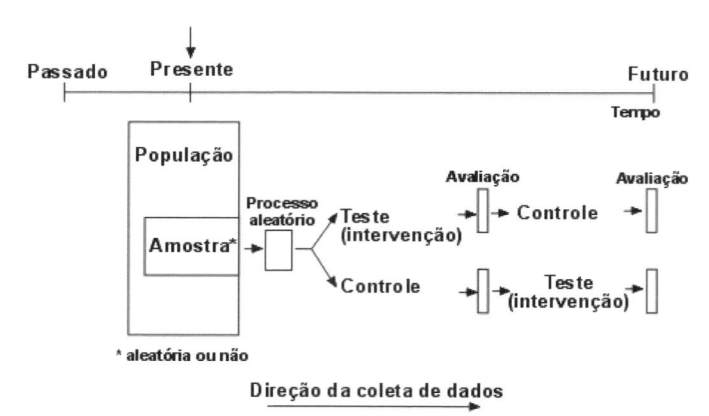

FIGURA 19.11. Esquema de estudo clínico experimental, do tipo *cross-over*.

Deve-se planejar um tempo suficientemente longo entre os dois esquemas terapêuticos para que o primeiro tratamento não tenha efeito residual quando da administração do segundo e para que não interfira na avaliação e conseqüente comparação entre os dois tratamentos. É útil para estudar o tratamento de doenças crônicas, estáveis por um longo período, em que o objetivo do tratamento não é a cura, mas a melhora das condições de vida do paciente e o retardo da evolução da doença.

Como os indivíduos são os seus próprios controles, este tipo de estudo requer um número menor de indivíduos analisados.

19.4.9 Resumo dos delineamentos de estudos

Na tabela 19.1 apresentamos as características dos estudos mais comuns utilizados em medicina, a constituição dos grupos experimentais e de controle e quando devem ser utilizados. Na tabela 19.2 são descritas as principais vantagens e desvantagens de cada um.

19.5 Tamanho amostral

Realiza-se um censo quando todos os indivíduos de uma população participam de um levantamento ou coleta de dados. Na maior parte das vezes, entretanto, não é possível estudarmos toda a população, sendo preciso trabalhar com uma amostra de estudo.

Uma das perguntas mais comuns no planejamento de um estudo é "quantos pacientes são necessários?". Esta pergunta é fundamental para qualquer tipo de delineamento de estudo e deve ser respondida nesta fase. Para a determinação do tamanho da amostra, aspectos práticos, econômicos, éticos e estatísticos devem ser considerados. Um estudo pode não ser ético por envolver desnecessariamente um excesso de pessoas. Por outro lado, quando é feito com muito poucas pessoas também pode não ser ético, por envolver pessoas e recursos, sem que seja possível detectar efeitos clinicamente importantes por seu pequeno número.

O cálculo do tamanho amostral necessário para testar uma hipótese depende de quatro componentes, especificados pelo investigador: uma estimativa de resposta em um dos grupos (em geral no grupo controle), a diferença mínima entre o grupo experimental e o controle considerada clinicamente importante, o nível de significância (veja capítulo 10) e o poder do teste estatístico, isto é, qual a certeza que o investigador deseja ter de detectar essa diferença, se ela de fato existir.

A estimativa de resposta é a média ou proporção esperada da medida de interesse na população controle. Pode ser estimada através de dados da literatura, de experiência prévia ou de um estudo piloto. Por exemplo, em um estudo de caso-controle, devemos estimar a proporção de expostos no grupo controle; em estudos de coorte, a proporção de doentes no grupo de não expostos; e em estudos experimentais, a resposta dos pacientes à terapia de controle.

Tabela 19.1: Características dos tipos comuns de estudos usados em medicina

Estudo	Características	Grupo de estudo	Grupo controle	Tamanho população de estudo	Indicação
Relato de caso e série de casos	• descrição detalhada de um caso ou série de casos • sugere hipóteses	• caso(s) descrito(s)	• não tem	• um caso ou uma série de casos	• descrever caso anormal • gerar hipótese
Transversal	• exposição e evento são determinados simultaneamente • sugere hipóteses	• toda a amostra ou população estudada	• não tem ou se origina da própria amostra	• relativamente grande	• para planejamento de saúde • gerar hipótese
Caso-controle	• compara dois grupos selecionados pela presença ou ausência de doença • sempre retrospectivo	• pessoas com evento (geralmente doentes)	• pessoas sem evento (não doentes)	• relativamente pequeno	• doença rara • doença com longo período de latência • exposição frequente entre doentes
Coorte prospectiva	• acompanha coorte de pessoas sem evento de interesse no início • compara dois grupos selecionados pela presença ou ausência de exposição • tempo de seguimento deve ser suficiente para que evento ocorra	• pessoas expostas	• pessoas não expostas	• relativamente grande	• exposição rara • doença frequente entre os expostos

(continua)

(continuação)				
Coorte retrospectiva	• difere de coorte prospectiva, pois a coorte é formada no passado	• pessoas expostas • pessoas não expostas	• relativamente grande	• mesmo que coorte prospectiva • doença com longo período de latência
Caso-controle aninhado	• estudo de caso-controle, com participantes oriundos de coorte acompanhada • coleta dados de toda a coorte, mas mede só naqueles selecionados para o estudo de caso-controle	• casos incidentes durante seguimento da coorte	• amostra da coorte sem doença	• para coorte: relativamente grande; para as medidas e análise: relativamente pequeno
Experimental	• intervenção sob controle do investigador • padrão-ouro dos estudos	• grupo que recebe a intervenção	• grupo que recebe placebo ou intervenção de referência	• relativamente pequeno para ensaios clínicos	• avaliação terapêutica e de intervenção preventiva
Experimental cruzado	• cada indivíduo recebe o tratamento de estudo e o de referência • cada indivíduo é controle de si mesmo	• todos os participantes	• cada indivíduo é controle de si mesmo	• relativamente pequeno	• tratamento de doenças crônicas e estáveis • quando o objetivo do tratamento não é a cura

Tabela 19.2: Vantagens e desvantagens dos tipos comuns de estudos usados em medicina.

Estudo	Vantagens	Desvantagens
Relato de caso e série de casos	• não expõe a agente danoso • não nega terapia • curto, barato, simples	• não permite excluir que hipótese seja devida ao acaso • não permite estabelecer relação temporal
Transversal	• não expõe a agente danoso • não nega terapia • curto, barato, simples	• grupos podem ter tamanhos amostrais muito diferentes, com perda da eficiência estatística • sujeito a viés na avaliação da exposição e do evento • não permite estabelecer relação temporal
Caso-controle	• permite grupos amostrais com número semelhante de indivíduos, com maior eficiência estatística • permite estudar associações de uma doença com várias exposições • relativamente curto e barato	• não indicado para exposição rara • muito sujeito a viés na avaliação da exposição • sujeito a fator de confusão • informações incompletas sobre exposição • difícil seleção adequada de controles • não permite medir risco • pode ser difícil estabelecer relação temporal
Coorte prospectiva	• mede incidência de doença e risco • permite estabelecer critérios de inclusão e padronizar medidas • permite estudar associação da exposição com várias doenças • relação temporal facilmente estabelecida • única forma de verificar fatores associados a doença de evolução rápida e fatal • pouco propenso a viés • não exposto a risco deliberado	• não indicado para doença rara • seleção de grupo não exposto pode ser difícil • perda de seguimento pode ser problema, se não for aleatória • sujeito a viés na avaliação do evento • caros e de longa duração • não permite seleção aleatória dos grupos

(continua)

19. Delineamento de estudos em medicina 415

(continuação)		
Coorte retrospectiva	• pode ser curto, em geral mais barato que estudo prospectivo • relação temporal às vezes difícil de estabelecer • nos outros aspectos é semelhante a estudo prospectivo	• as mesmas que prospectivo, mas mais sujeito a viés. • depende de informações em registros, não permitindo geralmente padronizar medidas
Caso-controle aninhado	• mais barato que estudo de coorte • retém as vantagens de estudo de coorte • relação temporal facilmente estabelecida • não tem problemas de seleção dos controles • menos propenso a viés que caso-controle	• requer armazenamento de amostras muitas vezes por um longo período, até que evento ocorra ou finalize o estudo
Experimental	• intervenção homogênea e padronizada • permite "cegar" o investigador e o indivíduo do estudo • permite utilizar placebo • permite distribuição aleatória dos participantes nos grupos de estudo e controle: menos sujeito a viés e fator de confusão	• pode ser caro • pode estar sujeito a problemas éticos • perda de seguimento não aleatória pode ser problema • possível contaminação • possível co-intervenção
Experimental cruzado	• cada indivíduo é controle de si mesmo: menor possibilidade de viés e fator de confusão • requer número menor de indivíduos que experimental • todos os indivíduos recebem tratamento (pelo menos por um tempo) • pode manter cegamento	• interferência da ação da 1ª droga administrada, se tempo para administrar a 2ª não foi suficiente para eliminar seu efeito • não pode ser utilizado para tratamentos com efeito permanente • todos os indivíduos recebem placebo ou tratamento de referência em algum momento do estudo

A estimativa do tamanho da menor diferença que queremos identificar como significante depende da sua importância clínica. Assim, com um tamanho amostral adequado, podemos demonstrar estatisticamente que uma pressão arterial diastólica de 90 mmHg é diferente de outra de 89 mmHg, mas essa diferença dificilmente convenceria um médico a utilizar um hipotensor com essa ação sobre a pressão arterial. A diferença a detectar em um estudo de um novo hipotensor deve ser de uma queda clinicamente significante de pressão arterial, como por exemplo, de 10 mmHg. O cálculo amostral é planejado para que, se esta diferença existir, haverá uma boa chance de detectá-la. Como outro exemplo, se em uma população não exposta a um fator de risco a doença está presente em 10% dos indivíduos, devemos estabelecer que aumento na freqüência da doença na população é clinicamente importante, isto é, se queremos poder detectar um aumento em 5% dos indivíduos expostos (atingindo, então, 15%), ou em 20% (atingindo 30%).

Conforme já visto no capítulo 10, o nível de significância, denominado α, é o valor a ser utilizado em testes estatísticos e no cálculo de intervalo de confiança. Um valor p no teste estatístico menor que o α estipulado geralmente é considerado indicativo de rejeitar a hipótese de que os grupos são iguais, isto é, concluir que eles são diferentes. O α determina o tamanho do erro que se aceita cometer, ao concluir que os grupos são diferentes, quando, na verdade, são iguais. Em estudos biológicos é comum aceitar-se um α de 5%, mas seu valor deve depender da conseqüência deste erro. Se, como resultado do estudo, recomendamos que seja estimulada na dieta a ingestão de alimentos com fibra, podemos aceitar um erro alfa maior do que quando, como resultado de um estudo, vamos recomendar a realização de uma cirurgia que possa resultar em risco para o paciente.

Para calcular o poder do teste, devemos estimar o erro β considerado razoável. O erro β consiste na probabilidade de concluir que não existe diferença entre os grupos, quando, na verdade, eles são diferentes. O poder do teste é o complemento do erro beta, ou seja 1-β (ver capítulo 10). Em estudos biológicos em geral considera-se para o cálculo amostral um poder do teste de 80 a 90%. Um poder de 80% significa que, se existir uma diferença da magnitude especificada no cálculo, temos 80% de chance de detectá-la.

Com estas quatro estimativas, o tamanho amostral é calculado através de fórmulas, muitas delas disponíveis em programas estatísticos. A fórmula escolhida depende das características do delineamento do estudo, assim como do tipo de dado que será coletado (qualitativo ou quantitativo, com distribuição normal ou assimétrica).

Quando a diferença entre os grupos é grande, o tamanho amostral necessário ao estudo é pequeno. Quanto menor a diferença, maior o tamanho amostral necessário. A certeza que queremos ter de detectar o efeito, se presente, relaciona-se com o tamanho da amostra diretamente, isto é, quanto maior ela for, maior será o número necessário de indivíduos a analisar.

O tamanho amostral estimado deve ser interpretado como uma estimativa do número mínimo de observações necessárias para o estudo detectar a diferença pretendida, se ela existir.

A disponibilidade potencial de sujeitos (que pode ser pequena em caso de doença ou exposição raras) e considerações financeiras e práticas muitas vezes limitam o tamanho amostral possível. Neste caso, com o número máximo de pacientes disponíveis ou possíveis de serem estudados, podemos calcular qual o poder que teremos para detectar a diferença clinicamente significante entre os grupos. Isto é feito resolvendo a fórmula do cálculo amostral para calcular o poder do estudo de um tamanho amostral conhecido. Se o poder do teste for muito baixo, podemos decidir não fazer o estudo (antes de começá-lo), prolongar o seu tempo ou fazer um estudo multicêntrico para conseguir mais pacientes.

19.6 Elaboração de um questionário

Utilizamos questionários com a finalidade de obter informações dos participantes de um estudo. Pode ser auto-responsivo, isto é, o próprio indivíduo lê e responde às perguntas, ou por entrevista, em que o indivíduo dá informações verbais, anotadas pelo entrevistador.

Na elaboração de um questionário deve-se buscar a obtenção de medidas importantes ao estudo e minimizar o erro de medida. É importante que o questionário seja avaliado para verificar sua validade. Quando possível, deve-se optar por um questionário já padronizado, pois é difícil e demorado elaborar questionários satisfatórios. Além disso, o uso de questionários padronizados possibilita a comparação dos resultados com o de outros estudos. McDowell e Newell (1987) fornecem vários questionários padronizados para medidas em saúde.

Outro cuidado é utilizar um instrumento fácil para o entrevistador e/ou para o participante e também de processamento simples. As perguntas devem ser bem compreendidas e, para isso, a linguagem utilizada deve ser adequada à população que vai responder.

Quando o estudo (delineamento e análise) é planejado antes de se criar o questionário, é mais fácil determinar seus itens e detalhes. O questionário deve prever que todas as perguntas sejam respondidas. Desta forma, é possível saber que a resposta de uma pergunta em branco não foi respondida e não houve um "sem resposta" dado corretamente. Isso ocorre freqüentemente em relatos de patologistas, que descrevem apenas achados positivos. Um dado ausente não permite saber se o resultado positivo não estava presente ou se ele não foi analisado.

O questionário pode ser constituído de perguntas abertas ou fechadas. Em perguntas abertas, não existem opções de respostas, mas um espaço em que é anotada a resposta da forma como o indivíduo diz. Permite que a resposta seja mais detalhada, mas demanda mais tempo para responder. É mais difícil codificar e, portanto, analisar, pois pode ter uma grande variedade nas respostas.

Por exemplo:
Como você descreve o atendimento que recebeu durante sua internação?

Nas questões fechadas, as respostas são fornecidas e o indivíduo escolhe aquela mais apropriada. Podem ser respostas ordenadas, em que cada uma é uma graduação de uma única dimensão de pensamento, comportamento, experiência etc. ou conter respostas categóricas nominais. Uma estratégia para escolher as respostas fechadas adequadas é fazer perguntas abertas em um estudo piloto e, a partir das respostas obtidas, definir as alternativas. Estas devem ser mutuamente excludentes, e as opções devem ser exaustivas, de forma que cada pergunta tenha uma, e apenas uma, resposta.

Por exemplo:

Como você classifica o atendimento que recebeu durante sua internação?   ( )1 Muito bom   ( )2 Bom   ( )3 Regular
( )4 Ruim   ( )5 Muito Ruim

Outra forma de questões fechadas é fazer uma declaração e perguntar se a pessoa que está respondendo concorda com ela ou não. Por exemplo:

O atendimento neste hospital é bom.

( )1 Concordo totalmente

( )2 Concordo parcialmente

( )3 Não concordo e nem discordo

( )4 Discordo parcialmente

( )5 Discordo totalmente

As perguntas podem ser parcialmente fechadas, em que as opções são fornecidas, mas o participante pode criar sua própria resposta. Isto ocorre quando se acrescenta às alternativas fornecidas uma que seja do tipo

Outro (especifique):_____

Por exemplo:

Se você teve algum acidente que não foi comunicado, indique abaixo o motivo:

( )1 Eu não tive tempo

( )2 Eu não sei como fazer a comunicação

( )3 Eu fiquei com medo de ser repreendido

( )4 Eu não achei que era importante

( )5 Outro (especifique):_____

Em geral, as perguntas devem abordar inicialmente tópicos gerais, seguidos dos específicos. Quando as perguntas dependem da lembrança, recomenda-se que sejam feitas no sentido do presente para o passado.

No questionário, as perguntas ambíguas devem ser evitadas. Por exemplo, se as opções de resposta não são mostradas ao participante, algumas pessoas divorciadas podem responder que são solteiras. Ou a pergunta "em que tipo de casa você mora?" pode ter como resposta "um apartamento", ou "uma grande", ou "uma bonita" etc.

Também não devem ser utilizadas negativas duplas, categorias não adequadas às perguntas ou questões que pedem muito conhecimento. As perguntas devem ser auto-explicativas. Não se deve fazer duas perguntas em uma. Por exemplo, uma resposta negativa para a pergunta "você fica sem fôlego quando sobe ladeira?" não permite saber se o indivíduo não fica sem fôlego ou se ele não sobe ladeira.

19.7 Estudo piloto

Um estudo piloto consiste em reproduzir o estudo proposto em pequena escala e serve como um pré-teste.

Ele permite identificar e corrigir problemas nos formulários para coleta de dados e reconhecer problemas operacionais não previstos, bem como estabelecer a melhor forma da coleta dos dados. É uma oportunidade de avaliar a equipe de pesquisa e o planejamento da coleta dos dados.

Pode-se, em um estudo piloto, estimar a variabilidade e a diferença entre os grupos experimental e controle na variável em estudo, para cálculo adequado do tamanho da amostra necessário. Também serve para avaliar a eficiência no processo de seleção dos indivíduos tal como foi proposto, conhecer o número de sujeitos disponíveis e o nível de recusas em participar e testar a eficiência de diferentes abordagens de recrutamento dos participantes. Com base nestas informações é possível avaliar a exeqüibilidade do estudo e fazer um melhor planejamento do tempo necessário para sua realização.

Os dados preliminares devem ser tabulados e analisados, para testar o sistema proposto para gerenciamento dos dados.

Pode-se planejar um estudo piloto para avaliar um questionário a ser utilizado para coleta de dados. Ele contribui para avaliar o entendimento das perguntas e de suas altenativas. Para que isto seja possível, os participantes devem responder como se fosse o estudo real, e depois serem interrogados sobre as dúvidas que tiveram, pedindo-se que identifiquem as partes do questionário cujo entendimento não foi claro. É bom que os participantes sejam representativos das pessoas que vão participar do estudo. Assim, se a população de estudo abrange diferentes culturas ou idades, estas devem estar representadas nos participantes do estudo piloto. Com este procedimento, é possível avaliar a adequação da linguagem empregada.

Nesta fase, deve-se procurar o motivo das respostas em branco, para evitá-las no momento do estudo propriamente dito. Esta fase deve ser realizada com um número pequeno de participantes, com revisão do questionário, seguida de novo teste, até que se considere que as perguntas e suas alternativas de resposta estão bem formuladas, proporcionando um bom entendimento aos participantes.

Um estudo piloto em maior escala pode, então, ser planejado para verificar se cada pergunta produz uma adequada variação de respostas. É importante medir o tempo gasto nas respostas, para adequar o tamanho do questionário.

19.8 Referências bibliográficas

[1] The CDP Research Group: *Influence of adherence to treatment and response of cholesterol on mortality in the CDP*. N. Engl. J. Med. 303: 1038-1041, 1980.

[2] Drawber TR. *The Framingham Study: The epidemiology of atherosclerotic disease*. Harvard University Press, Cambridge. 1980.

[3] Jekel JF, Elmore JG, Katz DL. *Epidemiologia, bioestatística e medicina preventiva*. Artes Médicas Sul Ltda, Porto Alegre. 1996.

[4] Hennekens CH, Buring JE. *Epidemiology in medicine*. Little, Brown and Company, Boston. 1987.

[5] Hulley BH, Cummings SR. *Designing clinical research*. Williams & Wilkins, London. 1988.

[6] McDowell I, Newell C. *Measuring health: a guide to rating scales and questionnaires*. Oxford University Press, Oxford. 1987.

[7] Pereira MG. *Epidemiologia: teoria e prática*. Guanabara Koogan, Rio de Janeiro. 1995.

[8] Rothman KJ, Greenland S. *Modern epidemiology.* Lippincott-Raven Publishers, Philadelphia. 1998. 2nd edition.

[9] Sackett DL e cols. *Clinical epidemiology: a basic science for clinical medicine.* Little, Brown and Company, Boston. 1991, 2a. edição.

[10] Stampfer MJ e cols. *A prospective study of postmenopausal hormones and coronary heart diseases.* N. Engl. J. Med. 313: 1044, 1985.

[11] Willet WC, Polk BF, Underwood BA. *Relation of serum vitamin A and E and catotenoids to the risk of cancer.* N. Engl. J. Med. 310: 430-434, 1984.

Parte III
Métodos avançados

20
Inferência bayesiana

Cláudio Struchiner

20.1 Motivação

Considere o problema de estimar a probabilidade da presença de um gene determinante de uma doença ligada ao sexo em um indivíduo do sexo feminino (Gelman *et al.*, 1995). Atualmente, sabemos que homens possuem um cromossoma X e outro Y, enquanto as mulheres possuem dois cromossomas X, sendo que cada progenitor fornece um destes cromossomas, e apenas o pai é capaz de passar seu cromossoma Y para seus filhos homens. Uma doença hereditária recessiva ligada ao cromossoma X em uma mulher irá manifestar seus sintomas quando ambos os cromossomas apresentarem o gene para a doença. No caso em que apenas um dos cromossomas X apresenta o gene para a doença, ela não irá se manifestar, sendo a mulher apenas portadora desta condição, podendo transferi-la para seus filhos. A existência de apenas um cromossoma X entre os homens irá determinar a expressão dos sintomas da doença quando este cromossoma apresentar o gene para aquela condição de morbidade.

Considere agora que a mulher em questão possua um irmão doente e seus pais são sadios. Esta informação nos permite concluir que sua mãe é portadora do gene para a doença, ou seja, apenas um de seus dois cromossomas X apresenta o gene alterado. Desta forma, as chances desta mulher ser portadora da doença recessiva ligada ao sexo é de 50%, ou seja, há dois estados possíveis: a mulher é portadora, e denotamos esta condição por $\theta = 1$, ou, caso contrário, ambos os cromossomas são sadios, $\theta = 0$. Baseado nas informações existentes até este ponto, podemos supor *a priori* que o estado de ser ou não portadora da alteração genetética pode ser expresso como $\Pr(\theta = 1) = \Pr(\theta = 0) = 1/2$.

No parágrafo anterior, utilizamos as informações disponíveis para propor uma distribuição probabilística para o objeto de nossa indagação, o estado de ser ou não portadora de uma patologia recessiva ligada ao cromossoma X, a qual chamaremos de distribuição *a priori*. Suponha agora que novas informações são obtidas, a saber: a mulher possui dois filhos, nenhum dos quais afetado pela doença. De que forma o acesso a estas novas informações altera a distribuição proposta anteriormente? Para responder a esta questão, introduzimos a notação $y_1 = 0$ para representar o estado são do primeiro filho e, conversamente, $y_1 = 1$ para representar o seu acometimento pela patologia. De forma análoga representaremos os dois estados para o segundo filho como $y_2 = 0$ e $y_2 = 1$, respectivamente. Conhecendo-se, então, a distribuição *a priori* para θ, podemos calcular a probabilidade da observação anterior, ou seja, de esta mulher possuir seus dois filhos sadios:

$$\Pr(y_1 = 0, y_2 = 0 | \theta = 1) = (0,5)(0,5) = 0,25 \quad (20.1)$$
$$\Pr(y_1 = 0, y_2 = 0 | \theta = 0) = (1)(1) = 1.$$

Estes cálculos assumem que os filhos não são gêmeos univitelinos. Caso a mulher seja portadora, cada um de seus filhos terá uma probabilidade de 0,5 de herdar o gene alterado. Caso a mulher não seja portadora, seus filhos só poderão apresentar o gene alterado na eventualidade de uma mutação, e esta situação pode ser considerada desprezível para efeito deste exemplo. A equação 20.1 descreve a verossimilhança das observações relativas ao estado de saúde dos filhos calculadas segundo o modelo probabilístico proposto.

Precisamos agora atualizar, com base nas informações sobre o estado de saúde dos filhos, nossas estimativas da distribuição *a priori* proposta para θ, e para isto utilizaremos a regra de Bayes. Desta forma, temos que

$$\Pr(\theta = 1 | y_1 = 0, y_2 = 0) = \frac{\Pr(y_1 = 0, y_2 = 0 | \theta = 1)\Pr(\theta = 1)}{\begin{pmatrix} \Pr(y_1 = 0, y_2 = 0 | \theta = 1)\Pr(\theta = 1) + \\ \Pr(y_1 = 0, y_2 = 0 | \theta = 0)\Pr(\theta = 0) \end{pmatrix}}$$
$$= \frac{(0,25)(0,5)}{(0,25)(0,5) + (1,0)(0,5)} = \frac{0,125}{0,625} = 0,2.$$
(20.2)

Assim, estimamos que a probabilidade de a mulher carrear o gene alterado baixou de 0,5 para 0,2, um resultado bastante intuitivo quando consideramos que observamos que dois de seus filhos nasceram sadios.

E se agora fossemos informados de que a mulher teve um terceiro filho sadio, qual a nova distribuição para θ? Para respondermos a esta pergunta, podemos utilizar a mesma abordagem anterior, bastando para isto tratar a distribuição *a posteriori* calculada em 20.2 como nossa nova *a priori*. Portanto, atualizando esta distribuição com a informação obtida, o conhecimento do estado de saúde do terceiro filho, teremos

$$\Pr(\theta = 1 | y_3 = 0) = \frac{\Pr(y_3 = 0 | \theta = 1)\Pr(\theta = 1 | y_1 = 0, y_2 = 0)}{\begin{pmatrix} \Pr(y_3 = 0 | \theta = 1)\Pr(\theta = 1 | y_1 = 0, y_2 = 0) + \\ \Pr(y_3 = 0 | \theta = 0)\Pr(\theta = 0 | y_1 = 0, y_2 = 0) \end{pmatrix}}$$
$$= \frac{(0,5)(0,20)}{(0,5)(0,20) + (1)(0,8)} = 0,111.$$

Em resumo, precisamos fazer uso de vários conceitos para o tratamento deste problema: (i) a especificação de um modelo probabilístico completo baseado em informações existentes; (ii) a especificação de uma distribuição *a priori* para os parâmetros de interesse; (iii) a formulação da função de verossimilhança; (iv) o condicionamento em dados observados e a utilização da regra de Bayes para a realização da inferência *a posteriori*; (v) diagnóstico do ajuste do modelo ao conhecimento prévio e aos dados observados.

20.2 Implicações da abordagem bayesiana

20.2.1 Subjetividade

O processo bayesiano de formulação de um modelo probabilístico faz uso explícito do conhecimento subjetivo envolvendo o problema em pauta. A incorporação dos conceitos subjetivos pode ser mais claramente notada na etapa de especificação da distribuição *a priori* para os parâmetros de interesse, mas está presente também, em menor ou maior grau, nos demais passos. Se para aqueles que advogam o uso da abordagem bayesiana a presença do componente subjetivo é vista como uma vantagem adicional, para seus críticos este procedimento caracterizaria uma falta de objetividade, permitindo que cada indivíduo parta de distribuições *a priori* distintas para o mesmo problema, podendo chegar, assim, a conclusões também distintas.

A análise bayesiana pressupõe a combinação da informação de origem subjetiva e aquela de origem objetiva ou empírica. A regra de Bayes é o mecanismo integrador destas duas fontes de informação gerando como resultado a distribuição *a posteriori* dos parâmetros de interesse. Em palavras, podemos expressar a regra de Bayes como:

$$\text{distribuição } a\ posteriori \text{ de } \theta = \frac{\text{distrib. a priori de } \theta \times \text{ verossimilhança}}{\text{fator de normalização}}.$$

Assim, a escassez de informações empíricas, por exemplo, pelo pequeno tamanho amostral, irá conferir um peso excessivo à distribuição *a priori* na determinação da distribuição a posteriori de θ. Conversamente, a disponibilidade de farta fonte de informação empírica torna a distribuição *a posteriori* de θ imune às construções subjetivas que geram a distribuição *a priori* de θ.

A incorporação, de forma explícita, dos processos cognitivos subjetivos na abordagem bayesiana possui um alcance bastante amplo. O processo de geração de teorias científicas procura generalizar e explicar as observações que lhe deram origem. A este processo chamamos de indução. Uma teoria gerada por um processo indutivo tem como exigência mínima a explicação das próprias observações em que está baseada. Além disto, esta teoria poderá permitir a geração, por um processo dedutivo, de novas hipóteses e cenários experimentais. Novas observações, assim obtidas, podem estar em concordância com a teoria que lhe deu origem e, assim, adicionar evidências à sua propriedade ou, inversamente, estar em discordância forçando desta maneira a refutação da hipótese em teste. Desta maneira, para garantir a comprovação de uma determinada teoria seria necessário a repetição do procedimento anterior de tal forma que todo o universo empírico, possivelmente infinito, fosse varrido sem que a teoria em questão fosse refutada em nenhuma destas verificações, ideal não acessível na prática. Como poderíamos, então, nos certificarmos de que uma teoria particular seja a correta, sem que tenhamos acesso a toda observação empírica a ser explicada por esta mesma teoria? O acesso necessariamente restrito ao universo empírico infinito dá margem ao problema tradicional da indução, já que a parcela não observada poderia trazer contradições irreconciliáveis à teoria proposta. Desta maneira, nossas inferências, em maior ou menor medida, estarão sempre sujeitas à dúvida.

A lógica do pensamento científico, como concebido por Popper, aborda o problema da indução, ou seja, o fato de que nenhuma teoria pode ser mostrada como correta de forma conclusiva, pressupondo que os avanços na produção de novos conhecimentos se dariam pela capacidade que as diversas disciplinas científicas teriam em formular hipóteses refutáveis através de experimentos empíricos. Assim, quanto maior esta capacidade, maior o grau de objetividade desta disciplina. Observe que esta proposição guarda uma analogia com os procedimentos estatísticos já discutidos neste livro sob o título de testes de hipóteses. Embora uma teoria não possa ser provada de forma lógica através de observações empíricas, elas poderiam ser refutadas por este mecanismo. O sucesso desta abordagem é questionável já que a não refutação de uma determinada hipótese nada nos permite dizer sobre os méritos relativos das hipóteses alternativas.

O método científico na prática, entretanto, parece refletir uma certa atitude da comunidade científica, de filósofos, e também de indivíduos comuns sem um treinamento científico formal, a crer que, embora não se possa ter certeza absoluta sobre a propriedade de uma determinada hipótese, as teorias concebidas por pesquisadores e testadas através de experimentos poderiam conferir um grau de credibilidade a uma determinada hipótese científica que se situasse entre a veracidade e a incorreção absolutas. A esta postura chamamos de indução probabilística.

Assim, a indução probabilística incorpora a noção intuitiva de que as teorias científicas precisam ser avaliadas em relação às suas probabilidades à luz das evidências. A propósito, este foi o caminho percorrido ao desenvolvermos o exemplo acima. Dentro deste contexto, nossa esperança ao lidar com o problema da indução é sermos capazes de atribuir probabilidades à veracidade de uma determinada teoria científica e, dessa forma, encontrar maneiras de comparar explicações alternativas que competem entre si. Estas probabilidades, ou graus de certeza ou crença, assim atribuídos às diversas teorias, refletem uma propriedade subjetiva de nossas atitudes em relação a estas teorias. O resultado do cálculo de probabilidades, conhecido como teorema de Bayes, desempenha um papel proeminente neste processo, conforme exemplificado acima, conferindo a esta abordagem com um componente subjetivo a denominação de Bayesiana.

O bayesianismo tem experimentado um renascimento mais recentemente, devido em parte à sua plausibilidade intrínseca e também às fraquezas das metodologias tidas como padrão até então. Além disto, o bayesianismo tem permitido a extensão e flexibilização dos procedimentos estatísticos na prática diária. A formalização da incorporação do componente subjetivo na abordagem bayesiana suscita ainda a proposição de metodologias alternativas, que usam o bayesianismo como um parâmetro de comparação, como, por exemplo, a lógica fuzzy, também discutida neste livro, e uma série de outras implicações que irão influenciar desde a própria definição de probabilidade até a concepção dos desenhos de estudos epidemiológicos, conforme veremos de forma abreviada nas subseções seguintes.

20.2.2 Probabilidade subjetiva como uma medida de incerteza

É parte do senso comum que uma definição matemática de probabilidade implica ser esta uma grandeza numérica, definida em um conjunto de eventos, não negativa, que atende à regra de aditividade para eventos mutuamente exclusivos, e que somam 1 para todos os eventos mutuamente exclusivos. Mas qual seria a natureza do conceito de probabilidade, objetiva ou subjetiva? Para alguns, probabilidades são grandezas lógicas, determinadas de forma objetiva pela estrutura lógica das hipóteses subjacentes e pelas observações empíricas. Neste caso, a objetividade pode ser conseguida estabelecendo-se uma identidade entre freqüências observadas e medidas de grau de certeza. Assim, probabilidades são associadas a freqüências relativas de eventos como a probabilidade de cara, ao jogarmos uma moeda, ou a probabilidade de uma determinada face, ao jogarmos um dado. Denomina-se freqüentista este uso do conceito de probabilidade.

Entretanto, várias outras situações em que se torna necessário formular uma medida de incerteza não podem ser expressas sob a forma de freqüencias relativas. Por exemplo, ao indagarmos a probabilidade de um determinado candidato à presidência de um país sair vencedor nas eleições ou de um determinado time de futebol sair vitorioso em seu próximo jogo, geralmente expressamos nosso grau de incerteza através de uma medida de probabilidade sem que seja claro um experimento que possa traduzir esta incerteza sob a forma de uma freqüência relativa. Assim, o grau de certeza sobre uma hipótese de trabalho, geralmente descrita sob a forma de um parâmetro em um modelo probabilístico, pode ser descrito por uma distribuição de probabilidade formulada a partir de considerações objetivas, e subjetivas também. A abordagem bayesiana explicita estes dois componentes como a verossimilhança e a distribuição *a priori*. De qualquer forma, é possível ainda argumentar que mesmo para aqueles que adotam o argumento freqüentista, o componente subjetivo estaria presente através do critério de escolha dos dados a serem analisados, as formas paramétricas assumidas para as distribuições e os vários procedimentos utilizados para o diagnóstico dos modelos propostos.

20.2.3 Proposição de distribuições a priori

Uma das principais críticas formuladas contrariamente à abordagem bayesiana reside exatamente na subjetividade da construção das distribuições *a priori*. Para estes críticos, esta subjetividade permitiria que indivíduos diferentes chegassem a diferentes conclusões, mesmo diante das mesmas evidências empíricas, fazendo com que a atividade científica se transformasse em uma atividade puramente subjetiva. Esta impressão estaria obviamente em contradição com a crença generalizada de que a atividade científica difere das demais atividades de predição e explicação, como as religiões e superstições em geral, exatamente pela sua objetividade e reprodutibilidade.

Uma segunda objeção, também relacionada à construção de distribuições *a priori*, refere-se à dificuldade que a teoria bayesiana teria em explicar como hipóteses científicas poderiam receber o apoio de dados já coletados antes mesmo da sua formulação e que inclusive serviram de base e motivação para a sua própria formulação. Qualquer resposta a esta questão deveria abordar também o problema existente em diferenciar entre as evidências que conferem apoio a uma determinada teoria, aquelas já existentes antes da sua formulação, daquelas coletadas após este fato. À primeira vista, uma teoria científica não deveria ser validada por observações que motivaram a sua formulação.

Os parágrafos acima sugerem que o processo de construção de distribuições *a priori* possui um papel importante no contexto bayesiano. Neste capítulo não iremos descrever as argumentações que podem ser invocadas em resposta às objeções introduzidas anteriormente, mas procuraremos oferecer uma pequena introdução à formulação destas distribuições *a priori* no processo de inferência indutiva. Em primeiro lugar, podemos supor a existência de dados sobre a prevalência de uma determinada condição na população. Para o exemplo utilizado como motivação para este capítulo, poderíamos supor conhecida a prevalência na população da doença determinada geneticamente e ligada ao cromossoma sexual X, e utilizar esta prevalência como a distribuição *a priori* para θ (a mulher ser portadora do gene anômalo ligado ao cromossoma X). Observe que no início deste capítulo utilizamos a teoria genética e o conhecimento sobre a presença da condição de morbidade em um irmão para a formulação de nossa distribuição *a priori*.

Uma terceira motivação para a especificação de distribuições *a priori* no contexto das ciências da saúde é dada pela intuição clínica ou a consulta a especialistas em uma determinada área. Este processo pode se dar de maneira totalmente informal ou pode seguir procedimentos prestabelecidos e reprodutíveis. Na verdade, a combinação de informações obtidas a partir de especialistas levando à especificação de distribuições *a priori* é uma área de intensa atividade em pesquisa.

Em algumas situações, as próprias observações empíricas poderiam ser utilizadas e, por esta razão, esta abordagem recebe a denominação de Bayes Empírico. A análise bayesiana padrão assume a distribuição *a priori* de θ conhecida. Para que o bayes empírico possa ser utilizado com o intuito de estimar esta distribuição *a priori*, torna-se necessário que tenhamos acesso a amostras repetidas desta distribuição. A estimação processa-se então da forma usual, podendo ser paramétrica ou não-paramétrica. O procedimento de bayes empírico é criticado por usar os mesmos dados mais de uma vez, primeiro para distribuição *a priori* de θ e em seguida para a sua distribuição a posteriori. Isto implicaria em uma superestimação da precisão do procedimento de estimação e, portanto, a abordagem deve ser vista como uma primeira aproximação. Uma discussão mais aprofundada desta técnica e suas aplicações podem ser encontrados em Carlin e Louis (1996)

20.2.4 Teste de hipótese

A utilização dos testes de hipótese, prática extremamente comum na literatura médica e biológica, tem sido objeto de reavalições constantes, chegando alguns autores a recomendar a interrupção do seu uso indiscriminado. Algumas destas críticas têm sua origem em argumentos bayesianos, e por isto exploramos este tema dentro do presente capítulo, ainda que uma argumentação interna à própria abordagem freqüentista muitas vezes seja suficiente para o exame das principais questões levantadas.

Testes de significância de uma hipótese nula trata a aceitação ou rejeição desta hipótese como se fossem decisões a serem tomadas com base em dados experimentais. Testes de significância na tradição de Neyman-Pearson estão preocupados, fundamentalmente, com a especificação de regras de comportamento estabelecidas antes dos dados serem coletados em oposição à estimação de valores de parâmetros na presença de observações empíricas. Esta atitude leva muitas vezes a posições indesejáveis como conclusões de natureza diametralmente oposta caso a estatística de teste, digamos, z, seja 1,97, quando então a rejeição se apresenta, ou 1,96, caso contrário. O procedimento inferencial, para muitos, parece mais apropriado na prática da pesquisa básica e este papel poderia ser desempenhado pela estatística de teste, quando despida do critério de significância. Neste último caso, sua importância como um procedimento para inferência parece estar superestimado já que a probabilidade associada à esta estatística não pode ser considerada uma medida, dada a influência do tamanho amostral a que encontra-se submetida.

Objeções adicionais ao uso dos testes de signifiância estão relacionadas à assimetria com que são tratadas as hipóteses nula e alternativa. Assim, através da escolha cuidadosa de hipóteses nulas é possível estabelecer comportamentos diametralmente opostos diante do mesmo dado. Isto é, suponha que estejamos interessados em comparar as médias das populações A e B, μ_A e μ_B. Para isto, observamos as médias de amostras destas populações, $\bar{X}_A$ e $\bar{X}_B$. Suponha ainda que a estatística z associada ao teste da hipótese nula $H_0 : \mu_A = \mu_B$ não atinja o nível de significância necessário à sua rejeição. Neste caso dizemos não termos evidências empíricas para a rejeição de H_0, o que significa na prática um comportamento compatível com as implicações acarretadas pela igualdade de μ_A e μ_B. Alternativamente, fixando-se $H_0' : \mu_A - \mu_B = \bar{X}_A - \bar{X}_B$, a não significância de z implicaria também na não rejeição de H_0', significando na prática um comportamento compatível com serem estas duas populações distintas e não podermos descartar ser a diferença igual a $\bar{X}_A - \bar{X}_B$. A assimetria do teste de hipótese surge pelo fato de este não considerar outros possíveis valores do parâmetro desconhecido que aquele valor específico a ser "anulado".

Trata-se de fato não em disputa que testes de significância realizados de forma tradicional não atribuem nenhuma probabilidade a priori, ou plausibilidade, à hipótese nula, encarando-a como uma hipótese pontual qualquer. Em se tratando, então, de uma hipótese pontual, a hipótese nula será quase sempre falsa. Por conseguinte, se uma hipótese nula não é rejeitada, isto pode ser geralmente atribuído a um tamanho amostral pequeno, e, caso tivessem sido coletados dados suficientes, a hipótese teria sido rejeitada. Se a rejeição de uma hipótese nula fosse a intenção de um estudo médico, não haveria a necessidade de se coletar dados porque, sendo estes suficientes, a hipótese seria rejeitada quase certamente. A tradução do objetivo de um estudo clínico através de uma hipótese de ausência de diferenças entre grupos tratados e controle é não realística. O que desejamos saber é a magnitude deste efeito. O mesmo se aplica à interpretação do erro do tipo I. Se a hipótese nula é quase certamente falsa, então um erro α de rejeição desta hipótese nula, caso correta, significa α de quase nada, forçando-nos a aceitar que erros do tipo I nunca ocorrem. Uma vez que a hipótese nula nunca é verdadeira, a não rejeição desta hipótese se dá apenas na presença de baixa potência estatística, e a melhora das condições de estudo, tornando-o cada vez mais preciso, levaria à rejeição desta hipótese com probabilidade cada vez mais próxima de 1. A implicação epistemológica deste fato é desconcertante. A probabilidade associada a um teste de hipótese referente a um estudo clínico nada nos permite dizer sobre o grau de evidência em favor de uma determinada hipótese alternativa, hipótese esta geralmente identificada com a construção teórica em questão.

20.2.5 Abordagens alternativas ou complementares

Em muitas situações, o conceito de probabilidade, quer freqüentista, quer bayesiano, é considerado inadequado. Isto ocorre quando necessitamos representar a informação imprecisa. No presente contexto, a imprecisão deve ser diferenciada da incerteza, sendo este último conceito associado às idéias de probabilidade discutidas anteriormente. Para estabelecer a diferença de conceito, consideremos a situação em que uma moeda comum é lançada. Em geral, somos incapezes de predizer, estamos portanto incertos sobre qual dos lados irá resultar deste lançamento. Os lançamentos repetidos desta moeda nos permitem aproximar a probabilidade de obtermos cada uma das faces, o que é feito, por exemplo, através de uma única e precisa probabilidade, como $p = 1/2$ no caso de uma moeda honesta. Por outro lado, suponha agora que ambos os lados de uma moeda sejam iguais mas não sabemos se cara ou coroa. Dizemos ser esta uma situação certa, mas imprecisa.

Em resumo, podemos distinguir aquelas situações em que o modelo que as descreve é especificado de forma precisa e contém um componente probabilístico com uma distribuição conhecida para os erros, daquelas em que não é possivel formular tal modelo. A maior parte dos modelos utilizados em epidemiologia encontram-se na primeira categoria, como os modelos de regressão logística e análise de dados de sobrevida, e, em particular, também os modelos bayesianos são precisos e incertos. Como alternativa, os modelos nebulosos (fuzzy) e aqueles baseados na função de crença permitem representar a imprecisão. Neste livro, os modelos baseados na lógica fuzzy são discutidos no capítulo 25.

20.2.6 Formulação de modelos complexos

Em décadas passadas, a abordagem bayesiana para a análise de dados obteve uma penetração muito pequena junto à comunidade científica em geral, contrariamente à atenção despertada pela abordagem freqüentista. Em grande parte, este fato deveu-se à dificuldade em traduzir os conceitos bayesianos em procedimentos práticos e facilmente acessíveis, áreas em que os procedimentos freqüentistas tiveram muito maior sucesso, dando origem aos vários "pacotes" estatísticos largamente utilizados ainda hoje. Entretanto, o acesso crescente a recursos computacionais sofisticados e avanços recentes nos algoritmos de integração numérica, permitiram que a regra de Bayes pudesse ser utilizada na prática diária da atividade estatística. Desta forma, as técnicas bayesianas vêm assumindo, nesta última década, uma popularidade crescente. Não exatamente como conseqüência direta dos seus predicados filosóficos, que foram objeto de intensos e acalorados debates, conforme discutido anteriormente de forma suscinta, mas sim pela expansão das técnicas de análise disponíveis no universo freqüentista.

Uma primeira extensão dos modelos estudados em capítulos anteriores refere-se aos modelos hierárquicos. Suponhamos inicialmente a situação já estudada de uma regressão logística. No caso univariado, podemos escrever este modelo como:

$$\text{logit}(\theta_i) = \alpha_0 + \alpha_1 x_i$$

onde $\text{logit}(\theta_i) = \log(\frac{\theta_i}{1-\theta_i})$, θ_i representando a probabilidade de "sucesso" do evento de interesse para o i-ésimo indivíduo. Este modelo representa a relação linear entre a transformada logística de θ_i e uma convariável de interesse, x_i, tendo como parâmetros α_0 e α_1. O modelo se completa com a especificação da distribuição do evento de interesse, y_i, como sendo $y_i|\theta_i \sim \text{Bin}(\theta_i, 1)$. O tratamento clássico para este problema considera os parâmetros (α_0, α_1) como uma grandeza fixa a ser estimada. Como uma extensão a esta análise, podemos considerar uma distribuição a priori para (α_0, α_1) e proceder a estimação segundo a abordagem bayesiana, ou seja, combinando-se, segundo a regra de Bayes, a esta distribuição a priori a informação empírica proveniente de nossos dados e chegando-se, assim, a uma distribuição a posteriori para (α_0, α_1). Esta análise estende o modelo de regressão logística original ao incorporar conceitos de natureza subjetiva na formulação da distribuição a priori e ao permitir a presença de uma fonte extra de variação ao considerar os antigos parâmetros da regressão como variáveis aleatórias.

Em muitas situações originadas na pesquisa médica, as informações obtidas podem ser vistas como mantendo algum nível de relação entre si. Por exemplo, os indivíduos de um determinado estudo podem pertencer a uma mesma família, ou serem provenientes de um determindo hospital. É possível supor, então, que este nível de agregação se expresse na escolha da distribuição a priori de θ. Denotemos por j o indexador desta agregação, ou seja, imaginemos que j indexe as famílias às quais pertencem os indivíduos participantes do estudo, ou o seu hospital de origem. Neste contexto, o modelo de regressão logística poderia ser reescrito como:

$$\text{logit}(\theta_{ij}) = \alpha_0 + \alpha_1 x_{ij} + a_j = (\alpha_0 + a_j) + \alpha_1 x_{ij} \quad (20.3)$$

para o i-ésimo indivíduo do j-ésimo grupo. No caso específico descrito em 20.3, o efeito aleatório, a_j, pode ser agrupado com o intercepto da regressão logística tornando o intercepto variável para cada grupo j. Da mesma forma, poderíamos supor uma fonte de flutuação aleatória para o coeficiente α_1. Distribuições apropriadas a serem consideradas para a_j incluem a normal, a betabinomial e a binomial.

É importante notar que os modelos hierárquicos podem ser interpretados de uma forma puramente freqüentista, mas a formulação bayesiana conduz naturalmente a este tipo de modelo. A estrutura hierárquica pode ser estendida aos demais modelos paramétricos tradicionais, sendo possível também a combinação de parâmetros fixos com aqueles aleatórios.

A formulação descrita pela equação 20.3 requer o conhecimento sobre a covariável de agregação, ou seja, o indexador j. Esta covariável descreve, portanto, uma fonte de heterogeneidade observável. Em muitas outras ocasiões, a análise de dados gerados na pesquisa médica precisa lidar também com fontes de heterogeneidade desconhecidas, ou, pelo menos, não atribuíveis de forma clara a covariáveis específicas. Como exemplo desta classe de heterogeneidade individuais de várias origens, podemos citar a suscetibilidade à infecção, a resposta imunitária e o potencial infeccioso de indivíduos infectados ao entrarem em contato com outros indivíduos suscetíveis na mesma população. Extensões dos modelos clássicos para o tratamento da heterogeneidade de origem desconhecida também são possíves com a abordagem bayesiana.

Nesta última década, a literatura bayesiana tem sido bastante profícua e seria praticamente impossível cobri-la de forma completa neste capítulo. Entretanto, achamos importante citar algumas outras áreas em que os modelos bayesianos têm permitido avanços interessantes. Uma das condições para utilização das técnicas clássicas de regressão logística e dados de sobrevida requer que as observações preservem uma estrutura de independência entre os vários indivíduos. Esta condição não pode ser assumida para as observações referentes à maioria das doenças infecciosas. Neste caso, os procedimentos clássicos tratados na maioria dos livros-textos, inclusive o presente, deveriam ser modificados de tal forma a acomodar esta nova estrutura de transmissão de doenças, o que tem sido possível através dos procedimentos bayesianos.

A estrutura deste livro pode ser considerada inovadora ao apresentar, lado a lado, uma introdução aos modelos determinísticos de transmissão das epidemias e os principais modelos probabilísticos de análise de dados gerados na pesquisa epidemiológica. Até recentemente, estas duas abordagens trataram de questões científicas distintas e complementares, mas suas ferramentas de análise evoluíram de forma independente. A ponte entre estes dois campos do conhecimento tem sido possível através de procedimentos bayesianos que permitem a estimação dos parâmetros dos modelos de transmissão introduzidos na primeira parte deste livro, preservando as propriedades inferenciais preconizadas pelas disciplinas de probabilidade e estatística.

Podemos citar exemplos adicionais desenvolvidos para as áreas de análise de dados espaciais e de séries temporais discretas. No primeiro, estamos interessados em descrever a distribuição espacial de eventos médicos e, possivelmente, também sua evolução temporal. Estes modelos apresentam estruturas complexas que desafiam os procedimentos de estimação tradicionais. Já as séries temporais discretas vinham sendo tratadas com as técnicas desenvolvidas para respostas contínuas. Este tratamento aproximado, apropriado para situações em que os eventos de interesse são muito freqüentes, pode estar sujeito a grandes disparidades quando aplicado a situações de média ou baixa intensidade de morbidade.

20.3 Exemplos

Nesta seção iremos descrever dois exemplos de estrutura bastante simples mas que permitem ao leitor obter uma visão geral do procedimento bayesiano. O primeiro exemplo utiliza os dados descritos em Oliveira e Struchi-

436 Métodos Quantitativos em Medicina

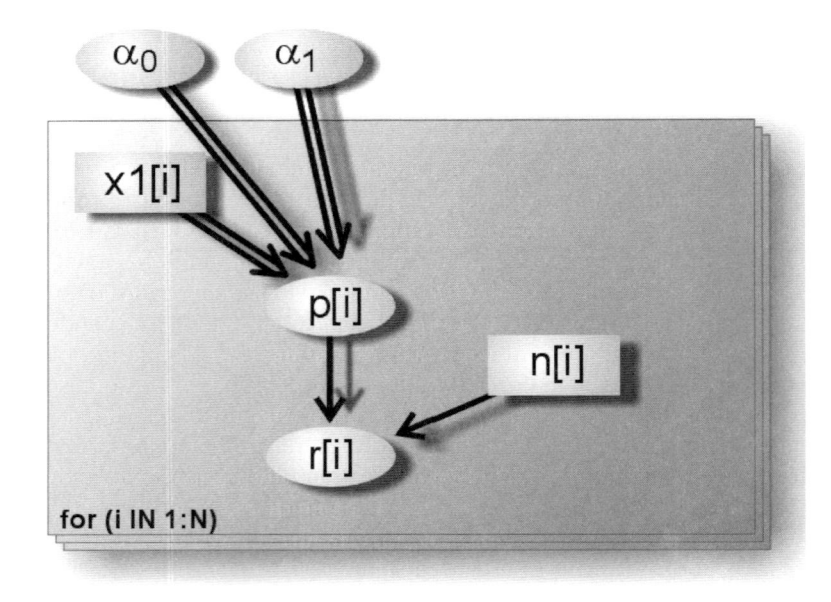

FIGURA 20.1. Representação gráfica do modelo de regressão logística pelo programa WINBUGS.

ner (2000). Estes autores estimam o risco relativo de poliomielite paralítica associada à vacina estimado em uma coorte de indivíduos com paralisia flácida aguda como sendo de 8,88 (95% IC: 4,37-18,03). Foram observados 9 casos de poliomielite entre 3035 indivíduos não vacinados e 8 casos entre 308 vacinados. O modelo proposto para este exemplo é o de regressão logística que pode ser especificado da seguinte forma:

$$r_i \sim \text{Binomial}(p_i, n_i)$$
$$\text{logit}(p_i) = \alpha_0 + \alpha_1 x_i$$

onde r_i indica o número de eventos de poliomielite em cada um dos grupos de comparação, vacinados e não vacinados, p_i é o risco de adoecimento, n_i é o número de indivíduos em cada um destes grupos, x_i é a covariável indicadora de vacinação e portanto definidora dos grupos de comparação, e α_0 e α_1 são os parâmetros da regressão a serem estimados. O processo de estimação bayesiano pressupõe a especificação de uma distribuição *a priori* para estas duas últimas grandezas. Neste exemplo, α_0 e α_1 terão distribuição *a priori* Normal(0, 10000). Esta distribuição, sendo centrada em zero e tendo alta dispersão, traduz a ausência de informação prévia sobre estes parâmetros. O programa WINBUGS permite que este modelo possa ser traduzido graficamente pela figura 20.1.

O programa WINBUGS estima os parâmetros do modelo de regressão logística pelo método MCMC (*Markov Chain Monte Carlo*). Este método

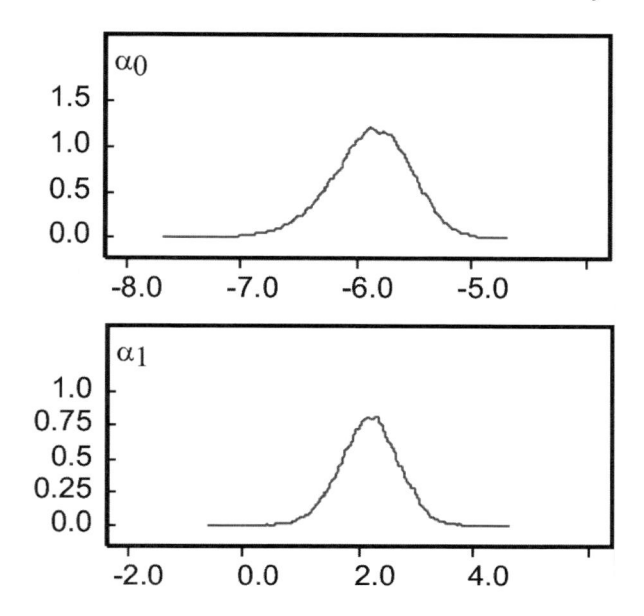

FIGURA 20.2. Função de densidade para α_0 e α_1, estimados pelo método MCMC para o modelo de regressão logística.

é descrito no capítulo 22. Como resultado deste processo de estimação, podemos visualizar as distribuições a posteriori de α_0 e α_1 conforme a figura 20.2.

A distribuição *a posteriori* de α_1 pode, alternativamente, ser resumida pela sua média (2,19) e seus percentis 2,5% (0,004907) e 97,5% (3,158). A este valor médio corresponde uma razão de chances (*odds ratio*) de $OR = exp(2, 19) = 8,94$, aproximadamente o mesmo valor estimado pelo método de máxima verossimilhança (Oliveira e Struchiner, 2000).

Consideremos agora um segundo exemplo. Saldiva *et al.* (2001) investigaram o papel da desnutrição como um fator de risco à susceptibilidade a infecções enteroparasitárias. Para isto, investigaram a correlação entre desnutrição e infecção por enteroparasitas após quimioterapia generalizada, em uma cidade no estado de São Paulo. A amostra era composta de 759 crianças entre 1 e 10 anos de idade, entre as quais 585 foram seguidas por um período de 1 ano e periodicamente reexaminadas com o objetivo de se detectar reinfecção por enteroparasitas. Após este período, observou-se um percentual de reinfecção entre crianças desnutridas de 38% em comparação com 25% entre aquelas eutróficas. A razão de incidências de reinfecção entre os dois grupos nutricionais, estimada pelo modelo de Cox multivariado, controlando para as covariáveis educação materna e renda per capita, foi de 0,676 ($p = 0, 13$). Em nosso segundo exemplo, iremos reproduzir esta análise apresentando a sua versão bayesiana.

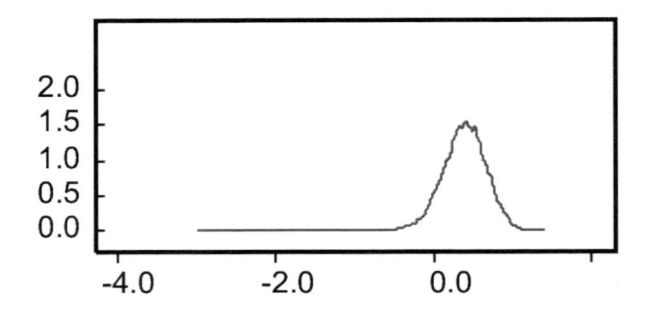

FIGURA 20.3. Função de densidade para o coeficiente que descreve o efeito da desnutrição no modelo de regressão de Cox, estimado pelo método MCMC.

A figura 20.3 descreve a densidade para o coeficiente referente ao estado nutricional após controlar para as demais variáveis. Estatísticas adicionais sobre esta distribuição incluem a média de 0,398 e percentis 2,5% e 97,5% iguais, respectivamente, a -0,142 e 0,8944. A razão de incidências correspondente a este valor médio é de 0,671, próximo ao encontrado pela análise clássica. As distribuições *a priori* para este coeficiente e também os demais coeficientes traduziram a ausência de informação prévia e foram especificadas iguais ao exemplo anterior, Normal(0, 10000).

20.4 Referências bibliográficas

[1] Gelman A, Carlin JB, Stern HS, Rubin DB. *Bayesian Data Analysis*. Chapman & Hall, 1997.

[2] Donald A. Berry and Dalene K. Stangl, editors. Bayesian Biostatistics. Marcel Dekker, Inc., 1996.

[3] Bradley P. Carlin and Thomas A. Louis. Bayes and Empirical Bayes Methods for Analysis. Chapman & Hall, 1996.

[4] Lucia Helena de Oliveira and Claudio J. Struchiner. *Vaccine-associated paralytic poliomyelitis: a retrospective cohort study of acute flaccid paralyses in Brazil*. International Journal of Epidemiology 29:757-763, 2000.

[5] Andrew Gelman, John B. Carlin, Hal S. Stern, and Donald B. Rubin. *Bayesian Data Analysis*. Chapman & Hall, 1997.

[6] Harvey Motulsky. *Intuitive Biostatistics*. Oxford University Press, 1995.

[7] Michael Oakes. *Statistical Inference*. Epidemiology Resources Inc., 1990.

[8] S.R.M. Saldiva, H.B. Carvalho, V.P. Castilho, C.J. Struchiner, and E. Massad. *Malnutrition and susceptibility to enteroparasites: Reinfection rates after mass chemotherapy.* Paediatr Perinat Epidemiol 16(2):166-71, 2002.

21
Metanálise

Eduardo Massad

21.1 Introdução

Conforme mencionado no capítulo 1, três revoluções conceituais e tecnológicas deverão mudar o pensamento e a prática médica do século que se descortina. Dentre estas, a *Medicina Baseada em Evidências (MBE)*, definida como "o uso consciente, explícito e judiciosos das melhores evidências disponíveis", caracteriza-se por importante mudança de paradigma. Na prática, representa a integração entre a experiência clínica individual do profissional médico com a experiência coletiva de pesquisas clínicas, disponibilizada pelos atuais recursos de acesso à informação. A ênfase à experiência individual e o peso da opinião do especialista são diluídos pela informação resumida de grande número de estudos sistemáticos, os chamados *ensaios clínicos aleatorizados*, que caracterizam a mudança de paradigma representada pela MBE.

Embora não se restrinja à análise de ensaios clínicos, a MBE tem como principal instrumento a *metanálise*, objeto deste capítulo.

A metanálise é definida como uma abordagem quantitativa para a combinação sistemática de resultados de vários estudo prévios, com o objetivo de sintetizar uma conclusão única e final sobre os diversos estudos. Após a identificação dos estudos de interesse, da análise dos critérios de inclusão e exclusão dos sujeitos, os dados são combinados por técnicas estatísticas, gerando um estimador quantitativo do *tamanho do efeito* e testando a homogeneidade no estimador do tamanho do efeito.

Vejamos um exemplo ilustrativo.

Até 1988 o uso de antiagregantes plaquetários para prevenir o derrame cerebral em pacientes com isquemias transitórias era controverso. Até aquele ano, vários ensaios clínicos controlados sobre o uso de antiagregantes plaquetários em pacientes com doenças cérebro-vasculares haviam sido realizados. Entretanto, estes estudos eram de qualidade variável e alguns resultados eram contraditórios. Metanálise sobre estes estudos realizada pelo *Antiplatelet Trialist's Collaboration* demonstrou redução altamente significativa de 22% no risco relativo de acidente vascular cerebral, infarto do miocárdio e morte de pacientes com doença cérebro-vascular em pacientes tratados com antiagregantes plaquetários. Portanto, graças à metanálise realizada, os antiagregantes plaquetários são agora indicados e prescritos a pacientes com isquemia transitória.

Uma das grandes vantagens da metanálise é sua capacidade de resumir e condensar os resultados de varios estudos em um único indicador de efeito. Seu uso é mais útil quando os estudos prévios são muito pequenos para gerarem uma conclusão válida. Sua utilização tem sido majoritariamente aplicada a ensaios clínicos aleatorizados, embora possa ser usada (e isso tem sido feito) para estudos não-aleatorizados e estudos não-experimentais.

A técnica da metanálise consiste de quatro etapas. Na primeira, os estudos candidatos à metanálise são identificados. Na segunda etapa, os critérios de eligibilidade dos sujeitos e dos estudos são definidos. A terceira etapa consiste na sumarização dos dados. Finalmente, os dados sumarizados são analisados estatisticamente. Este capítulo diz respeito justamente a estas técnicas estatísticas da quarta fase da metanálise. Vejamos um exemplo de aplicação da metanálise para sumarizar o risco relativo para câncer de pulmão de fumantes passivos do sexo feminino, estudado por 19 grupos diferentes de pesquisadores em 1991, resumidos na tabela 21.1.

Como se observa na tabela, alguns estudos apontam para uma associação significante entre exposição passiva ao fumo e câncer de pulmão, enquanto outros resultam sem resultado estatisticamente significante. O valor do risco relativo resumido, entretanto, aponta para um risco de desenvolver câncer de pulmão em mulheres fumantes passivas 42% maior que os controles, resultado este significante ao nível de 5%.

21.2 Métodos estatísticos em metanálise

Do ponto de vista estatístico, a metanálise consiste de um conjunto de técnicas para analisar uma série de estudos sobre o mesmo objeto, para a estimativa de uma medida sumarizada do tamanho do efeito, da variância do estimador sumarizado do tamanho do efeito e do intervalo de confiança. O objetivo seguinte é derivar uma estatística sumarizada que possa ser usada em um teste de hipóteses. Finalmente, deve-se testar a hipótese de que os efeitos são homogêneos.

Existem basicamente quatro métodos estatísticos para a sumarização dos dados: o método de Mantel-Haenszel, o de Peto, o método da variância geral e o de DerSimonian-Laird. Os três primeiros consideram um modelo de *efeito fixo*, enquanto o quarto pressupõe um modelo de *efeito aleatório*.

Tabela 21.1. Resultado de 19 estudos para a avaliação do número de casos de câncer de pulmão em fumantes passivos (adaptado de Petitti (1994), fonte original EPA-USA)

Referência	Número de casos	Risco relativo estimado Intervalo de confiança 95%
Akiba, Kato, Blot (1986)	94	1,52 (0,88-2,63
Brownson et al. (1987)	19	1,52 (0,39-5,99)
Buffler et al. (1984)	41	0,81 (0,34-1,90)
Chan et al. (1979)	84	0,75 (0,43-1,30)
Correa et al. (1983)	22	2,07 (0,82-5,25)
Gao et al. (1978)	246	1,19 (0,82-1,73)
Garfinkel, Auerbach, Joubert (1985)	134	1,31 (0,87-1,98)
Geng, Liang, Zhang (1988)	54	2,16 (1,08-4,29)
Humble, Samet, Pathak (1987)	20	2,34 (0,81-6,75)
Inoue, Hirayama (1988)	22	2,55 (0,74-8,78)
Kabat, Wynder (1984)	24	0,79 (0,25-2,45)
Koo et al. (1987)	86	1,55 (0,90-2,67)
Lam et al. (1987)	199	1,65 (1,16-2,35)
Lam (1985)	60	2,01 (1,09-3,71)
Lee, Chamberlain, Alderson (1986)	32	1,03 (0,41-2,55)
Pershagen, Hrubec, Svensson (1987)	67	1,28 (0,76-2,15)
Svensson, Pershagen, Klomineck (1988)	34	1,26 (0,57-2,82)
Trichopoulos, Kalandidi, Sparros (1983)'	62	2,13 (1,19-3,83)
Wu et al. (1985)	28	1,41 (0,54-3,67)
RR Sumarizado		1,42 (1,24-1,63)

Os modelos de efeito fixo consideram que a inferência é condicional ao estudo já realizado, enquanto os modelos de efeito aleatorizado consideram os estudos como amostras aleatórias de alguma população hipotética de estudos. A diferença básica entre estas duas classes de modelos é que os modelos de efeitos aleatórios são apropriados se a pergunta que se pretende responder é se o tratamento, ou fator de risco, *terá* algum efeito. Por outro lado, se a pergunta for se o tratamento *teve* algum efeito *nos estudos já realizados*, então os modelos de efeito fixo são mais apropriados. Já se demonstrou, entretanto, que os dois tipos de abordagem só dão resultados diferentes se os resultados dos estudos originais não forem homogêneos. Além disso, outra diferença importante é que os modelos de efeito aleatório tendem a ser mais conservadores, no sentido de gerarem intervalos de confinaça maiores, com menor chance de resultados estatisticamente significantes.

Outra decisão importante é sobre o tipo de medida de efeito que se deseja analisar. Nos ensaios clínicos aleatorizados e nos estudos de coorte, o efeito do tratamento pode ser estimado pela diferença nas taxas de adoecimento entre os tratados (*expostos*) e controles (*não-expostos*), pela razão das densidades de indidência, pela razão das incidências cumulativas, ou como a razão dos produtos cruzados (*odds ratio*).

Vamos agora examinar com um pouco mais de detalhes uma das principais técnicas estatísticas utilizadas na metanálise, o método de Mantel-Haenszel (o leitor interessado pode procurar mais detalhes sobre esta e as outras técnicas no livro de Petitti, abaixo referido). Antes, porém, vamos relembrar a tabela 2×2 que organiza os dados de experimentos populacionais para quantificar o efeito de alguma suposta causa:

	Expostos[a]	Não-expostos[b]	Total
Doentes	a_i	b_i	g_i
Não-doentes	c_i	d_i	h_i
Total	e_i	f_i	n_i

[a] ou tratado

[b] ou não-tratado

21.2.1 O método de Mantel-Haenszel

Este método, bem conhecido de análise e proposto em 1959, pressupõe efeito fixo e pode ser usado quando a medida de efeito é uma razão, tipicamente *odds ratios*. As equações para o cálculo do *odds ratio* sumarizado são as seguintes:

$$\text{OR}_{mh} = \frac{\sum_i (peso_i \times \text{OR}_i)}{\sum_i pesos_i} \qquad (21.1)$$

onde, da tabela acima,

$$\text{OR}_i \frac{(a_i \times d_i)}{(b_i \times c_i)} \qquad (21.2)$$

e

$$peso_i = \frac{1}{var_i} \qquad (21.3)$$

onde

$$var_i = \frac{n_i}{(b_i \times c_i)}. \qquad (21.4)$$

O intervalo de confiança a 95% (I.C.95%) é calculado como:

$$I.C.95\% = \exp\left[\ln\left(\text{OR}_{mh}\right) \pm \sqrt{var\left(\text{OR}_{mh}\right)}\right]. \qquad (21.5)$$

A variância do *odds ratio* sumarizado pelo método de Mantel-Haenszel, $var\,(\text{OR}_{mh})$, pode ser calculada de acordo com a técnica de Robins, Greenland and Breslow:

$$var\,(\text{OR}_{mh}) = \left(\frac{\sum F}{2\sum R^2}\right) + \left(\frac{\sum G}{2 \times \sum R \times \sum S}\right) + \left(\frac{\sum H}{2\sum S^2}\right) \quad (21.6)$$

onde

$$F = a_i \times d_i \times \frac{(a_i + c_i)}{n_i^2}, \quad (21.7)$$

$$G = \frac{[a_i \times d_i \times (b_i \times c_i) + (b_i \times c_i \times (a_i \times d_i))]}{n_i^2}, \quad (21.8)$$

$$H = \frac{b_i \times c_i\,(b_i + c_i)}{n_i^2}, \quad (21.9)$$

$$R = \frac{a_i \times d_i}{n_i} \quad (21.10)$$

e, finalmente

$$S = \frac{b_i \times c_i}{n_i}. \quad (21.11)$$

Vejamos um exemplo de aplicação do método de Mantel-Haenszel para a sumarização do risco relativo de dois estudos. Este exemplo foi retirado do livro de Petitti, e considera os estudos de Garfinkel, Auerbach e Joubert de 1985 (Estudo 1) e de Lam et al., de 1987 (Estudo 2). Os dados podem ser visualizados na tabela 21.2.

Tabela 21.2. Estudo de casos-controles para avaliação de risco de câncer de pulmão em fumantes passivos

	Expostos	Não Expostos	Totais	
Estudo 1				
Casos	90	44	134	
Controles	245	157	402	
Totais	335	201	536	
OR =	1,31	IC 95%	(0,85 − 2,02)	
Estudo 2				
Casos	115	84	199	
Controles	152	183	335	
Totais	267	267	534	
OR =	1,65	IC 95%	(1,14 − 2,39)	

Como se observa na tabela, trata-se de dois estudos de tamanho amostral muito semelhante, mas com resultados conflitantes. Vamos então aplicar o método de Mantel-Haenszel para estimarmos um *odds ratio* sumarizado dos dois estudos e seu respectivo intervalo de confiança.

O primeiro passo do método consiste em estimarmos as variância dos ORs de cada estudo, através da equação (21.4)

$$var_i = \frac{n_i}{(b_i \times c_i)}.$$

Assim, a variância do OR do estudo 1 é:

$$\frac{536}{44 \times 245} = 0,050$$

e do estudo 2 é:

$$\frac{534}{84 \times 152} = 0,042.$$

O segundo passo do método é o cálculo dos pesos de cada estudo, através da equação (21.3)

$$peso_i = \frac{1}{var_i}.$$

Para o estudo 1 o peso calculado é:

$$\frac{1}{0,050} = 20,00$$

e para o estudo 2:

$$\frac{1}{0,042} = 23,81.$$

A seguir, calculamos o produto dos ORs originais de cada estudo pelo seu respectivo peso:

$$\text{Estudo } 1 = 20,00 \times 1,31 = 26,20$$
$$\text{Estudo } 2 = 23,81 \times 1,65 = 39,29.$$

A soma dos pesos resulta em 43,81, e a soma dos produtos em 65,49. Portanto, o OR sumarizado, segundo a equação (21.1), calculada pela relação da soma dos produtos pela soma dos pesos é:

$$\text{OR}_{mh} = \frac{65,49}{43,81} = 1,49.$$

A variância do OR_{mh}, calculada pelo método de Robins, Greenland e Breslow (equações de 21.6-21.11 acima) é igual a 0,019. Finalmente, podemos calcular o estimador do intervalo de confiança para o OR_{mh}, segundo a equação (21.5), o qual resulta em 1,14 - 1,95. Portanto, a metanálise para os dois estudos resulta em risco significante de desenvolvimento de câncer de pulmão em fumantes passivos.

21.3 Referências bibliográficas

[1] Petitti, D.B.. *Meta-Analysis, Decision Analysis, and Cost-Effectiveness Analysis*. Oxford Univesity Press, 1994.

22

Simulação estocástica via cadeias de Markov

Cláudio Struchiner

22.1 Introdução

A análise bayesiana pressupõe: (i) a especificação de um modelo probabilístico completo baseado em informações existentes; (ii) a especificação de uma distribuição *a priori* para os parâmetros de interesse; (iii) a formulação da função de verossimilhança; (iv) o condicionamento em dados observados e a utilização da regra de Bayes para a realização da inferência *a posteriori*; (v) diagnóstico do ajuste do modelo ao conhecimento prévio e aos dados observados. Estes passos podem ser resumidos na versão verbal da regra de Bayes:

$$\text{distribuição } a \text{ posteriori de } \theta = \frac{\text{distrib. } a \text{ priori de } \theta \times \text{ verossimilhança}}{\text{fator de normalização}}$$

ou, mais formalmente, o teorema de Bayes acima pode ser expresso como

$$p(\theta|y) = \frac{p(y|\theta)p(\theta)}{\int p(y|\theta)p(\theta)d\theta} \tag{22.1}$$

onde $p(y|\theta)$ denota a verossimilhança, $p(\theta)$ a densidade *a priori* de θ, e $p(\theta|y)$ a sua densidade *a posteriori*. A inferência bayesiana se dá através da descrição de características desta distribuição *a posteriori*, como seus momentos, quantis, modas etc. Todas estas grandezas podem ser expressas em termos de esperanças *a posteriori* de funções de θ. A esperança *a posteriori* de uma função de $f(\theta)$ é

$$E\left(f(\theta)|y\right) = \frac{\int f(\theta)p(y|\theta)p(\theta)d\theta}{\int p(y|\theta)p(\theta)d\theta}. \tag{22.2}$$

Até recentemente, as integrações das expressões 22.1 e 22.2 têm representado dificuldades técnicas e impossibilitado a prática da inferência bayesiana no cotidiano, especialmente em problemas de dimensão maior onde vários parâmetros precisam ser estimados simultaneamente. A simulação estocástica permite uma solução numérica para o problema.

Este tipo de procedimento possui dois componentes, a integração numérica pelo método da simulação estocástica (Monte Carlo) e as cadeias de Markov, daí a sua denominação MCMC. A integração por Monte Carlo aproxima a esperança de uma função $f(.)$ de uma variável aleatória X com densidade $p_X(x)$ através da média de uma amostra desta distribuição. Denotemos por $\{X_t, t = 1, \cdots, n\}$ a amostra de tamanho n retirada a partir da distribuiçao $p_X(x)$. Então,

$$E\left(f(X)\right) \approx \frac{1}{n} \sum_{t=1}^{n} f(X_t)$$

ou seja, a esperança é aproximada pela média usual. A precisão desta estimação aumenta com o tamanho amostral n. Entretanto, nem sempre é possível obtermos uma amostra $\{X_t\}$ de $p_X(x)$. Nestes casos, a amostra pode ser obtida a partir de um processo alternativo, ou seja, uma cadeia de Markov tendo como distribuição estacionária $p_X(x)$.

Cadeias de Markov são seqüências de variáveis aleatórias, $\{X_0, X_1, X_2, \cdots\}$, em que, a cada passo, a variável aleatória definindo o estado seguinte depende apenas do estado anterior, ou seja, dado X_t, X_{t+1} é independente da história da cadeia, $\{X_0, X_1, \cdots, X_{t-1}\}$. A transição da cadeia de seu estado no tempo t para o estado em $t+1$ é dado pela distribuição condicional $p(X_{t+1}|X_t)$. A cadeia será dita homogênea no tempo quando esta distribuição condicional não depender de t. Sob algumas condições de regularidade, a cadeia irá evoluir de tal forma a esquecer sua dependência nas condições iniciais, convergindo para uma distribuição estacionária que tampouco dependerá de t. Desta forma, estamos interessados em construir cadeias de Markov que tenham como distribuição estacionária $p_X(x)$. Caso este objetivo seja atingido, digamos para $t > m$, então poderemos estimar

$$E\left(f(X)\right) \approx \frac{1}{n-m} \sum_{t=m+1}^{n} f(X_t)$$

ou seja, a esperança poderá ser aproximada pelos elementos desta cadeia, após descartados os elementos iniciais, como se aqueles fossem amostras da distribuição desejada. Em estatística, esta "mágica" pode ser obtida através de dois métodos básicos. O amostrador de Gibbs produz amostras seqüenciais do conjunto completo das distribuições condicionais de cada parâmetro dado os demais parâmetros e os dados observados, $p(\theta_i|\theta_{j \neq i}, y)$. Já o algorítimo de Metropolis-Hastings é utilizado quando torna-se difícil amostrar a partir das distribuições condicionais completas. Este último algorítimo especifica amostras de uma distribuição candidata pré-especificada utilizando, em passo subseqüente, um processo de exclusão-inclusão desta amostra. O método MCMC, especificado e codificado de forma apropriada, produz amostras da distribuição *a posteriori*, $p(\theta|y)$, uma vez que a estacionaridade da cadeia tenha sido atingida. Estas idéias podem ser mais bem visualizadas através de um exemplo simples.

22.2 Motivação

Casella e George (1992) descrevem um caso especial e muito simples do amostrador de Gibbs. Apresentamos aqui uma pequena adaptação daquele exemplo para o contexto da pesquisa epidemiológica. Denotemos por X a variável aleatória indicadora de exposição podendo assumir os valores $X = 0$, indicando ausência de exposição, e $X = 1$, indicando a presença de exposição. Da mesma maneira, denotamos por Y a presença do agravo, onde $Y = 0$ indica a ausência de doença e $Y = 1$ indica a sua presença. Suponha a clássica tabela 2×2 descrevendo a relação entre exposição e doença em um estudo transversal. Este tipo de desenho permite a estimação das probabilidades especificadas na tabela 22.1,

Tabela 22.1. Tabela esquemática obtida a partir de um estudo transversal

exposição/doença	não doente	doente
não exposto	θ_1	θ_2
exposto	θ_3	θ_4
$\theta_i \geq 0, \theta_1 + \theta_2 + \theta_3 + \theta_4 = 1$		

ou em termos da distribuição conjunta de X e Y

$$\begin{bmatrix} p_{x,y}(0,0) & p_{x,y}(1,0) \\ p_{x,y}(0,1) & p_{x,y}(1,1) \end{bmatrix} = \begin{bmatrix} \theta_1 & \theta_2 \\ \theta_3 & \theta_4 \end{bmatrix}.$$

Por outro lado, as distribuições condicionais de doença dado a exposição $(Y|X)$ e de exposição dado a doença $(X|Y)$ podem ser obtidas a partir da distribuição conjunta como

$$\begin{bmatrix} p_{y|x}(Y=0|X=0) & p_{y|x}(Y=1|X=0) \\ p_{y|x}(Y=0|X=1) & p_{y|x}(Y=1|X=1) \end{bmatrix} = \begin{bmatrix} \frac{\theta_1}{\theta_1+\theta_2} & \frac{\theta_2}{\theta_1+\theta_2} \\ \frac{\theta_3}{\theta_3+\theta_4} & \frac{\theta_4}{\theta_3+\theta_4} \end{bmatrix} \quad (22.3)$$

e

$$\begin{bmatrix} p_{x|y}(X=0|Y=0) & p_{x|y}(X=1|Y=0) \\ p_{x|y}(X=0|Y=1) & p_{x|y}(X=1|Y=1) \end{bmatrix} = \begin{bmatrix} \frac{\theta_1}{\theta_1+\theta_3} & \frac{\theta_3}{\theta_1+\theta_3} \\ \frac{\theta_2}{\theta_2+\theta_4} & \frac{\theta_4}{\theta_2+\theta_4} \end{bmatrix}.$$
$$(22.4)$$

Estas duas últimas distribuições são geralmente estimadas a partir de estudos do tipo coorte e caso-controle, respectivamente.

Agora, para efeito de exemplo, atribuamos valores específicos para os parâmetros, digamos $\{\theta_1 = 0, 3, \theta_2 = 0, 4, \theta_3 = 0, 1, \theta_4 = 0, 2\}$. A princípio, considere desconhecida a distribuição conjunta das variáveis aleatórias X e Y, $p_{x,y}(x,y)$, gerada a partir desta atribuição. Estes valores irão especificar, por sua vez, as distribuições condicionais descritas em 22.3 e 22.4. Por último, suponha conhecida uma estimativa para estas distribuições condicionais, obtidas, por exemplo, por estudos de caso-controle e coorte realizados anteriormente. O amostrador de Gibbs nos permite estimar a distribuição conjunta de X e Y, $p_{x,y}(x,y)$, a partir das distribuições condicionais conhecidas. Como ilustração, iremos iniciar a cadeia de Markov em $(X = 0, Y = 0)$. O próximo par de (X, Y) será obtido amostrando-se das distribuições definidas pela primeira linha em 22.3 e 22.4. O resultado desta amostragem irá definir a distribuição a ser amostrada subseqüentemente e assim sucessivamente. A figura 22.1 ilustra os 25 primeiros passos desta cadeia. Esta figura ilustra também a evolução dos estimadores para $\{\theta_1, \theta_2, \theta_3, \theta_4\}$. Observe que a partir das distribuições condicionais de X e Y pudemos recuperar a distribuição conjunta $p_{x,y}(x,y)$.

22.3 Outros usos e limitações

O exemplo acima ilustra, de forma simples, as propriedades do amostrador de Gibbs e, de forma mais geral, as potencialidades da abordagem MCMC. Estes métodos apresentam relativa facilidade de aplicação, mas requerem atenção redobrada para suas sutilezas. Em muitas situações, entretanto, sua implementação é difícil, assim como pode também ser difícil o acesso à qualidade das estatísticas produzidas. A simulação estocástica tem se mostrado apropriada para a estimação de parâmetros em modelos hierárquicos de regressão linear, e o modelo linear generalizado, permitindo considerável liberdade na concepção dos modelos, como tradução de idéias biológicas.

Os usuários desta metodologia devem ficar atentos para dificuldades tais como a lenta convergência das cadeias, erros de implementação dos algoritmos utilizados, não identificabilidade do modelo por especificações indevidas da sua estrutura e baixa qualidade de ajuste aos dados. Estes problemas podem ser detectados e minimizados pelas várias técnicas de diagnóstico existentes, mas um considerável esforço ainda se faz necessário para o desenvolvimento de técnicas diagnósticas adicionais.

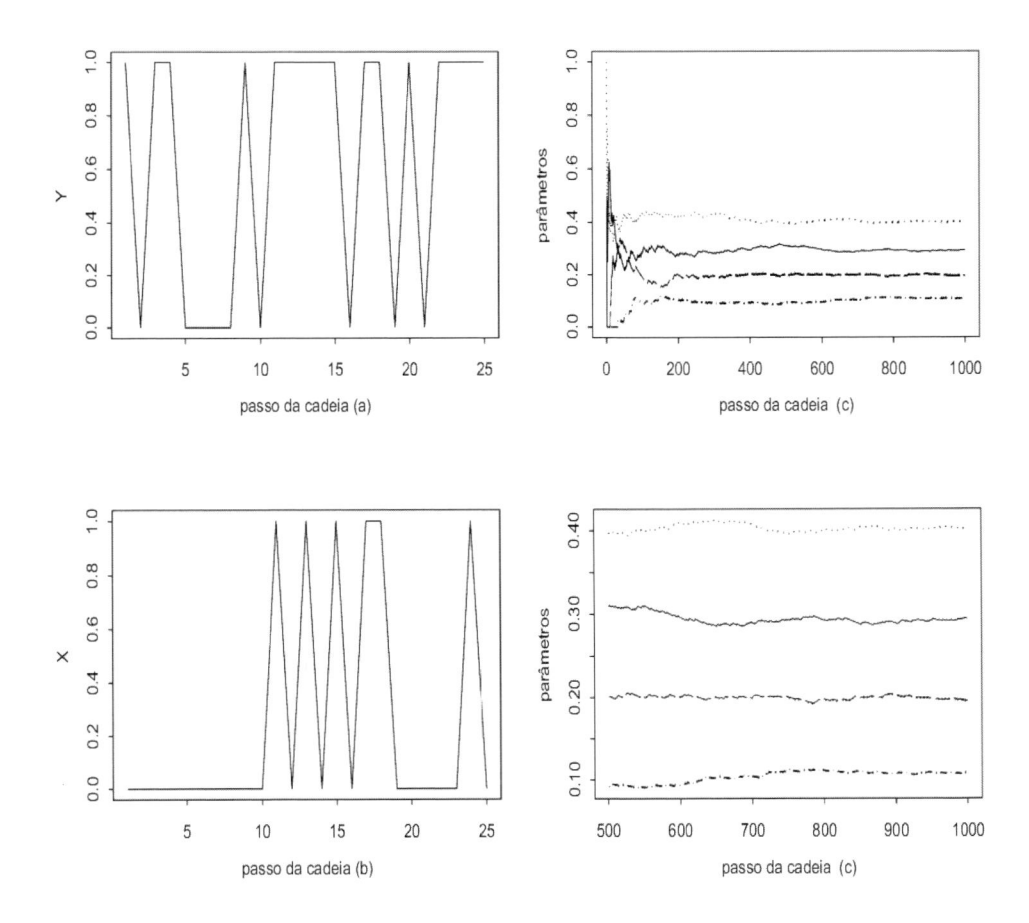

22. Simulação estocástica via cadeias de Markov   453

FIGURA 22.1. Evolução da cadeia gerada pelo amostrador de Gibbs para o exemplo discutido no texto: (a) 25 primeiros passos da variável aleatória Y; (b) 25 primeiros passos da variável aleatória X; (c) evolução das estimativas seqüenciais dos parâmetros $\{\theta_1 = 0,3, \theta_2 = 0,4, \theta_3 = 0,1, \theta_4 = 0,2\}$; (d) evolução das estimativas dos parâmetros após descartados os primeiros 500 passos da cadeia.

22.4 REFERÊNCIAS BIBLIOGRÁFICAS

[1] Gamerman D. *Markov Chain Monte Carlo: Stochastic simulation for Bayesian inference.* Chapman & Hall, 1997.

[2] Gilks WR, Richardson S, Spiegelhalter DJ. *Markov Chain Monte Carlo in Practice.* Chapman & Hall, 1996.

[3] Casella G & George EI. Explaining the Gibbs Sampler. *The American Statistician*, **46**(3):167-174, 1992.

23

Reamostragem

Cláudio Struchiner

23.1 Introdução

O termo reamostragem refere-se ao uso de um conjunto de observações, ou um mecanismo gerador de dados (como uma moeda), para a geração de novas amostras, podendo estas serem também analisadas. Sob esta denominação encontram-se agrupadas um conjunto de técnicas alternativas aos testes paramétricos e não-paramétricos convencionais. Se a significância de um teste estatístico pode ser estabelecida usando técnicas convencionais, então sua significância quase sempre poderá ser estabelecida usando as técnicas de reamostragem. Entretanto, a recíproca não é necessariamente verdadeira.

23.2 Motivação

O seguinte exemplo irá servir de motivação. Considere uma vez mais os dados descritos em Oliveira e Struchiner (2000), e já introduzidos no capítulo 20. Neste trabalho, os autores estimam o risco relativo de poliomielite paralítica associada à vacina em uma coorte de indivíduos com paralisia flácida aguda como sendo de 8,88 (95% IC: 4,37-18,03). Foram observados 9 casos de poliomielite entre 3035 indivíduos não vacinados e 8 casos entre 308 vacinados. O intervalo de confiança apresentado foi estimado utilizando-se um modelo de regressão logística.

Utilizando-se os procedimentos de reamostragem, podemos abordar o mesmo problema, alternativamente, da seguinte forma. Para avaliar as chances de se obter um risco relativo tão elevado quanto este, considere inicialmente que os grupos vacinados e não vacinados sejam homogêneos quanto à probabilidade de adoecer por polio. Isto é, caso a diferença entre os dois grupos tivesse ocorrido apenas devido à uma variação amostral, a estimativa mais razoável da probabilidade de adoecimento seria obtida pela combinação das duas populações, supostamente homogêneas.

456   Métodos Quantitativos em Medicina

Assim, podemos compor um universo de referência contendo 3343 indivíduos, dos quais 17 teriam adoecido. Qual a probabilidade, então, de que um tal universo produza dois grupos que difiram entre si tanto quanto as amostras observadas de vacinados e não vacinados diferem? Ou seja, o quão freqüentemente amostras aleatórias deste universo produziriam uma sub-amostra de 308 indivíduos apresentando 8 casos de polio e uma segunda sub-amostra de 3035 indivíduos com 9 casos?

Esta última pergunta pode ser respondida através de um mecanismo de simulação cujos passos seriam:

1. Preencha uma urna com 17 bolas marcadas com a letra D e 3326 marcadas com a letra S, denotando doentes e sadios, respectivamente.

2. Retire uma amostra de 308 indivíduos, simulando o grupo de vacinados, uma bola por vez e devolvendo-a à urna após ser contabilizada como sendo do tipo S ou D. Faça o mesmo para uma segunda subamostra de 3035 indivíduos.

3. Calcule o risco relativo para este par de sub-amostras.

4. Repita os dois passos anteriores um grande número de vezes (1000 vezes, por exemplo) e construa um histograma descrevendo a distribuição dos riscos relativos obtidos em cada passo.

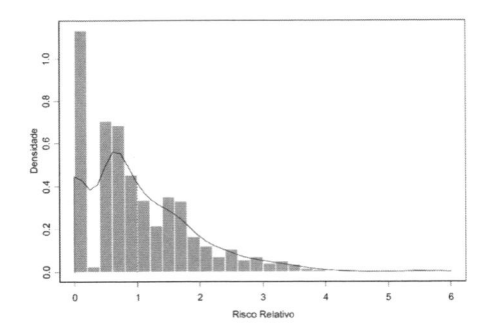

FIGURA 23.1. Distribuição dos riscos relativos obtidos a partir de pares de sub-amostras de tamanho 308 e 3035 reamostradas a partir de uma população observada de 3343 indivíduos dos quais 17 apresentaram polio vacinal. A linha contínua descreve a função de densidade estimada de forma não-paramétrica. Observe que a probabilidade de obtenção de um risco relativo igual ou superior a 8,8 é desprezível.

Este experimento pode ser conduzido fisicamente, mas é evidente a conveniência do uso de um programa computacional para a sua realização. A figura 23.1 ilustra uma possível realização deste experimento em que foram geradas 1000 amostras e seus respectivos riscos relativos. Observe que as chances de que um risco relativo igual ou maior a 8,8 seja observado são muito baixas, indicando que os grupos de vacinados e não vacinados não são homogêneos quanto às chances de adoecimento.

Uma pequena variação da simulação acima nos permite construir um intervalo de confiança para o risco relativo. Suponha agora os seguintes passos:

1. Preencha uma urna com 308 bolas marcadas com a letra V. Marque 8 destas bolas também com a letra D e as restantes com a letra S. Denotamos desta maneira os grupos vacinados apresentando polio vacinal, e vacinados sadios. Preencha, agora, uma segunda urna com 3035 bolas marcadas com a letra N. Destas, marque 9 também com a letra D, e as restantes com a letra S. Denotamos, assim, os não vacinados, doentes e sadios, respectivamente.

2. Retire uma amostra de 308 indivíduos da primeira urna, simulando o grupo de vacinados, uma bola por vez e devolvendo-a à urna após ser contabilizada como sendo do tipo S ou D. Faça o mesmo para a segunda urna, retirando agora uma amostra de 3035 indivíduos, também com reposição.

3. Calcule o risco relativo para este par de amostras.

4. Repita os dois passos anteriores um grande número de vezes (1000 vezes, por exemplo) e construa um histograma descrevendo a distribuição dos riscos relativos obtidos em cada passo.

458   Métodos Quantitativos em Medicina

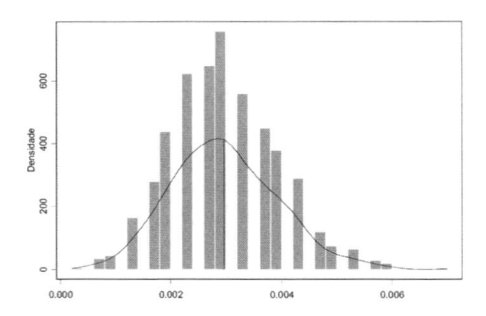

FIGURA 23.2. Distribuição dos riscos de adoecimento por polio vacinal obtidos para as várias reamostras da urna representando os não vacinados. O valor observado pelos pesquisadores para esta grandeza foi de 9/3035=0,003. A linha contínua descreve a função de densidade estimada de forma não-paramétrica.

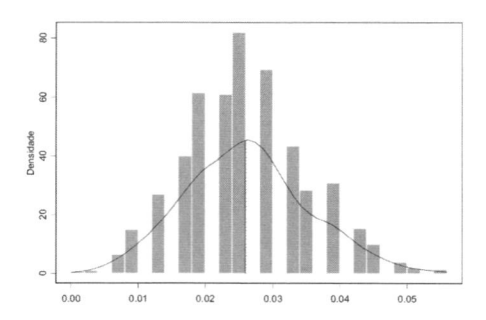

FIGURA 23.3. Distribuição dos riscos de adoecimento por polio vacinal obtidos para as várias reamostras da urna representando os vacinados. O valor observado pelos pesquisadores para esta grandeza foi de 8/308=0,026. A linha contínua descreve a função de densidade estimada de forma não-paramétrica.

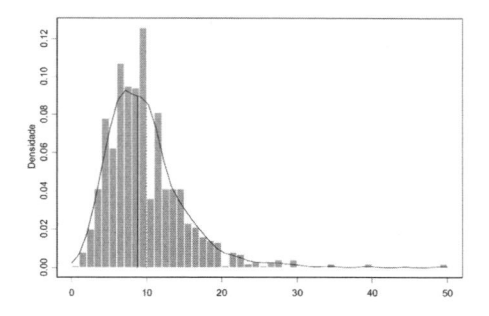

FIGURA 23.4. Distribuição dos riscos relativos obtidos a partir de pares de reamostras de tamanho 308 e 3035 obtidos a partir de uma população observada, de mesmo tamanho, de vacinados e não vacinados apresentando 8 e 9 casos de polio vacinal, respectivamente. Podemos propor um intervalo de confiança a 95% para o risco relativo a partir dos percentis 0,025 e 0,975 desta distribuição. A linha contínua descreve a função de densidade estimada de forma não-paramétrica.

A figura 23.2 descreve a distribuição do risco de polio vacinal obtida para as várias reamostras da urna de não vacinados contendo 3035 bolas. A distribuição do risco de adoecimento para a urna de vacinados é apresentada na figura 23.3.

Por último, apresentamos na figura 23.4 a distribuição do risco relativo obtida a partir do par de reamostras gerados a cada passo da simulação descrita anteriormente. Esta distribuição tem como média 9,95. Este valor deve ser comparado com o risco relativo de 8,8 obtido originalmente pelos autores. Os percentis empíricos de 0,025 e 0,975 são, respectivamente, 2,95 e 23,01, e podem ser interpretados como um intervalo de confiança para o risco relativo. Para efeito de comparação, o intervalo de confiança a 95% relatado pelos autores foi de 4,37-18,03.

23.3 Outros usos e limitações

Na maioria das situações, o método de reamostragem é ao menos tão eficiente quanto os métodos tradicionais. Estes últimos envolvem uma série de aproximações e têm seu uso restrito a situações que satisfaçam as premissas de utilização das diversas técnicas específicas como a normalidade, independência, homocedasticidade, doença rara, tamanho amostral grande etc. Estando ligada a um procedimento físico explícito, o método de reamostragem torna-se transparente ao pesquisador e leitor, minimizando erros associados a especificações incorretas dos modelos de análise.

Por outro lado, o método de reamostragem permite também lidar com situações para as quais a teoria ainda não esteja completamente desenvolvida, ou até mesmo situações que não possam ser traduzidas de forma quantitativa. Como exemplo da primeira situação, temos a criação de intervalos de confiança para os procedimentos de alisamento de curvas do tipo médias móveis e "spline", a estimativa do erro padrão da mediana, e estatísticas obtidas a partir de dados com estrutura complexa de erros não independentes. A segunda situação pode ser exemplificada pela estimativa da variabilidade do contorno de um mapa geográfico.

O método de reamostragem postula um universo, composto pelo conjunto de dados completo, ao qual o usuário possui acesso, e estuda suas propriedades através de amostras repetidas obtidas a partir deste. A restrição mais importante a este procedimento é a disponibilidade de dados em quantidade insuficiente. Neste caso, um teste convencional que lide com a escassez de observações, assumindo uma determinada distribuição teórica, pode produzir resultados mais precisos, caso a população de onde os dados foram obtidos apresente, de fato, a distribuição teórica escolhida. O procedimento de reamostragem apreende empiricamente a informação contida em uma amostra, evitando assim abstrações complexas envolvendo o cálculo em um espaço amostral. Probabilidades são estimadas através de experimentos numéricos simulados em computadores, em lugar de expressões matemáticas. A reamostragem é um procedimento aceito de forma plena quanto aos seus aspectos teóricos, como atesta o volume crescente da literatura especializada que vem sendo publicada em tempos recentes.

23.4 Referências bibliográficas

[1] Oliveira LH. e Struchiner CJ. *Vaccine-associated paralytic poliomyelitis: a retrospective cohort study of acute flaccid paralyses in Brazil.* International Journal of Epidemiology 29:757-763, 2000.

[2] Good PI. *Resampling Methods : A Practical Guide to Data Analysis.* Springer Verlag, 1999.

[3] Simon JP e Bruce P. *Resampling: a Tool for everyday statistical work.* Chance 4(1):22-32, 1991.

[4] Davison AC e Hinkley DV. *Bootstrap Methods and their Application.* Cambridge University Press, 1997.

[5] Efron B e Tibshirani RJ. *An Introduction to the Bootstrap.* Chapman & Hall, 1993.

24

Dinâmica espacial de doenças infecciosas

Fernando Ferreira

24.1 Introdução

A modelagem da dinâmica espacial das doenças infecciosas permite a determinação precisa de parâmetros epidemiológicos que, de outra maneira, seriam impossíveis de se calcular. Esses parâmetros estão diretamente relacionados à eficácia das ações de controle. Assim, podemos determinar a velocidade de propagação de uma epidemia bem como a dimensão mínima de uma zona, à frente da onda epidêmica, na qual a densidade de suscetíveis está reduzida para um valor abaixo de um valor crítico, de modo que esta zona seja capaz de bloquear a propagação da doença.[1] Quando se considera a distribuição espacial de doentes na modelagem da dinâmica das doenças infecciosas, rapidamente surgem complexidades. Inicialmente, nos afastamos da pressuposição de que haja um contato homogêneo entre todos os indivíduos da população, base dos modelos mais simples. Posteriormente deve-se considerar a maneira pela qual será modelado o espalhamento espacial.

Vários autores têm tratado o problema de forma estocástica ou determinística, apesar disso, poucos modelos foram validados comparando-se os seus resultados com dados reais.

Os modelos determinísticos podem ser classificados em dois grandes grupos, os modelos de contato e os modelos de difusão. Os modelos de contato se utilizam de equações integrais e se originaram do modelo proposto por Kendall em 1957, que incorporou a dependência espacial ao modelo originalmente proposto por Kermack e McKendrick em 1927 (ver capítulo 3).

Nos modelos de difusão considera-se que a doença se espalha em virtude da difusão de indivíduos infectados e do contato destes com suscetíveis pre-

---

[1] Este valor crítico é representado pela densidade de suscetíveis que faz com que o valor de R_0 seja menor do que 1 (ver capítulo 3).

sentes em outras regiões. Nas seções que se seguem esse tipo de modelagem será exemplificado de maneira mais completa.

24.2 Modelo de epidemia com difusão

Modelos de difusão têm sido estudados por diversos autores, estando baseados nos modelos clássicos do tipo SI ou SIR, incorporando a dinâmica espacial através da introdução da equação de difusão para representar o espalhamento dos doentes. Poucos deles, entretanto, foram validados, isto é, tiveram os resultados de suas simulações comparados com dados reais de epidemias. Um destes modelos que apresentam validação dos resultados foi desenvolvido recentemente para representar a dinâmica espacial de uma epidemia de febre aftosa na população bovina do Estado de Santa Catarina e será apresentado com maiores detalhes, a seguir, com finalidade de exemplificar a modelagem de epidemia com difusão.

O modelo é constituído de três compartimentos S, I e R. O compartimento S é formado pelos indivíduos suscetíveis, o I pelos indivíduos infectados e o R pelos indivíduos recuperados. O contato entre indivíduos suscetíveis e infectados produz a infecção de suscetíveis a uma taxa βI suscetíveis por unidade de tempo. Uma vez infectados, os indivíduos podem se recuperar a uma taxa δ ou morrer pela doença a uma taxa α. Uma vez recuperados os indivíduos se tornam imunes à febre aftosa podendo perder a imunidade a uma taxa γ. Nesse modelo todos os indivíduos estão sujeitos a uma taxa de descarte natural representada por b, sendo que os nascimentos ocorrem a uma taxa a. A difusão da doença no espaço bidimensional é realizada pelos indivíduos infectados segundo o coeficiente de difusão representado por D.

O crescimento da população é considerado como sendo densidade dependente, sendo que a capacidade suporte do ambiente (K) é determinada pela prática agropecuária na região. Nessa situação, o sistema de equações que representa a dinâmica da febre aftosa na população é apresentado em 24.1.

$$\begin{aligned}
\frac{\partial S}{\partial T} &= aS - [b + \tfrac{(a-b)N}{K}]S - \beta SI + \gamma R \\
\frac{\partial I}{\partial T} &= (a - \delta - \alpha)I - [b + \tfrac{(a-b)N}{K}]I + \beta SI + D\nabla^2 I \\
\frac{\partial R}{\partial T} &= (a - \gamma)R - [b + \tfrac{(a-b)N}{K}]R + \delta I.
\end{aligned} \qquad (24.1)$$

Para realização da simulação estimou-se o valor da a com base nos dados demográficos produzidos por aquele estado, o valor de b foi estimado como sendo o inverso da expectativa de vida de um bovino na região, qual seja, 7 anos, em média. Os valores dos parâmetros α, γ e δ foram obtidos na literatura. Se a doença está em equilíbrio ($R = 1$) pode-se estimar R_0

como sendo igual ao inverso da proporção de suscetíveis se a população for intrinsecamente similar quanto às características epidemiológicas. Além disso, considerando-se uma situação espacialmente homogênea ($D = 0$), o modelo apresentado em 24.1 permite estimar R_0 como sendo igual a:

$$R_0 = \frac{\beta K}{\alpha + a + \delta}. \tag{24.2}$$

Nesta equação são conhecidos os valores de a, α e δ, resta determinar a proporção de suscetíveis no equilíbrio e a capacidade suporte na região para que se possa estimar o valor de β utilizando-se a relação entre R_0 e a proporção de suscetíveis descrita acima. O estudo da série histórica referente ao tamanho do rebanho bovino no estado, no período de 1972 a 1991, permite considerá-lo como sendo estável e, nessa situação, considera-se que este é o tamanho máximo da população na região, o que permite estimar o valor médio da capacidade suporte como sendo igual à densidade de bovinos no estado. No período de 1971 a 1979 a ocorrência de febre aftosa em Santa Catarina pode ser considerada estável, o que significa que a doença estaria no equilíbrio e, nesta situação, conhecendo-se o tamanho da população, o número de casos e o número de animais vacinados, pode-se estimar a proporção de indivíduos suscetíveis e, conseqüentemente, o valor de β.

Não existe metodologia única para determinar o coeficiente de difusão (D). No modelo acima, a estimativa desse coeficiente foi realizada considerando-se que em Santa Catarina as propriedades são minufúndios com poucos animais por propriedade. Sabendo-se que o tamanho mediano de uma propriedade era de $31,92\ ha$, considerou-se que essa distância poderia ser a percorrida por um animal em um dia, logo, $D = 0,3192\ km^2 \times dia^{-1}$, ou seja, a área percorrida, por dia, por um animal infectado estaria limitada ao tamanho da propriedade.

24.3 Validação do modelo de epidemia com difusão

O modelo apresentado em 24.1 foi simulado em duas dimensões, com os valores dos parâmetros calculados como descrito anteriormente.

O modelo foi utilizado para simular a epidemia de febre aftosa ocorrida no Estado de Santa Catarina no ano de 1990. Essa epidemia teve início no município de Taió e se espalhou por todo o estado no período compreendido entre outubro de 1990 e julho de 1991. Os resultados da simulação associados aos dados reais da epidemia são apresentados na figura 24.1. Nestes mapas observamos, em pontos vermelhos, o número real de casos de febre aftosa por município e, em azul, o resultado das simulações por computador.

Pode-se observar a concordância entre a propagação da frente de onda epidêmica prevista pelo modelo e a observada na epidemia, demonstrando

464   Métodos Quantitativos em Medicina

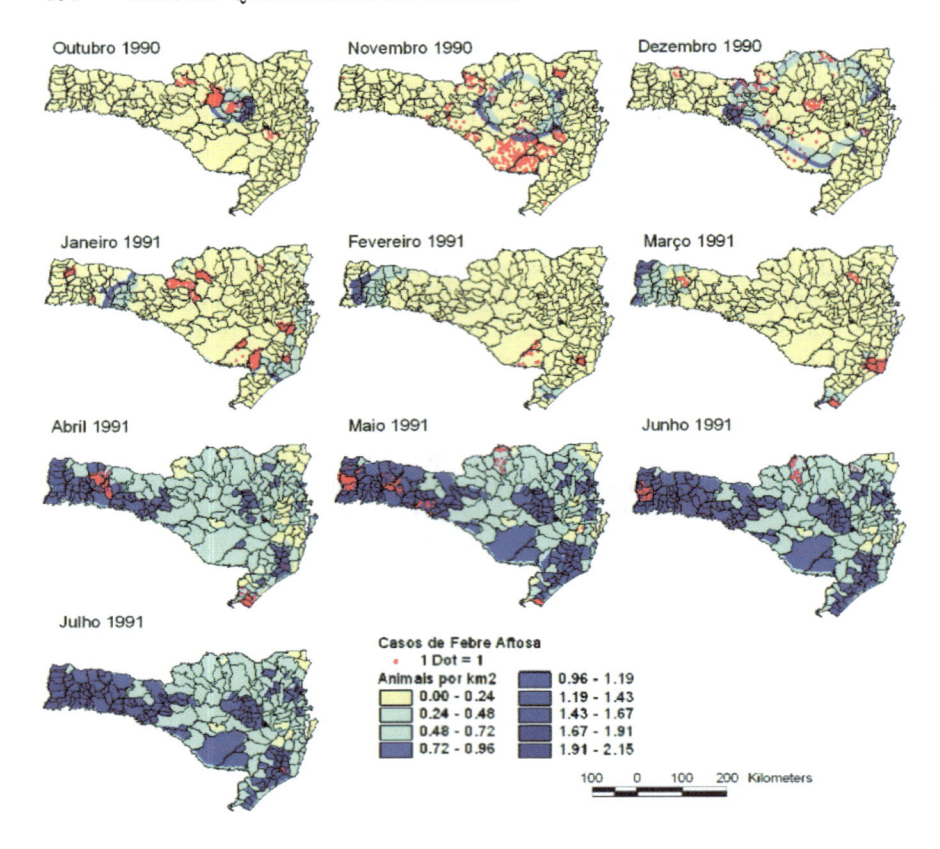

FIGURA 24.1. Mapas mensais de densidade de pontos mostrando a evolução da epidemia de febre aftosa no Estado de Santa Catarina, associada à propagação da onda epidêmica (simulação em duas dimensões do modelo).

que o modelo foi capaz de predizer a dispersão espacial da doença na população bovina daquele estado. A reconstrução em três dimensões da simulação pode ser vista na figura 24.2.

Uma vez validado, o modelo permite simular intervenções. Assim, simulou-se o impacto da vacinação dos bovinos num anel com extensão de 20 km situado 50 km à frente da onda epidêmica. Os resultados são apresentados na figura 24.3, na qual observa-se a capacidade do anel de vacinação bloquear a propagação da onda epidêmica.

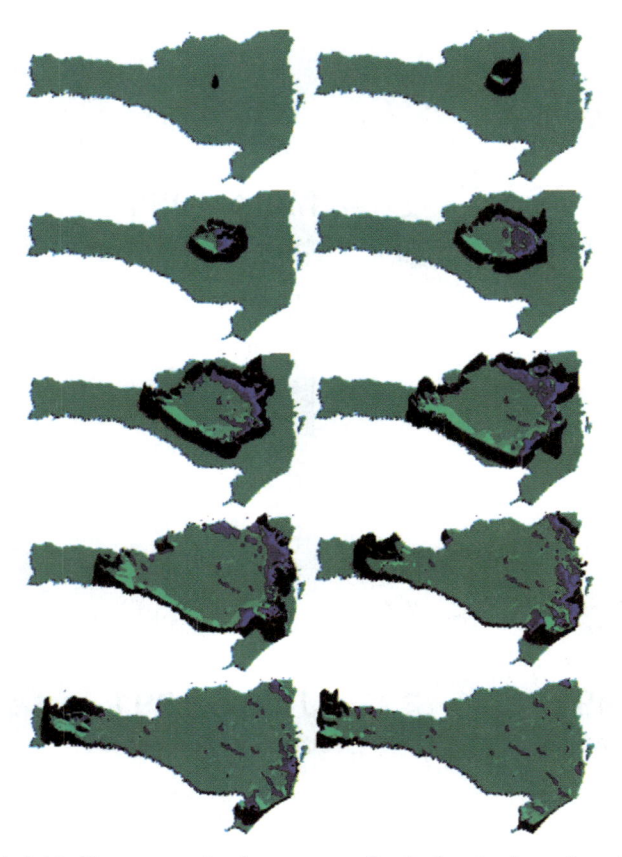

FIGURA 24.2. Reconstrução da propagação da frente de onde epidêmica (simulação em três dimensões do modelo). O intervalo de tempo transcorrido entre dois mapas consecutivos é de 15 dias.

24.4 Determinação da velocidade mínima de propagação da epidemia

A modelagem espacial permite a determinação da velocidade mínima de propagação da onda epidêmica na população. Esse parâmetro é importante na criação de planos de contingência para ações em emergências causadas por epidemias. Dessa maneira, pode-se, por exemplo, estimar a extensão da propagação da doença em decorrência de atrasos no diagnóstico e/ou notificação de focos. O tratamento matemático adequado do sistema apresentado em 24.1 permitiu determinar a velocidade de propagaçãocomo sendo igual a $v = 490,74\ km/ano$ ou $v = 1,3\ km/dia$.

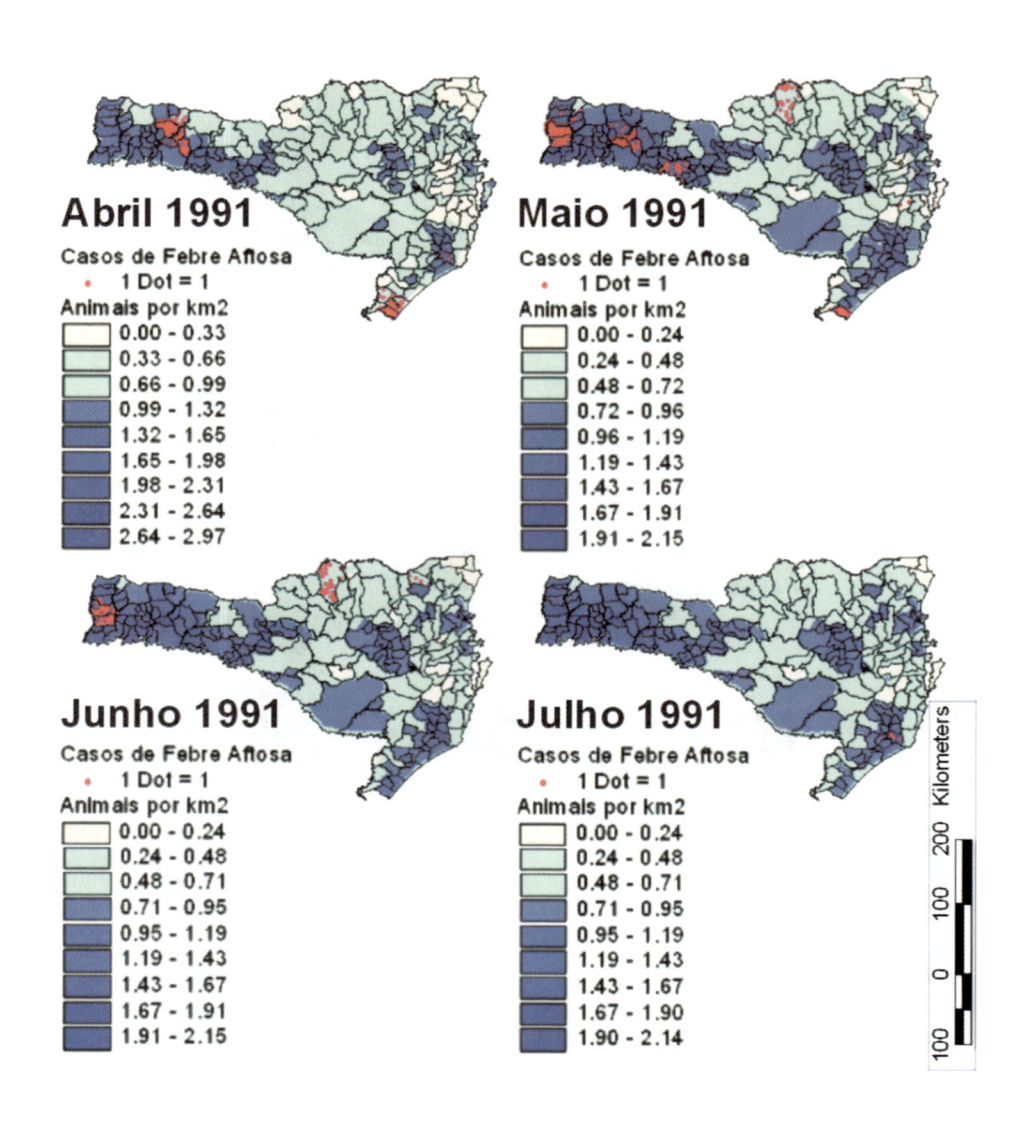

FIGURA 24.3. Simulação do impacto da vacinação realizada 50 km à frente do foco inicial de febre aftosa de 97,82% dos bovinos suscetíveis num anel com 20 km de extensão (zona em vermelho).

24.5 Referências bibliográficas

[1] Anderson RM, Jackson HC, May RM, Smith AM. *Population dynamics of fox rabies in Europe.* Nature 1981; 289: 765-771.

[2] Anderson RM, May RM. *Infectious diseases of humans: dynamics and control.* Oxford: Oxford University Press; 1991.

[3] Bailey NTJ. *The mathematical theory of infectious diseases and its applications.* 2 ed. London: Charles Griffin & Company LTD; 1975.

[4] Chiang CL. *An introduction to stochastic processes and their applications.* New York: Robert E. Krieger Publishing Co.; 1980. Branching process, random walk and ruin problem; p. 79-100.

[5] de Mottoni P, Orlandi E, Tesei A. *Asymptotic behaviour for a system describing epidemics with migration and spatial spread of infection.* Nonlinear Anal. 1978; 3: 663-675.

[6] Ferreira F. *Dinâmica espacial de febre aftosa em bovinos: um modelo matemático.* São Paulo; 2000. [Tese de Doutorado - Faculdade de Saúde Pública da USP].

[7] Fitzgibbon WE, Parrot ME, Webb GF. *Diffusion epidemic models with incubation and crisscross dynamics.* Math. Biosc. 1995; 128: 131-155.

[8] Hoppensteadt FC. *Mathematical methods of population biology.* New York: Cambridge University Press; 1982. (Cambridge Studies in Mathematical Biology: 4).

[9] Kendall DG. *Discussion of Measles periodicity and community size,* por M. S. Bartlett. J. Roy. Statist. Soc. A 1957; 120: 64-67.

[10] Kermack WO, McKendrick AG. *A contribution to the mathematical theory of epidemics.* Proc. Roy. Soc. A 1927; 115: 700-721.

[11] Langlais, M. *Large time behavior in a nonlinear age-dependent population dynamics problem with spatial diffusion.* J. Math. Biol. 1988; 26: 319-346.

[12] Murray JD. *Mathematical biology.* 2 ed. New York: Springer; 1993. (Biomathematics: 19).

[13] Murray JD, Stanley EA, Brown DL. *On the spatial spread of rabies among foxes.* Proc. Roy. Soc. (Lond.) 1986; B229: 111-150.

[14] Radcliffe J. *The effect of the length of incubation period on the velocity of propagacion of an epidemic wave.* Math. Biosc. 1974; 257-262.

[15] Webb GF. *An age-dependent epidemic model with spatial diffusion.* Arch. Rat. Mech. Anal. 1980; 75: 91-102.

[16] Webb GF. *A reaction-diffusion model for a deterministic diffusive epidemic.* J. Math. Anal. Appl. 1981; 84: 150-161.

25
Lógica fuzzy

Neli Regina Siqueira Ortega

25.1 Introdução

Não há dúvida de que a máquina e o raciocínio humano nunca estiveram tão próximos quanto no momento atual. A inteligência artificial (IA) avança evoluindo as máquinas, tornando-as mais espertas e propondo soluções cada vez mais realistas a problemas antes somente possíveis ao cérebro humano. A informática médica acompanha esta evolução e o computador auxilia o médico nas mais diferentes atividades. As contribuições da engenharia médica no desenvolvimento de controladores inteligentes no pré e pós operatórios, na tecnológia de exames laboratoriais, no tratamento de imagens e mesmo em sistemas diagnóstico são inegáveis. É neste contexto que o conhecimento de teorias da IA e de *soft computing*[1] torna-se importante para que o médico possa compreender melhor o mundo tecnológico que o cerca. A lógica *fuzzy,* ou lógica difusa, é uma dessas teorias.

A teoria dos conjuntos *fuzzy* tem demonstrado possuir grande capacidade de aplicação em problemas da biomedicina, dado o tipo de incerteza envolvido nos procedimentos médicos, biológicos e epidemiológicos. No entanto, até então, a maioria dos trabalhos de lógica *fuzzy* em medicina se devem a aplicações da área de engenharia médica e desenvolvimento de controle de equipamentos médicos. O desenvolvimento de modelos *fuzzy* em sistemas especialistas e sistemas diagnóstico tem crescido enormemente nas últimas duas décadas, porém os modelos em epidemiologia são particularmente recentes.

---

[1] A área de *soft computing* abrange diversas teorias e tecnologias inteligentes: Redes Neurais, Sistemas Especialistas, Lógica Fuzzy, Algoritmo Genético etc.

25.2 Lógica *fuzzy*: suas idéias e seu percurso

A teoria *fuzzy* foi apresentada em 1965 por Lotfi A. Zadeh, professor no departamento de engenharia elétrica e ciências da computação da Universidade da Califórnia, em Berkeley, quando ele trabalhava com problemas de classificações de conjuntos que não possuíam fronteiras bem definidas (ou seja, a transição entre os conjuntos era suave e não abrupta). É importante, porém, ressaltar que no decurso da ciência outros pesquisadores demonstraram seu desconforto com relação a lógica binária, relatando sua fragilidade para lidar com situações mais realistas.

Em muitos problemas de física e matemática não temos dificuldade em classificar elementos como pertencentes ou não a um dado conjunto clássico. Dessa forma, dado um conjunto A e um elemento x do conjunto universo U conseguimos muitas vezes dizer se $x \in A$ ou se $x \notin A$. Afirmamos, por exemplo, sem receio que o número 5 *pertence* ao conjunto dos *números naturais* e que o número -5 *não pertence* a este mesmo conjunto. Este é um caso sobre o qual não temos dúvidas, sendo a lógica booleana devidamente aplicada. No entanto, poderemos discordar quanto ao fato do número $4,5$ pertencer ou não ao conjunto dos números *aproximadamente iguais* a 5. Neste caso a resposta não é única e objetiva, pertencer ou não poderá depender do tipo de problema que estamos analisando. Pensemos, por exemplo, que $4,5$ foi a média de provas de um aluno extremamente aplicado que está passando por sérios problemas de saúde e que, em razão disso, apresentou dificuldades para realizar as últimas provas. O professor nesta situação poderá ponderar sobre a capacidade do aluno, sua dedicação durante o curso e sua realidade optando por aprová-lo, ainda que a média necessária seja 5. Neste caso, o número $4,5$ pode ser visto como pertencendo ao conjunto dos números *aproximadamente iguais a 5* [2]. De fato, mesmo a aplicação numérica de notas pode não ser um método totalmente objetivo de avaliação.

Existem inúmeras situações em que a relação de pertinência não é bem definida e, nestes casos, não sabemos dizer se o elemento pertence ou não a um dado conjunto. A intensão de Zadeh foi flexibilizar a pertinência de elementos aos conjuntos criando a idéia de *grau de pertinência*. Dessa forma, um elemento poderia pertencer parcialmente a um dado conjunto. Esta sua idéia foi publicada em 1965, sendo este artigo considerado o marco do nascimento da teoria de conjuntos *fuzzy*.

O termo *fuzzy* significa nebuloso, difuso, e se refere ao fato de, em muitos casos, não conhecermos completamente os sistemas que estamos analisando.

---

[2] A utilização da palavra *pertencer*, neste caso, consiste em um abuso de linguagem, pois o elemento não pertence de fato ao conjunto citado. O mais correto seria dizer que o número $4,5$ é compatível, em um certo grau, com a afirmação *é aproximadamente igual a 5*. Todavia, por simplicidade, utilizarei a palavra pertencer para designar esta compatibilidade.

Se desejarmos construir, por exemplo, o conjunto dos números *aproximadamente iguais* a 5, citado acima, como deveríamos proceder? Será que os números 2 e 10 pertenceriam a este conjunto? Claramente, esta resposta dependerá do contexto. O que Zadeh nos propõe é considerarmos uma função de pertinência que nos forneça o **grau de pertinência** dos diversos números ao conjunto considerado. Sendo assim, chamando de **F** o conjunto dos números *aproximadamente iguais* a 5, no universo dos números naturais **N**, podemos propor por exemplo, uma função de pertinência onde o $10 \in \mathbf{F}$ com grau $0,0$ (o que corresponde a não pertinência clássica), o 2 e o $8 \in \mathbf{F}$ com grau de pertinência $0,25$, o 3 e o $7 \in \mathbf{F}$ com grau $0,5$, os números 4 e $6 \in \mathbf{F}$ com o grau $0,75$ e o $5 \in \mathbf{F}$ com grau de pertinência $1,0$ (correspondendo a pertinência total). Esta extensão da função característica da lógica clássica para o intervalo $[0, 1]$ originou os conjuntos *fuzzy* e possibilitou, entre outras coisas, a utilização de variáveis lingüísticas, permitindo a exploração do conhecimento humano no desenvolvimento de muitos sistemas.

A idéia de *grau de pertinência* da lógica *fuzzy* nos possibilita agrupar os elementos de maneira diferente da aplicada na lógica clássica, o que nos permite reinterpretar antigos conceitos, elaborados segundo esta lógica. Os conceitos de saúde e doença, por exemplo, são vistos pela comunidade médica como opostos, ou seja, a doença é a ausência de saúde e vice-versa. Dessa forma, a existência de saúde e doença em um mesmo indivíduo consiste em uma situação contraditória. No entanto, na abordagem *fuzzy* os conceitos de doença e saúde são antes complementares do que contraditórios. Sendo assim, um novo conceito de doença e saúde pode ser estabelecido, o que pode provocar transformações em outras construções conceituais da medicina como, por exemplo, a nosologia.

É possível elaborar inumeráveis conjuntos *fuzzy* em medicina, como por exemplo o conjunto *fuzzy* de febre *alta*, tosse *intensa*, progressão clínica *rápida*, e assim por diante. Os termos *alta, intensa* e *rápida* são variáveis lingüísticas para os conjuntos febre, tosse e progressão clínica, respectivamente. É importante perceber, no entanto, que essas variáveis lingüísticas precisam ser expressas numericamente, o que em geral pode ser realizado por um especialista. O papel do especialista torna-se fundamental na modelagem *fuzzy*, particularmente nos modelos de epidemiologia e sistemas diagnóstico.

25.2.1 Um breve histórico

Apesar da forte resistência à teoria *fuzzy*, muitos pesquisadores vislumbraram as possibilidades que esta teoria oferecia, e Zadeh encontrou seguidores em todo o mundo, principalmente no Japão, onde esta teoria encontrou um solo fértil para desenvolver-se rapidamente. Já na primeira década (1965-1975) os pesquisadores se esforçaram por estender os fundamentos da lógica *fuzzy*, introduzindo conceitos novos e desenvolvendo outras abordagens da teoria, bem como as relações *fuzzy*, as variáveis lingüísticas, os sistemas de decisão *fuzzy*, a medida *fuzzy*, os sistemas topológicos, a álgebra com números *fuzzy*, o *fuzzy clustering* etc. Em 1972 formou-se no Japão o primeiro grupo de pesquisas em sistemas *fuzzy*, coordenado pelo professor Toshiro Terano, e em 1974 iniciou-se um importante capítulo no desenvolvimento desta teoria com a apresentação do primeiro controlador *fuzzy* criado por E. Mamdani, no Reino Unido. A partir de então vários foram os pesquisadores que buscaram aplicar a teoria de conjuntos *fuzzy* para controlar sistemas em engenharia. Em 1977, Didie Dubois aplicou os conjuntos *fuzzy* em um estudo sobre condições de tráfego e, neste mesmo ano, surgiu o primeiro sistema especialista *fuzzy*. Em 1976 temos a primeira aplicação industrial da teoria de conjuntos *fuzzy*, desenvolvido pelo Circle Cement e SIRA, na Dinamarca, que consistiu de um controlador *fuzzy* que incorporava o conhecimento e a experiência dos operários para controlar os fornos das fábricas.

Em 1985 foi desenvolvido o primeiro chip *fuzzy* por Masaki Togai e Hiroyuke Watanabe, no laboratório Bell (EUA). Em 1987 foi inaugurado com sucesso o primeiro trem controlado com lógica *fuzzy*, no sistema de metrô de Sendai, no Japão. Foi também neste ano que a Yamaha desenvolveu seu helicóptero não-tripulado, Yamaha-50, totalmente controlado por um controlador *fuzzy*, dando origem a era do desenvolvimento tecnológico proporcionado por esta teoria. Em 1988 começou a operar no Yamaichi Fuzzy Fund o primeiro sistema de comércio financeiro *fuzzy*. Mas foi em 1990 que esta teoria atingiu a popularidade com o lançamento no mercado da primeira máquina de lavar roupas *fuzzy*, da Matsushita Electric Industrial Co., marcando o início do desenvolvimento de produtos de consumo. Hoje é possível encontrar, principalmente no Japão, toda a sorte de eletrodoméstico cujo sistema é baseado em controles *fuzzy* (televisão, câmera fotográfica, panela para cozimento de arroz, vídeos etc.) e existem atualmente várias empresas (Siemens, Daimler-Benz, Klockner-Moeller, SGS-Thomson, General Motors, Motorola etc.) que possuem laboratórios de pesquisa em lógica *fuzzy* para desenvolvimento e aprimoramento dos seus produtos.

O objetivo desse breve histórico é ilustrar quão rápido se deu o desenvolvimento da teoria *fuzzy* e quão abrangente têm sido suas aplicações. Esta teoria tem mostrado possuir um enorme potencial de desenvolvimento na área de *soft computing* (inteligência artificial, redes neurais, algoritmo genético etc.) e, como discutido anteriormente, em medicina e epidemiologia. Em verdade, podemos notar um interesse por esta teoria cada vez mais crescente por profissionais e pesquisadores das mais diversas áreas (profissionais de saúde, ecologistas, estatísticos, matemáticos, educadores, economistas, físicos etc.) dado a sua capacidade de explorar variáveis lingüísticas, da possibilidade de desenvolver raciocínios mais próximos do humano, da sua diversidade de operações e da sua potencialidade em aplicações.

25.3 Por que aplicar a teoria de conjuntos *fuzzy* em biomedicina?

Em nenhum outro campo da biociência a necessidade de estruturas matemáticas e computacionais, que possibilitem lidar com as imprecisões e incertezas de forma mais crítica e realista, é tão evidente quanto na medicina e na epidemiologia. O diagnóstico de doenças envolve vários níveis de imprecisão e incerteza, particularmente nos estudos de epidemiologia. Uma única doença pode se manifestar de forma totalmente diferente em diferentes pacientes, e com vários graus de severidade. Além disso, um único sintoma pode ser indicativo de várias doenças distintas, e a presença de outras doenças em um mesmo indivíduo pode alterar completamente o padrão sintomático esperado para qualquer uma delas. Estes efeitos costumam ser geradores de muitas incertezas e imprecisões afetando as interpretações dos exames e o diagnóstico. Temos ainda que as doenças são geralmente descritas com a utilização de termos lingüísticos, que são intrinsecamente vagos, e que muitas são as variáveis *qualitativas* em medicina, o que apresenta dificuldades na utilização de métodos puramente *quantitativos*.

Em epidemiologia a incerteza não se restringe apenas a variações aleatórias. Nessa área podemos agrupar as incertezas em duas classes: a variabilidade, originada da heterogeneidade da população ou da estocacidade; e a ignorância parcial, que resulta de erros sistemáticos de medida (imprecisão) ou do desconhecimento de parte do processo considerado (subjetividade). Portanto, variabilidade e ignorância devem ser tratados com diferentes e apropriados métodos. No caso da variabilidade, a Teoria de Probabilidades (estatística) é, em geral, o método mais indicado, porém, ela não consegue na maioria das vezes abordar o problema da ignorância e da subjetividade. Esses últimos podem ser tratados, entre outros métodos, com a análise bayesiana (vide o capítulo 20) e, como discutiremos, com a Teoria da Lógica *Fuzzy*.

A Teoria da Lógica *Fuzzy* tem sido desenvolvida para lidar com o conceito de verdade parcial, ou seja, com valores de verdade entre o *completamente verdadeiro* e o *completamente falso* da lógica booleana. Não é necessário muito esforço para percebermos que poucos são os casos no nosso cotidiano real em que temos total certeza sobre as coisas e os fatos, e que faz parte da atividade humana tomar decisões considerando a *verdade parcial* existente. Nesse sentido, dificilmente podemos considerar um indivíduo completamente doente (algumas funções, ou a maioria delas, permanecem perfeitas), da mesma forma poucas vezes podemos nos considerar completamente saudáveis, principalmente quando moramos em grandes centros como São Paulo, onde estamos quase sempre resfriados, gripados, estressados ou mal alimentados. Quando realizamos tarefas "simples", como estacionar um carro, estamos utilizando este conceito de verdade parcial, pois estacionamos o carro *mais ou menos* próximo à guia, *quase* paralelamente a ela, e, digamos, *quase* corretamente. Na verdade, necessitamos de muito poucas informações para realizarmos esta tarefa. No entanto, se desejássemos que um computador baseado em um sistema clássico estacionasse o nosso carro, seria necessário um programa sofisticado de controle e um enorme conjunto de informações que alimentassem o sistema, o que resultaria em uma tarefa muito sofisticada para este tipo de computador. É neste sentido que a lógica *fuzzy* difere da lógica convencional, pois ela nos permite assumir afirmações com valores entre *falso* e *verdadeiro,* nos possibilitando inclusive trabalhar com variáveis lingüísticas. Ela pode ser considerada uma das ferramentas matemáticas mais poderosas para lidar com incertezas, imprecisões e verdades parciais, permitindo a tratabilidade de problemas do mundo-real muitas vezes com soluções de baixo custo computacional.

Considerando o que foi exposto acima, vemos que a lógica *fuzzy* pode ser uma ferramenta extremamente útil na abordagem de problemas em biomedicina. De fato, a aplicação dessa teoria na área médica, embora recente, já tem demonstrado a sua capacidade para aprimorar e desenvolver tanto equipamentos quanto modelos nas mais diversas atividades hospitalares e de pesquisa. A teoria da lógica *fuzzy* é composta por diversas sub-teorias, teoria de conjuntos *fuzzy*, controladores *fuzzy*, sistemas dinâmicos *fuzzy*, *fuzzy clustering*, *fuzzy decision making*, teoria de probabilidades *fuzzy* etc., cada qual com suas peculiaridades, vantagens e desvantagens. A utilização de cada uma dependerá do tipo de problema a ser tratado. Nossa intensão aqui é apenas a de apresentar as idéias envolvidas nessa teoria, suas origens e seus conceitos básicos, ilustrando como esta teoria pode nos ajudar na solução de problemas médicos, bem como na elaboração de modelos em epidemiologia. Sendo assim, não abordaremos toda a teoria nem discutiremos em profundidade suas características e limitações. O leitor interessado em maiores detalhes poderá recorrer às leituras recomendadas (página 491).

25.4 Alguns conceitos básicos da Teoria de Conjuntos *Fuzzy*

A teoria *fuzzy* tem sido estendida em diversas abordagens, sendo o termo lógica *fuzzy* usado em dois sentidos distintos: um sentido mais restrito, que se refere a um sistema lógico que generaliza a lógica clássica para uma mais flexível, e um sentido mais amplo, que engloba o sentido mais restrito, que se refere a todas as teorias e tecnologias onde se aplicam conjuntos *fuzzy*.

25.4.1 Conjuntos *fuzzy*

Como discutimos anteriormente, os conjuntos *fuzzy* são conjuntos que não possuem fronteiras bem definidas e que foram introduzidos devido ao fato de os conjuntos clássicos apresentarem limitações para lidar com problemas onde as transições de um estado para outro acontecem de forma suave. Sua definição, propriedades e operações são obtidas da generalização da teoria de conjuntos clássicos, recaindo esta em um caso particular da teoria de conjuntos *fuzzy*.

A teoria de conjuntos clássicos está baseada na função característica clássica, dada por

$$\mu_A(x) = \begin{cases} 1 & \text{se e somente se} \quad x \in A \\ 0 & \text{se e somente se} \quad x \notin A \end{cases}$$

onde U é o conjunto universo, A é um subconjunto de U e x é um elemento de U, ou seja, a função característica é um mapeamento do conjunto universo no conjunto $\{0,1\}$. Essa função característica discrimina entre todos os elementos de U aqueles que, segundo algum critério, pertencem ou não ao subconjunto A, dividindo o conjunto universo em duas partes com fronteira bem definida.

Considere agora U um conjunto universo (clássico), então, um subconjunto *fuzzy* F em U é um conjunto de pares ordenados $F = \{(u, \mu_F(u) : u \in U\}$, onde $\mu_F : U \to [0,1]$ é uma função chamada função de pertinência de u em F, que mapeia os graus de pertinência de u em F, onde o grau 1 representa a pertinência completa e o grau 0 representa a não pertinência do elemento ao conjunto *fuzzy*. As figuras 25.1 e 25.2 são exemplos de conjuntos *fuzzy* discreto e contínuo, respectivamente.

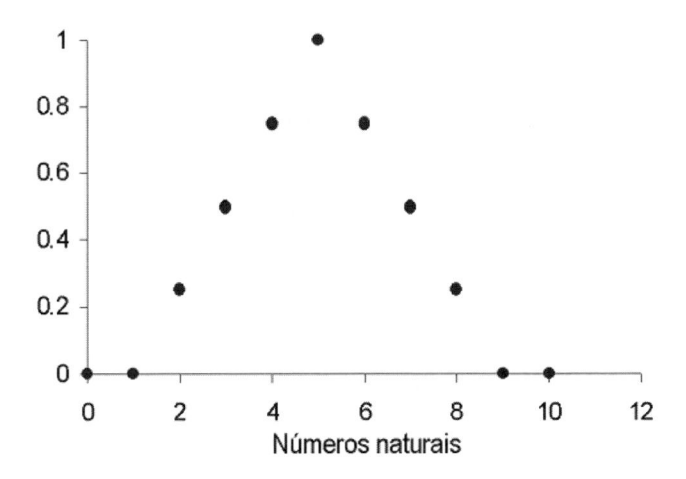

FIGURA 25.1. Conjunto fuzzy F de pessoas expostas a fumaça de cigarro.

Em última análise, um conjunto *fuzzy* é caracterizado por uma função de pertinência, e o grau de pertinência pode ser considerado uma medida

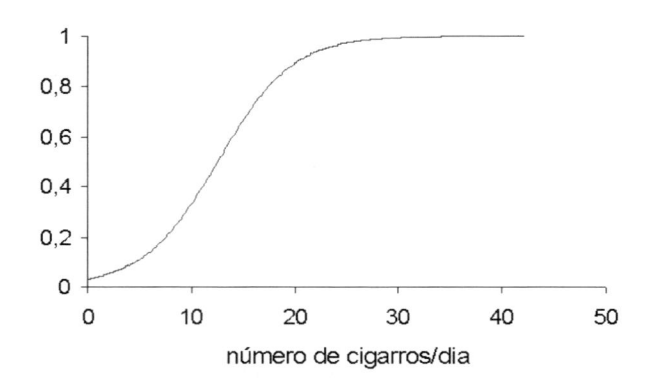

FIGURA 25.2. Conjunto fuzzy F de pessoas expostas a fumaça de cigarro.

que expressa a possibilidade de que um dado elemento seja membro do conjunto *fuzzy* considerado.

Quanto à representação de um conjunto *fuzzy* temos que, se ele é discreto, podemos simplesmente enumerar os seus elementos juntamente com seus graus de pertinência, na forma:

$$A = \sum_i \mu_A(x_i)/x_i$$

onde a somatória se refere à operação união (disjunção) e a notação $\mu_A(x_i)/x_i$ se refere ao elemento x_i que pertence ao conjunto *fuzzy* A com grau $\mu_A(x_i)$. Em geral, por simplicidade, somente é listado no conjunto A aqueles elementos cujo grau de pertinência é diferente de zero.

Considere, por exemplo, o conjunto universo de discurso discreto composto pelos indivíduos com idade entre 1 e 24 anos, $U = \{1, 2, ..., 23, 24\}$. Os conjuntos *fuzzy* A e B que designam respectivamente as *crianças* e os *adolescentes*, a depender da sua idade, podem ser:

$A = 0,4/2 + 0,6/3 + 0,8/4 + 1,0/5 + 1,0/6 + 1,0/7 + 0,8/8 + 0,6/9 + 0,4/10$
$B = 0,1/7 + 0,2/8 + 0,4/9 + 0,6/10 + 0,8/11 + 0,9/12 + 1,0/13 + 1,0/14$

Quando os conjuntos *fuzzy* são contínuos, sua representação é a própria função de pertinência. As formas para as funções de pertinência são totalmente arbitrárias e elaboradas segundo algum contexto.

As três operações básicas da teoria de conjuntos clássicos podem ser apropriadamente generalizadas para os conjuntos *fuzzy*. Como na lógica clássica, os operadores de intersecção e união padrão correspondem aos operadores lógicos de conjunção (E) e disjunção (OU), respectivamente. Existem muitas escolhas possíveis para os operadores de conjunção e disjunção *fuzzy*, porém, a escolha de um operador conjunção praticamente define qual será o operador disjunção, e vice-versa. Isto se deve à associação existente entre estes dois operadores. O par de operadores mais amplamente utilizado é o operador **min** (mínimo) para a conjunção *fuzzy* e o **max** (máximo) para a disjunção *fuzzy*. Sendo assim, considere A e B subconjuntos *fuzzy* do conjunto universo U, então, as operações intersecção e união acima são dadas por:

$$A \cap B = \min[\mu_A, \mu_B] \quad (25.1)$$

e

$$A \cup B = \max[\mu_A, \mu_B] \quad (25.2)$$

onde μ_A e μ_B são as funções de pertinência dos conjuntos A e B.

O complemento padrão de um conjunto *fuzzy* é definido em termos do complemento algébrico de sua função de pertinência, ou seja,

$$\mu_{\neg A} = 1 - \mu_A \quad (25.3)$$

onde $\neg A$ é a negação de A.

Uma das conseqüências interessantes da definição de conjuntos *fuzzy* em contraste com os conjuntos clássicos é a Lei do Meio Excluído e a Lei da Contradição. Classicamente temos que $A \cup \neg A = U$ e $A \cap \neg A = \emptyset$. Todavia, devido à flexibilidade da função característica, isso não ocorre com os conjuntos *fuzzy*. Na teoria de conjuntos *fuzzy* temos que $A \cup \neg A \neq U$ e $A \cap \neg A \neq \emptyset$, isto se deve ao fato de existirem incertezas não estatísticas e imprecisões no processo. Outra conseqüência da definição é que, em franco contraste com a teoria de probabilidades, os valores de pertinência de um mesmo elemento x nos diversos conjuntos *fuzzy* não precisam somar 1.

25.4.2 Variáveis lingüísticas fuzzy

Uma variável lingüística *fuzzy* é uma variável cujo valor é expresso qualitativamente por um termo lingüístico (que fornece um nome ou um conceito à variável) e quantitativamente pela sua função de pertinência. A variável lingüística é composta, portanto, por uma variável simbólica e por um valor numérico. Por exemplo, a variável lingüística "muito quente", que expressa um conceito que pode depender do contexto, possui um símbolo da nossa língua natural *muito quente* e pode possuir um valor numérico de temperatura, $T > 28°C$, por exemplo. Note que cotidianamente utilizamos variáveis lingüísticas para nos expressar: "o dia está *muito quente*", "o ônibus está *muito cheio*", "o preço está *alto*", "a criança está com *muita tosse*", "eu estou com *muita dor*" etc.

478   Métodos Quantitativos em Medicina

Os termos lingüísticos são usados para expressar conceitos e conhecimentos na comunicação humana, e em muitas áreas eles são a forma mais importante de quantificar e qualificar os dados (informações). As variáveis numéricas já expressaram o seu valor e utilidade sendo amplamente empregada nas ciências exatas (engenharia, física, matemática etc.), porém, as variáveis simbólicas têm conquistado cada vez maior importância devido ao desenvolvimento das áreas de inteligência artificial e processos de decisão. A capacidade de combinar variáveis simbólicas e numéricas é uma das principais razões do sucesso das aplicações da lógica *fuzzy* em sistemas inteligentes, tanto na engenharia quanto em muitas outras áreas que lidam com domínios contínuos.

Nas áreas médicas o uso de variáveis lingüísticas para expressar valores é extremamente comum. De fato, muitos são os exames clínicos em que os valores observados somente podem ser expressos em termos de variáveis lingüísticas, segundo algum padrão que o médico desenvolve durante a sua formação e que é aperfeiçoado com a sua prática. A figura 25.3 ilustra o uso de variáveis lingüísticas na avaliação do grau de desconforto respiratório [3].

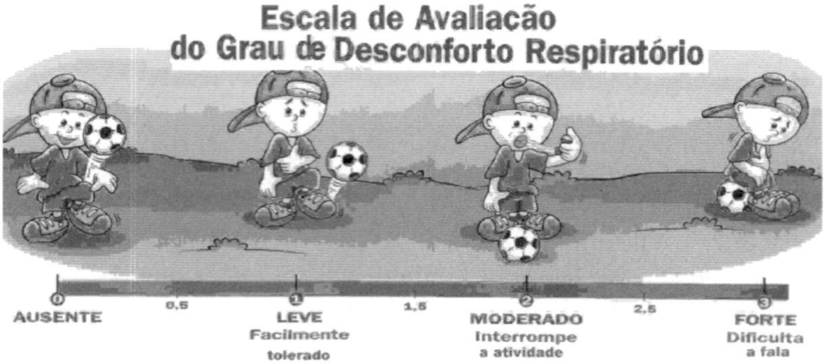

FIGURA 25.3. Escala de avaliação do grau de desconforto respiratório.

25.4.3   Distribuição de possibilidades

A distribuição de possibilidades expressa um limite para os valores das variáveis lingüísticas. Ela lida com a noção de possível e impossível, fornecendo um contínuo de valores entre completamente possível e completamente impossível. Suponha, por exemplo, que alguém esteja interessado em conseguir um namorado(a) em algum *site* da *Internet*. Algumas características desejadas no suposto candidato devem ser solicitadas, como

---

[3]Figura extraída de um cartaz sobre desconforto respiratório cedido pelo grupo de pneumologia do Hospital das Clínicas

por exemplo cor dos olhos, altura, cor dos cabelos, profissão, idade etc. A idade, por exemplo, pode ser expressa em um intervalo de interesse do tipo, $Idade(candidato) = [20, 30]$. Este intervalo limita a idade do candidato, ou seja, candidatos com idade 20, 21, 22, ..., ou 30 são possíveis. Por outro lado, não serão aceitados candidatos com 19 ou 31 anos, ou com qualquer outra idade que esteja fora do intervalo [20, 30]. Dessa forma, o intervalo acima define qual é o conjunto de valores impossíveis de ocorrer. Os conjuntos *fuzzy*, porém, não possuem fronteiras tão rígidas e generalizam a distinção binária entre possível e impossível, gerando vários graus de possibilidade. Assim, no nosso exemplo, poderia ser solicitado apenas que o candidato fosse *jovem*, e uma função de pertinência da idade forneceria a distribuição de possibilidades de cada candidato. Dessa forma, a possibilidade de um candidato com 19 anos poderia ser 0,7 e a de um outro candidato com 27 anos poderia ser 1,0. Vemos, portanto, que a distribuição de possibilidades é a própria função de pertinência. Neste caso,

$$\pi_{idade}(x) = \mu_{jovem}(x)$$

onde π denota a possibilidade do candidato x com respeito a idade.

25.4.4 Regras fuzzy

As regras *fuzzy* são estruturas vastamente utilizadas em várias abordagens da teoria *fuzzy*. Elas podem ser entendidas de diversas maneiras. Conceitualmente, as regras *fuzzy* descrevem situações específicas que podem ser submetidas à análise de um painel de especialistas, e cuja inferência nos conduz a algum resultado desejado. Matematicamente, elas podem ser compreendidas como um funcional que mapeia um conjunto de entradas do sistema para um conjunto de saídas.

A regra *fuzzy* é uma unidade capaz de capturar algum conhecimento específico, e um conjunto de regras é capaz de descrever um sistema em suas várias possibilidades. Cada regra *fuzzy*, da mesma forma que uma afirmação clássica, é composta por uma parte antecedente (a parte *Se*) e uma parte conseqüente (a parte *Então*), resultando em uma estrutura do tipo

Se {*antecedentes*} Então {*conseqüentes*}

Os antecedentes descrevem a condição das regras, ou seja, definem uma região *fuzzy* no espaço das variáveis de entrada do sistema que a regra considera. Já os conseqüentes descrevem a sua conclusão. Sendo assim, a construção dos antecedentes muitas vezes resulta em um trabalho de classificação, enquanto a elaboração dos conseqüentes exige um conhecimento, ainda que empírico, sobre a dinâmica do sistema. Podemos esperar, então, que a elaboração dos conseqüentes de uma regra seja mais complexa do que a dos antecedentes.

Uma vez construído o conjunto de regras *fuzzy* necessitaremos de um método de inferência para extrair dele a resposta *fuzzy* final. Existe uma infinidade de inferências possíveis, e a escolha por uma delas depende do sistema que está sendo analisado. As regras são processadas em paralelo, ou seja, todas as regras (circunstâncias) são consideradas ao mesmo tempo, e ao final obtemos uma resposta que pode ser tanto um valor numérico clássico como um conjunto *fuzzy*, a depender do tipo de conseqüente utilizado. O conjunto de regras *fuzzy* constitui o componente essencial dos modelos lingüísticos *fuzzy*, como veremos mais adiante.

25.5 Relações *fuzzy*

As relações *fuzzy* são, assim como os conjuntos *fuzzy*, uma generalização das relações clássicas. Uma relação clássica descreve a inter-relação entre dois ou mais objetos. Uma inter-relação entre dois objetos é uma relação binária, entre três objetos é uma relação ternária, e assim por diante. A inter-relação entre um pai e seu filho pode ser representada por uma relação binária: (*pai*, *filho*).

Uma relação clássica segue a função característica da lógica clássica. Sendo assim, uma relação de amizade entre duas pessoas, por exemplo, designada como "*amigos*" considera que nas relações humanas ou alguém **é** seu amigo ou **não** o **é,** o que é uma simplificação da realidade. Uma relação de amizade *fuzzy* entre duas pessoas considera o grau de amizade entre elas. Sendo assim, dois ou mais indivíduos podem se relacionar com diferentes graus de amizade, desde $1,0$ (são certamente *amigos*) até $0,0$ (não são *amigos*). Formalmente, uma relação *fuzzy* R entre duas variáveis, $x \in X$ e $y \in Y$, é definida por uma função que mapeia o par ordenado (x,y) no espaço $X \times Y$ para o seu grau na relação, ou seja, $R: X \times Y \to [0,1]$. Esta definição é facilmente generalizada para relações de dimensões superiores.

Um exemplo importante de relações *fuzzy* em sistemas diagnósticos é aquela que relaciona sintomas a doenças. Considere o conjunto *sintomas* {cefaléia, tosse, febre} e o conjunto *doenças* {endocardite, pneumonia, coqueluche, turbeculose, gripe comum}. Podemos solicitar a algum clínico que estabeleça o grau de relação entre cada *sintoma* com cada *doença*, elaborando assim uma matriz de relação *fuzzy* onde as colunas são as *doenças* consideradas, as linhas são os *sintomas*, e os valores da matriz são o grau com que os *sintomas* se relacionam com as *doenças*:

	End.	Pn.	Coq.	Tb.	G.C.
$cefaléia$	$0,0$	$0,0$	$0,3$	$0,0$	$0,8$
$febre$	$0,9$	$1,0$	$0,3$	$1,0$	$0,2$
$tosse$	$0,2$	$0,4$	$0,7$	$1,0$	$0,1$

Assim, o grau de relação entre cefaléia e pneumonia é *zero*, ou seja, segundo a matriz de relações proposta não existe correlação direta entre cefaléia e pneumonia. No entanto, a relação entre febre e pneumonia é *um*, segundo esta mesma matriz relacional. Alguém poderia sugerir que a relação entre *sintomas* e *doenças* depende da idade, o que seria muito razoável em um grande número de casos. Para agregarmos a informação *idade* precisaríamos considerar mais uma dimensão na matriz de relações e teríamos uma relação *fuzzy* ternária (*idade, sintoma, doença*).

25.5.1 Composição de relações fuzzy

Consideremos agora o caso de um paciente que apresenta um certo grau de tosse, febre e cefaléia. Um médico desejará saber qual a possibilidade de que este paciente possua alguma das doenças consideradas acima. A pergunta consiste em como agregar as características desse paciente com as informações contidas na matriz relacional *sintoma/doença*. Para responder ao médico podemos utilizar um dos recursos mais preciosos das relações *fuzzy*, qual seja a composição de relações *fuzzy*.

Sejam A e B subconjuntos *fuzzy* de X e Y, respectivamente, e $x \in X$ e $y \in Y$. Seja R a função de relação que mapeia $X \times Y$ no $[0, 1]$ e a função de pertinência de X como sendo $\mu_X(x)$. Então, a função de pertinência de Y é dada por:

$$\mu_Y(y) = \oplus[\mu_X(x) \otimes \mu_R(x,y)] \tag{25.4}$$

onde $\mu_R(x, y)$ é a função de pertinência do par (x, y) segundo a matriz de relação R, o símbolo $\oplus$ denota um operador de disjunção *fuzzy* e o $\otimes$ denota um operador de conjunção *fuzzy*. Escolhendo os operadores **max** e **min** temos que a equação 25.4 torna-se:

$$\mu_Y(y) = \max[\min(\mu_X(x), \mu_R(x,y))]$$

e fornece a composição de X com Y dado R.

Sendo assim, considere $A = \{$cefaléia, febre, tosse$\}$ o conjunto de sintomas s, $B = \{$endocardite, pneumonia, coqueluche, tuberculose, gripe comum$\}$ o conjunto de doenças d e $R(s,d)$ a matriz de relação *sintomas/doenças* citada anteriormente. Considere um paciente cuja pertinência em A é dado por $[0,0;0,7;1,0]$, ou seja, seu grau de cefaléia é *zero*, o de febre é $0,7$ e o de tosse é $1,0$ (o paciente tosse *muito*). Então, se desejamos saber o grau de pertinência deste paciente no conjunto de doenças, dado que existe uma relação entre os sintomas e as doenças descrita em R, precisamos fazer a composição de A com B:

$$\mu_B(d) = \max[\min(\mu_A(s), \mu_R(s,d))]$$

o que nos fornece

$$[0,7; 0,7; 0,7; 1,0; 0,2]$$

ou seja, a possibilidade de que o paciente tenha endocardite, pneumonia ou coqueluche é $0,7$; a possibilidade de que ele tenha tuberculose é $1,0$, e a possibilidade de que seja uma gripe comum é $0,2$.

Note que a resposta da composição é também um conjunto *fuzzy*, ou seja, ela não responde qual doença possui o paciente. O que ela fornece é a distribuição de possibilidades do paciente no conjunto *doenças* dado que ele apresenta uma certa distribuição de possibilidades no conjunto *sintomas*. No entanto, baseado na resposta obtida, o médico pode tomar decisões e optar por exames laboratoriais mais detalhados, investigando com mais afinco a possibilidade de ser uma tuberculose e descartando a possibilidade de uma gripe comum.

25.6 Processos de decisão *fuzzy*

Tomar decisões é uma das atividades mais fundamentais dos seres humanos, e muitos estudos têm sido desenvolvidos acerca desse assunto. O objeto de análise de um processo de decisão é justamente o estudo de quais estratégias utilizar e como escolhê-las de forma melhor ou mais eficientemente. Estudos desse tipo têm sido amplamente aplicados em áreas de gerenciamento, onde o processo de decisão assume um papel fundamental, tais como controle, investimentos, desenvolvimento de novos produtos e alocação de recursos, entre outros. Entretanto, em geral, os processos de decisão incluem qualquer situação onde uma escolha ou seleção de alternativas se faz necessária, abrangendo desde as ciências tidas como exatas até as humanas.

A aplicação da teoria de conjuntos *fuzzy* em processos de decisão consiste basicamente na fuzificação da teoria de decisão clássica. Enquanto o processo de decisão sobre condições de risco tem sido modelado com teorias de decisão probabilística e teoria de jogos, a teoria de decisão *fuzzy* procura lidar com as formulações vagas e imprecisas, inerentemente humanas, quanto a preferências, limitações e objetivos. Um processo de decisão é dito sobre condições de *certeza* quando o resultado de cada ação pode ser determinado com precisão. Ele é dito sobre condições de *risco* quando o conhecimento disponível acerca do resultado consiste apenas da distribuição de probabilidade condicional, relativo a cada ação. Por outro lado, quando os resultados devido a cada ação são caracterizados apenas aproximadamente, então, o processo de decisão é dito sobre condições de *imprecisão*. Este é o caso dos processos de decisão *fuzzy*.

Os conjuntos *fuzzy* podem ser introduzidos na teoria de tomada de decisão de diversas formas. Bellmam e Zadeh sugeriram um modelo *fuzzy* de tomada de decisão no qual os objetivos e restrições relevantes são expressos em termos de conjuntos *fuzzy*, e a decisão é determinada a partir de um tipo de agregação apropriada desses conjuntos. Um processo de decisão nesse tipo de modelo é caracterizado pelos seguintes componentes:

- um conjunto A de possíveis ações ou estratégias;
- um conjunto de metas C_i ($i \in \mathbf{N}$), cada uma das quais expressa em termos de um conjunto fuzzy definido sobre A;
- um conjunto de restrições C_j ($j \in \mathbf{N}$), cada um também sendo expresso em termos de um conjunto fuzzy definido sobre A.

Então, dada uma situação de decisão caracterizada pelos conjuntos *fuzzy* A, G_i ($i \in \mathbf{N}$) e C_j ($j \in \mathbf{N}$), a *decisão fuzzy* D é definida como um conjunto *fuzzy* sobre A que satisfaz simultaneamente as metas e as restrições, ou seja,

$$D(a) = \min[\inf_{i \in \mathbf{N}} G_i(a), \inf_{j \in \mathbf{N}} C_j(a)] \qquad (25.5)$$

para qualquer $a \in A$.

Suponha, por exemplo, que um estudante deseja escolher entre três possíveis faculdades $\{a_1, a_2, a_3\}$ para seguir seu curso superior. Seu objetivo é escolher uma faculdade que ofereça o melhor curso sob a condição (restrição) de que ela não seja muito cara e nem muito longe de sua residência. Neste caso, $A = \{a_1, a_2, a_3\}$ e os conjuntos *fuzzy* envolvidos representam os conceitos *curso alto nível*, *preço razoável* e *próximo de casa*. Note que estes conceitos são bastante subjetivos e dependem de um contexto e, portanto, eles devem ser definidos pelo próprio indivíduo interessado. O objetivo G_i pode ser expresso em termos de uma nota entre 0 e 10 dada a cada faculdade a depender da sua avaliação no Provão, por exemplo. Vamos supor que os valores $g_i's$ das notas atribuídas sejam:

$$g(a_1) = 10$$
$$g(a_2) = 7$$
$$g(a_3) = 2$$

Então o conjunto *fuzzy* G_i de *curso alto nível*, expressos sobre A, pode ser determinado pela normalização dessas notas para o intervalo $[0, 1]$:

$$G_i = 1/a_1 + 0,7/a_2 + 0,2/a_3.$$

O conjunto *fuzzy* C_1 sobre A, que expressa a restrição quanto ao preço da faculdade, pode ser definido em termos monetários a depender do valor do pagamento mensal. Digamos que os valores $c'_{1i}s$ sejam:

$$c_1(a_1) = R\$\ 1.000,00$$
$$c_1(a_2) = R\$\ 600,00$$
$$c_1(a_3) = R\$\ 500,00$$

Então, segundo um certo contexto, podemos dizer que a pertinência destas instituições no conjunto *preços razoáveis* é:

$$C_1 = 0,2/a_1 + 0,6/a_2 + 0,7/a_3.$$

A segunda restrição, C_2, que requer que a distância entre a faculdade e a sua residência não seja muito grande, pode ser expresso em termos de uma medida de distância, km. Digamos que os valores $c'_{2i}s$ são:

$$c(a_1) = 10\ km$$
$$c(a_2) = 7,5\ km$$
$$c(a_3) = 2,5\ km$$

e o conjunto C_2 expresso em termos do conjunto A é dado por:

$$C_2 = 0,4/a_1 + 0,6/a_2 + 1/a_3.$$

Então, aplicando a equação (25.5) nós obtemos o conjunto *decisão fuzzy*

$$D = 0,2/a_1 + 0,6/a_2 + 0,2/a_3$$

que representa uma caracterização *fuzzy* do conceito de *faculdade desejável*. A instituição a ser escolhida seria a a_2 uma vez que ela é a mais desejável entre as três candidatas, pois é a que tem a maior pertinência no conjunto decisão, dado o objetivo e as restrições consideradas.

Os modelos de decisão *fuzzy* representam um importante aliado aos processos de decisão em saúde pública. Massad e colaboradores utilizaram-se desse tipo de abordagem na elaboração de um modelo de decisão *fuzzy* que designasse a melhor estratégia de vacinação contra uma epidemia de sarampo. Este modelo determinou a campanha de vacinação que foi aplicada em todo o Estado de São Paulo para combater o surto da doença em 1997 e consiste, até onde sabemos, no primeiro modelo de decisão *fuzzy* elaborado com este fim. Este trabalho ilustra o quanto esta teoria pode efetivamente atuar junto aos profissionais de saúde.

25.7 Modelos lingüísticos *fuzzy*

Os modelos lingüísticos *fuzzy* estão entre os principais responsáveis pelo sucesso e aplicabilidade da teoria de conjuntos *fuzzy*. Os sistemas *fuzzy* são, em geral, o resultado de uma generalização dos sistemas clássicos, ou seja, nessa abordagem os conceitos nebulosos (vagos) são incorporados a esses sistemas. Os modelos *fuzzy* são também uma extensão do significado clássico de modelos, qual seja, uma representação das características essenciais de um sistema através da estrutura da teoria de conjuntos *fuzzy*. Uma característica central dos sistemas *fuzzy* é que eles são baseados no conceito de partição *fuzzy* das informações. A utilização de conjuntos *fuzzy* permite uma generalização da informação, que está associada com a introdução da imprecisão, do desconhecimento dos fenômenos. Em essência, a representação da informação nos sistemas *fuzzy* procura imitar o processo de raciocínio humano, considerando conhecimentos heurísticos e cruzando informações desconectadas *a priori*.

Nos modelos lingüísticos as equações diferenciais, que normalmente caracterizam os sistemas dinâmicos (como vimos nos capítulos 2 e 3), são substituídas por um conjunto de regras cuja construção abrange predicados vagos e, muitas vezes, conhecimentos heurísticos. Estes modelos são estruturados sobre uma base de conhecimentos, e seu poder de decisão depende da elaboração das regras e dos mecanismos de raciocínio *fuzzy*.

Na teoria de sistemas, os modelos são classificados de acordo com algumas características que o conjunto de equações diferenciais, que é quem estabelece as relações entre as entradas e saídas do sistema, apresentam; como por exemplo, linearidade, não-linearidade, dinâmica, estática etc. Nos modelos *fuzzy* quem assume este papel são as famílias de regras. Assim, os diferentes modelos resultam de distintas interpretações dos conhecimentos contidos nas regras e dos mecanismos de raciocínio adotados. Existem diversos tipos de inferência para relacionar as entradas e saídas do conjunto de regras. Eles diferem pelo tipo de operador utilizado e pelos tipos de antecedentes e conseqüentes. As regras podem, por exemplo, ser constituídas por uma única entrada e uma única saída, esse é o caso dos sistema *"Single-Input/Single-Output"* (SISO). Por outro lado, o sistema pode ser caracterizado por regras com múltiplos valores de entrada e múltiplos valores de saída, o que consiste em uma generalização do caso anterior (MIMO). Os modelos lingüísticos *fuzzy* para sistemas dinâmicos são também muito interessantes e amplamente aplicados. Nesses modelos, a dinâmica do sistema é obtida através de um conjunto de regras iterativas, onde a evolução temporal é obtida pela iteração da saída do passo de tempo anterior como entrada do passo posterior. Os sistemas dinâmicos *fuzzy* não serão discutidos neste texto. O leitor que desejar se aprofundar neste tipo de modelo poderá utilizar-se das leituras recomendadas.

Nos sistemas SISO o conhecimento é expresso através de um conjunto de regras que possui a seguinte estrutura:

$$SE\ U\ é\ B_1\ \textbf{\textit{ENTÃO}}\ V\ é\ D_1$$
$$OU$$
$$...$$
$$OU$$
$$SE\ U\ é\ B_m\ \textbf{\textit{ENTÃO}}\ V\ é\ D_m$$

onde U é a variável lingüísticas de entrada (antecedentes) com domínio X, V é a variável lingüísticas de saída (conseqüentes) com domínio Y, e B_i e D_i são subconjutos *fuzzy* dos conjuntos X e Y. Normalmente os conjuntos *fuzzy* B_i e D_i estão associados a algum termo lingüístico, tais como, *pequeno, médio, muito alto, baixo, rápido, lento* etc. Esta é a estrutura básica do conjunto de regras nos modelos lingüísticos.

Os modelos lingüísticos podem ser entendidos como sistemas especialistas que descrevem lingüisticamente um determinado objeto complexo. Os seus conjuntos *fuzzy*, B_i e D_i, são os parâmetros do modelo, e o número de regras determina a sua estrutura. A idéia aqui é subdividir o espaço das variáveis de entrada e de saída em regiões *fuzzy* e associar cada subconjunto do espaço de entrada com o conveniente subconjunto do espaço de saída.

O método de inferência determina a forma operacional do modelo lingüístico. Ele é um mapeamento que define uma transformação do valor *fuzzy* de entrada em um valor de saída. Existem diversos métodos de inferência, e a escolha por um determinado método depende do tipo de sistema que estamos modelando. Um dos métodos mais comumente utilizado, pela sua simplicidade e por se adaptar muito bem aos controladores *fuzzy*, é o método de Mamdani. Neste tipo de modelo as quantidades estão associadas a termos lingüísticos, sendo o modelo *fuzzy* essencialmente uma expressão qualitativa do sistema. Esse tipo de modelagem está baseada na utilização da linguagem natural para descrever o comportamento dos sistemas.

Uma outra categoria de modelos *fuzzy*, também amplamente aplicada, está baseada no método de modelagem de *Takagi-Sugeno-Kang* (TSK), que foi proposta por Sugeno e seus colaboradores e que é essencialmente uma combinação de conceitos *fuzzy* e não-*fuzzy*. Os conceitos *fuzzy* baseados nesse método integram a habilidade dos modelos lingüísticos, na representação de conhecimentos qualitativos, com um efetivo potencial para uma expressão quantitativa dos sistemas. Os modelos TSK são compostos por proposições condicionais cujos antecedentes são variáveis lingüísticas e cujos conseqüentes são funções.

25.7.1 Modelos fuzzy tipo Mamdani

Trata-se de modelos lingüísticos cuja saída é construída pela superposição dos conseqüentes das regras individuais. Nesta abordagem cada regra

SE U é B_i **ENTÃO** V é D_i

é expressa como uma relação *fuzzy* R_i que é interpretada como o produto cartesiano dos conjuntos *fuzzy* B_i e D_i,

$$R_i = B_i \times D_i \tag{25.6}$$

isto é, R_i é um subconjunto de $X \times Y$, cuja função de pertinência é

$$R_i(x,y) = B_i(x) \wedge D_i(y) \tag{25.7}$$

onde $\wedge$ é o operador de conjunção *fuzzy*, *min*.

Logo, podemos perceber da expressão acima que a relação R_i ocupa uma região no espaço do produto cartesiano $X \times Y$, cuja distribuição de possibilidade é dada por (25.7).

Neste modelo, a agregação do conjunto de regras (o operador **OU**) é realizada através do operador **união** sobre todas as relações individuais, o que caracteriza o caráter construtivo desse tipo de modelo. Assim,

$$R = \bigcup_{i=1}^{m} R_i \tag{25.8}$$

e a função de pertinência $R(x,y)$ da relação *fuzzy* R é dada por:

$$R(x,y) = \vee_i R_i(x,y) = \vee_{i=1}^{m}(B_i(x) \wedge D_i(y)) \tag{25.9}$$

onde $\vee$ é um operador de disjunção *fuzzy*, *max*.

Assim, para um dado conjunto *fuzzy* A de entrada, o conjunto *fuzzy* de saída F será obtido através da regra de inferência max-min e a função de pertinência será

$$\begin{aligned} F(y) &= \vee_x[A(x) \wedge R(x,y)] = \vee_x[\vee_{i=1}^{m}(A(x) \wedge R_i(x,y))] \\ &= \vee_{i=1}^{m}[(\vee_x[A(x) \wedge B_i(x)]) \wedge D_i(y)] = \\ &= \vee_{i=1}^{m}[\tau_i \wedge D_i(y)] \end{aligned} \tag{25.10}$$

onde τ_i é o grau de ativação da *i-ésima* regra, que denota a possibilidade de B_i dado A.

$$\tau_i = Poss[B_i \mid A] = \vee_x[B_i(x) \wedge A(x)]. \tag{25.11}$$

No caso em que o valor de entrada é um número x^*, ou seja, a função de pertinência de A é:

$$A(x) = \begin{cases} 0 & se \quad x \neq x^* \\ 1 & se \quad x = x^* \end{cases} \qquad (25.12)$$

então, o grau de ativação τ_i torna-se

$$\tau_i = Poss[B_i \mid A] = B_i(x^*). \qquad (25.13)$$

Em resumo, o algoritmo usado para calcular a saída de um modelo lingüístico através do modelo de Mamdani, considerando uma entrada $U = A$ ou $U = x^*$, é o seguinte:

1. Para cada regra do modelo lingüístico:
a) Calcular o grau de ativação da regra, τ_i:
$\tau_i = \vee_x [B_i(x) \wedge A(x)]$ se a entrada é um conjunto *fuzzy*.
$\tau_i = B_i(x^*)$ se a entrada é um número x^*.
b) Obter o conjunto *fuzzy* F_i referente a $i - ésima$ regra:
$F_i(y) = \tau_i \wedge D_i(y)$.
2. Agregar os conjuntos *fuzzy* F_i de saída utilizando a operação união, ou o *max*:
$F(y) = \vee_{i=1}^{m} F_i(y)$.

Os modelos lingüísticos *fuzzy* tipo Mamdani fornecem uma saída para o sistema que é também um conjunto *fuzzy*. Todavia, muitas vezes estamos interessados em obter um número como resposta, ou seja, desejamos obter um resultado clássico a partir da saída *fuzzy* obtida. Este objetivo pode ser alcançado através dos métodos de defuzificação. A defuzificação, portanto, é um procedimento que nos permite interpretar a distribuição de possibilidades da saída de um modelo lingüístico *fuzzy* de forma quantitativa, ou seja, ele nos fornece um valor numérico representativo que captura o significado essencial dessa distribuição de possibilidades. Existem muitas técnicas de defuzificação e uma das mais utilizadas é a do centro de área.

O método do centro de área, também citado na literatura como método do centro de gravidade ou do centróide, considera toda a distribuição de possibilidades da saída *fuzzy* do modelo para calcular o valor numérico mais representativo. O procedimento é similar ao usado para calcular o centro de gravidade em física, se consideramos a função de pertinência $\mu_A(x)$ como a densidade de massa de x. Por outro lado, o método do centro de área pode ser compreendido como uma média ponderada, onde $\mu_A(x)$ funciona como o peso do valor x. Se x é discreto, então a defuzificação da conclusão *fuzzy* A é dada por:

$$y_0 = \frac{\sum_x \mu_A(x).x}{\sum_x \mu_A(x)}. \qquad (25.14)$$

Da mesma forma, se x é contínuo, então,

$$y_0 = \frac{\int \mu_A(x)x dx}{\int \mu_A(x)dx}. \qquad (25.15)$$

25.7.2 Modelos fuzzy tipo Takagi-Sugeno-Kang (TSK)

Uma desvantagem dos modelos lingüísticos tipo Mamdani é que eles não contêm de uma forma explícita os conhecimentos objetivos acerca do sistema. Em muitas áreas de atuação, como por exemplo a engenharia, freqüentemente estão disponíveis informações funcionais sobre a estrutura dos sistemas, como por exemplo conservação de energia ou a equação de balanceamento de massa, no caso de sistemas físicos. Procurando contornar este problema Sugeno e colaboradores propuseram um modelo alternativo denominado *modelo de Takagi-Sugeno-Kang (TSK)*. O método de raciocínio do TSK está associado a um conjunto de regras, que têm a característica especial de possuírem funcionais nos conseqüentes, em vez dos conjuntos *fuzzy* usados nos modelos lingüísticos discutidos anteriormente. Então, um possível conjunto de regras nesse modelo é:

SE u_1 é B_{11} **E** u_2 é B_{12} **E**...**E** u_r é B_{1r}
ENTÃO $y_1 = b_{10} + b_{11}u_1 + ... + b_{1r}u_r$
OU
SE u_1 é B_{21} **E** u_2 é B_{22} **E**...**E** u_r é B_{2r}
ENTÃO $y_2 = b_{20} + b_{21}u_1 + ... + b_{2r}u_r$
OU
...
OU
SE u_1 é B_{m1} **E** u_2 é B_{m2} **E**...**E** u_r é B_{mr}
ENTÃO $y_m = b_{m0} + b_{m1}u_1 + ... + b_{mr}u_r$

onde B_{ij} ($i = 1, ..., m; j = 1, ..., r$) são termos lingüísticos, definidos como conjuntos *fuzzy* de referência, sobre os espaços de entrada $X_1, X_2, ..., X_r$ de um sistema MISO; $u_1, ..., u_r$ são as variáveis de entrada. Cada uma das funções lineares nos conseqüentes das regras pode ser entendida como um modelo linear com entradas clássicas $u_1, ..., u_r$, e os parâmetros b_{ij} ($i = 1, ..., m; j = 0, ..., r$) são valores reais.

A inferência realizada pelo modelo TSK é uma interpolação de modelos. O grau de relevância de um modelo linear é determinado pelo grau de pertinência do valor de entrada ao subespaço *fuzzy* associado ao modelo linear.

No caso de vários valores de entrada, o grau de relevância é determinado pelo grau de ativação, τ_i, da regra. Estes graus de relevância funcionam como um peso no processo de interpolação.

A saída total do modelo, y, é definida pela média ponderada das saídas y_i de cada subsistema linear individual, R_i, de forma semelhante à realizada no modelo de Mamdani:

$$y = \frac{\sum_{i=1}^{m} \tau_i y_i}{\sum_{j=1}^{m} \tau_j} = \frac{\sum_{i=1}^{m} \tau_i (b_{i0} + b_{i1} u_1 + ... + b_{ir} u_r)}{\sum_{j=1}^{m} \tau_j} \qquad (25.16)$$

onde τ_i da regra é dado por

$$\tau_i = B_{i1}(u_1) \wedge ... \wedge B_{ir}(u_r). \qquad (25.17)$$

Geometricamente, as regras do método de raciocínio TSK (25.16) correspondem aproximadamente a um mapeamento $X_1 \times X_2 \times ... \times X_r \to Y$ por uma função linear por partes.

De uma forma geral, podemos trocar as funções lineares nos conseqüentes das regras por funções não-lineares. Desse modo, o modelo TSK torna-se uma coleção de regras cuja estrutura é

SE u_1 é B_{i1} **E** u_2 é B_{i2} **E...E** u_r é B_{ir}
ENTÃO $y_i = f_i(u_1, u_2, ..., u_r)$

onde as saídas dos subsistemas não-lineares são combinações análogas ao caso linear, através da expressão (25.16).

A arquitetura dos modelos TSK é definida por um conjunto de regras que determinam uma partição do espaço de variáveis de entrada e que depende da estrutura dos subsistemas individuais. A grande vantagem desse modelo consiste no seu poder de representação, especialmente para descrever processos tecnológicos. Ele permite a decomposição de um sistema complexo em um conjunto de subsistemas mais simples. Em situações realísticas, a decomposição dos sistemas em subsistemas clássicos é praticamente impossível, devido à ausência natural de fronteiras bem delimitadas para os sistemas e do conhecimento disponível ser fragmentado. Todavia, o modelo TSK nos permite realizar decomposições *fuzzy* dos sistemas, o que permite a realização de modelos mais realísticos para a descrição dos fenômenos.

Não é nosso objetivo descrever detalhadamente os modelos *fuzzy* e suas características. Todavia, é importante ressaltar que se os modelos tipo Mamdani são capazes de incorporar ao sistema o conhecimento heurístico e acadêmico, a experiência e até mesmo a intuição dos especialistas, o que consiste em uma enorme vantagem em alguns casos, por outro lado eles se apresentam altamente dependentes ao especialista. Esta depedência pode resultar em limitações em alguns tipos de aplicações. Contudo, para elaborarmos sistemas do tipo TSK é necessário que um conjunto de dados experimentais esteja disponível, o que nem sempre ocorre. Sendo assim, a escolha entre um determinado tipo de modelo *fuzzy* e outro dependerá do tipo de informação disponível e das características do problema a ser modelado. Na verdade, a situação ideal consiste em agregarmos ambos, a opinião do especialista e a informação advinda do conjunto de dados. Existem muitas formas de agregar e extrair estas informações, os modelos chamados híbridos têm apresentado uma enorme capacidade na solução de problemas utilizando-se de diversas fontes de informação.

25.8 Modelos híbridos

Os modelos híbridos consistem em sistemas elaborados com múltiplas técnicas e teorias da área de *soft computing*. Em particular as técnicas de computação evolutiva, como os algoritmos genéticos, têm se apresentado como fortes aliadas na elaboração de modelos *fuzzy*. A partir de sistemas evolutivos é possível construir as regras *fuzzy* sem a necessária intervenção do especialista, o que praticamente exclui a dependência ao especialista nos modelos lingüísticos.

A teoria de redes neurais e a teoria de conjuntos *fuzzy* também têm se apresentado como grande aliadas. Tanto as redes neurais podem auxiliar na obtenção dos conjuntos *fuzzy* através do aprendizado a partir de exemplos, quanto a lógica *fuzzy* pode auxiliar nos modelos de redes neurais, permitindo a inclusão de imprecisões nas redes. A aplicação de técnicas híbridas no tratamento de problemas complexos tem crescido rapidamente nos últimos anos e representa um campo de pesquisa ainda pouco explorado.

Como discutido anteriormente, o objetivo deste texto não é o de abordar em profundidade a teoria *fuzzy*, mas sim o de inserir o leitor nesse assunto de forma informativa, ilustrando como esta teoria pode atuar em áreas da biomedicina.

25.9 Leitura recomendada

Existem muitos livros sobre a teoria de conjuntos *fuzzy* e suas aplicações. Para o leitor que deseja conhecer mais profundamente a lógica *fuzzy*, tanto no seu sentido mais amplo quanto no mais restrito, eu recomendo a leitura do livro do *Klir & Yuan*. Trata-se de um livro razoavelmente completo e com uma abordagem mais matemática. Para aqueles que gostam um pouco mais de matemática, uma excelente leitura é o livro de *Nguyen & Walker*. Já para quem procura um livro mais intuitivo, porém com discussões conceituais importantes, é recomendado o estudo do livro de *Yen & Langari*. Um dos livros sobre teoria dos conjuntos *fuzzy* mais completos que conheço é o de *Pedrycz & Gomide*. Este livro aborda praticamente tudo que existe até hoje sobre o assunto. Todavia, é necessário que o leitor domine razoavelmente o tema para aproveitá-lo. O livro de *Yager & Filev* trata os modelos *fuzzy* de forma detalhada e agradável. Curiosamente, apesar de existir um número representativo de pesquisadores brasileiros nesta área, são poucos os livros disponíveis em português. Na verdade, existem apenas dois livros editados no Brasil até o momento: o de *Shaw & Simões* e o de *Hime Oliveira*. Para os que desejam aprender mais sobre teoria de controle *fuzzy* um livro divertido é o de *Reznik*. O livro de *Szczepaniak* e colaboradores e a tese de doutorado de *Ortega* (disponível em *www.saber.usp.br*) é um exemplo de como esta teoria pode ser aplicada na área médica e em epidemiologia, respectivamente.

25.10 Referências bibliográficas

[1] Klir GJ e Yuan B, *Fuzzy Sets and Fuzzy Logic*, editora Prentice Hall, EUA 1995.

[2] Nguyen HT e Walker EA, *A first Course in Fuzzy Logic* (segunda edição), editora Chapman & Hall/CRC, EUA 2000.

[3] Yen J e Langari R, *Fuzzy Logic: Intelligence, Control and Information*, editora Prentice Hall, EUA 1999.

[4] Pedrycz W e Gomide F, *An introduction to Fuzzy Sets - Analysis and Design*, editora MIT, EUA 1998.

[5] Yager RR e Filev DP, *Essencial of Fuzzy Modeling and Control*, editora Wiley Interscince, EUA 1994.

[6] Shaw IS e Simões MG, *Controle e Modelagem Fuzzy*, editora Edgard Blücher Ltda., Brasil 1999.

[7] Oliveira Jr. HA, *Lógica Difusa: Aspectos práticos e Aplicações*, editora Interciência, Brasil 1999.

[8] Reznik L, *Fuzzy Controllers*, editora Newnes, Inglaterra 1997.

[9] Szczepaniak PS, Lisboa PJ, Kacprzyk J, *Fuzzy Systems in Medicine*, editora Physica-Verlag, Alemanha 2000.

[10] Ortega NRS, *Aplicações da Teoria de Conjuntos Fuzzy em Problemas da Biomedicina*, Tese de doutorado do Instituto de Física da Universidade de São Paulo, Brasil 2001.

26

Redes neurais artificiais

Koichi Sameshima
Daniel Yasumasa Takahashi

26.1 Introdução

O rápido avanço científico-tecnológico das últimas décadas, além de proporcionar conforto no cotidiano e novas formas de lazer, gerou uma série de desafios à capacidade adaptativa do homem. Há uma constante necessidade de os homens aprenderem novos conceitos, ferramentas e instrumentos inventados pelo próprio homem em que, aqueles menos aptos ao aprendizado, podem se tornar "obsoletos" no sistema econômico da sociedade moderna. Ao longo da evolução, a sobrevivência de indivíduos e de espécies vem dependendo, além das aptidões inatas e adquiridas no período inicial da ontogênese, principalmente, da capacidade de adultos se adaptarem a novas situações e ambientes, individual e coletivamente. Essas adaptações ocorrem em diversas escalas de tempo, as mais rápidas na ordem de dezenas de milissegundos a minutos, envolvendo comportamento de fuga ou ataque e regulação homeostática, e as mais lentas processam-se entre gerações com participação da maquinaria genética ou aprendizado com envolvimento da plasticidade neural, aprendizado e acúmulo de informações e conhecimentos, que se manifestam como bagagem cultural de um povo.

Nos mamíferos, as quatro funções básicas do sistema nervoso são a aprendizagem, o processamento de informação, a regulação da homeostase e a geração de comportamentos. Apesar de o cérebro ser freqüentemente comparado aos modernos computadores digitais, há mais diferenças que semelhanças entre eles. A partir dos trabalhos pioneiros de McCullock e Pitt na década de 1940, o homem vem se dedicando ao desenvolvimento de modelos de cérebro com inclusão de diversos níveis de detalhamentos funcional e estrutural, considerando desde aspectos moleculares de neurotransmissores, receptores e canais iônicos, de circuitos neuronais, até de funções cognitivas superiores valendo-se de modelos de neurônios ou de redes neurais com variadas complexidades, com o intuito de reproduzir funções cognitivas atribuídas ao cérebro ou de entender os mecanismos neurofisiológicos envolvidos no processamento de informação neural e na gênese de comportamentos.

Hoje há evidências acumuladas de que a unidade fundamental de processamento do sistema nervoso seja o neurônio. As informações são codificadas por padrões temporais de disparo dos potenciais de ação de populações de neurônios que compõem o circuito neural. Cada neurônio envia informações pela propagação de potenciais de ação pelos prolongamentos axonais que estabelecem contatos, denominados sinapses, com centenas de vários milhares de outros neurônios. Em uma sinapse, em geral, atua um único tipo de neurotransmissor, substância química que pode excitar ou inibir um neurônio pós-sináptico por meio de diversos mecanismos de interação na membrana pós-sináptica. O cérebro de mamíferos é um sistema complexo em que populações (formando módulos funcionais) de milhares de neurônios trocam informações por interações excitatórias e inibitórias num equilíbrio dinâmico. O emaranhado de conexões neuronais é denominado rede neural. Apesar dos avanços observados nas últimas décadas, pouco se sabe ainda como as informações mais complexas são codificadas no sistema nervoso do homem (ou mesmo processadas). Naturalmente, há várias possibilidades bastante plausíveis que têm sido exploradas por meio de diversas abordagens experimentais e teóricas, entre as quais podem se citar as seguintes estratégias de codificação: a) em freqüência de disparo, que é utilizada para codificar a intensidade de um estímulo em receptores sensoriais periféricos; b) temporal, em que informação está contida na seqüência temporal dos disparos; ou c) por sincronia de disparo, neste caso a informação está contida na fase com que uma população de neurônios disparam no tempo.

Como se pode perceber, compreender ou mesmo reproduzir o funcionamento do sistema nervoso de um mamífero não é uma tarefa trivial. Apesar disso, a área de redes neurais artificiais abordada neste capítulo, que empresta uma concepção bastante simplificada de sua contrapartida biológica, tem recebido uma considerável atenção da comunidade científica por ser capaz de solucionar uma grande variedade de problemas complexos, antes difíceis de serem resolvidos ou mesmo abordados pelas técnicas existentes. O intuito deste capítulo é apresentar os conceitos básicos e introduzir alguns tipos de redes neurais artificiais que podem ser úteis na solução de problemas em biomedicina. Como ficará aparente, redes neurais artificiais aplicadas a essa classe de problemas podem ser vistas como uma extensão da estatística multivariada em que modelos lineares ou não-lineares de predição ou de reconhecimento de padrão emergem naturalmente da escolha de arquitetura e parâmetros de redes neurais utilizadas. Os principais fatores que impulsionaram, nas últimas três décadas, a evolução das técnicas baseadas em redes neurais artificiais foram a disponibilização de recursos computacionais potentes e baratos, conjuminados com concomitante desenvolvimento de algoritmos eficientes e de técnicas estatísticas baseadas em uso intensivo de computadores digitais.

26.2 Conceitos básicos

Em redes neurais artificiais, um elemento neural (equivalente ao neurônio do sistema biológico) é a unidade de processamento básico. O elemento neural, ou simplesmente neurônio, costuma ser representado graficamente como na figura 26.1, em que se tem m entradas, $\{x_1, x_2, ..., x_m\}$, ou sinais de entrada, e uma saída, y, ou sinal de saída. **Sinal de entrada** refere-se ao valor de dados sobre o qual se deseja que a rede neural artificial extraia alguma informação, denominado em estatística variável independente. **Sinal de saída** é a resposta da rede dado um sinal de entrada, também denominado variável dependente. Doravante, se não houver confusão com a rede neural biológica, rede neural artificial será denominada simplesmente rede ou rede neural.

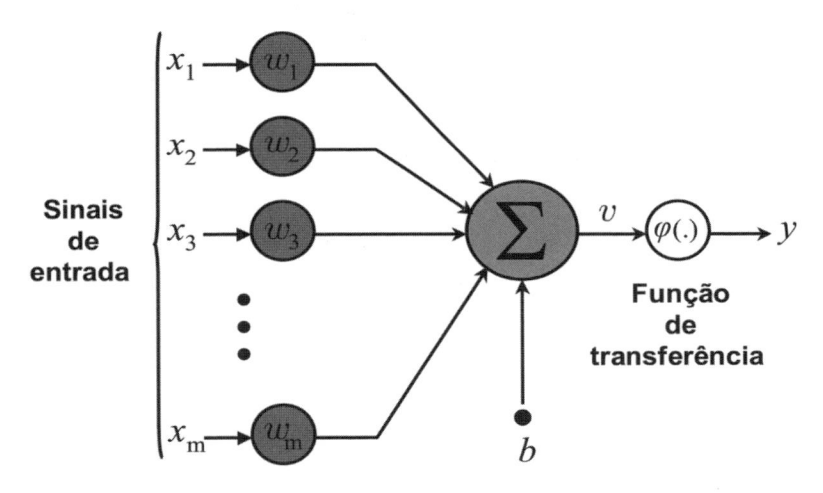

FIGURA 26.1. Representação genérica de um elemento neural (vide texto para explicação sobre os parâmetros).

As expressões matemáticas que relacionam a entrada e a saída do elemento neural (figura 26.1) são dadas pelas seguintes equações:

$$\begin{aligned} u &= \sum_{j=1}^{m} w_j x_j \\ v &= u + b \\ y &= \varphi(v) \end{aligned} \qquad (26.1)$$

Nestas expressões, w_j são os pesos sinápticos, um fator de ganho atribuído a cada conexão, em que o sinal de entrada é multiplicado antes de ser somado/integrado pelo elemento neural pós-sináptico. A variável intermediária u, não presente no modelo gráfico, armazena o resultado do somador, que acumula os valores dos sinais de entrada multiplicados pelos respectivos pesos sinápticos. A este valor u, o elemento neural pode adicionar um viés, b, que corresponde ao valor limiar de ativação de um elemento neural (diferindo do significado geralmente utilizado em estatística), antes de passar por uma função de transferência, $\varphi(v)$, que realiza uma transformação que geralmente limita o valor obtido pela função aditiva dentro de um intervalo pré-estabelecido, por exemplo, entre 0 e 1. Daqui em diante, um elemento neural será simplesmente denominado neurônio.

Inicialmente, analisaremos um exemplo simples de como uma rede neural artificial opera.

Exemplo 1: Considere um neurônio com duas entradas e as seguintes atribuições de parâmetros e função de transferência: $x_1 = 1$ e $x_2 = 2$; $w_1 = 1$ e $w_2 = 3$; $b = -7$ e $\varphi(v) = \frac{1}{1+e^{-v}}$ (esse tipo de expressão é conhecido como função logística). Assim, substituindo-se estes valores numéricos nas expressões da equação 26.1 obtém-se o valor da saída y do neurônio:

$$u = 1 \times 1 + 3 \times 2 = 7$$
$$v = 7 + (-7) = 0$$
$$y = \frac{1}{1+e^{-0}} = 0,5.$$

Observe que se $u > -b$, então $v > 0$; e se $u < -b$, então $v < 0$; logo é nesse sentido que o viés b serve como um valor limiar de ativação.

Como no sistema nervoso de mamíferos, as redes neurais artificiais podem estar organizadas hierarquicamente em camadas de tal sorte que uma camada envia seus sinais de saída à camada seguinte, e assim sucessivamente (figura 26.2). Na nomenclatura de redes neurais artificiais, o termo camada de entrada (primeira camada) refere-se à camada dos sinais de entrada, que tem a função básica de distribuir os sinais de entrada para os neurônios da primeira camada intermediária.

Costuma-se dizer que o sistema nervoso tem comportamento não-linear. A razão básica para isso é que os neurônios biológicos apresentam uma função de ativação, ou seja, uma função que relaciona a ativação ou nível de despolarização neuronal e a freqüência de disparo, que é uma função não-linear, aproximadamente uma função sigmoidal. Qual é o significado

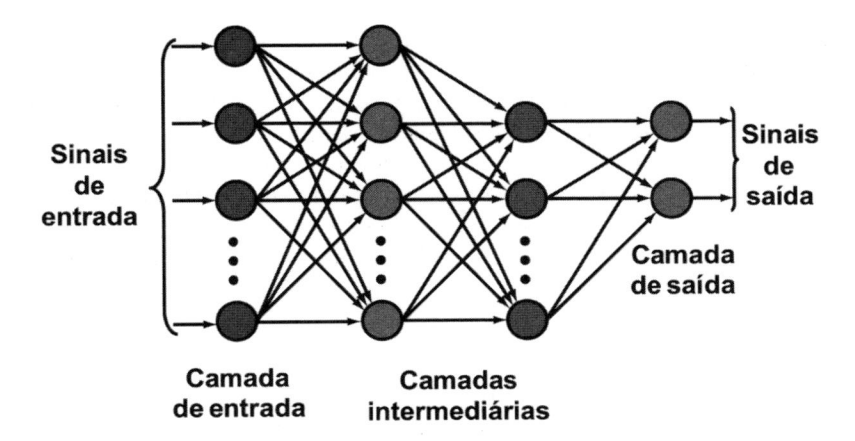

FIGURA 26.2. Representação de uma rede neural com as camadas de entrada e de saída, e duas camadas intermediárias.

matemático de linearidade e não-linearidade? Diz-se que uma **função** $\zeta(.)$ é linear se valem as seguintes relações:

(a) $\quad \zeta(kx) = k\zeta(x)$

e

(b) $\zeta(x+y) = \zeta(x) + \zeta(y)$
em que k é uma constante. Caso uma das igualdades não seja verdadeira, a função será não-linear. Por exemplo, a função $\zeta(x) = \alpha x$ é linear, pois

(a) $\zeta(kx) = \alpha(kx) = k(\alpha x) = k\zeta(x)$

e

(b) $\zeta(x+y) = \alpha(x+y) = \alpha x + \alpha y = \zeta(x) + \zeta(y)$

Por sua vez, $\zeta(x) = x^2$ não é linear, porque

$$\zeta(kx) = (kx)^2 = k^2 x^2 = k^2 \zeta(x) \neq k\zeta(x)$$

Em palavras, num sistema com comportamento linear valem os princípios da proporcionalidade e da sobreposição, ou seja, (a) se o valor de entrada é aumentado ou diminuído, a saída também varia nessa mesma proporção, e (b) se para uma entrada a, o sistema responde com A e, para outra entrada

b, responde com B, então o sistema linear responderá à entrada composta $(a + b)$ com um valor de saída $(A + B)$, ou seja os efeitos se sobrepõem. Observe que na formulação do elemento neural foram definidos os termos função de aditivação e função de transformação.

26.3 Percéptrons de camada única

Os percéptrons de camada única ou simplesmente percéptrons constituem a forma mais simples de redes neurais artificiais e foram amplamente estudados na década de 1960. Eles são formados por uma única camada de neurônios e foram importantes para o desenvolvimento de outros tipos de redes.

Para facilitar o entendimento será considerado apenas o caso de um único neurônio pois a extensão para mais neurônios é imediata. Como na figura 26.1, o percéptron de um único neurônio pode ser representado analogamente, com a ressalva de que a função de transferência, em vez de ser uma função logística considerada no exemplo 1, é uma função definida por:

$$\varphi(v) = \begin{cases} +1, & \text{se } v > 0 \\ -1, & \text{se } v \leq 0 \end{cases}.$$

Agora, suponha que se deseja classificar um paciente como portador ou não de uma determinada doença com base em algumas informações que tenham sido obtidas em seu exame. Nesse caso, pode-se convencionalmente atribuir o valor +1, quando o paciente for portador de um quadro ou doença, e -1, caso contrário. Assim, deseja-se que, dadas as informações de exame dos pacientes, um neurônio responda com o valor de saída +1, se for portador da doença, e com -1, caso contrário. Os dados de exame que serão utilizados como sinais de entrada também devem ser adequadamente codificados. Se o parâmetro for do tipo sim/não ou presente/ausente, pode-se também atribuir os valores +1 e -1 (ou +1 e 0), respectivamente; se a variável for do tipo analógica, ela poderá assumir valores contínuos em um determinado intervalo.

O próximo passo seria encontrar os pesos sinápticos, w_j, com que o neurônio realizasse essa classificação com a menor probabilidade de erro para o conjunto de dados disponíveis. Como estimar os valores de pesos sinápticos mais adequados? Esse é um dos problemas centrais no procedimento de resolução de problemas baseada em rede neurais, que depende da escolha de um algoritmo de ajuste de pesos sinápticos. Juntamente com a arquitetura de rede neural escolhida, o algoritmo utilizado para ajustar os pesos sinápticos são os dois fatores determinantes do desempenho de uma rede neural artificial.

No caso dos percéptrons, pressupõe-se que as categorias consideradas sejam linearmente separáveis. A separabilidade linear está graficamente ilustrada na figura 26.3. Observa-se que os dois subconjuntos distintos de dados da figura 26.3a não são linearmente separáveis, enquanto na figura 26.3b uma reta é capaz de separar os dois subconjunto de dados A e B. Esse conceito de separabilidade linear pode ser estendido para o espaço tridimensional, em que o separador é um plano, ou para um espaço com n-dimensões, em que duas ou mais categorias de dados são separáveis por um ou mais hiperplanos n-dimensionais.

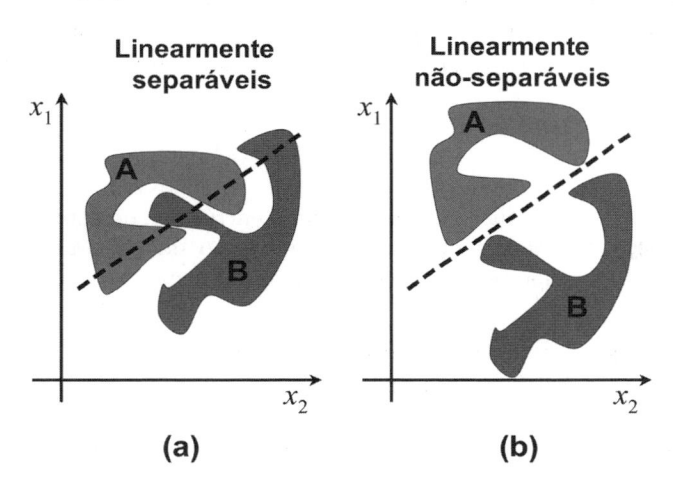

FIGURA 26.3. Em espaço bidimensional a separabilidade linear pode ser exemplificada por meio de duas regiões espaciais A e B, que podem ou não ser separadas por uma reta. Nos dois eixos, x_1 e x_2 são as variáveis independentes.

A separabilidade linear implica matematicamente na existência de um vetor de peso $\mathbf{w} = [w_1, w_2, ..., w_n]^T$, tal que $\sum_{i=1}^{n} w_i x_i + b > 0$ para todo o conjunto de x_i pertencentes à classificação $+1$ e $\sum_{i=1}^{n} w_i x_i + b \leq 0$ para todo conjunto de x_i pertencente à classificação -1. Utilizando a notação matricial, que facilitará as discussões subseqüentes, tem-se:

a)

$$\mathbf{w}^T = [w_1, w_2, \cdots, w_n] \text{ e } \mathbf{x}^T = [x_1, x_2, \cdots, x_n]$$

sendo $\mathbf{w}^T$ e $\mathbf{x}^T$ os vetores transpostos de $\mathbf{w}$ e $\mathbf{x}$ respectivamente;

b)

$\mathbf{w}^T \mathbf{x} > 0$ para todo vetor $\mathbf{x}$ pertencente à classificação $+1$

e

$\mathbf{w}^T \mathbf{x} \leq 0$ para todo vetor $\mathbf{x}$ pertencente à classificação -1

Caso esse vetor $\mathbf{w}$ exista, pode-se utilizar o algoritmo descrito a seguir para estimá-lo.

26.3.1 Algoritmo de treinamento do percéptron

Antes de mais nada, note que o processo de treinamento de redes neurais poderia perfeitamente ser o equivalente biológico de aprendizagem e memorização. Assim como no sistema biológico, existem duas famílias de algoritmos de treinamento de rede neurais artificiais, o **supervisionado** e o **não-supervisionado**. Na primeira, os algoritmos valem-se das informações de acertos e erros cometidos para os dados de treinamento no processo de ajuste sucessivo dos parâmetros (p. ex., pesos sinápticos e viés) de uma rede, enquanto os algoritmos não-supervisionados não utilizam essa informação.

Os seguintes passos definem o algoritmo de treinamento de um percéptron simples:

a) Se, depois de m ajustes iterativos, uma entrada $\mathbf{x}$, pertencente à classe $+1$ (ou -1), for corretamente classificada, o peso sináptico não será atualizado. Esse fato pode ser expresso da seguinte forma:

$$\left. \begin{array}{l} \text{se } \mathbf{w}(m)^T\mathbf{x} + b > 0 \text{ e } \mathbf{x} \text{ pertencer à } +1 \text{ ou} \\ \text{se } \mathbf{w}(m)^T\mathbf{x} + b \leq 0 \text{ e } \mathbf{x} \text{ pertencer à } -1 \end{array} \right\} \Longrightarrow \mathbf{w}(m+1) = \mathbf{w}(m) \quad (26.2)$$

em que $\mathbf{w}(m)$ representa o peso sináptico depois de m ajustes.

b) Caso contrário, o peso será ajustado utilizando-se as seguintes regras:

$$\begin{array}{l} \text{se } \mathbf{w}(m)^T\mathbf{x} + b > 0 \text{ e } \mathbf{x} \text{ pertencer a} -1 \Rightarrow \mathbf{w}(m+1) = \mathbf{w}(m) - \alpha\mathbf{x} \\ \text{se } \mathbf{w}(m)^T\mathbf{x} + b < 0 \text{ e } \mathbf{x} \text{ pertencer a} +1 \Rightarrow \mathbf{w}(m+1) = \mathbf{w}(m) + \alpha\mathbf{x} \end{array} \quad (26.3)$$

O parâmetro $\alpha > 0$ é denominado constante de aprendizado. Observe que este algoritmo de treinamento é do tipo supervisionado, pois se vale da informação de que, para cada entrada, a classificação foi correta ou não no passo b).

Sob a circunstância descrita de as classificações serem linearmente separáveis, assegura-se uma convergência do ajuste desejado em número finito de interações, ou seja, a obtenção de um peso $\mathbf{w}$ que permita a classificação correta dos dados, se a constante de aprendizado for adequadamente selecionada.

Exemplo 2: Suponha uma doença de herança autossômica dominante. O objetivo é classificar os indivíduos com a doença e aqueles sem a doença sabendo quais alelos foram transmitidos

26. Redes neurais artificiais   501

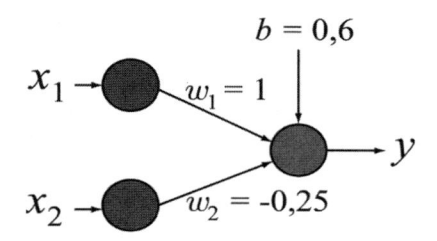

$$b = 0,6$$
$$x_1 \rightarrow \quad w_1 = 1$$
$$\quad \rightarrow y$$
$$x_2 \rightarrow \quad w_2 = -0,25$$

FIGURA 26.4. Esquema de percéptron com os respectivos parâmetros de peso sináptico e viés.

pelos pais. Arbitrariamente, atribui-se +1 à classe dos indivíduos com a doença e −1 à classe dos indivíduos sem a doença. Além disso, associa-se o valor 1 ao alelo dominante e −1 ao alelo recessivo. Assim, as possíveis combinações de alelos dos pais são:

$$\begin{aligned} \mathbf{x}(0)^T &= [\quad 1 \quad 1 \quad] \\ \mathbf{x}(1)^T &= [\quad 1 \quad -1 \quad] \\ \mathbf{x}(2)^T &= [\quad -1 \quad 1 \quad] \text{ e} \\ \mathbf{x}(3)^T &= [\quad -1 \quad -1 \quad] \end{aligned}$$

e as respectivas respostas desejadas são:

$$d(0) = +1, \quad d(1) = +1, \quad d(2) = +1 \quad \text{e} \quad d(3) = -1$$

Inicialmente a rede neural tem pesos, viés e constante de aprendizado aleatoriamente escolhidos, por exemplo,

$$\mathbf{w}(0)^T = [\ 1 \quad -0,25\ ], b = 0,6 \text{ e } \alpha = 0,5$$

O percéptron com esses parâmetros está esquematizado na figura 26.4.

Exemplo 3: Utilizando-se esses parâmetros e seguindo o algoritmo descrito pelas equações 26.2 e 26.3 tem-se:

a)
$$\begin{aligned} v(0) &= \mathbf{w}(0)^T \mathbf{x}(0) + b = [\ 1 \quad -0,25\ ] \begin{bmatrix} 1 \\ 1 \end{bmatrix} + 0,6 \\ &= 1 \times 1 + (-0,25) \times 1 + 0,6 = 1,35 > 0 \\ &\Rightarrow \varphi(v) = +1 \end{aligned}$$

e o peso **w** permanecerá inalterado pois **x**(0) foi classificado corretamente.

b)
$$\begin{aligned} v(1) &= \mathbf{w}(1)^T\mathbf{x}(1) + b = \begin{bmatrix} 1 & -0,25 \end{bmatrix} \begin{bmatrix} 1 \\ -1 \end{bmatrix} + 0,6 \\ &= 1 \times 1 + (-0,25) \times (-1) + 0,6 = 1,85 > 0 \\ &\Rightarrow \varphi(v) = +1 \end{aligned}$$

também neste caso, os pesos sinápticos não serão atualizados.

c)
$$\begin{aligned} v(1) &= \mathbf{w}(1)^T\mathbf{x}(2) + b = \begin{bmatrix} 1 & -0,25 \end{bmatrix} \begin{bmatrix} -1 \\ 1 \end{bmatrix} + 0,6 \\ &= 1 \times (-1) + (-0,25) \times 1 + 0,6 = -0,65 < 0 \\ &\Rightarrow \varphi(v) = -1 \end{aligned}$$

mas a resposta desejada é $d(2) = +1$, logo o peso deverá ser reajustado de acordo com a regra apresentada,

$$\mathbf{w}(3) = \mathbf{w}(2) + \alpha\mathbf{x}(2) = \begin{bmatrix} 1 \\ -0,25 \end{bmatrix} + 0,5 \times \begin{bmatrix} -1 \\ 1 \end{bmatrix} = \begin{bmatrix} 0,5 \\ 0,25 \end{bmatrix}$$

d)
$$\begin{aligned} v(3) &= \mathbf{w}(3)^T\mathbf{x}(3) + b = \begin{bmatrix} 0,5 & 0,25 \end{bmatrix} \begin{bmatrix} -1 \\ -1 \end{bmatrix} + 0,6 \\ &= 0,5 \times (-1) + 0,25 \times (-1) + 0,6 = -0,15 < 0 \\ &\Rightarrow \varphi(v) = -1 \end{aligned}$$

e o peso se manterá inalterado, pois **x**(3) foi classificado corretamente. É fácil verificar que **w**(3) permite a classificação correta de todos os dados de entrada **x** observando-se a sua representação gráfica (figura 26.5).

À primeira vista, o percéptron parece permitir a resolução de um grande número de problemas de classificação, mas sabe-se atualmente que sua utilidade é limitada aos dados que sejam linearmente separáveis.

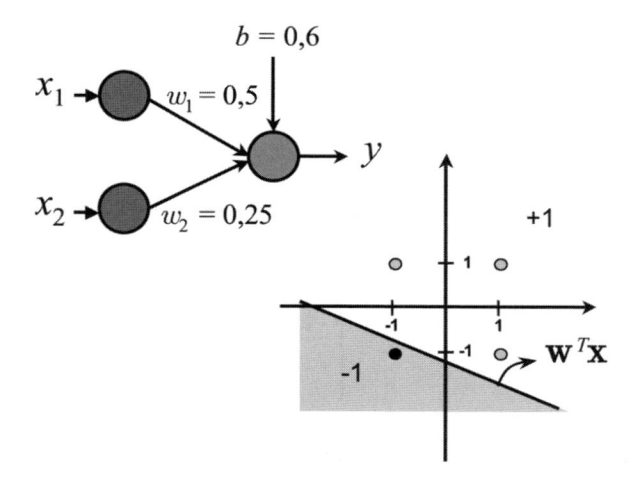

FIGURA 26.5. Representação gráfica da característica de desempenho do percéptron.

Exemplo 4: Se o exemplo anterior fosse reformulado e o objetivo fosse o de classificar os indivíduos homozigotos (+1) e os heterozigotos (-1), ou seja, se as respostas desejadas fossem

$$d(0) = +1, \quad d(1) = -1, \quad d(2) = -1 \quad e \quad d(3) = +1$$

o percéptron não mais seria capaz de classificá-los corretamente, uma vez que os dados não são linearmente separáveis (figura 26.6).

Existem variantes de percéptrons que são capazes de resolver até mesmo problemas que não sejam linearmente separáveis. Uma das possibilidades seria realizar um pré-processamento dos dados. No problema anterior em que o percéptron simples não consegue resolver, pode-se transformar os dados multiplicando-se os x_i dos vetores **x** e obtendo-se um novo valor $z = x_1 \times x_2$. Assim, com essa transformação, tem-se

$$\begin{aligned} z(0) &= 1 \times 1 = 1 \\ z(1) &= 1 \times (-1) = -1 \\ z(2) &= (-1) \times 1 = -1 \\ z(3) &= (-1) \times (-1) = 1 \end{aligned}$$

O percéptron, com os dados de entrada assim transformados, teria apenas uma entrada, um peso, $p = 1$, e um viés, $b = 0$. É imediato que esse percéptron com dados transformados resolve o problema, pois

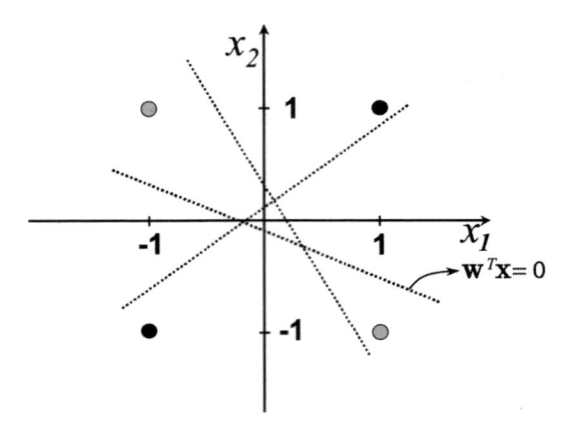

FIGURA 26.6. Representação da localização das respostas desejadas no plano. Os círculos pretos correspondem aos homozigotos, e os cinzas, aos heterozigotos.

$$z(0) \times p = 1 > 0$$
$$z(1) \times p = -1 < 0$$
$$z(2) \times p = -1 < 0$$
$$z(3) \times p = 1 > 0$$

Essa técnica de pré-processamento resolveu esse problema específico, mas nada garante que será útil em outros casos. Mais interessante seria que as transformações necessárias fossem embutidas na arquitetura da rede neural ou realizadas naturalmente por um algoritmo comum mais genérico. Foi essa idéia que motivou a implementação de percéptrons de camadas múltiplas apresentados a seguir.

26.3.2 Algoritmo dos mínimos quadrados

Antes, introduziremos uma interessante regra de treinamento de redes neurais denominada algoritmo dos mínimos quadrados. Considere novamente uma rede de neurônio único, com vetor peso **w** e vetor de entrada **x**, definida por

$$v(n) = \sum_{j=1}^{m} w_j x_j = \mathbf{w}^T \mathbf{x}$$
$$y(n) = \varphi[v(n)] = v(n)$$

A função de transferência não modificou $v(n)$ e, nesse caso, diz-se que ela é uma função identidade (linear).

Suponha que o objetivo não seja mais o de classificar todos os dados corretamente, como no caso do percéptron, mas o de minimizar a função de custo, Φ, definida por

$$\Phi[\mathbf{w}(n)] = \frac{1}{2}e^2(n)$$

em que

$$e(n) = d(n) - y(n) = d(n) - \mathbf{w}^T(n)\mathbf{x}(n)$$

e $d(n)$ a resposta desejada para uma determinada entrada $\mathbf{x}(n)$ e saída $\mathbf{y}(n)$. Aqui está se utilizando a convenção $w_0 = b$ e $x_0 = 1$ que incorpora o viés e os estímulos numa única expressão e simplificará a notação. Observe que, quanto menor for Φ, mais próximo da resposta desejada $d(n)$ será a resposta $\mathbf{y}(n)$.

Exemplo 5: Utilizando os dados do exemplo 2 tem-se

$$\begin{aligned} e(0) &= d(0) - \mathbf{w}^T(0)\mathbf{x}(0) = 1 - \begin{bmatrix} 0,6 & 1 & -0,25 \end{bmatrix} \begin{bmatrix} 1 \\ 1 \\ 1 \end{bmatrix} \\ &= 1 - (0,6 \times 1 + 1 \times 1 + (-0,25) \times 1) = -0,35 \\ \Phi(0) &= \frac{1}{2}e^2(0) = \frac{1}{2}(-0,35)^2 = 0,06125 \end{aligned}$$

Como minimizar a função custo Φ? Observe o gráfico da função Φ (figura 26.7) em relação a w_1. O mínimo $m = (w_1^*, \Phi^*)$ dessa função é o ponto em que a reta tangente é paralela ao eixo das abscissas e $(w_1(0), \Phi(0))$, no exemplo 4, corresponde ao ponto p na figura 26.7. Para se aproximar do ponto mínimo m, pode-se corrigir o peso w_1 de forma a se aproximar de w_1^*. Na figura 26.7 pode-se notar que, para todos os pontos com $w_1 < w_1^*$, a reta tangente apresenta uma inclinação negativa, enquanto para $w_1 > w_1^*$, a reta tangente apresenta uma inclinação positiva. Além disso, quanto mais próximo do ponto m estiver, menor será o ângulo da reta tangente a esse ponto. Então uma forma de minimizar a função Φ seria utilizar esses fatos, pois o sinal da reta tangente é oposto ao sentido para o qual o peso deveria ser corrigido e a magnitude da correção apresenta uma relação direta com o ângulo da tangente (figura 26.7). Assim pode-se utilizar a seguinte regra de ajuste:

$$w_1(n+1) = w_1(n) - \alpha\theta_1(n)$$

sendo α a constante de aprendizado e $\theta_1(n) = \frac{\partial \Phi(n)}{\partial w_1(n)}$ a derivada parcial de $\Phi(n)$, correspondendo ao valor da tangente no ponto $p(n) = (w_1(n), \Phi(n))$.

Usando o fato de $e(n) = d(n) - \mathbf{x}^T(n)\mathbf{w}(n)$, obtém-se a seguinte expressão

$$w_1(n+1) = w_1(n) + \alpha e(n) x_1(n)$$

ou, de forma mais geral,

$$\mathbf{w}(n+1) = \mathbf{w}(n) + \alpha e(n)\mathbf{x}(n)$$

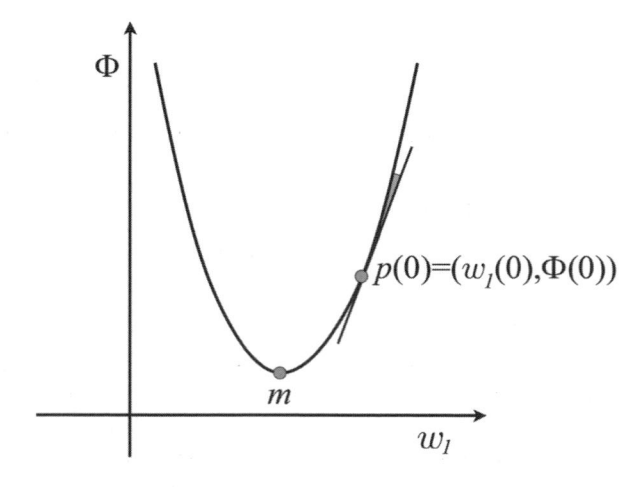

FIGURA 26.7. O ponto m representa o mínimo da função custo a ser atingida pela rede neural.

Exemplo 6: Utilizando os dados dos exemplos 2 e 5 tem-se:

$$\mathbf{w}(1) = \mathbf{w}(0) + \alpha e(0)\mathbf{x}(0) = \begin{bmatrix} 0,6 \\ 1 \\ -0,25 \end{bmatrix} + 0,5 \times (-0,35) \times$$

$$\begin{bmatrix} 1 \\ 1 \\ 1 \end{bmatrix} = \begin{bmatrix} 0,425 \\ 0,825 \\ -0,6 \end{bmatrix}$$

$$\begin{aligned} e(1) &= d(1) - \mathbf{w}^T(1)\mathbf{x}(1) = 1 - \begin{bmatrix} 0,425 & 0,825 & -0,6 \end{bmatrix} \begin{bmatrix} 1 \\ 1 \\ 1 \end{bmatrix} \\ &= 1 - (0,425 \times 1 + 0,825 \times 1 + (-0,6) \times (-1)) = -0,85 \end{aligned}$$

É possível demonstrar que, escolhendo-se um valor de α suficientemente pequeno (comumente < 1), o algoritmo garante que o peso $\mathbf{w}$ se aproxima de $\mathbf{w}^*$. Deve-se lembrar que a velocidade de convergência para a solução é inversamente proporcional ao valor da constante α.

Esse algoritmo permite um treinamento contínuo da rede neural diferentemente do percéptron que pára de ajustar os pesos sinápticos quando todos os dados são corretamente classificados.

26.4 Percéptrons de múltiplas camadas

Para que uma rede neural tenha alguma utilidade na resolução de problemas práticos, é necessário que ela seja capaz de representar funções lineares e um grande número de funções não-lineares, assim como o algoritmo de treinamento deve ser suficientemente genérico e robusto, não restringindo a eficácia à resolução de casos específicos de problemas. Demonstrou-se que redes neurais artificiais de múltiplas camadas têm essas características.

Exemplo 7: O caso do exemplo 4, que o percéptron não foi capaz de resolver, é facilmente solúvel se for acrescentado uma camada adicional (figura 26.8).

Para se obter a resposta de uma rede de percéptron de múltiplas camadas deve-se determinar respostas, seqüencialmente, a partir da primeira camada de neurônios até os de saída, tomando-se os valores de saída dos neurônios de uma camada como entrada da camada seguinte e assim sucessivamente. Nesse exemplo, as

508   Métodos Quantitativos em Medicina

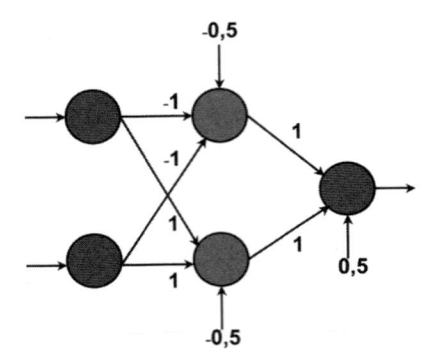

FIGURA 26.8. Percéptron de três camadas com seus parâmetros de peso e viés, que é capaz de resolver o problema (exemplo 4) de classificação de indivíduos heterozigotos e homozigotos.

funções de transferência da primeira camada e da segunda camada (de saída) são o mesmo do percéptron simples. Com a seqüência de cálculo para se determinar a saída para entrada homozigótica obtém-se

$$\mathbf{v}_1(0) = \mathbf{w}_1^T \mathbf{x}(0) = \begin{bmatrix} -0,5 & -1 & -1 \\ -0,5 & 1 & 1 \end{bmatrix} \begin{bmatrix} 1 \\ 1 \\ 1 \end{bmatrix} = \begin{bmatrix} -2,5 \\ 1,5 \end{bmatrix}$$

$$\Rightarrow \varphi_1(\mathbf{v}_1(0)) = \begin{bmatrix} -1 \\ 1 \end{bmatrix}$$

$$\mathbf{v}_2(0) = \varphi_1(\mathbf{v}_1(0))^T \mathbf{w}_2 + b_3 = \begin{bmatrix} -1 & 1 \end{bmatrix} \begin{bmatrix} 1 \\ 1 \end{bmatrix} + 0,5 = 0,5$$

$$\Rightarrow \varphi_2(\mathbf{v}_2(0)) = +1$$

e para o caso de heterozigoto

$$\mathbf{v}_1(1) = \mathbf{w}^T \mathbf{x}(1) = \begin{bmatrix} -0,5 & -1 & -1 \\ -0,5 & 1 & 1 \end{bmatrix} \begin{bmatrix} 1 \\ 1 \\ -1 \end{bmatrix} = \begin{bmatrix} -0,5 \\ -0,5 \end{bmatrix}$$

$$\Rightarrow \varphi_1(\mathbf{v}_1(1)) = \begin{bmatrix} -1 \\ -1 \end{bmatrix}$$

$$\mathbf{v}_2(1) = \varphi_1(\mathbf{v}_1(1))^T \mathbf{w}_2 + b_3 = \begin{bmatrix} -1 & -1 \end{bmatrix} \begin{bmatrix} 1 \\ 1 \end{bmatrix} + 0,5 = -1,5$$

$$\Rightarrow \varphi(\mathbf{v}_2(1)) = -1$$

Em ambos os casos o percéptron de múltiplas camadas classificou corretamente essas entradas. É fácil verificar que essa rede neural responde corretamente também para os outros sinais de entrada.

Para modelos de rede neural artificial com camadas intermediárias não há dificuldades para se ajustar os pesos das sinapses que se conectam com a última camada, pois se conhece as respostas desejadas d para cada dado; porém o ajuste dos pesos sinápticos, que se conectam com neurônios da camada intermediária (também denominada camada oculta), não parece óbvio, uma vez que as respostas desejadas não são explicitadas para esses neurônios. Um algoritmo engenhoso semelhante ao dos mínimos quadrados, denominado retropropagação, foi pioneiramente proposto por Werbos em 1974 e depois, em 1986, redescoberto e popularizado por Rumelhart e seus colaboradores.

26.4.1 Algoritmo retropropagação

Utilizando a mesma função de custo Φ considerada no algoritmo dos mínimos quadrados, tem-se para o neurônio j:

$$\begin{aligned}
\Phi(\mathbf{w}(n)) &= \frac{1}{2}e_j^2(n) \\
v_j(n) &= \sum_{i=0}^{m} w_i x_{ij} \\
y_j(n) &= \varphi_j(v_j(n)) \\
e_j(n) &= d_j(n) - y_j(n)
\end{aligned}$$

Seguindo o mesmo raciocínio utilizado para derivar o algoritmo dos mínimos quadrados, pode-se usar a seguinte regra para atualizar os peso sináptico entre o neurônio k, que envia o sinal, e o neurônio j, que recebe o sinal

$$w_{jk}(n+1) = w_{jk}(n) - \alpha \theta_{jk}(n)$$

sendo α a constante de aprendizado e

$$\theta_{jk}(n) = \frac{\partial \Phi(n)}{\partial w_{jk}(n)}$$

que indica o sinal e a magnitude de correção.

Calculando $\theta_{jk}(n)$ explicitamente, a regra para ajustar o peso sináptico entre o elemento neural k, que envia o sinal, e o elemento neural j, que recebe o sinal, pode ser redefinida como

$$w_{jk}(n+1) = w_{jk}(n) + \alpha \delta_j(n) y_k(n)$$

com $\alpha > 0$, ou, em outras palavras, o novo peso é igual ao peso anterior somado ao produto da constante de aprendizado com o gradiente local e o sinal de entrada para o neurônio j.

Observe que, se a função de gradiente local, $\delta_j(n)$, for substituída pelo erro, $e(n)$, o algoritmo fica idêntico ao dos mínimos quadrados para redes neurais sem camadas ocultas. Na realidade, $e(n)$ é um caso especial de $\delta_j(n)$ em que a função de transferência é a função identidade. O papel de $\delta_j(n)$ é o de indicar a direção e a magnitude da correção de cada passo ou apresentação de sinais.

O próximo passo será a definição da função de gradiente local $\delta_j(n)$. Como mostrado anteriormente, não há grandes dificuldades para determiná-la no caso de o elemento neural j ser o elemento de saída, pois conhece-se o valor de $e(n)$. Define-se

$$\delta_j(n) = e(n)\varphi_j\prime(v_j(n))$$

em que $\varphi_j\prime(v_j(n)) = \frac{\partial \varphi_j(v_j(n))}{\partial v_j(n)}$.

Se a função de transferência for definida como

$$\varphi(v_j(n)) = \frac{1}{1 + e^{-av_j(n)}} = y_j(n), \text{ para todos neurônios } j \qquad (26.4)$$

então

$$\delta_j(n) = ae(n)y_j(n)[1 - y_j(n)]$$

Para o caso dos elementos neurais da camada intermediária, não existe $e(n)$ correspondente, o que dificulta o cálculo da função de gradiente $\delta_k(n)$ para o neurônio k da camada oculta; mas demonstra-se que

$$\delta_k(n) = \varphi_k\prime(v_k(n))\delta_j(n)w_{kj}(n)$$

e para o caso da função de transferência dada pela equação 26.4 tem-se

$$\delta_k(n) = ay_k(n)[1 - y_k(n)]\delta_j(n)w_{kj}(n)$$

Esse algoritmo é conhecido como retropropagação e, quando a função de ativação é uma função logística, pode-se descrevê-lo resumidamente da seguinte forma:

a) calcula-se a resposta $y_i(n)$ para cada elemento neural i, lembrando-se que a resposta do elemento neural da camada oculta serve como sinal de entrada para o elemento neural da camada de saída;

b) calcula-se o erro $e(n)$;

c) calcula-se as funções de gradiente local $\delta_i(n)$. Se o neurônio j for o neurônio da camada de saída e k um neurônio da camada oculta, utilize a expressão

$$\delta_j(n) = e(n)\varphi_j{'}(v_j(n)).$$

Se o elemento neural j for um elemento da camada de entrada e k um elemento da camada oculta, então

$$\delta_k(n) = \varphi_k{'}(v_k(n))\delta_j(n)w_{kj}(n);$$

d) ajusta-se os pesos de acordo com a regra

$$w_{kj}(n+1) = w_{kj}(n) + \alpha\delta_j(n)y_k(n)$$

Exemplo 8: Considere novamente o esquema da figura 26.8 que representa uma rede com três camadas. Neste caso, a função de transferência será a função logística, definida anteriormente, com $\alpha = 1$. Como a função logística limita a resposta do neurônio entre 0 e 1, não faz mais sentido considerar uma resposta desejada igual a -1, logo, pode-se substituí-lo pelo valor zero, pois o interesse é apenas se a rede neural é capaz de classificar corretamente ou não os dados. Utilizando-se o algoritmo retropropagação tem-se:

$$\mathbf{v}_1(0) = \mathbf{w}^T(0)\mathbf{x}_1(0) = \begin{bmatrix} -0,5 & -1 & -1 \\ -0,5 & 1 & 1 \end{bmatrix}\begin{bmatrix} 1 \\ 1 \\ 1 \end{bmatrix} = \begin{bmatrix} -2,5 \\ 1,5 \end{bmatrix}$$

$$\Rightarrow \varphi(\mathbf{v}_1(0)) = \begin{bmatrix} y_1^{oculta}(0) \\ y_2^{oculta}(0) \end{bmatrix} = \begin{bmatrix} 0,9241 \\ 0,1824 \end{bmatrix}$$

$$v_2(0) = \varphi(\mathbf{v}_1(0))^T \mathbf{w}_2(0) + b_3 = \begin{bmatrix} 0,9241 & 0,1824 \end{bmatrix}\begin{bmatrix} 1 \\ 1 \end{bmatrix} + 0,5 = 1,0065$$

$$\Rightarrow y(0) = \varphi(v_2(0)) = \frac{1}{1+e^{1,0065}} \simeq 0,2677.$$

O próximo passo é calcular o erro

$$e(0) = d(0) - y(0) \simeq 1 - 0,2677 = 0,7323$$

e agora pode-se calcular os gradientes locais:

a) para o neurônio da camada de saída,

$$\delta(0) = ae(0)y(0)[1-y(0)] \simeq 1 \times 0,7323 \times 0,2677 \times 0,7323 \simeq 0,1436$$

b) para os neurônios 1 e 2 da camada oculta,

$$\begin{aligned} \delta_1(0) &= ay_1(0)[1 - y_1(0)]\delta(0)w_1(0) \\ &= 1 \times 0,9241 \times 0,0759 \times 0,1436 \times 1 \simeq 0,0101 \\ \delta_2(0) &= ay_2(0)[1 - y_2(n)]\delta(0)w_2(0) \\ &= 1 \times 0,1824 \times 0,8176 \times 0,1436 \times 1 \simeq 0,0214 \end{aligned}$$

c) e finalmente, ajusta-se os pesos sinápticos entre os neurônios 1 da camada oculta e o neurônio da camada de saída

$$w_1(1) = w_1(0) + \alpha\delta(0)y_1(0) = 1 + 1 \times 0,1436 \times 0,9241 \simeq 1,1327.$$

Para o restante dos pesos, o cálculo é realizado de forma análoga.

Duas características das redes neurais de múltiplas camadas treinadas com o algoritmo retropropagação, que popularizou e difundiu seu uso nos mais diversas áreas da ciência, são a simplicidade computacional para ajuste dos pesos sinápticos e a capacidade de representar relações não-lineares e lineares.

Contudo, como em qualquer metodologia, deve-se tomar alguns cuidados quando aplicado em dados amostrais.

Um conceito importante em estatística é o da generalização. Observe a figura 26.9 em que está representada a curva de distribuição normal Z com adição de um erro aleatório. Pode-se treinar um percéptron de múltiplas camadas para que ele represente adequadamente a curva. Na figura 26.9 estão representados as funções geradas por redes neurais artificiais utilizando 1, 3 e 7 neurônios na camada oculta. A rede com apenas um neurônio na camada oculta não conseguiu ajustar a curvatura, enquanto a rede com 7 neurônios na camada oculta adaptou-se perfeitamente aos pontos dos dados, porém apresenta muitas curvaturas, diferindo significativamente da curva Z. Diz-se, no primeiro caso, que houve um subajuste, e, no último caso, que ocorreu um sobreajuste. O único que apresentou uma curvatura suficientemente parecida à curvatura original foi aquela com 3 neurônios na camada oculta. Isso ilustra que existe um número adequado de neurônios para permitir uma boa generalização, ou seja, para representar satisfatoriamente a função de regressão do objeto em estudo. Como determinar esse número ótimo?

subajuste   ajuste adequado   sobreajuste

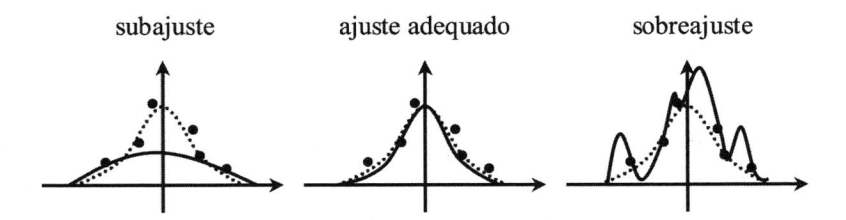

FIGURA 26.9. Diferentes graus de ajuste alcançados em função do número de ciclos de treinamento ou do número de parâmetros ajustados.

Há diversos algoritmos, mas todos apresentam o mesmo problema de o desempenho ser caso dependente, ou seja, um algoritmo que funciona em determinados casos são ineficientes em outros casos. Além disso, nada garante que uma única camada oculta seja adequada para o problema em questão.

Dessa forma, algumas cautelas devem ser tomadas com relação ao controle dos parâmetros de uma rede neural. Os problemas associados aos procedimentos de testes estatísticos, como pequeno tamanho de dados amostrais e a qualidade das amostras, também são comuns às aplicações de redes neurais artificiais.

O problema de subajuste ou sobreajuste também pode ocorrer em função do número de ciclos de treinamento realizado com os algoritmos de ajuste. Utilizando um número adequado de parâmetros, o sobreajuste pode ocorrer por causa de um excesso de treinamento e subajuste se o treinamento for insuficiente.

26.5 Diagnóstico da doença de Alzheimer: um exemplo completo

Aqui será abordado um caso prático de aplicação de redes neurais artificiais.

26.5.1 Contexto

A doença de Alzheimer tem sido descrita como a principal causa de demência que atinge aproximadamente 5% da população mundial acima dos 65 anos de idade e mais de 20% dos indivíduos acima dos 85. Um estudo desenvolvido no estado São Paulo mostrou uma prevalência de 7,1% da doença de Alzheimer entre os indivíduos com idade acima dos 65 anos de idade (Herrera Jr. e cols., 1998).

No estágio atual de conhecimento, o diagnóstico definitivo da doença de Alzheimer somente é estabelecido por meio de exame histopatológico de material obtido por autópsia ou biópsia cerebral. Em face desse problema,

514 Métodos Quantitativos em Medicina

vem sendo desenvolvida no Grupo de Neurologia Cognitiva e do Comportamento do Hospital das Clínicas da Faculdade de Medicina da USP uma nova bateria de testes neuropsicológicos computadorizados no auxílio ao diagnóstico da doença de Alzheimer. Essa bateria permite a obtenção de dados quantitativos relacionados ao desempenho cognitivo, tais como os de acertos nos diferentes testes de memória, assim como o tempo de reação motora para as respostas.

Nesse contexto, utilizando os dados coletados pelo sistema computadorizado de avaliação neuropsicológica, o problema a ser resolvido será o de inferir as relações que apresentam os diferentes parâmetros neuropsicológicos na diferenciação de indivíduos normais e daqueles com doença de Alzheimer leve.

Cinco variáveis neuropsicológicas coletadas, do total de 14, serão utilizadas aqui. São elas as porcentagens de acertos nos testes do reconhecimento de 1) faces, 2) desenhos, 3) palavras, 4) números e 5) o tempo de reação no teste dos desenhos. Mais detalhes sobre as variáveis neuropsicológicas podem ser obtidos em Charchat (1999).

26.5.2 Dados

Utilizou-se um subconjunto de dados obtidos por Charchat (1999) para a análise que se segue. Para isso selecionaram-se 45 pacientes com doença de Alzheimer e 45 pacientes normais, dentre os quais dados de 30 indivíduos normais e 30 com doença de Alzheimer foram utilizados para treinar o modelo, e os dados de 15 sujeitos de cada grupo foram utilizados para testar a validade do modelo. Cinco variáveis neuropsicológicas utilizadas aqui são porcentagens de acertos de teste de memória de faces (Faces), de desenho (Desenhos), de palavras (Palavras) e de número (Números), além do tempo de reação no teste de desenhos (T-Desenhos).

26.5.3 Análise

Passo 1 - Análise preliminar e normalização dos dados

Antes de se aplicar qualquer metodologia estatística mais avançada é importante realizar-se uma análise exploratória dos dados para ter um melhor entendimento do problema estudado.

A média e a mediana são parâmetros úteis para se ter uma idéia inicial da sua amostra (tabela 26.1).

Tabela 26.1. Médias e medianas dos acertos em cada teste neuropsicológico

	Média	Mediana
Faces	71,6	75,0
Desenhos	76,7	75,0
Palavras	76,8	78,0
Números	88,0	97,0
T-Desenhos	3,4	3,4

A visualização do diagrama de dispersão (figura 26.10) possibilita observar que as variáveis porcentagens de acertos de desenhos e de números parecem ser pouco úteis na discriminação dos indivíduos doentes dos normais devido à sobreposição dos dados, sendo, portanto, razoável pressupor que essas duas variáveis fossem pouco úteis para o aumento do poder discriminativo da rede. Caso se confirme essa hipótese com os procedimentos descritos a seguir, a retirada dessas variáveis melhoraria o desempenho do modelo, pois este apresentaria um número menor de parâmetros para serem ajustados, além de facilitar a obtenção de dados no exame neuropsicológico, melhorando a sua qualidade.

Neste tipo de protocolo experimental é importante balancear os dois grupos, doença de Alzheimer e normal, segundo a idade e a escolaridade, pois são variáveis sabidamente correlacionadas com o diagnóstico da doença de Alzheimer. O resultado da comparação entre as médias dessas variáveis entre os grupos, utilizando o teste t, está sumariado na tabela 26.2, não se observando diferenças estatisticamente significativas.

Os dados foram normalizados pelo desvio-padrão, possibilitando uma comparação mais direta do desempenho da rede além de, muitas vezes, acelerar a convergência do ajuste no processo de treinamento.

Tabela 26.2. Perfis de idade e escolaridade dos sujeitos

	Paciente	Controle	p
Idade	70,8±7,0	69,7±7,3	0,58
Escolaridade	8,4±5,2	6,4±4,9	0,14

Passo 2 - Seleção das variáveis mais relevantes

Na fase inicial para seleção de variáveis mais relevantes considera-se no modelo de rede neural artificial todas as variáveis neuropsicológicas. Como foi comentado anteriormente, à semelhança de outros processos de ajuste de modelo, as redes neurais também estão sujeitas ao sobreajuste dos pesos e existem diversas metodologias para se evitar esse problema. Um procedimento amplamente utilizado, pela sua simplicidade, é o método de vali-

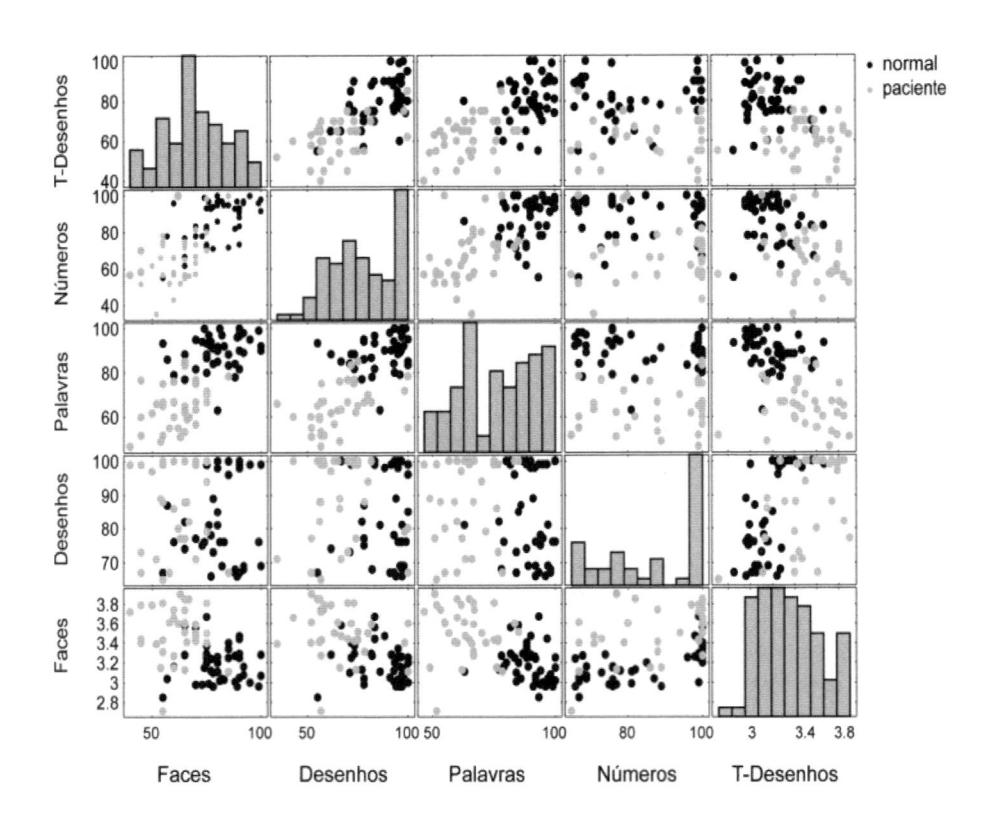

FIGURA 26.10. Diagramas de dispersão dos resultados de avaliação neuropsicológica computadorizada mostrando a relação de desempenho entre dois testes nos grupos de sujeitos normais (•) e com doença de Alzheimer (○). As escalas para os testes Faces, Desenhos, Palavras e Números estão em porcentagem de acerto, enquanto a do T-Desenhos está em logarítmo na base 10 do tempo de reação medido em milissegundos. Note que os sujeitos nos resultados dos testes Faces, Desenhos e Palavras distribuem-se ao longo de uma reta mostrando uma relação aproximadamente linear entre os desempenhos desses três testes. Observe também que é possível separar a maior partes dos sujeitos nos respectivos grupos passando-se uma reta perpendicular à distribuição dos dados em cada um dos diagramas de dispersão em que se considerou um par desses três testes citados. Na diagonal principal estão os histogramas de distribuição dos números de pacientes em função do desempenho. Atente que a escala da ordenada à esquerda não se aplica aos histogramas.

dação cruzada em que, num primeiro momento, a amostra utilizada para o treinamento da rede é subdividida em duas partes: uma para ajustar ou treinar o modelo e outra para avaliar o desempenho da rede com dados que não participam do treinamento. Nesse procedimento o número ótimo de ajustes para se interromper o treinamento é estimado como sendo o número de interações em que a função custo atinge o seu mínimo para os dados do grupo validação (figura 26.11). Aqui, os 60 dados iniciais foram subdivididos em 30 para ajuste e 30 para a validação.

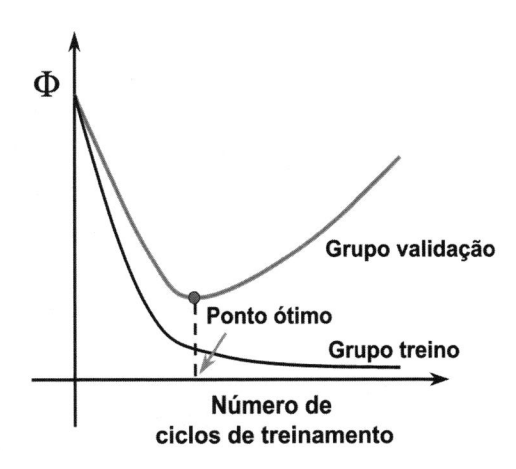

FIGURA 26.11. Ilustração do critério de escolha do número ótimo de ciclos de treinamento no processo de ajuste dos parâmetros de peso da rede neural com os dados do grupo treino e o grau de ajuste avaliado com o conjunto de dados do grupo validação. O treinamento da rede neural é considerado ótimo quando a função de custo, Φ, atinge o valor mínimo com o conjunto de dados de validação.

Num segundo momento uma nova rede é treinada, agora utilizando todos os dados (60). O treinamento é interrompido logo que o número de ciclos ótimo de ajustes estimado anteriormente tenha sido atingido.

Dois aspectos principais a serem analisados, para se validar o modelo e interpretar os resultados, são o desempenho da rede neural final sobre os dados teste e o valor final dos pesos ajustados. O desempenho da rede final quantificado pelo erro quadrático médio (Err. Q.) e pela área sob a curva ROC está sumariado na tabela 26.3. Observe que o desempenho da rede treinada com os dados testes foi tão bom quanto o obtido com os dados utilizados para o treinamento.

Tabela 26.3. Desempenho da rede neural com todas as variáveis

	Err.Q.	ROC
Treino	0,04	0,99
Teste	0,05	0,98

Para se quantificar a importância relativa dos parâmetros sobre o poder preditivo da rede formada, pode-se utilizar o valor da soma quadrática normalizada dos pesos sinápticos da camada de entrada, também conhecida como relevância do parâmetro, dado por

$$\frac{\sum_j w_{ij}^2}{\sum_{i,j} w_{ij}^2} \times 100$$

sendo w_{ij} o peso sináptico entre a entrada i e o neurônio j da camada intermediária. Os valores de relevância de cada um dos parâmetro estão na tabela 26.4 abaixo.

Tabela 26.4. Relevância das variáveis

Parâmetro	Relevância
Faces	18,77
Desenho	1,48
Palavras	66,59
Número	2,48
T-Desenho	10,68

Observa-se que a hipótese inicial de as porcentagens de acertos no teste dos desenhos e no teste das palavras serem pouco relevantes para o poder preditivo do modelo foi comprovada com este critério de seleção de parâmetros.

Passo 3 - Modelo final com as variáveis mais relevantes

Agora pode-se obter um modelo mais simples utilizando apenas as três variáveis mais relevantes. Usando o mesmo procedimento do passo anterior, obtêm-se os seguintes resultados de desempenho (tabela 26.5).

Tabela 26.5. Desempenho da rede neural com três variáveis mais relevantes

	Err.Q.	ROC
Treino	0,04	0,99
Teste	0,05	0,99

Não existe um procedimento simples para se determinar o número ideal de camadas ocultas de uma rede ou o número ideal de neurônios em cada camada. Uma forma prática adotada neste exemplo é a de começar com uma única camada oculta e com um número pequeno de neurônios e verificar se o modelo apresenta um desempenho satisfatório ou não quando testado com dados que não foram utilizados para o treinamento. Esse procedimento em conjunto com o procedimento de validação cruzada parece ser robusto na resolução da maioria dos problemas.

Passo 4 - Desempenho da rede resultante

As principais conclusões que se pode extrair baseado no modelo de predição apresentado são:

a) Não há necessidade de se coletar os dados de todos os cinco parâmetros no exame neuropsicológico, pois a utilização de três deles apresentou um poder preditivo igual ou superior ao modelo baseado nas cinco variáveis.

b) As capacidades de memorização e reconhecimento de palavras estão comprometidas na doença de Alzheimer.

Em face dessas conclusões, por que não utilizar um modelo mais simples ainda, por exemplo, uma regressão logística? Será que ele terá um desempenho pior? O sumário do desempenho de ajuste de uma regressão logística utilizando as três variáveis neuropsicológicas pode ser visto na tabela 26.6.

Tabela 26.6. Desempenho da regressão logística

	Err.Q.	ROC
Treino	0,04	0,99
Teste	0,06	0,98

Observe que este desempenho é semelhante ao de uma rede neural. O bom desempenho do modelo de regressão logística (um modelo linear generalizado) se deve ao padrão de distribuição dos dados observado na figura 26.10, em que os grupos normais e de doença de Alzheimer apresentam uma separação relativamente simples (quase linearmente separáveis). Observa-se no diagrama de dispersão dos dois parâmetros mais relevantes, Palavras e Faces, que uma reta é capaz de separar uma grande fração dos dois grupos.

As conclusões adicionais são:

c) Esta análise mostra que o estado de demência e os parâmetros neuropsicológicos avaliados apresentam uma relação bastante simples, podendo-se, baseado nisso, inferir ou mesmo interpretar o estado da doença por meio de dois ou três parâmetros mais relevantes.

d) A abordagem por redes neurais artificiais pode se mostrar ainda mais poderosa naquelas situações em que os problemas apresentam alta complexidade com grande número de variáveis, inclusive com interações não-lineares.

26.6 Mapas auto-organizativos

Os mapas auto-organizativos, juntamente com os métodos de componente principal e de conglomerado, pertencem à família de procedimentos não-supervisionados nos quais não se utilizam informações a respeito das classes a que pertencem os dados utilizados. No exemplo da doença de Alzheimer, no processo de treinamento não supervisionado as informações sobre o diagnóstico dos indivíduos não são utilizadas para realizar a separação dos grupos, ou seja, somente os dados provenientes dos testes neuropsicológicos são considerados no treinamento.

A característica mais interessante desses modelos é a sua capacidade de extrair padrões intrínsecos dos dados, tornando-os muito interessantes para aplicações em problemas de reconhecimento de padrões, comuns na prática médica. Outro aspecto interessante dessas técnicas é possibilitar uma redução natural da dimensionalidade dos dados, permitindo contornar uma das grandes dificuldades na extração de informações relevantes ao se analisar dados com grande número de parâmetros e de casuística.

26.6.1 Mapa de Kohonen

Aqui, introduziremos o mapa de Kohonen como exemplo de mapas auto-organizativos por apresentar interessantes aplicações práticas na categorização de dados. A principal motivação biológica para o surgimento do mapa de Kohonen foi a descoberta de que a plasticidade neural, relacionada com a reorganização topográfica funcional dinâmica das áreas sensoriais primárias corticais visual, somestésica e auditiva, decorrentes de experiências sensoriais, era preservada por toda vida no sistema nervoso central dos mamíferos, mesmo após o período crítico da ontogênese. Em córtices de mamíferos, informações de uma mesma categoria são processadas em regiões adjacentes ou contíguas, denominadas áreas de processamento; por exemplo, a informação visual primária é processada numa região mais posterior do cérebro, em que há uma preservação da organização topográfica desde a retina, núcleo geniculado lateral no tálamo, até o córtex visual primário na região occipital do cérebro. Dessa forma, neurônios responsáveis pelo processamento de informações de uma mesma categoria organizam-se próximos uns dos outros, e aqueles que processam informações distintas estão mais afastados entre si; com isso neurônios reorganizam-se formando aglomerados topográfico-funcionais. Baseado nisso, a idéia central do algoritmo de treinamento do mapa de Kohonen é fazer com que estímulos com informações semelhantes ativem neurônios próximos. Nesse processo de auto-organização, o número de aglomerados formados corresponderia aproximadamente ao número de categorias intrínsecas dos dados.

O funcionamento de uma rede neural auto-organizativa do tipo mapa de Kohonen será exemplificado com o mesmo caso do diagnóstico neuropsicológico da doença de Alzheimer utilizando dados de 45 pacientes e 45 normais (Charchat, 1999). Neste exemplo, somente os três parâmetros com os maiores índices de relevância conforme obtidos no exemplo anterior serão utilizados.

O processo de solução de problemas com o uso da rede de Kohonen pode ser descrito pelos seguintes passos:

a) Definir o número de neurônios e a sua vizinhança, ou seja, como os neurônios estão dispostos topograficamente (figura 26.12). A determinação desses parâmetros se faz por regras heurísticas que podem não funcionar em diferentes condições.

b) Estabelecer os pesos sinápticos iniciais que são escolhidos com aleatoriazação dos valores ou seguindo-se uma regra heurística.

c) Treinar a rede neural com os dados disponíveis.

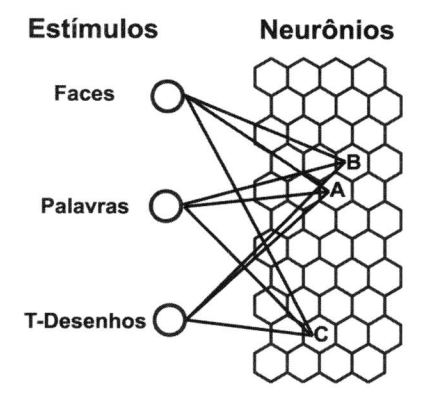

FIGURA 26.12. Esquema da arquitetura da rede de Kohonen com três variáveis de entrada, em que a camada de neurônios é composta por uma matriz de 4 x 11 neurônios representados por hexágonos. Inicialmente cada uma das variáveis de entrada está conectada a todos os neurônios, porém, no esquema, somente conexões a três neurônios (A, B e C) estão indicadas. Os pesos sinápticos iniciais são atribuídos com valores aleatórios, e posteriormente esses pesos são alterados pelo treinamento. Aqui, o neurônio A está mais próximo do neurônio B do que do neurônio C.

26.6.2 Algoritmo de treinamento do mapa de Kohonen

O arrazoado com enumeração dos princípios envolvidos no algoritmo de treinamento do mapa de Kohonen pode ser sintetizado por (para detalhamento de arquitetura e algoritmo de treinamento da rede vide Kohonen, 1997):

Competição

Para cada dado apresentado no processo de treinamento, aquele neurônio com a melhor resposta será considerado vencedor. A definição de melhor resposta depende do tipo de aplicação, embora seja comum a utilização do critério de maior valor de resposta, adotado aqui.

Adaptação

O neurônio vencedor terá os pesos sinápticos aferentes aumentados, para reforçar a associação entre o neurônio e o padrão de estímulo de entrada específico.

Cooperação

O neurônio vencedor também alterará os pesos sinápticos dos neurônios vizinhos de forma que os neurônios mais próximos sofrerão um maior aumento do que os neurônios mais distantes.

Assim, pode-se intuir que os dados com seus particulares padrões de estímulo de entrada (três variáveis mais relevantes) que estimulam neurônios próximos tendem a apresentar uma associação mais forte entre si, e resultará na formação de aglomerados que podem ser múltiplos caso haja mais de um foco de resposta.

26.6.3 Algumas características da rede de Kohonen treinada

Observe na figura 26.13, que representa os neurônios distribuídos num espaço bi-dimensional, em que o tamanho expressa a magnitude da sua proximidade categórica com neurônios adjacentes. A partir de uma análise visual, é fácil notar devido à concentração de hexágonos maiores que existe uma aglomeração da resposta dos dados em dois conjuntos principais, uma na porção superior da figura e outra na região inferior.

26. Redes neurais artificiais 523

Na figura 26.14, os neurônios ativados com o dado de um indivíduo normal (à esquerda) e de um caso de doença de Alzheimer típico (à direita) estão indicados. Nesta e na próxima figura, a dimensão do hexágono é proporcional ao grau de ativação do neurônio vencedor. Note que, no caso do mapa de Kohonen, somente um neurônio, aquele com maior grau de ativação dentre todos da rede, é apresentado como vencedor.

Assim, para verificar se o diagrama de separação resultante é condizente com o diagnóstico desejado, pode-se avaliar o desempenho da rede apresentando na entrada todos os dados utilizados no treinamento e verificar se a distribuição espacial dos neurônios ativados reflete as proximidades dos casos diagnósticos estabelecidos clinicamente.

Observa-se na figura 26.15 que os aglomerados formados correspondem aproximadamente à classificação clínica dos indivíduos, o que reflete a coerência dos critérios diagnósticos, a qualidade dos dados obtidos pela bateria de testes neuropsicológicos utilizados, assim como a capacidade da rede de Kohonen em separar as diversas categorias.

Dessa forma, as redes neurais artificiais permitem diferentes abordagens de um mesmo problema, o que os tornam instrumentos interessantes para a resolução de problemas médicos.

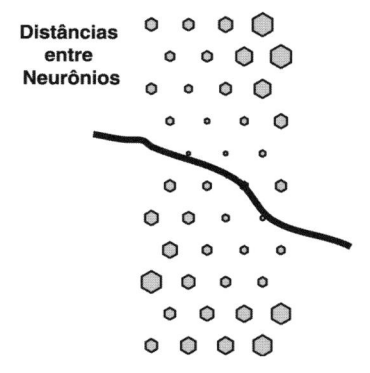

FIGURA 26.13. Disposição espacial dos neurônios do mapa de Kohonen. O tamanho dos hexágonos corresponde à distância média entre neurônios adjacentes. A curva de separação foi traçada manualmente ao longo das menores distâncias de separação.

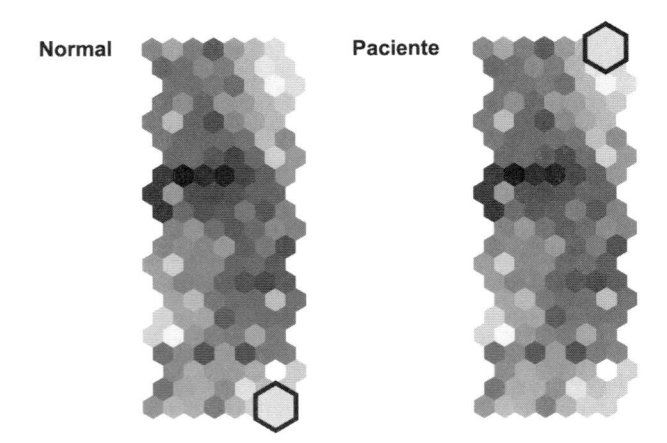

FIGURA 26.14. Exemplo de ativação da rede neural treinada, mapa de Kohonen, com a apresentação na entrada do mapa com os dados de um sujeito do grupo normal, à esquerda, e de um paciente com doença de Alzheimer, à direita. Note que os dois neurônios vencedores ocupam pólos opostos do mapa bidimensional. O número de hexágonos é maior que o número de neurônios, porque aqui estão representados não somente os neurônios, mas também a proximidade entre eles.

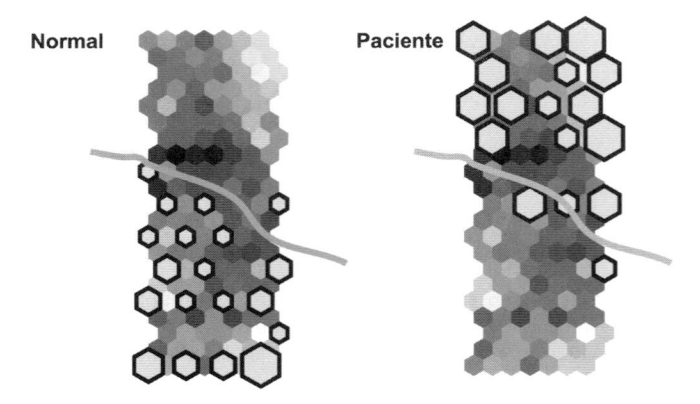

FIGURA 26.15. Representação da distribuição dos neurônios ativados pelos dados de 30 indivíduos normais e de 30 pacientes com doença de Alzheimer. Os hexágonos com contornos correspondem aos neurônios ativados e seu tamanho à sua magnitude. Sobreposta em ambos os mapas está a mesma curva traçada manualmente na figura 26.13. Nota-se que somente um neurônio ativado no grupo dos normais não fez parte do aglomerado, enquanto, entre pacientes, dois neurônios ativados estão na porção inferior da curva divisória.

26.7 Considerações finais

Os métodos baseados em redes neurais são instrumentos poderosos de exploração de dados, mas nas concepções atuais apresentam uma limitação intrínseca importante do ponto de vista de modelagem, isto é, na incapacidade de apontar explicitamente o modelo biológico que gerou as relações entre as variáveis de entrada e a saída, ou de explicar a relação de causa e efeito. As modelagens por redes neurais não levam em consideração detalhes sobre a estrutura funcional física ou biológica do sistema considerado, nem mesmo têm poder para fazer qualquer inferência dessa natureza. Em outras palavras, não é possível fazer inferências sobre estrutura funcional ou estrutura causal a partir de modelagem por rede neural artificial.

À semelhança com a rede neural biológica, os algoritmos de treinamento de redes neurais artificiais são, em geral, bastante robustos, mas, como em qualquer processo de análise de dados e processo de inferência estatística, dois aspectos não devem ser esquecidos. Primeiro, é necessário um adequado planejamento e cuidado na coleta de dados, pois dados de má qualidade poderão frustrar qualquer tentativa de implementação de um modelo preditivo razoável. Por fim, um aspecto fundamental na interpretação das relações entre variáveis de entrada e de saída fornecidas pelas redes neurais, ou qualquer outro método de análise de dados, é fazer um adequado juízo quanto à plausibilidade biológica das relações encontradas. Suponha, por exemplo, que se avaliou a utilidade da variável idade no modelo diagnóstico da doença de Alzheimer e concluiu-se que a introdução dela não melhora o desempenho da rede neural. Isso é plausível? A priori não é, pois estudos epidemiológicos indicam que a prevalência da demência do tipo Alzheimer aumenta com a idade. Assim, parece razoável supor que a idade é uma das variáveis que deveria influenciar no desempenho de qualquer modelo de predição da doença de Alzheimer. Nesses casos, deve-se realizar estudos adicionais para se analisar as razões dessa discrepância, principalmente, quanto à qualidade e origem dos dados utilizados. Por exemplo, se, no processo de seleção de sujeitos do experimento, as idades de voluntários controles e de pacientes com doença de Alzheimer forem pareadas, o fator idade pode perder relevância no modelo preditivo implementado. Portanto, implementar uma rede neural é apenas meio passo no caminho de uma solução útil. Por último, seguindo o princípio da parcimônia, sempre deve-se desconfiar de soluções muito complexas.

26.8 REFERÊNCIAS BIBLIOGRÁFICAS

[1] Bishop CM. *Neural Networks for Pattern Recognition*. Oxford: Clarendon Press, 1995.

[2] Haykin S. *Neural Networks: a Comprehensive Foundation*. 2a ed., New Jearsey: Prentice Hall, 1999. *Texto didático com detalhamento matemá-*

tico dos principais algoritmos de treinamento de redes neurais artificiais.

[3] Kohonen T. *Self Organizing Maps*, 2a ed., Berlim: Springer-Verlag, 1997. *Este é um livro de referência sobre mapas auto-organizativos, escrito pelo idealizador do mapa de Kohonen. Rotinas que implementam os vários algoritmos relacionados aos mapas auto-organizativos, utilizados para gerar as figuras do mapa de Kohonen deste livro, estão disponíveis no site de seu grupo de pesquisa*
<http://www.cis.hut.fi/research/>.

[4] Charchat H. *Desenvolvimento de uma bateria de testes neuropsicológicos computadorizados para o diagnóstico precoce da doença de Alzheimer*. Dissertação de Mestrado apresentada ao Instituto de Psicologia da Universidade de São Paulo, 1999. *A dissertação introduz e descreve a bateria de testes neuropsicológicos computadorizados desenvolvidos pela autora e os dados de avaliação de pacientes com diagnóstico clínico de doença de Alzheimer e de idosos em envelhecimento normal. A análise dos dados foi realizada utilizando técnicas estatísticas multivariadas de análise de conglomerado e regressão logística.*

[5] Herrera Jr. E., Caramelli P., Nitrini R. *Estudo epidemiológico populacional de demência na cidade de Catanduva - estado de São Paulo - Brasil*. Revista de Psiquiatria Clínica, vol. 25(2), 1998. *Este artigo pode ser obtido no site*:
<http://www.hcnet.usp.br/ipq/revista/r252/arti252a.htm>

Parte IV
Apêndices e Índice

I

Tabelas estatísticas

I.1 Distribuição normal padrão (tabela Z)

I.1.1 Probabilidades da cauda superior

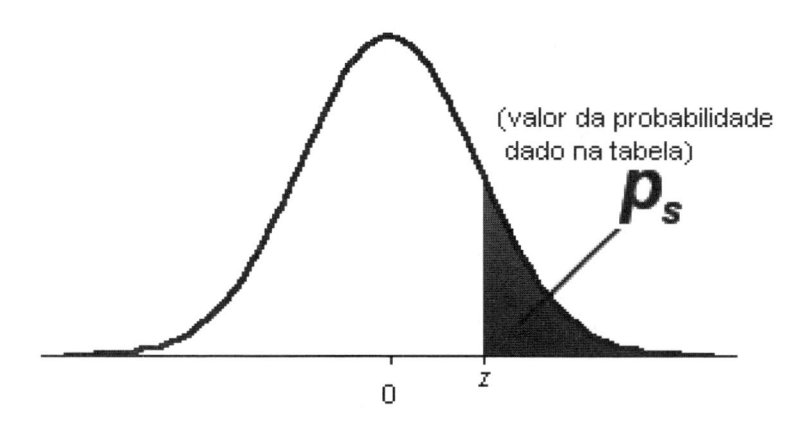

FIGURA I.1.

Para cada valor de z dado, a tabela dá a probabilidade p_s correspondente à cauda superior sob a distribuição normal padrão (veja capítulo 7). Ou seja:

$$p_s = P\{Z > z\}.$$

z	p_s	z	p_s	z	p_s	z	p_s	z	p_s
0,00	0,5000	0,40	0,3446	0,80	0,2119	1,20	0,1151	1,60	0,0548
0,01	0,4960	0,41	0,3409	0,81	0,2090	1,21	0,1131	1,61	0,0537
0,02	0,4920	0,42	0,3372	0,82	0,2061	1,22	0,1112	1,62	0,0526
0,03	0,4880	0,43	0,3336	0,83	0,2033	1,23	0,1093	1,63	0,0516
0,04	0,4840	0,44	0,3300	0,84	0,2005	1,24	0,1075	1,64	0,0505
0,05	0,4801	0,45	0,3264	0,85	0,1977	1,25	0,1056	1,65	0,0495
0,06	0,4761	0,46	0,3228	0,86	0,1949	1,26	0,1038	1,66	0,0485
0,07	0,4721	0,47	0,3192	0,87	0,1922	1,27	0,1020	1,67	0,0475
0,08	0,4681	0,48	0,3156	0,88	0,1894	1,28	0,1003	1,68	0,0465
0,09	0,4641	0,49	0,3121	0,89	0,1867	1,29	0,0985	1,69	0,0455
0,10	0,4602	0,50	0,3085	0,90	0,1841	1,30	0,0968	1,70	0,0446
0,11	0,4562	0,51	0,3050	0,91	0,1814	1,31	0,0951	1,71	0,0436
0,12	0,4522	0,52	0,3015	0,92	0,1788	1,32	0,0934	1,72	0,0427
0,13	0,4483	0,53	0,2981	0,93	0,1762	1,33	0,0918	1,73	0,0418
0,14	0,4443	0,54	0,2946	0,94	0,1736	1,34	0,0901	1,74	0,0409
0,15	0,4404	0,55	0,2912	0,95	0,1711	1,35	0,0885	1,75	0,0401
0,16	0,4364	0,56	0,2877	0,96	0,1685	1,36	0,0869	1,76	0,0392
0,17	0,4325	0,57	0,2843	0,97	0,1660	1,37	0,0853	1,77	0,0384
0,18	0,4286	0,58	0,2810	0,98	0,1635	1,38	0,0838	1,78	0,0375
0,19	0,4247	0,59	0,2776	0,99	0,1611	1,39	0,0823	1,79	0,0367
0,20	0,4207	0,60	0,2743	1,00	0,1587	1,40	0,0808	1,80	0,0359
0,21	0,4168	0,61	0,2709	1,01	0,1562	1,41	0,0793	1,81	0,0351
0,22	0,4129	0,62	0,2676	1,02	0,1539	1,42	0,0778	1,82	0,0344
0,23	0,4090	0,63	0,2643	1,03	0,1515	1,43	0,0764	1,83	0,0336
0,24	0,4052	0,64	0,2611	1,04	0,1492	1,44	0,0749	1,84	0,0329
0,25	0,4013	0,65	0,2578	1,05	0,1469	1,45	0,0735	1,85	0,0322
0,26	0,3974	0,66	0,2546	1,06	0,1446	1,46	0,0721	1,86	0,0314
0,27	0,3936	0,67	0,2514	1,07	0,1423	1,47	0,0708	1,87	0,0307
0,28	0,3897	0,68	0,2483	1,08	0,1401	1,48	0,0694	1,88	0,0301
0,29	0,3859	0,69	0,2451	1,09	0,1379	1,49	0,0681	1,89	0,0294
0,30	0,3821	0,70	0,2420	1,10	0,1357	1,50	0,0668	1,90	0,0287
0,31	0,3783	0,71	0,2389	1,11	0,1335	1,51	0,0655	1,91	0,0281
0,32	0,3745	0,72	0,2358	1,12	0,1314	1,52	0,0643	1,92	0,0274
0,33	0,3707	0,73	0,2327	1,13	0,1292	1,53	0,0630	1,93	0,0268
0,34	0,3669	0,74	0,2296	1,14	0,1271	1,54	0,0618	1,94	0,0262
0,35	0,3632	0,75	0,2266	1,15	0,1251	1,55	0,0606	1,95	0,0256
0,36	0,3594	0,76	0,2236	1,16	0,1230	1,56	0,0594	1,96	0,0250
0,37	0,3557	0,77	0,2206	1,17	0,1210	1,57	0,0582	1,97	0,0244
0,38	0,3520	0,78	0,2177	1,18	0,1190	1,58	0,0571	1,98	0,0239
0,39	0,3483	0,79	0,2148	1,19	0,1170	1,59	0,0559	1,99	0,0233

z	p_s	z	p_s	z	p_s	z	p_s	z	p_s
2,00	0,0228	2,40	0,0082	2,80	0,0026	3,20	0,0007	3,60	0,0002
2,01	0,0222	2,41	0,0080	2,81	0,0025	3,21	0,0007	3,61	0,0002
2,02	0,0217	2,42	0,0078	2,82	0,0024	3,22	0,0006	3,62	0,0001
2,03	0,0212	2,43	0,0075	2,83	0,0023	3,23	0,0006	3,63	0,0001
2,04	0,0207	2,44	0,0073	2,84	0,0023	3,24	0,0006	3,64	0,0001
2,05	0,0202	2,45	0,0071	2,85	0,0022	3,25	0,0006	3,65	0,0001
2,06	0,0197	2,46	0,0069	2,86	0,0021	3,26	0,0006	3,66	0,0001
2,07	0,0192	2,47	0,0068	2,87	0,0021	3,27	0,0005	3,67	0,0001
2,08	0,0188	2,48	0,0066	2,88	0,0020	3,28	0,0005	3,68	0,0001
2,09	0,0183	2,49	0,0064	2,89	0,0019	3,29	0,0005	3,69	0,0001
2,10	0,0179	2,50	0,0062	2,90	0,0019	3,30	0,0005	3,70	0,0001
2,11	0,0174	2,51	0,0060	2,91	0,0018	3,31	0,0005	3,71	0,0001
2,12	0,0170	2,52	0,0059	2,92	0,0018	3,32	0,0005	3,72	0,0001
2,13	0,0166	2,53	0,0057	2,93	0,0017	3,33	0,0004	3,73	0,0001
2,14	0,0162	2,54	0,0055	2,94	0,0016	3,34	0,0004	3,74	0,0001
2,15	0,0158	2,55	0,0054	2,95	0,0016	3,35	0,0004	3,75	0,0001
2,16	0,0154	2,56	0,0052	2,96	0,0015	3,36	0,0004	3,76	0,0001
2,17	0,0150	2,57	0,0051	2,97	0,0015	3,37	0,0004	3,77	0,0001
2,18	0,0146	2,58	0,0049	2,98	0,0014	3,38	0,0004	3,78	0,0001
2,19	0,0143	2,59	0,0048	2,99	0,0014	3,39	0,0003	3,79	0,0001
2,20	0,0139	2,60	0,0047	3,00	0,0013	3,40	0,0003	3,80	0,0001
2,21	0,0136	2,61	0,0045	3,01	0,0013	3,41	0,0003	3,81	0,0001
2,22	0,0132	2,62	0,0044	3,02	0,0013	3,42	0,0003	3,82	0,0001
2,23	0,0129	2,63	0,0043	3,03	0,0012	3,43	0,0003	3,83	0,0001
2,24	0,0125	2,64	0,0041	3,04	0,0012	3,44	0,0003	3,84	0,0001
2,25	0,0122	2,65	0,0040	3,05	0,0011	3,45	0,0003	3,85	0,0001
2,26	0,0119	2,66	0,0039	3,06	0,0011	3,46	0,0003	3,86	0,0001
2,27	0,0116	2,67	0,0038	3,07	0,0011	3,47	0,0003	3,87	0,0001
2,28	0,0113	2,68	0,0037	3,08	0,0010	3,48	0,0003	3,88	0,0001
2,29	0,0110	2,69	0,0036	3,09	0,0010	3,49	0,0002	3,89	0,0001
2,30	0,0107	2,70	0,0035	3,10	0,0010	3,50	0,0002	3,90	0,0000
2,31	0,0104	2,71	0,0034	3,11	0,0009	3,51	0,0002	3,91	0,0000
2,32	0,0102	2,72	0,0033	3,12	0,0009	3,52	0,0002	3,92	0,0000
2,33	0,0099	2,73	0,0032	3,13	0,0009	3,53	0,0002	3,93	0,0000
2,34	0,0096	2,74	0,0031	3,14	0,0008	3,54	0,0002	3,94	0,0000
2,35	0,0094	2,75	0,0030	3,15	0,0008	3,55	0,0002	3,95	0,0000
2,36	0,0091	2,76	0,0029	3,16	0,0008	3,56	0,0002	3,96	0,0000
2,37	0,0089	2,77	0,0028	3,17	0,0008	3,57	0,0002	3,97	0,0000
2,38	0,0087	2,78	0,0027	3,18	0,0007	3,58	0,0002	3,98	0,0000
2,39	0,0084	2,79	0,0026	3,19	0,0007	3,59	0,0002	3,99	0,0000

I.1.2 Probabilidades do centro

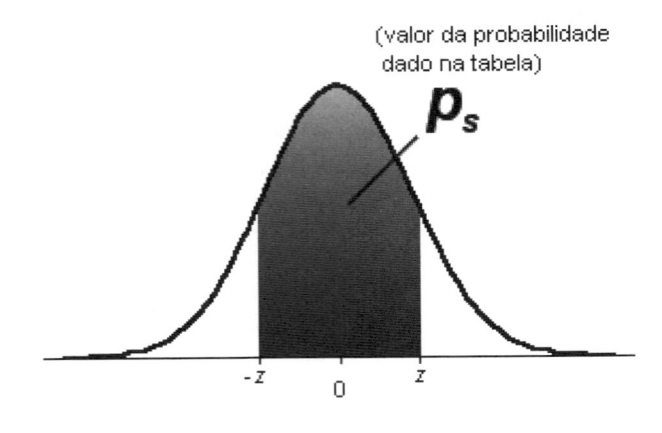

FIGURA I.2.

Para cada valor de z dado, a tabela dá a probabilidade p_c correspondente à região central da distribuição normal padrão. Ou seja:

$$p_c = P\{-z \leq Z \leq z\}.$$

z	p_c	z	p_c	z	p_c	z	p_c	z	p_c
0,00	0,0000	0,40	0,3108	0,80	0,5763	1,20	0,7699	1,60	0,8904
0,01	0,0080	0,41	0,3182	0,81	0,5821	1,21	0,7737	1,61	0,8926
0,02	0,0160	0,42	0,3255	0,82	0,5878	1,22	0,7775	1,62	0,8948
0,03	0,0239	0,43	0,3328	0,83	0,5935	1,23	0,7813	1,63	0,8969
0,04	0,0319	0,44	0,3401	0,84	0,5991	1,24	0,7850	1,64	0,8990
0,05	0,0399	0,45	0,3473	0,85	0,6047	1,25	0,7887	1,65	0,9011
0,06	0,0478	0,46	0,3545	0,86	0,6102	1,26	0,7923	1,66	0,9031
0,07	0,0558	0,47	0,3616	0,87	0,6157	1,27	0,7959	1,67	0,9051
0,08	0,0638	0,48	0,3688	0,88	0,6211	1,28	0,7995	1,68	0,9070
0,09	0,0717	0,49	0,3759	0,89	0,6265	1,29	0,8029	1,69	0,9090
0,10	0,0797	0,50	0,3829	0,90	0,6319	1,30	0,8064	1,70	0,9109
0,11	0,0876	0,51	0,3899	0,91	0,6372	1,31	0,8098	1,71	0,9127
0,12	0,0955	0,52	0,3969	0,92	0,6424	1,32	0,8132	1,72	0,9146
0,13	0,1034	0,53	0,4039	0,93	0,6476	1,33	0,8165	1,73	0,9164
0,14	0,1113	0,54	0,4108	0,94	0,6528	1,34	0,8198	1,74	0,9181
0,15	0,1192	0,55	0,4177	0,95	0,6579	1,35	0,8230	1,75	0,9199
0,16	0,1271	0,56	0,4245	0,96	0,6629	1,36	0,8262	1,76	0,9216
0,17	0,1350	0,57	0,4313	0,97	0,6680	1,37	0,8293	1,77	0,9233
0,18	0,1428	0,58	0,4381	0,98	0,6729	1,38	0,8324	1,78	0,9249
0,19	0,1507	0,59	0,4448	0,99	0,6778	1,39	0,8355	1,79	0,9265
0,20	0,1585	0,60	0,4515	1,00	0,6827	1,40	0,8385	1,80	0,9281
0,21	0,1663	0,61	0,4581	1,01	0,6875	1,41	0,8415	1,81	0,9297
0,22	0,1741	0,62	0,4647	1,02	0,6923	1,42	0,8444	1,82	0,9312
0,23	0,1819	0,63	0,4713	1,03	0,6970	1,43	0,8473	1,83	0,9328
0,24	0,1897	0,64	0,4778	1,04	0,7017	1,44	0,8501	1,84	0,9342
0,25	0,1974	0,65	0,4843	1,05	0,7063	1,45	0,8529	1,85	0,9357
0,26	0,2051	0,66	0,4907	1,06	0,7109	1,46	0,8557	1,86	0,9371
0,27	0,2128	0,67	0,4971	1,07	0,7154	1,47	0,8584	1,87	0,9385
0,28	0,2205	0,68	0,5035	1,08	0,7199	1,48	0,8611	1,88	0,9399
0,29	0,2282	0,69	0,5098	1,09	0,7243	1,49	0,8638	1,89	0,9412
0,30	0,2358	0,70	0,5161	1,10	0,7287	1,50	0,8664	1,90	0,9426
0,31	0,2434	0,71	0,5223	1,11	0,7330	1,51	0,8690	1,91	0,9439
0,32	0,2510	0,72	0,5285	1,12	0,7373	1,52	0,8715	1,92	0,9451
0,33	0,2586	0,73	0,5346	1,13	0,7415	1,53	0,8740	1,93	0,9464
0,34	0,2661	0,74	0,5407	1,14	0,7457	1,54	0,8764	1,94	0,9476
0,35	0,2737	0,75	0,5467	1,15	0,7499	1,55	0,8789	1,95	0,9488
0,36	0,2812	0,76	0,5527	1,16	0,7540	1,56	0,8812	1,96	0,9500
0,37	0,2886	0,77	0,5587	1,17	0,7580	1,57	0,8836	1,97	0,9512
0,38	0,2961	0,78	0,5646	1,18	0,7620	1,58	0,8859	1,98	0,9523
0,39	0,3035	0,79	0,5705	1,19	0,7660	1,59	0,8882	1,99	0,9534

z	p_c	z	p_c	z	p_c	z	p_c	z	p_c
2,00	0,9545	2,40	0,9836	2,80	0,9949	3,20	0,9986	3,60	0,9997
2,01	0,9556	2,41	0,9840	2,81	0,9950	3,21	0,9987	3,61	0,9997
2,02	0,9566	2,42	0,9845	2,82	0,9952	3,22	0,9987	3,62	0,9997
2,03	0,9576	2,43	0,9849	2,83	0,9953	3,23	0,9988	3,63	0,9997
2,04	0,9586	2,44	0,9853	2,84	0,9955	3,24	0,9988	3,64	0,9997
2,05	0,9596	2,45	0,9857	2,85	0,9956	3,25	0,9988	3,65	0,9997
2,06	0,9606	2,46	0,9861	2,86	0,9958	3,26	0,9989	3,66	0,9997
2,07	0,9615	2,47	0,9865	2,87	0,9959	3,27	0,9989	3,67	0,9998
2,08	0,9625	2,48	0,9869	2,88	0,9960	3,28	0,9990	3,68	0,9998
2,09	0,9634	2,49	0,9872	2,89	0,9961	3,29	0,9990	3,69	0,9998
2,10	0,9643	2,50	0,9876	2,90	0,9963	3,30	0,9990	3,70	0,9998
2,11	0,9651	2,51	0,9879	2,91	0,9964	3,31	0,9991	3,71	0,9998
2,12	0,9660	2,52	0,9883	2,92	0,9965	3,32	0,9991	3,72	0,9998
2,13	0,9668	2,53	0,9886	2,93	0,9966	3,33	0,9991	3,73	0,9998
2,14	0,9676	2,54	0,9889	2,94	0,9967	3,34	0,9992	3,74	0,9998
2,15	0,9684	2,55	0,9892	2,95	0,9968	3,35	0,9992	3,75	0,9998
2,16	0,9692	2,56	0,9895	2,96	0,9969	3,36	0,9992	3,76	0,9998
2,17	0,9700	2,57	0,9898	2,97	0,9970	3,37	0,9992	3,77	0,9998
2,18	0,9707	2,58	0,9901	2,98	0,9971	3,38	0,9993	3,78	0,9998
2,19	0,9715	2,59	0,9904	2,99	0,9972	3,39	0,9993	3,79	0,9998
2,20	0,9722	2,60	0,9907	3,00	0,9973	3,40	0,9993	3,80	0,9999
2,21	0,9729	2,61	0,9909	3,01	0,9974	3,41	0,9994	3,81	0,9999
2,22	0,9736	2,62	0,9912	3,02	0,9975	3,42	0,9994	3,82	0,9999
2,23	0,9743	2,63	0,9915	3,03	0,9976	3,43	0,9994	3,83	0,9999
2,24	0,9749	2,64	0,9917	3,04	0,9976	3,44	0,9994	3,84	0,9999
2,25	0,9756	2,65	0,9920	3,05	0,9977	3,45	0,9994	3,85	0,9999
2,26	0,9762	2,66	0,9922	3,06	0,9978	3,46	0,9995	3,86	0,9999
2,27	0,9768	2,67	0,9924	3,07	0,9979	3,47	0,9995	3,87	0,9999
2,28	0,9774	2,68	0,9926	3,08	0,9979	3,48	0,9995	3,88	0,9999
2,29	0,9780	2,69	0,9929	3,09	0,9980	3,49	0,9995	3,89	0,9999
2,30	0,9786	2,70	0,9931	3,10	0,9981	3,50	0,9995	3,90	0,9999
2,31	0,9791	2,71	0,9933	3,11	0,9981	3,51	0,9996	3,91	0,9999
2,32	0,9797	2,72	0,9935	3,12	0,9982	3,52	0,9996	3,92	0,9999
2,33	0,9802	2,73	0,9937	3,13	0,9983	3,53	0,9996	3,93	0,9999
2,34	0,9807	2,74	0,9939	3,14	0,9983	3,54	0,9996	3,94	0,9999
2,35	0,9812	2,75	0,9940	3,15	0,9984	3,55	0,9996	3,95	0,9999
2,36	0,9817	2,76	0,9942	3,16	0,9984	3,56	0,9996	3,96	0,9999
2,37	0,9822	2,77	0,9944	3,17	0,9985	3,57	0,9996	3,97	0,9999
2,38	0,9827	2,78	0,9946	3,18	0,9985	3,58	0,9997	3,98	0,9999
2,39	0,9832	2,79	0,9947	3,19	0,9986	3,59	0,9997	3,99	0,9999

I.2 Distribuição t-Student

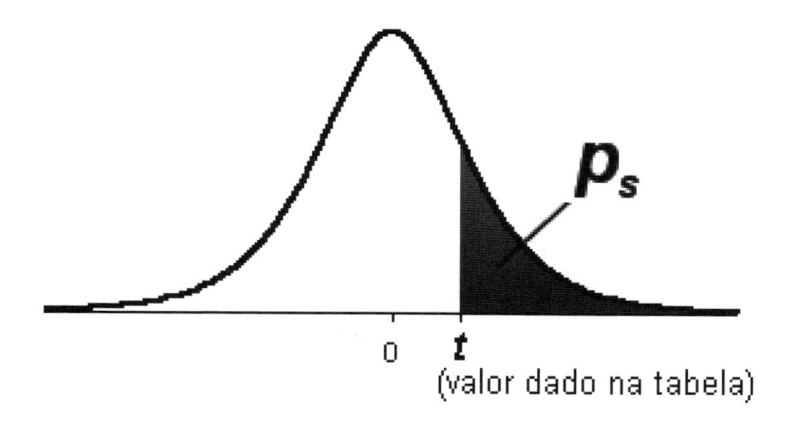

FIGURA I.3.

A tabela dá o valor da distribuição t-Student que, para os graus de liberdade (g.l., primeira coluna), deixa probabilidade p_s (primeira linha) na cauda superior. Para detalhes sobre o uso da distribuição t-Student, veja o capítulo 11.

g.l.	0,200	0,150	0,100	p_s 0,050	0,025	0,010	0,005
1	1,376	1,963	3,078	6,314	12,71	31,82	63,66
2	1,061	1,386	1,886	2,920	4,303	6,965	9,925
3	0,978	1,250	1,638	2,353	3,182	4,541	5,841
4	0,941	1,190	1,533	2,132	2,776	3,747	4,604
5	0,920	1,156	1,476	2,015	2,571	3,365	4,032
6	0,906	1,134	1,440	1,943	2,447	3,143	3,707
7	0,896	1,119	1,415	1,895	2,365	2,998	3,499
8	0,889	1,108	1,397	1,860	2,306	2,896	3,355
9	0,883	1,100	1,383	1,833	2,262	2,821	3,250
10	0,879	1,093	1,372	1,812	2,228	2,764	3,169
11	0,876	1,088	1,363	1,796	2,201	2,718	3,106
12	0,873	1,083	1,356	1,782	2,179	2,681	3,055
13	0,870	1,079	1,350	1,771	2,160	2,650	3,012
14	0,868	1,076	1,345	1,761	2,145	2,624	2,977
15	0,866	1,074	1,341	1,753	2,131	2,602	2,947
16	0,865	1,071	1,337	1,746	2,120	2,583	2,921
17	0,863	1,069	1,333	1,740	2,110	2,567	2,898
18	0,862	1,067	1,330	1,734	2,101	2,552	2,878
19	0,861	1,066	1,328	1,729	2,093	2,539	2,861
20	0,860	1,064	1,325	1,725	2,086	2,528	2,845
21	0,859	1,063	1,323	1,721	2,080	2,518	2,831
22	0,858	1,061	1,321	1,717	2,074	2,508	2,819
23	0,858	1,060	1,319	1,714	2,069	2,500	2,807
24	0,857	1,059	1,318	1,711	2,064	2,492	2,797
25	0,856	1,058	1,316	1,708	2,060	2,485	2,787
26	0,856	1,058	1,315	1,706	2,056	2,479	2,779
27	0,855	1,057	1,314	1,703	2,052	2,473	2,771
28	0,855	1,056	1,313	1,701	2,048	2,467	2,763
29	0,854	1,055	1,311	1,699	2,045	2,462	2,756
30	0,854	1,055	1,310	1,697	2,042	2,457	2,750
35	0,852	1,052	1,306	1,690	2,030	2,438	2,724
40	0,851	1,050	1,303	1,684	2,021	2,423	2,704
50	0,849	1,047	1,299	1,676	2,009	2,403	2,678
60	0,848	1,045	1,296	1,671	2,000	2,390	2,660
80	0,846	1,043	1,292	1,664	1,990	2,374	2,639
100	0,845	1,042	1,290	1,660	1,984	2,364	2,626
∞	0,842	1,036	1,282	1,645	1,960	2,327	2,576

I.3 Distribuição Qui-quadrado

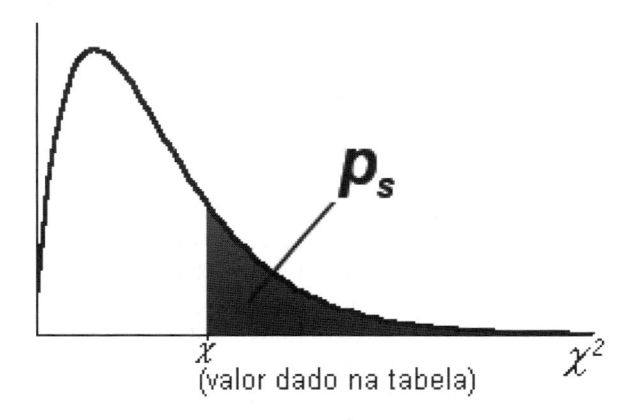

FIGURA I.4.

A tabela dá o valor da distribuição qui-quadrado (χ^2) que, para os graus de liberdade (g.l., primeira linha), deixa probabilidade p_s (primeira coluna) na cauda superior. Para detalhes sobre o uso da distribuição qui-quadrado, veja o capítulo 15.

g.l.	0,995	0,990	0,975	0,950	0,900	p_s 0,500	0,100	0,050	0,025	0,010	0,005
1	0,000	0,000	0,001	0,004	0,016	0,455	2,706	3,841	5,024	6,635	7,879
2	0,010	0,020	0,051	0,103	0,211	1,386	4,605	5,991	7,378	9,210	10,60
3	0,072	0,115	0,216	0,352	0,584	2,366	6,251	7,815	9,348	11,34	12,84
4	0,207	0,297	0,484	0,711	1,064	3,357	7,779	9,488	11,14	13,28	14,86
5	0,412	0,554	0,831	1,145	1,610	4,351	9,236	11,07	12,83	15,09	16,75
6	0,676	0,872	1,237	1,635	2,204	5,348	10,64	12,59	14,45	16,81	18,55
7	0,989	1,239	1,690	2,167	2,833	6,346	12,02	14,07	16,01	18,48	20,28
8	1,344	1,647	2,180	2,733	3,490	7,344	13,36	15,51	17,53	20,09	21,95
9	1,735	2,088	2,700	3,325	4,168	8,343	14,68	16,92	19,02	21,67	23,59
10	2,156	2,558	3,247	3,940	4,865	9,342	15,99	18,31	20,48	23,21	25,19
11	2,603	3,053	3,816	4,575	5,578	10,34	17,28	19,68	21,92	24,73	26,76
12	3,074	3,571	4,404	5,226	6,304	11,34	18,55	21,03	23,34	26,22	28,30
13	3,565	4,107	5,009	5,892	7,041	12,34	19,81	22,36	24,74	27,69	29,82
14	4,075	4,660	5,629	6,571	7,790	13,34	21,06	23,68	26,12	29,14	31,32
15	4,601	5,229	6,262	7,261	8,547	14,34	22,31	25,00	27,49	30,58	32,80
16	5,142	5,812	6,908	7,962	9,312	15,34	23,54	26,30	28,85	32,00	34,27
17	5,697	6,408	7,564	8,672	10,09	16,34	24,77	27,59	30,19	33,41	35,72
18	6,265	7,015	8,231	9,390	10,86	17,34	25,99	28,87	31,53	34,81	37,16
19	6,844	7,633	8,907	10,12	11,65	18,34	27,20	30,14	32,85	36,19	38,58
20	7,434	8,260	9,591	10,85	12,44	19,34	28,41	31,41	34,17	37,57	40,00

I. Tabelas estatísticas 539

g.l.	0,995	0,990	0,975	0,950	0,900	p_s 0,500	0,100	0,050	0,025	0,010	0,005
21	8,034	8,897	10,28	11,59	13,24	20,34	29,62	32,67	35,48	38,93	41,40
22	8,643	9,542	10,98	12,34	14,04	21,34	30,81	33,92	36,78	40,29	42,80
23	9,260	10,20	11,69	13,09	14,85	22,34	32,01	35,17	38,08	41,64	44,18
24	9,886	10,86	12,40	13,85	15,66	23,34	33,20	36,42	39,36	42,98	45,56
25	10,52	11,52	13,12	14,61	16,47	24,34	34,38	37,65	40,65	44,31	46,93
26	11,16	12,20	13,84	15,38	17,29	25,34	35,56	38,89	41,92	45,64	48,29
27	11,81	12,88	14,57	16,15	18,11	26,34	36,74	40,11	43,19	46,96	49,65
28	12,46	13,56	15,31	16,93	18,94	27,34	37,92	41,34	44,46	48,28	50,99
29	13,12	14,26	16,05	17,71	19,77	28,34	39,09	42,56	45,72	49,59	52,34
30	13,79	14,95	16,79	18,49	20,60	29,34	40,26	43,77	46,98	50,89	53,67
35	17,19	18,51	20,57	22,47	24,80	34,34	46,06	49,80	53,20	57,34	60,27
40	20,71	22,16	24,43	26,51	29,05	39,34	51,81	55,76	59,34	63,69	66,77
45	24,31	25,90	28,37	30,61	33,35	44,34	57,51	61,66	65,41	69,96	73,17
50	27,99	29,71	32,36	34,76	37,69	49,33	63,17	67,50	71,42	76,15	79,49
60	35,53	37,48	40,48	43,19	46,46	59,33	74,40	79,08	83,30	88,38	91,95
70	43,28	45,44	48,76	51,74	55,33	69,33	85,53	90,53	95,02	100,4	104,2
80	51,17	53,54	57,15	60,39	64,28	79,33	96,58	101,9	106,6	112,3	116,3
90	59,20	61,75	65,65	69,13	73,29	89,33	107,6	113,1	118,1	124,1	128,3
100	67,33	70,06	74,22	77,93	82,36	99,33	118,5	124,3	129,6	135,8	140,2

I.4 Distribuição F

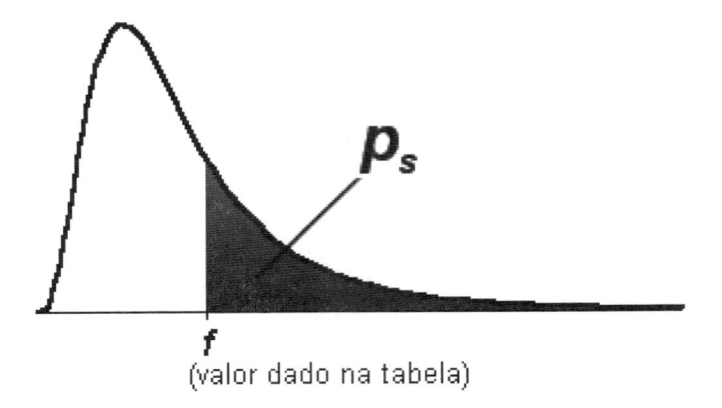

FIGURA I.5.

A tabela dá o valor da distribuição F com (n_1, n_2) graus de liberdade que deixa probabilidade p_s na cauda superior. Aqui, n_1 representa o número de graus de liberdade do numerador, e n_2 representa o número de graus de liberdade do denominador. Para detalhes sobre o uso da distribuição F, veja o capítulo 13

n_2	p_s	1	2	3	4	5	n_1 6	7	8	12	∞
1	0,900	0,025	0,117	0,181	0,220	0,246	0,265	0,279	0,289	0,315	0,370
	0,950	0,006	0,054	0,099	0,130	0,151	0,167	0,179	0,188	0,211	0,260
	0,975	0,002	0,026	0,057	0,082	0,100	0,113	0,124	0,132	0,153	0,199
	0,990	0,000	0,010	0,029	0,047	0,062	0,073	0,082	0,089	0,107	0,151
	0,995	0,000	0,005	0,018	0,032	0,044	0,054	0,062	0,068	0,085	0,127
2	0,900	0,020	0,111	0,183	0,231	0,265	0,289	0,307	0,321	0,356	0,434
	0,950	0,005	0,053	0,105	0,144	0,173	0,194	0,211	0,224	0,257	0,334
	0,975	0,001	0,026	0,062	0,094	0,119	0,138	0,153	0,165	0,196	0,271
	0,990	0,000	0,010	0,032	0,056	0,075	0,092	0,105	0,116	0,144	0,217
	0,995	0,000	0,005	0,020	0,038	0,055	0,069	0,081	0,091	0,118	0,189
3	0,900	0,019	0,109	0,186	0,239	0,276	0,304	0,325	0,342	0,384	0,480
	0,950	0,005	0,052	0,108	0,152	0,185	0,210	0,230	0,246	0,287	0,384
	0,975	0,001	0,026	0,065	0,100	0,129	0,152	0,170	0,185	0,224	0,321
	0,990	0,000	0,010	0,034	0,060	0,083	0,102	0,118	0,132	0,168	0,264
	0,995	0,000	0,005	0,021	0,041	0,060	0,077	0,092	0,104	0,138	0,234
4	0,900	0,018	0,108	0,187	0,243	0,284	0,314	0,338	0,356	0,403	0,514
	0,950	0,004	0,052	0,110	0,157	0,193	0,221	0,243	0,261	0,307	0,421
	0,975	0,001	0,025	0,066	0,104	0,135	0,161	0,181	0,198	0,243	0,359
	0,990	0,000	0,010	0,035	0,063	0,088	0,109	0,127	0,143	0,185	0,301
	0,995	0,000	0,005	0,022	0,043	0,064	0,083	0,099	0,114	0,153	0,269
5	0,900	0,017	0,108	0,188	0,247	0,290	0,322	0,347	0,367	0,418	0,541
	0,950	0,004	0,052	0,111	0,160	0,198	0,228	0,252	0,271	0,322	0,451
	0,975	0,001	0,025	0,067	0,107	0,140	0,167	0,189	0,208	0,257	0,389
	0,990	0,000	0,010	0,035	0,064	0,091	0,114	0,134	0,151	0,197	0,331
	0,995	0,000	0,005	0,022	0,045	0,067	0,087	0,105	0,120	0,165	0,298
6	0,900	0,017	0,107	0,189	0,249	0,294	0,327	0,354	0,375	0,429	0,563
	0,950	0,004	0,052	0,112	0,162	0,202	0,233	0,259	0,279	0,334	0,476
	0,975	0,001	0,025	0,068	0,109	0,143	0,172	0,195	0,215	0,268	0,415
	0,990	0,000	0,010	0,036	0,066	0,094	0,118	0,139	0,157	0,207	0,357
	0,995	0,000	0,005	0,022	0,046	0,069	0,090	0,109	0,126	0,174	0,323
7	0,900	0,017	0,107	0,190	0,251	0,297	0,332	0,359	0,381	0,438	0,582
	0,950	0,004	0,052	0,113	0,164	0,205	0,238	0,264	0,286	0,343	0,497
	0,975	0,001	0,025	0,068	0,110	0,146	0,176	0,200	0,221	0,277	0,437
	0,990	0,000	0,010	0,036	0,067	0,096	0,121	0,143	0,162	0,216	0,379
	0,995	0,000	0,005	0,023	0,046	0,070	0,093	0,113	0,130	0,181	0,345

n_2	p_s	1	2	3	4	5	6	7	8	12	∞
8	0,900	0,017	0,107	0,190	0,253	0,299	0,335	0,363	0,386	0,446	0,599
	0,950	0,004	0,052	0,113	0,166	0,208	0,241	0,268	0,291	0,351	0,516
	0,975	0,001	0,025	0,069	0,111	0,148	0,179	0,204	0,226	0,285	0,456
	0,990	0,000	0,010	0,036	0,068	0,097	0,123	0,146	0,166	0,222	0,398
	0,995	0,000	0,005	0,023	0,047	0,072	0,095	0,115	0,133	0,187	0,364
10	0,900	0,017	0,106	0,191	0,255	0,303	0,340	0,370	0,394	0,457	0,625
	0,950	0,004	0,052	0,114	0,168	0,211	0,246	0,275	0,299	0,363	0,546
	0,975	0,001	0,025	0,069	0,113	0,151	0,183	0,210	0,233	0,296	0,488
	0,990	0,000	0,010	0,037	0,069	0,099	0,127	0,151	0,172	0,233	0,431
	0,995	0,000	0,005	0,023	0,048	0,073	0,098	0,119	0,139	0,197	0,397
12	0,900	0,016	0,106	0,192	0,257	0,306	0,344	0,375	0,400	0,466	0,647
	0,950	0,004	0,052	0,114	0,169	0,214	0,250	0,280	0,305	0,372	0,570
	0,975	0,001	0,025	0,070	0,114	0,153	0,186	0,214	0,238	0,305	0,514
	0,990	0,000	0,010	0,037	0,070	0,101	0,130	0,155	0,176	0,241	0,457
	0,995	0,000	0,005	0,023	0,048	0,075	0,100	0,122	0,143	0,204	0,424
14	0,900	0,016	0,106	0,192	0,258	0,308	0,347	0,378	0,404	0,472	0,664
	0,950	0,004	0,051	0,115	0,170	0,216	0,253	0,283	0,309	0,379	0,591
	0,975	0,001	0,025	0,070	0,115	0,155	0,189	0,218	0,242	0,312	0,536
	0,990	0,000	0,010	0,037	0,070	0,102	0,131	0,157	0,180	0,247	0,480
	0,995	0,000	0,005	0,023	0,049	0,076	0,101	0,125	0,146	0,209	0,447
16	0,900	0,016	0,106	0,192	0,259	0,310	0,349	0,381	0,407	0,478	0,679
	0,950	0,004	0,051	0,115	0,171	0,217	0,255	0,286	0,312	0,385	0,608
	0,975	0,001	0,025	0,070	0,116	0,156	0,191	0,220	0,245	0,317	0,554
	0,990	0,000	0,010	0,037	0,071	0,103	0,133	0,159	0,183	0,252	0,500
	0,995	0,000	0,005	0,023	0,049	0,076	0,102	0,126	0,148	0,214	0,466
20	0,900	0,016	0,106	0,193	0,260	0,312	0,353	0,385	0,412	0,486	0,704
	0,950	0,004	0,051	0,115	0,172	0,219	0,258	0,290	0,317	0,393	0,636
	0,975	0,001	0,025	0,071	0,117	0,158	0,193	0,224	0,250	0,325	0,585
	0,990	0,000	0,010	0,037	0,071	0,105	0,135	0,162	0,187	0,259	0,532
	0,995	0,000	0,005	0,023	0,050	0,077	0,104	0,129	0,151	0,221	0,499
40	0,900	0,016	0,106	0,194	0,263	0,317	0,360	0,394	0,423	0,503	0,772
	0,950	0,004	0,051	0,116	0,175	0,224	0,265	0,299	0,329	0,412	0,717
	0,975	0,001	0,025	0,071	0,119	0,162	0,200	0,232	0,260	0,344	0,673
	0,990	0,000	0,010	0,038	0,073	0,108	0,140	0,169	0,195	0,276	0,627
	0,995	0,000	0,005	0,024	0,051	0,080	0,108	0,135	0,159	0,237	0,598
∞	0,900	0,016	0,105	0,195	0,266	0,322	0,367	0,405	0,436	0,525	0,975
	0,950	0,004	0,051	0,117	0,178	0,229	0,273	0,310	0,342	0,435	0,968
	0,975	0,001	0,025	0,072	0,121	0,166	0,206	0,241	0,272	0,367	0,962
	0,990	0,000	0,010	0,038	0,074	0,111	0,145	0,177	0,206	0,297	0,955
	0,995	0,000	0,005	0,024	0,052	0,082	0,113	0,141	0,168	0,256	0,950

I.5 Teste de Mann-Whitney

n_2	\multicolumn{2}{c	}{0,10}	\multicolumn{2}{c	}{0,05}	\multicolumn{2}{c	}{0,02}	\multicolumn{2}{c	}{0,01}	n_2
4	11	25	10	26	-	-	-	-	4
5	12	28	11	29	10	30	-	-	5
6	13	31	12	32	11	33	10	34	6
7	14	34	13	35	11	37	10	38	7
8	15	37	14	38	12	40	11	41	8
9	16	40	14	42	13	43	11	45	9
10	17	43	15	45	13	47	12	48	10
11	18	46	16	48	14	50	12	52	11
12	19	49	17	51	15	53	13	55	12
13	20	52	18	54	15	57	13	59	13
14	21	55	19	57	16	60	14	62	14
15	22	58	20	60	17	63	15	65	15
16	24	60	21	63	17	67	15	69	16
17	25	63	21	67	18	70	16	72	17
18	26	66	22	70	19	73	16	76	18
19	27	69	23	73	19	77	17	79	19
20	28	72	24	76	20	80	18	82	20
21	29	75	25	79	21	83	18	86	21
22	30	78	26	82	21	87	19	89	22
23	31	81	27	85	22	90	19	93	23
24	32	84	27	89	23	93	20	96	24
25	33	87	28	92	23	97	20	100	25
26	34	90	29	95	24	100	21	103	26
27	35	93	30	98	25	103	22	106	27
28	36	96	31	101	26	106	22	110	28
29	37	99	32	104	26	110	23	113	29
30	38	102	33	107	27	113	23	117	30
31	39	105	34	110	28	116	24	120	31
32	40	108	34	114	28	120	24	124	32
33	41	111	35	117	29	123	25	127	33
34	42	114	36	120	30	126	26	130	34
35	43	117	37	123	30	130	26	134	35
36	44	120	38	126	31	133	27	137	36
37	45	123	39	129	32	136	28	140	37
38	46	126	40	132	32	140	28	144	38
39	47	129	41	135	33	143	29	147	39
40	48	132	41	139	34	146	29	151	40
45	53	147	46	154	37	163	32	168	45
50	59	161	50	170	40	180	36	184	50

Header: $n_1 = 4$, α

	$n_1 = 5$								
	\multicolumn{8}{c}{α}	
n_2	0,10		0,05		0,02		0,01		n_2
4	17	33	16	34	15	35	-	-	4
5	19	36	17	38	16	39	15	40	5
6	20	40	18	42	17	43	16	44	6
7	21	44	20	45	18	47	16	49	7
8	23	47	21	49	19	51	17	53	8
9	24	51	22	53	20	55	18	57	9
10	26	54	23	57	21	59	19	61	10
11	27	58	24	61	22	63	20	65	11
12	28	62	26	64	23	67	21	69	12
13	30	65	27	68	24	71	22	73	13
14	31	69	28	72	25	75	22	78	14
15	33	72	29	76	26	79	23	82	15
16	34	76	30	80	27	83	24	86	16
17	35	80	32	83	28	87	25	90	17
18	37	83	33	87	29	91	26	94	18
19	38	87	34	91	30	95	27	98	19
20	40	90	35	95	31	99	28	102	20
21	41	94	37	98	32	103	29	106	21
22	43	97	38	102	33	107	29	111	22
23	44	101	39	106	34	111	30	115	23
24	45	105	40	110	35	115	31	119	24
25	47	108	42	113	36	119	32	123	25
26	48	112	43	117	37	123	33	127	26
27	50	115	44	121	38	127	34	131	27
28	51	119	45	125	39	131	35	135	28
29	53	122	47	128	40	135	36	139	29
30	54	126	48	132	41	139	37	143	30
31	55	130	49	136	42	143	37	148	31
32	57	133	50	140	43	147	38	152	32
33	58	137	52	143	44	151	39	156	33
34	60	140	53	147	45	155	40	160	34
35	61	144	54	151	46	159	41	164	35
36	62	148	55	155	47	163	42	168	36
37	64	151	57	158	48	167	43	172	37
38	65	155	58	162	49	171	44	176	38
39	67	158	59	166	50	175	45	180	39
40	68	162	60	170	51	179	46	184	40
45	75	180	66	189	56	199	50	205	45
50	82	198	73	207	61	219	55	225	50

	$n_1 = 6$								
n_2	0,10		0,05		0,02		0,01		n_2
4	24	42	23	43	22	44	21	45	4
5	26	46	24	48	23	49	22	50	5
6	28	50	26	52	24	54	23	55	6
7	29	55	27	57	25	59	24	60	7
8	31	59	29	61	27	63	25	65	8
9	33	63	31	65	28	68	26	70	9
10	35	67	32	70	29	73	27	75	10
11	37	71	34	74	30	78	28	80	11
12	38	76	35	79	32	82	30	84	12
13	40	80	37	83	33	87	31	89	13
14	42	84	38	88	34	92	32	94	14
15	44	88	40	92	36	96	33	99	15
16	46	92	42	96	37	101	34	104	16
17	47	97	43	101	39	105	36	108	17
18	49	101	45	105	40	110	37	113	18
19	51	105	46	110	41	115	38	118	19
20	53	109	48	114	43	119	39	123	20
21	55	113	50	118	44	124	40	128	21
22	57	117	51	123	45	129	42	132	22
23	58	122	53	127	47	133	43	137	23
24	60	126	54	132	48	138	44	142	24
25	62	130	56	136	50	142	45	147	25
26	64	134	58	140	51	147	46	152	26
27	66	138	59	145	52	152	48	156	27
28	67	143	61	149	54	156	49	161	28
29	69	147	63	153	55	161	50	166	29
30	71	151	64	158	56	166	51	171	30
31	73	155	66	162	58	170	53	175	31
32	75	159	67	167	59	175	54	180	32
33	77	163	69	171	61	179	55	185	33
34	78	168	71	175	62	184	56	190	34
35	80	172	72	180	63	189	57	195	35
36	82	176	74	184	65	193	58	200	36
37	84	180	76	188	66	198	60	204	37
38	85	185	77	193	67	203	61	209	38
39	87	189	79	197	69	207	62	214	39
40	89	193	80	202	70	212	63	219	40
45	98	214	88	224	77	235	69	243	45
50	107	235	97	245	84	258	76	266	50

$n_1 = 7$

n_2	α = 0,10		0,05		0,02		0,01		n_2
4	32	52	31	53	29	55	28	56	4
5	34	57	33	58	31	60	29	62	5
6	36	62	34	64	32	66	31	67	6
7	39	66	36	69	34	71	32	73	7
8	41	71	38	74	35	77	34	78	8
9	43	76	40	79	37	82	35	84	9
10	45	81	42	84	39	87	37	89	10
11	47	86	44	89	40	93	38	95	11
12	49	91	46	94	42	98	40	100	12
13	52	95	48	99	44	103	41	106	13
14	54	100	50	104	45	109	43	111	14
15	56	105	52	109	47	114	44	117	15
16	58	110	54	114	49	119	46	122	16
17	61	114	56	119	51	124	47	128	17
18	63	119	58	124	52	130	49	133	18
19	65	124	60	129	54	135	50	139	19
20	67	129	62	134	56	140	52	144	20
21	69	134	64	139	58	145	53	150	21
22	72	138	66	144	59	151	55	155	22
23	74	143	68	149	61	156	57	160	23
24	76	148	70	154	63	161	58	166	24
25	78	153	72	159	64	167	60	171	25
26	81	157	74	164	66	172	61	177	26
27	83	162	76	169	68	177	63	182	27
28	85	167	78	174	70	182	64	188	28
29	87	172	80	179	71	188	66	193	29
30	89	177	82	184	73	193	68	198	30
31	92	181	84	189	75	198	68	204	31
32	94	186	86	194	77	203	71	209	32
33	96	191	88	199	78	209	72	215	33
34	98	196	90	204	79	215	73	221	34
35	100	201	92	209	81	220	75	226	35
36	102	206	94	214	83	225	76	232	36
37	105	210	96	219	84	231	78	237	37
38	107	215	98	224	86	236	79	243	38
39	109	220	100	229	88	241	81	248	39
40	111	225	102	234	90	246	82	254	40
45	123	248	112	259	98	273	90	281	45
50	134	272	122	284	107	299	98	308	50

	$n_1 = 8$ α								
n_2	0,10		0,05		0,02		0,01		n_2
4	41	63	40	64	38	66	37	67	4
5	44	68	42	70	40	72	38	74	5
6	46	74	44	76	42	78	40	80	6
7	49	79	46	82	43	85	42	86	7
8	51	85	49	87	45	91	43	93	8
9	54	90	51	93	47	97	45	99	9
10	56	96	53	99	49	103	47	105	10
11	59	101	55	105	51	109	49	111	11
12	62	106	58	110	53	115	51	117	12
13	64	112	60	116	56	120	53	123	13
14	67	117	62	122	58	126	54	130	14
15	69	123	65	127	60	132	56	136	15
16	72	128	67	133	62	138	58	142	16
17	75	133	70	138	64	144	60	148	17
18	78	139	72	144	66	150	62	154	18
19	81	144	74	150	68	156	64	160	19
20	84	149	77	155	70	162	66	166	20
21	87	155	79	161	72	168	68	172	21
22	90	160	81	167	74	174	70	178	22
23	93	166	84	172	76	180	71	185	23
24	96	171	86	178	78	186	73	191	24
25	99	176	89	183	81	191	75	197	25
26	102	182	91	189	83	197	77	203	26
27	105	187	93	195	85	203	79	209	27
28	108	193	96	200	87	209	81	215	28
29	111	198	98	206	89	215	83	221	29
30	114	203	101	211	91	221	85	227	30
31	117	209	103	217	93	227	87	233	31
32	120	214	106	222	95	233	89	239	32
33	123	219	108	228	97	239	90	246	33
34	126	225	110	234	99	245	92	252	34
35	129	230	113	239	101	251	94	258	35
36	132	236	115	245	103	257	96	264	36
37	135	241	117	251	105	263	98	270	37
38	138	246	120	256	107	269	100	276	38
39	141	252	122	262	109	275	102	282	39
40	144	257	125	267	111	281	103	289	40
45	159	284	137	295	122	310	113	319	45
50	174	310	149	323	132	340	122	350	50

	$n_1 = 9$								
	\multicolumn{8}{c	}{α}	
n_2	0,10		0,05		0,02		0,01		n_2
4	51	75	49	77	48	78	46	80	4
5	54	81	52	83	50	85	48	87	5
6	57	87	55	89	52	92	50	94	6
7	60	93	57	96	54	99	52	101	7
8	63	99	60	102	56	106	54	108	8
9	66	105	62	109	59	112	56	115	9
10	69	111	65	115	61	119	58	122	10
11	72	117	68	121	63	126	61	128	11
12	75	123	71	127	66	132	63	135	12
13	78	129	73	134	68	139	65	142	13
14	81	135	76	140	71	145	67	149	14
15	84	141	79	146	73	152	69	156	15
16	87	147	82	152	76	158	72	162	16
17	90	153	84	159	78	165	74	169	17
18	93	159	87	165	81	171	76	176	18
19	96	165	90	171	83	178	78	183	19
20	99	171	93	177	85	185	81	189	20
21	102	177	95	184	88	191	83	196	21
22	105	183	98	190	90	198	85	203	22
23	108	189	101	196	93	204	88	209	23
24	111	195	104	202	95	211	90	216	24
25	114	201	107	208	98	217	92	223	25
26	117	207	109	215	100	224	94	230	26
27	120	213	112	221	103	230	97	236	27
28	123	219	115	227	105	237	99	243	28
29	126	225	118	233	108	243	101	250	29
30	129	231	121	239	110	250	103	257	30
31	132	237	123	246	112	257	106	263	31
32	135	243	126	252	115	263	108	270	32
33	138	249	129	258	117	270	110	277	33
34	141	255	132	264	120	276	112	284	34
35	144	261	135	270	122	283	114	291	35
36	148	266	137	277	125	289	117	297	36
37	151	272	140	283	127	296	119	304	37
38	154	278	143	289	129	303	121	311	38
39	157	284	146	295	132	309	123	318	39
40	160	290	149	301	134	316	126	324	40
45	175	320	163	332	147	348	137	358	45
50	190	350	177	363	159	381	148	392	50

I.6 Teste de Wilcoxon

Esta tabela é usada para aplicar um teste de Wilcoxon, que compara duas amostras com até 15 observações pareadas com diferença não-nula. Na tabela, n representa o número de pares observados com diferença não-nula. Para até quatro pares com diferença não-nula, não é possível tomar decisão alguma.

Para cada valor de α dado, a tabela fornece os limites inferior l_i e superior l_s para os valores das somas de postos (S_- ou S_+). Valores para S_- ou para S_+ menores que o limite inferior, ou maiores que o limite superior, indicam rejeição da hipótese nula, que diz que não existe diferença entre as duas observações. Ou seja, a hipótese nula é rejeitada quando:

$$S_- < l_i \quad \text{ou} \quad S_+ < l_i \quad \text{ou} \quad S_- > l_s \quad \text{ou} \quad S_+ < l_s$$

	\multicolumn{2}{c}{0,10}	\multicolumn{2}{c}{0,05}	\multicolumn{2}{c}{0,02}	\multicolumn{2}{c}{0,01}
n	l_i	l_s	l_i	l_s	l_i	l_s	l_i	l_s
5	0	15						
6	2	19	0	21				
7	3	25	2	26	0	28		
8	5	31	3	33	1	35	0	36
9	8	37	5	40	3	42	1	44
10	10	45	8	47	5	50	3	52
11	13	53	10	56	7	59	5	61
12	17	61	13	65	9	69	7	71
13	21	70	17	74	12	79	9	82
14	25	80	21	84	15	90	12	93
15	30	90	25	95	19	101	15	105

Modificado de B. Rosner. Fundamentals of Biostatistics. Duxbury Press (4th ed), Belmont, 1995.

Índice

Acurácia, 12, 190
    diagnóstica, 189
    v. Exatidão
Alocação
    aleatória, 406
    estudos em medicina, 390, 406–410
    recursos, 480
    seleção, 407
Alzheimer
    modelo diagnóstico, 511
Amostragem, 390, 393, 394
    v. Seleção
    v. também Reamostragem
Amplitude
    dados, 134, 140, 143, 148
    filtragem de sinal, 371, 383
    interquartílica, 140, 143, 148
Análise
    bayesiana
        v. Bayes
    contagens, 321, 329
    do equilíbrio
        v. Lotka-Volterra
    dos resíduos, 284, 289
    ensaios clínicos, 439
    exploratória, 127
        associação, 144
        desvio-padrão, 141
        diagramas de dispersão, 145
        estatística descritiva, 138
        gráficos, 130
        medicas de correlação, 145
        selecionando a estatística apropriada, 148
        simetria, 136
        tabelas, 129
        variáveis, 127
    variância, 141
    Fourier, 374–376
    funcional topológica, 56, 57
    gráfica, dos dados, 246
    Kermack e McKendrick, 65
    multivariada, 334
    redes neurais, 512
    regressão, 281, 283, 288
    séries temporais
        v. Série temporal
    variáveis não-normais, 319
    variância
        v. ANOVA
Análise de sobrevivência
    Cox, modelo de riscos proporcionais, 361
    indicação, 351
    Kaplan-Meier, método, 358
    sobrevivência
        estimadores, 354
        funções, 353
    tábua de vida atuarial, 355, 356
Analíticos
    estudos
        v. Estudos
    modelos
        v. Modelos
ANOVA, 296, 298, 301, 304, 305
    decomposição da soma de quadrados, 301
    e regressão linear múltipla, 303
    indicação, 295
    metodologia, 297
    modelos de regressão, 301
    noção intuitiva, 297
    qualidade do ajuste, 303
    tabela, 303

Índice   551

teste F, 302
 e teste t, 303
 variâncias
  comparação, 299
  estimativa, 298

Bayes, 192, 204, 205
 análise, 427, 431
 conceito de "normalidade", 195
 diagnóstico bayesiano, 193
 diagnóstico médico, 189
 e lógica fuzzy, 471
 e Markov, 447
 equação, 198, 447
  generalização, 204
 especificidade, 197, 198, 201, 202, 204
 evidências, 191
 inferência, 425–427, 429–437
  a posteriori, 447
  a priori, 430
  implicações, 427
  incerteza e probabilidade subjetiva, 429
  modelos complexos, 433
  regra de Bayes, 427
  subjetividade, 427
  teste de hipótese, 431
 prevalência, 191
 qualidade do teste diagnóstico, 201
 razão de verossimilhança, 189, 201
  negativa, 202
  positiva, 201, 202
 ROC, curva, 201, 202
 sensibilidade, 197, 199–202, 204
 v. também Probabilidade
 valor preditivo
  negativo, 200
  positivo, 198
Box-plot, 142
 mediana, 143

Código genético, 98

Códons
 v. Código genético
Celular
 autômato, 20, 21, 77
Classificação
 em Bayes, 190
 em métodos para contagens, 334
 em rede neural, 496
 em série temporal, 367
 lógica fuzzy, 468
 modelos, 11
  v. Modelos, classificação
 racial, 86
 tipos de estudos, 395
Co-intervenção
 v. Estudos
Coeficiente
 angular, 280, 285, 301, 304, 380
 competição, 30
 confiança, 240, 274
 correlação, 145, 291, 292, 378, 380
 correlação não-paramétrico, 307
 difusão, 460, 461
 difusão, 461
 linear, 280–282, 284, 286, 301
 modelo de regressão, 304
 mortalidade, 355, 356
 não- paramétrico
  v. Coeficiente de Spearman
 paramétrico
  v. Coeficiente de Pearson
 Pearson, 88, 90, 291, 292, 315, 317
 regressão, 280–283, 361
  logística, 343, 434
 seleção, 112–115
 Spearman, 291, 315
 transmissão da infecção, 67
Competição
 modelos
  v. Modelos de competição
Computacionais

modelos
    v. Modelos
Conjuntos
    v. Teoria dos conjuntos
Consistência
    v. Inferência
Contaminação, 409
Contato
    modelo
        v. Modelos de contato
correlação
    definição, 176
    variáveis independentes, 176
Correlação e regressão
    análise
        dos resíduos, 289
    coeficiente de correlação, 291
    coeficiente de Pearson, 291
    condições, 285
    estimativas, 283
    indicação, 277
    observações discrepantes ou extremas, 287
    regressão linear, 280
    resíduos, 283
    significância de r_p, 292
covariância
    definição, 175
Cox, modelo, 355, 361, 362, 364
Criacionismo
    v. Seleção natural

Darwinismo, 93
    Neo-darwinismo, 101
Delineamento de estudos, 389, 390
Demografia, 35
    capacidade da Terra, 39
    fundamento matemático, 35
Densidade-dependência, 28
desvio-padrão
    definição, 173
    média amostral, 175
desvio-padrão, 141
Determinísticos
    modelos

    v. Modelos
Determinismo
    ambiental, 84
    genético, 83
Diagrama de dispersão, 145
Difusão
    modelo
        v. Modelos de difusão
distribuição
    binomial
        definição, 177
        função de probabilidade, 177
        relação com Poisson, 182
        valor esperado, 178
        variância, 178
    conjunta
        variáveis independentes, 166
    normal
        definição, 179
        função de densidade, 180
        importância, 179
        simetria, 180
    Poisson
        definição, 178
        função de probabilidade, 178
        relação com binomial, 182
        valor esperado, 179
        variância, 179
        propriedades, 166
Distribuição
    assimétrica, 136
    simétrica, 136

Ecologia teórica, 25
Eficiência
    v. Inferência
Epidemias, 55
    equações de diferença, 57
    equações diferenciais, 61
    modelo de Kermack e McKendrick, 64
    modelos compartimentais, 57
    modelos estruturados, 67
    reprodutibilidade da infecção, 69

velocidade de propagação, 463
Erro padrão
    da diferença das médias
        v. Testes para médias
    da média (EPM)
        v. Testes para médias
espaço amostral, 154, 156
    definição, 152
    notação, 152
    probabilidade, 156
    representação
        exemplo, 153
Especificidade
    v. Bayes
Estatísticos
    modelos
        v. Modelos
estimador
    definição, 184
Estimadores, 354, 358
    funções de sobrevivência, 354, 355
    produto limite, 358
    risco, 338
estimativa
    definição, 185
Estocásticos
    modelos
        v. Modelos
Estudos
    analíticos, 395, 397–399
        epidemiológicos, 337
    caso-controle, 399
        aninhado, 405
        grupo controle, 401
        viés, 400
    Co-intervenção, 409
    coorte
        grupo controle, 403
        prospectivo, 402
        retrospectivo, 404
    cross-over
        v. Estudos experimentais, cruzado
    descritivos, 397

    em medicina, 389
    analíticos, 397
    aspectos fundamentais, 390
    caso-controle, 399
    classificação, 395
    delineamento, 398
    descritivos, 397
    experimentais, 397, 406
    fator de confusão, 391
    observacionais, 397
    piloto, 419
    prospectivos, 395
    questionário, 417
    relato de caso, 398
    retrospectivos, 395
    série de casos, 398
    tamanho amostral, 411
    transversal, 398
    validade, 394
    viés, 391
    experimentais, 397, 406
        contaminação, 409
        cruzado, 410
        grupo controle, 408
    observacionais, 397
    piloto, 419
    prevalência, 398
    prospectivos, 395
    retrospectivos, 396
    transversais, 398
evento
    como conjunto, 153
    definição, 152
    vazio, 156
eventos
    complementares, 154
        probabilidade, 158
    disjuntos, 154
        probabilidade da união, 157
    independentes, 159
        probabilidade da interseção, 159
    interseção, 154
    relações, 153
    união, 154

Evidências, 191, 407, 428
  e a teoria bayesiana, 430
  empíricas, 430, 432
  positivas, 192
Evolução
  causas, 102
  darwinismo, 93
  doenças, 118
  fenótipo, 95
  genótipo, 95
  lamarchismo, 93
  mutações, 95, 103
  v. também Seleção natural
  valor seletivo, 108
Exatidão, 211–214, 216, 225, 391–393, 395
Exponencial, crescimento, 26

Fenótipo, 82, 95, 101, 104, 105, 210
  continuidade do, 82, 84
  herdabilidade, 90
  seleção natural
    v. Seleção natural
  variabilidade, 85
Fenilcetonúria
  evolução
    v. Modelos
Fisher
  teste F, 299
  teste exato, 321, 330, 332, 333, 340
  valor reprodutivo, 37, 70
Fourier
  v. Análise de Fourier
Freqüência dos alelos
  v. Modelo genético simples
freqüência relativa, 155
função de densidade de probabilidade, 164, 166
função de probabilidade
  definição, 163
Funções
  do tempo de sobrevivência, 353–357, 361

Fuzzy
  v. Lógica fuzzy

Genótipo, 4, 82, 95, 113–115, 210
  DNA, mutação, 98
  herdabilidade, 90
  v. também Código genético
  variabilidade fenotípica
    dois alelos, 82
    vários alelos, 82
Generalização, 394
Genetica quantitativa, 75
  autômatos celulares, 77
  diversidade humana, 86
  fenótipo, 82
  genótipo, 82
  herdabilidade, 88
Gráfico
  barras, 131
  colunas, 131
  setores, 132
  v. também Análise exploratória
gráfico
  caixa
    e dist. normal, 181
Gráfico-caixa, 148
  amplitude de dados no, 143
  valores discrepantes, 143
gráfico-caixa, 142
Grupo controle, 397, 401, 403, 408

Herdabilidade, 88
  "Minnesota Twin Study", 90
  covariância, 88
Histograma, 134, 148
Humana
  diversidade, 86
  raças e inteligência, 91
  superpopulação, 25
  variabilidade, 3

Imprecisão
  e incerteza, 432
  fuzzy

v. Lógica fuzzy
Incerteza, 429
   e imprecisão, 432
   fuzzy
      v. Lógica fuzzy
   v. Bayes
Inferência, 207
   associação e causalidade, 217
   consistência, 216
   dedução, 209
   eficiência, 216
   erros
      aleatórios, 213
      amostrais, 213
      não-amostrais, 213
      sistemáticos, 213
   estatística, 210
   estruturação do conhecimento, 210
   exatidão, 211
   indução, 209
   média
      amostral, 214
      populacional, 214
   precisão, 211
   raciocínio médico, 208
      histórico, 208
   significância, 220
   teorema central do limite, 215
   v. também Bayes
Intercepto
   v. Coeficiente linear
Intervalo
   de confiança, 225, 335, 343
      para a média, 273
      v. também Testes de hipótese

Kaplan-Meier, método, 355, 358
Kohonen
   v. Redes neurais

Lógica fuzzy, 467
   conjuntos, 468, 472
      conceitos básicos, 472

decisão, 482
justificativa, 471
pertinência, 468
teoria dos, 467
universo, 468
distribuição de possibilidades, 476, 480, 485, 486
grau de pertinência, 468, 469, 473
forma da função, 474
histórico, 468, 469
método de Mamdani, 484
Mamdani, 470
modelos de Mamdani, 485–488
modelos híbridos, 489
modelos lingüísticos, 478, 482, 484, 489
modelos TSK, 484, 487, 488
poder de decisão, 483
processo de decisão, 470–472, 476, 480
regras, 477
   antecedentes, 477
   conseqüentes, 477
relações, 478
   composição, 479
relações
   em sistemas diagnósticos, 478
termos lingüísticos, 471, 475
variáveis lingüísticas, 469, 470, 475, 476
Lamarckismo, 93
Logística
   função, 342
   regressão, 337, 340–342, 345, 346
      etapas, 349
      múltipla, 348
      medidas de risco, 337
      objetivo, 341
      odds ratio, 338, 345
      univariada, 346
      verossimilhança, função, 343

verossimilhança, teste da razão, 344, 349
Wald, teste, 344, 349
Logístico
   modelos
      v. Densidade-dependência
Lotka-Volterra, 33, 37
   análise do equilíbrio, 30
   equação, 30

Média
   amostral, 214
   definição, 138
   populacional, 214
média
   amostral
      valor esperado, 170
média amostral
   desvio-padrão, 175
   variância, 175
Mamdani
   método
      v. Lógica fuzzy
Mann-Whitney
      v. Testes não paramétricos
Markov, cadeias, 447
Matemáticos
   modelos
      v. Modelos
Mediana, 148
   amostral
      definição, 139
mediana
   definição, 172
Medicina
   baseada em evidências, 3, 5, 190, 191, 217, 439
   darwinista, 3
   pós-genômica, 3
Medidas de dispersão, 140
Medidas de tendência central, 138
Meta-análise, 439, 440, 442, 444
      método de Mantel-Haenszel, 442
      métodos estatísticos, 440

Moda
   amostral, 140
moda
   definição, 172
Modelos
   análise de dados de sobrevida, 433
   analíticos, 13
   Anderson e May, 59
   auto-regressivos, 384
   bayesianos, 427, 435
   cérebro, 491
   caixa-branca, 8
   caixa-preta, 7
   classificação, 11
   compartimentais, 57
   competição, 29
   complexos
      exemplo, 15
      formulação, 433
      HIV, 15
      tuberculose, 15
   componentes, 9
   computacionais, 20
   contato, 459
   definição, 8, 76
   densidade-dependência
      v. Densidade-dependência
   desenho, 13
   determinísticos, 459
   difusão, 459, 460
      validação, 461
   dinâmica de doenças infecciosas, 459
   DNA, estrutura do, 96
   doenças infecciosas, 14
      evolução, 118
   ecologia teórica, 25
   efeito aleatório, 440, 441
   efeito fixo, 440, 441
   equações de diferença, 57
   equações diferenciais, 61
   espalhamento espacial, 459
   estocásticos, 17, 19
   estruturados, 67

evolução
    por mutações, 103
fenilcetonúria
    evolução, 114
genético, simples, 109
geral
    análise do equilíbrio, 33
herdabilidade, 88
hierárquicos, 433, 434
Kermack e McKendrick, 63, 64, 72
Lei de Borelli, 10
Leslie, 38
lingüísticos
    v. Lógica fuzzy
logístico
    v. Densidade-dependência
Lotka-Volterra, 31
    v. também Lotka-Volterra
malária, 55
Malthus, 26
matemáticos analíticos, 7
não estruturados, 69
nanismo acrondroplásico
    evolução, 115
neurônios, 491
objetivos, 9
ordem do modelo, 385
populacionais, 31
predição
    séries temporais, 383
probabilísticos, 374–376, 426, 427
rato canguru, 10
realismo e tratabilidade, 10
redes neurais artificiais, 492
regressão de Cox, 437
regressão logística, 433, 453
resistência ao uso, 75
seleção natural, 105
SI, 62
SIR, 63, 64
SIS, 63
sistemas reais complexos, 7
teoria em biologia, 7

tipo Mamdani
    v. Lógica fuzzy
transmissão do HIV, 50
TSK
    v. Lógica fuzzy
variância
    genética e ambiental, 85
Mutação, 95

Nanismo
    evolução
    v. Modelos
Neo-darwinismo, 101

observação discrepante, 140
outlier, 140

parâmetro
    definição, 184
Pearson
    v. Coeficiente de
Percentil
    definição, 139
Pertinência
    v. Lógica fuzzy
Polígono de freqüências, 135, 148
Polígono de freqüências cumulativas, 136
Populações, matemática das, 26, 28, 35, 36, 39–44, 47, 48
Possibilidades
    distribuição
    v. lógica fuzzy
Precisão, 211–214, 216, 225, 371, 374, 390–392, 394, 401, 431, 448
Prevalência, 50, 169, 337
    AIDS, 52
    Alzheimer, 511, 523
    definição, 191
    estudo transversal, 398
    estudos descritivos, 397
    razão, 337
Probabilidade, 151, 155
    eventos, 152

interpreta
  bayesiana, 425
interpretação
  bayesiana, 152
  freqüentista, 152
probabilidade
  condicional, 159
  distribuição, 161
    contínua, 164, 166
    discreta, 162, 163
    simetria, 180
  espaço amostral, 156
  eventos
    complementares, 158
  interpretação
    freqüentista, 155
  interseção, 157
  propriedades, 156
  união, 157

Quartil
  definição, 139
Questionário, 417
  auto-responsivo, 417
  entrevista, 417
  perguntas abertas, 417
  perguntas fechadas, 418
Qui-quadrado, 321
  contagens, regressão, 334
  distribuição χ^2, 327
  Fisher, teste exato, 332
    definição formal, 333
  indicação, 319
  tabelas 2×2, 329
  tabelas $2 \times k$, 323
  tabelas $m \times k$, 327, 330
  visão geral, 321
  Yates, correção, 331

Raças, 87
Raciocínio
  dedutivo
    v. Inferência
  indutivo
    v. Inferência

médico
  v. Inferência
populacional, 7
tipológico
  astrologia, 6
  homeopatia, 6
  tipológico e populacional, 6
Razão de chances
  v. Logística, regressão, odds ratio
Razão de verossimilhança
  v. Bayes
Realismo
  modelos
    v. Modelos, realismo e tratabilidade
Reamostragem, 453
Redes neurais, 491
  Alzheimer, exemplo, 511
  conceitos, 493
  mapas auto-organizativos, 518
    Kohonen, 518
  percéptron
    camada única, 496
    múltiplas camadas, 505
Regressão
  modelo para contagens, 334
  v. Correlação e regressão
Relato de caso, 398
Resíduo, 385
Risco
  relativo, 338
ROC, curva
  em redes neurais, 515
  v. Bayes

Série
  casos
    v. Estudos descritivos
  temporal, 365, 366, 369, 370, 373, 378–380, 382, 387
    análise, 366
    casos de análise, 373
    classificação, 367
    conceitos, 367

correlação cruzada, 379
decomposição espectral, 369
e inferência bayesiana, 435
filtragem, 370
função, 367
predição, 383
Seleção
   aleatória
     v. Alocação
   amostragem, 390, 394, 399, 401
   controle, 401
   caso-controle, 406
   coeficiente
     v. Coeficiente
   da estatística apropriada, 148
   estudo de coorte, 402, 404
   estudo piloto, 419
   estudos experimentais, 406, 407
   natural, 4, 93–95, 98, 100–106, 108, 109, 111, 112, 118, 119, 123, 208
   competição, 29
   criacionismo, 9
   fenótipo, 98, 108
   modelo com frases, 105
   parâmetros, 516
   variáveis, 349
   variáveis relevantes, 513
   viés
     v. Viés de seleção
Sensibilidade
   v. Bayes
Simulação
   estocástica
     v. Markov, cadeias
Spearman
   v. Coeficiente de

Tábua de vida atuarial, 355
   dados completos, 355
   dados incompletos, 356
Tabela, 129
   contingência, 144
     v. também Análise exploratória
Tabulação cruzada, 144
Takagi-Sugeno-Kang
   modelo
     v. Lógica fuzzy (TSK)
Tamanho amostral, 411
Tempo discreto, 367
Teorema
   central do limite
     v. Inferência
   teoria de conjuntos, 153
Teoria dos conjuntos
   v. também Lógica fuzzy
Testes
   F, 299, 302, 304, 335
     comparando variâncias, 299
   hipótese, 225
     alternativa, 229
     bicaudal, 230, 232
     erro, 236
     idéia intuitiva, 227
     indicação, 225
     intervalos de confiança, 239
     médias amostral e populacional, 226
     monocaudal, 230, 232
     nula, 229
     poder, 238
     significância, 229
   indicações, 239
   médias
     dados pareados, 267
     distribuição t-Student, 257
     distribuição não normal, 245
     distribuição normal, 244, 245
     erro padrão da diferença das médias, 263
     erro padrão da média (EPM), 249
     grupos independentes, 262
     hipótese para proporções, 271
     indicação, 243
     intervalos de confiança, 273

560 Métodos Quantitativos em Medicina

média amostral, 247
monocaudal e bicaudal, 261
nível descritivo (p), 264
padrões em dados, 244
não paramétricos
   indicação, 307
   Mann-Whitney, 308
   poder dos testes, 317
   postos, 307
   Spearman, coeficiente, 315
   Wilcoxon, 312
Tratabilidade
   modelos
      v. Modelos, realismo e tratabilidade
TSK
   modelo
      v. Lógica fuzzy

Validade
   externa, 394
   interna, 394
valor discrepante, 148
valor esperado
   binomial, 178
   de uma função, 171
   definição
      informal, 168
   infinito, 170
   média amostral, 170
   Poisson, 179
   propriedades, 170
   variável aleatória
      contínua, 169
      discreta, 169
   variável dicotômica, 168
Valor preditivo
   v. Bayes
Valor reprodutivo de Fisher
   v. Fisher
Variáveis, 127
   confusão, 391
   controle, 392
   lingüísticas
      v. Lógica fuzzy

   qualitativas, 127, 138, 148
   quantitativas, 127, 138, 148
   recodificadas, 146
variáveis aleatórias
   independentes
      correlação, 176
      covariância, 175
      distribuição, 166
      não-correlacionadas, 176
variável aleatória, 160
   contínua, 160
      valor esperado, 169
   correlação, 176
   covariância, 175
   desvio-padrão, 173
   discreta, 160, 162
      valor esperado, 169
   esperança, 168
   padronização, 176
   valor esperado, 168
   variância, 173
variável dicotômica
   valor esperado, 168
variância
   binomial, 178
   como covariância, 175
   definição, 173
   infinita, 174
   média amostral, 175
   Poisson, 179
   propriedades, 174
Variância, 141
Variabilidade
   análise de variância, 297, 298, 302, 304
   delineamento de estudos, 419
   estatística descritiva, 138
   genética quantitativa, 82, 85, 86
   humana, 3, 4
   inferência, 207, 210, 221, 222
   lógica fuzzy, 471
   raciocínio populacional, 6
   raciocínio tipológico e populacional, 6

reamostragem, 458
Verossimilhança
    máxima, método da, 342, 361
    razão
        v. Bayes
        v. também Logística, regressão
Viés, 393
    Berkson, 393
    estudo de caso-controle, 400
    incidência-prevalência, 393
    informação, 393
    lembrança, 393
    Newman, 393
    seleção, 393
Volterra
    v. Lotka-Volterra

Wilcoxon
    v. Testes não paramétricos

Yates, correção
    v. Qui-quadrado